DSM-5® スタディガイド

1冊で身につく診断と面接の技法

STUDY GUIDE TO DSM-5®

Laura Weiss Roberts, M.D., M.A.　　Alan K. Louie, M.D.

監訳
髙橋三郎　滋賀医科大学・名誉教授

訳
塩入俊樹　岐阜大学大学院医学系研究科精神病理学分野・教授
森田幸代　滋賀医科大学精神医学講座/腫瘍センター・特任講師
山田尚登　社会医療法人杏嶺会上林記念病院・院長

医学書院

First Published in the United States by American Psychiatric Publishing, A Division of American Psychiatric Association, Arlington, VA. Copyright ©2015. All rights reserved.
First Published in Japan by Igaku-Shoin Ltd. in Japanese. Igaku-Shoin Ltd. is the exclusive translation publisher of Study Guide to DSM-5, first edition, (Copyright ©2015) authored by Laura Weiss Roberts, M.D., M.A., and Alan K. Louie, M.D. in Japanese for distribution worldwide.
Permission for use of any material in the translated work must be authorized in writing by Igaku-Shoin Ltd.

本原書はバージニア州アーリントンにある米国精神医学会(American Psychiatric Association; APA)の出版局によって発行されたもので,本書の著作権は APA に帰属する.

株式会社医学書院は Laura Weiss Roberts, M.D., M.A., Alan K. Louie, M.D. 編 "Study Guide to DSM-5"(2016年初版発行,邦訳:DSM-5 スタディガイド―1冊で身につく診断と面接の技法)日本語版の第一発行者(著作権者)であり,世界市場における独占的頒布権を有する.日本語版の内容を使用するには,株式会社医学書院から書面による許諾を得なければならない.

The American Psychiatric Association played no role in the translation of this publication from English to the Japanese language and is not responsible for any errors, omissions, or other possible defects in the translation of the publication.

【免責事項】 APA は,本書の日本語訳作成については関与していないため,日本語版における誤字・脱字,その他起こりうる欠陥に関して責任は負いかねる.

※「DSM-5」は American Psychiatric Publishing により米国で商標登録されています.

DSM-5 スタディガイド―1冊で身につく診断と面接の技法

発　行	2016 年 6 月 1 日　第 1 版第 1 刷
	2019 年 12 月 15 日　第 1 版第 3 刷
監　訳	髙橋三郎(たかはしさぶろう)
訳	塩入俊樹(しおいりとしき)・森田幸代(もりたさちよ)・山田尚登(やまだなおと)
発行者	株式会社　医学書院
	代表取締役　金原　俊
	〒113-8719　東京都文京区本郷 1-28-23
	電話 03-3817-5600(社内案内)
組　版	ウルス
印刷・製本	大日本法令印刷

本書の複製権・翻訳権・上映権・譲渡権・貸与権・公衆送信権(送信可能化権を含む)は株式会社医学書院が保有します.

ISBN978-4-260-02543-0

本書を無断で複製する行為(複写,スキャン,デジタルデータ化など)は,「私的使用のための複製」など著作権法上の限られた例外を除き禁じられています.大学,病院,診療所,企業などにおいて,業務上使用する目的(診療,研究活動を含む)で上記の行為を行うことは,その使用範囲が内部的であっても,私的使用には該当せず,違法です.また私的使用に該当する場合であっても,代行業者等の第三者に依頼して上記の行為を行うことは違法となります.

JCOPY 〈出版者著作権管理機構　委託出版物〉

本書の無断複製は著作権法上での例外を除き禁じられています.複製される場合は,そのつど事前に,出版者著作権管理機構(電話 03-5244-5088, FAX 03-5244-5089, info@jcopy.or.jp)の許諾を得てください.

訳者の序

　2013年5月の米国精神医学会開催に合わせてDSM-5（Diagnostic and Statistical Manual of Mental Disorders Fifth Edition, 2013）が出版され，その日本語訳は日本精神神経学会の日本語版用語監修により『DSM-5 精神疾患の診断・統計マニュアル』〔髙橋三郎，大野　裕（監訳），染矢俊幸，神庭重信，尾崎紀夫，三村　將，村井俊哉（訳），医学書院，2014〕として翌年6月に出版された．その後，American Psychiatric Publishing社からさらにDSM-5関連書6冊が出版されたため，われわれは，その後のさらに3年間も，翻訳作業を続けてきており，参加された8大学の諸兄姉と医学書院医学書籍編集部3課と制作部の素晴らしい共同作業の結果，2015年には4冊『DSM-5 診断面接ポケットマニュアル』（A.M. Nussbaum），『DSM-5 診断トレーニングブック』（P.R. Muskin），『DSM-5 ケースファイル』（J.W. Barnhill），『DSM-5 鑑別診断ハンドブック』（M.B. First）を，2016年にはDSM-5診断基準を解説した『DSM-5 ガイドブック』（D.W. Black, J.E. Grant）と，最後の1冊である本書『DSM-5 スタディガイド』（L.W. Roberts, A.K. Louie）を出版することができた．

　本書はスタンフォード大学精神科の主任教授であるLaura Weiss Robertsと副主任教授で教育部長のAlan K. Louieが編集し，同大学36名およびその関連施設8名のスタッフの協力により，DSM-5を十分に学習できるよう執筆されたものである．米国の大学のトップ3を走るスタンフォード大学医学部で，精神科研修医の教育がどのように行われているかを知る好材料でもある．

　本書の内容は，既刊のDSM-5関連書5冊と比較すれば，わかりやすいだろう．他の5冊は，いわばDSM-5のさまざまな側面の1つ，例えば，診断面接の仕方，復習問題，症例，診断フローチャートを取り上げていたのに対し，本書では臨床症例を中心に，DSM-5の代表的な疾患について総合的かつ徹底的に解説し，ぎっしり活字が埋まった頁が534頁にわたっている．きわめて内容の濃い，もう1冊のDSM-5マニュアルと言ってもよい．本書と対照的な1冊は，『DSM-5を使いこなすための臨床精神医学テキスト』〔澤　明（監訳），阿部浩史（訳），医学書院，2015，Introductory Textbook of Psychiatry, 6th Edition, D.W. Black, N.C. Andreasen, American Psychiatric Publishing, 2014〕である．これは医学部の学生用に執筆された，そのタイトルどおりの入門書であり，もともと定評のあった教科書をDSM-5の出版に合わせて第6版として改訂したものである．

　本書の構成はきわめて懇切ていねいで，各カテゴリーのDSM-5診断を症例要約を通して徹底的に理解できるよう執筆されている．本書の第I部「基礎」は3章からなり，編集者Roberts教授の書き下ろしである．それぞれ「診断とDSM-5」「診断に至る─臨床面接の役割」「診断分類のさまざまな方法を理解する」のタイトルのもと，精神科診断学の総論としてなかなか説得力がある．特に毎日の診療にも慣れ，医者稼業が気楽なものだと思い始めたようなときに読むと，精神科診断学の実践がどれほど奥深い重要な仕事であるかということを示してくれる．科学論文を書きつくしたRoberts教授による内容の濃い論説であって，いわば精神科診断学の目的と現状を格調高く展望している．抽象的な論説だけでは診断を実践している臨床家には難

解であるので，ここでも具体的症例をあげて（BOX1-1, 2-1, 3-1），それをもとに解説する方法をとる．

第Ⅱ部「DSM-5 診断分類」の疾患別の各章（第4～22章）では，その下位分類の疾患ごとに症例を3つずつあげて解説していく．例えば，本書の編集者であるRoberts教授が担当している第8章「不安症群/不安障害群」を見てみよう．はじめに不安症全体のDSM-5による診断を概説してから，この章における重要な疾患カテゴリーとして，パニック症，社交不安症，全般不安症を取り上げ，それぞれの症例の要約を示しながら診断の過程を解説していく．パニック症について「診断を深める」で，まず20歳女性の症例について説明し，次に「診断へのアプローチ」で解説を記述している．「病歴聴取」では27歳患者の症例を取り上げ，それから「診断を明確にするヒント」で小さくまとめた後，「症例検討」で35歳男性の症例をあげている．それから「鑑別診断」，さらにこのカテゴリーの「要約」がある．同じ構成で社交不安症についても，その診断を解説していくという構成である．この章全体の「本章の要約」には，「診断の重要点」として章全体のまとめがあり，最後に「自己評価」として，ここでも「ケースに基づく質問」で36歳女性の症例をあげていくつかの設問がある．結局，この章には10例の症例の要約が示されている．このようにして，19の大分類それぞれにつき4～16症例ずつ，本書全体では第Ⅰ部の症例呈示も含めて200症例近くが取り上げられている．

このとおり本書で示された内容をいつもスタンフォード大学で実践し，教育しているのであれば，まさに理想的である．それを20年続け，この指導を受けた世代が増えれば，世界の精神科医療も変わるだろう．

本書を監訳中に感じたことは，精神科診断学に取り組む姿勢を見直すべきだということだ．精神科という医学全体の中の小さな分野でも，1つの疾患1つの治療に強い臨床家は，一方で他の疾患は適当に流してしまう傾向にある．あるいは，精神薬理の研究に没頭している人は，診断学を臨床薬理学の道具としてみる傾向がついて回ることを自覚しなければならない．このような反省をしながら本書の翻訳作業を楽しんだのであるが，本書の翻訳チームの1人ひとりもそのようなことを感じていたに違いない．

訳出は前半を滋賀医科大学の17名の方々，後半を岐阜大学の18名の方々が分担し，それぞれ森田幸代講師と山田尚登教授，塩入俊樹教授が手を入れて，最終的に監訳者が統一性をもたせるよう訂正した．特に第Ⅰ部はRoberts教授自ら執筆した格調高い文章なので，各訳者が日本語訳に苦心されたようである．しかし，「労多くして功少なし」と感じた人はいないはずだ．その濃厚な内容に触れたのであるから，精神科診断学のおかれた現在の難題がよくわかったことは，訳者にとっても大きな収穫であっただろう．

2016年5月
訳者を代表して
滋賀医科大学 名誉教授　髙橋三郎

翻訳協力者 (五十音順)

岐阜大学大学院医学系研究科精神病理学分野
天野　雄平（各務原病院）
市川　千智
市川　直樹
植木　啓文（岐阜県総合医療センター）
岡　　琢哉
加藤　圭悟
熊澤　雄一
蔵満彩結実
桑原　秀樹（佐潟荘）
篠田有加里
杉山　俊介
田中　生雅（愛知教育大学）
徳丸　淑江
中島美千世
西尾　彰泰
深尾　　琢
武藤　恭昌
守田かんな

滋賀医科大学精神医学講座
秋定　有紗
稲垣　貴彦
角谷　　寛
栗本　直樹
栗山　健一
鈴木　朋久
角　　幸頼
高橋　正洋
鷹見　将規
田中　恒彦
田村　礼華
中林　孝夫
西川　公平
藤井　勇佑
増田　　史
松尾　雅博
山本　　彬

翻訳協力者の所属は本書第 1 刷発行時（2016 年 5 月）のものです．

序

　『DSM-5 精神疾患の診断・統計マニュアル』は精神疾患の診断に最も広く用いられているマニュアルである．それは，これらの疾患の臨床的治療と研究および精神疾患に対する患者，家族，一般大衆の理解に非常に大きな影響をもっている．DSM の知識と機能は，精神疾患とともに，またはそれに罹患しながら生活している人々のために働く臨床家や他の専門職にとって必須のものである．DSM-5，すなわちこのマニュアルの第 5 版全体が，身体的精神的健康のすべての領域において研修を受けている人達のために必須の資料である．

　DSM-5 は，精神疾患の過程や状態をいかに記述し体系づけるかについての長年にわたる研究調査と討論の集大成である．DSM-5 は，古いものの何を残し，新しいものの何を入れ替えるかの間の均衡を具体化しており，その均衡とは，精神医学のような急速に進化する領域のすべてで当然に期待されるものである．次の版まで，DSM-5 は，さらなる仮説の吟味や，米国国立精神衛生研究所の研究領域基準（www.nimh.nih.gov/research-priorities/rdoc/index.shtml）や世界保健機関の『疾病および関連保健問題の国際統計分類（ICD）』の改訂版のような同様ではあるが同一ではない目的をもつ他の公式のスキーマとの比較のため，この進化における鍵となる基準点となるであろう．

　DSM-5 は，各診断分類，すなわち 1 つのスペクトラムに沿って見直された多数の疾患についての各章を含んでいる．個々の疾患は，疫学的で"統計学的"な情報と証拠に基づくその疾患の診断のために満たさなければならない基準を含み，十分に記述されている．本文の構造は，マニュアル従来の体系のままである．すなわち，基本的には精神病理に焦点を合わせており，また疾患中心である．DSM-5 の全包括的構造は，各疾患の診断単位で重なり合い，または類似の特徴をもつものが可能な限り意図的な順序に並べられている点で，以前の版の DSM とは異なる．

　読者に残されたことは，これらの疾患が臨床の実践で個々にどのように表現され出現するのかを学習することである．病気に罹患した人間的経験――罹患した人の見方から，および臨床家の見方からの――は臨床家の"診断基準"や"統計"ではとらえることができない．人が 1 つあるいはそれ以上のこのような疾患を経験したとき，なんと言うのであろうか．臨床家は，これらの経験について患者にどのように話すのか．臨床家は，患者に診断を割り当てるかもしれないが，その人は一組の診断基準，1 つの診断，または一組の診断群にまで還元することはできない．生物学的，心理学的，社会学的な各個人の特性は，疾病，つまり"診断"がいかに表現されるかを色彩づける．『DSM-5 スタディガイド』は，印刷された DSM-5 診断基準を患者の生きた経験へと翻訳するのに役立つことを目的としている．

　『DSM-5 スタディガイド』は，DSM-5 マニュアル全体とともに 2 つ並べて用いられるべきである．この『DSM-5 スタディガイド』では，DSM-5 の疾患中心体系を補完するよう，患者中心の方法を採用した．われわれは，診断の章で DSM-5 の概念が生き生きしたものになるよう一貫した特徴を紹介する．例えば，第 II 部の各章は，予期され，時には予期されない要素を含んだ疾病のあり方を描いた症例要約があり，年齢，性別，およびいくつかの他の文化的要因

がいかにその症例に影響を及ぼすかを示している．他の症例要約は，面接の過程での患者・臨床家の関係に焦点を合わせて，ある疾患についての患者の独特な体験をよりよく評価するよう臨床家が尋ねるべき質問の見本を提供する．第Ⅱ部の診断中心の章でも，「診断の重要点」や日常の臨床場面での重要なポイントを用意している．『DSM-5 スタディガイド』は，DSM-5 のすべての診断についての背景を提供するが，すべての診断を表面的に扱うのではなく，特定の大変興味深い，または各診断分類を説明する大変頻度の高い診断だけを非常に詳細につっこんで（"深く"），扱うことを選択した．

　本書はひとつの学習の手引であるため，われわれは，DSM-5 から新しい情報を取り込む過程を促進し，それを思い出し，さらにどのようにそれを読者の仕事に応用するかを考慮して，"学習者に親切な" ものにすることを試みた．第Ⅰ部は，診断の枠組みを説明し，その枠組みが患者に適用されるときどんな形を作るかを示すという観点から，DSM-5 の位置づけを行っている．第Ⅱ部は，DSM-5 の各診断分類に焦点を合わせている．各疾患についての学習を促すため，この章のおのおのには，鍵となる概念，同僚や指導者への質問，複雑な症例，Short-Answer Questions と Answers（その答えは，概して本書または DSM-5 のどちらかの情報に基づいている）を含む自己評価の部分がある．第Ⅲ部（「自主テスト」）は 100 以上の質問を満載しており，そこには DSM-5 を臨床活動と研修により応用するのに役立つような，広範囲の診断と患者のおかれた環境を含めた短い症例要約が含まれている．

　DSM-5 には，限られた紙面のために本書では検討されなかったいくつかの部分が残されている．例として，「他の精神障害群」「医薬品誘発性運動症群および他の医薬品有害作用」「臨床的関与の対象となることのある他の状態」「今後の研究のための病態」「DSM-IV から DSM-5 への主要な変更点」「専門用語集」などがある．読者には，これらの重要な要素に親しむために直接 DSM-5 を参照することがすすめられる．例えば，DSM-5 の「臨床的関与の対象となることのある他の状態」は，1 つの診断を示すことに影響する心理社会的ストレス因を含む．「今後の研究のための病態」は，DSM の今後の改訂において，診断として考慮すべきかすべきでないかを決定するために研究すべき病態を記述している．また学習者は，「DSM-IV から DSM-5 への主要な変更点」や「専門用語集」の章がきわめて便利であることがわかるだろう．

　この『DSM-5 スタディガイド』は DSM-5 の友となる本で，内容は意図的に DSM-5 と並行させてある．本書の特定の文章と DSM-5 の橋渡しをするように，本書の学術用語や言葉使いは時には DSM-5 と同じものとなっている．本書の著者は，DSM-5 からの内容を引用することについて，American Psychiatric Publishing の許可を得ている．

　『DSM-5 スタディガイド』全体で人物の記述は，——例えば，症例要約や質問や回答の中で——仮の名を使用している．現実の人々との類似があってもそれはまったく偶然であり，その名前は任意に選ばれた．これらの人々の記述の中には，臨床家とのやりとりや臨床家が尋ねるかもしれない質問を含んでいる．これらの記述されたやりとりは，ただ例を示すためだけであり，臨床家の質問は単に質問の見本である．その記述は完璧な臨床的面接あるいは症例の分析ではなく，多くの必要な詳細も紙面の制限により省略した．

　『DSM-5 スタディガイド』の著者は，本書のすべての情報を，執筆当時には正確で，一般的な精神医学的および医学的標準と一致したものにしようと試みた．しかし，医学研究や臨床は進歩し続けるので，情報や標準は変化することもある．特定の状況によっては，本書に含まれていないような特定の反応が必要とされるかもしれない．編集者と著者は，本書における採択また除外における誤りについては，いかなる法的な責任もとることはできない．

　『DSM-5 スタディガイド』は『DSM-5 精神疾患の診断・統計マニュアル』の学習指針であっ

て治療や介入についてのものではないので，本書のいかなる情報も，推奨する治療を提供するものと解釈するべきではない．これらの理由から，そして人的あるいは機械的な誤りは時々起こるため，われわれは読者に対して，患者の治療にあたっている，またはその家族の相談に直接関係している医師の助言に従うことをすすめる．

この『DSM-5 スタディガイド』の各章や質問と回答の部の多くの執筆者に感謝したい．彼らには，本書を準備するにあたり，非常に惜しみない専門性や責任感をもって取り組んでいただいた．われわれは，本書の準備に絶大な支持をいただいたスタンフォード大学医学部の Ann Tennier と Melinda Hantke，American Psychiatric Publishing 編集部の上級編集者 Ann Eng に永遠の感謝を申し上げたい．この出版企画を可能にし，ここに至るまでいろいろ助言をいただいた，American Psychiatric Publishing 編集長 Robert E. Hales，副社長 John McDuffie に感謝したい．

私，Laura Roberts は，本書に貢献された仲間達に感謝の意を表し，また私の家族にも愛の感謝を表したい．また Alan Louie は，妻，子ども達，両親の過去から現在に至るまでの支援に感謝したい．

最も重要なことは，親愛なる読者の方々——あなたの分野，専門，年齢，職業または社会的地位が何であろうと——この『DSM-5 スタディガイド』に積極的にかかわっていただいたことに対して，私は何よりもまず**あなた**に感謝したいということである．われわれの仕事があなたの学習を助け，理解と治療を求めてやってくる人々の生活を改善しようとするあなたの努力を助けることを期待する．

Laura Weiss Roberts, M.D., M.A.
Alan K. Louie, M.D.
スタンフォード，カリフォルニア

目次

第I部 基礎

1 診断とDSM-5 — 3
- DSM-5および診断の役割と属性　4
- 同情心をもった抜け目ない診断家　12
- 自己評価　13

2 診断に至る──臨床面接の役割 — 16
- 背景に応じた診断をするということ　16
- 精神科面接と評価へのアプローチ　19
- 精神科面接　19
- 精神症状検査　21
- 評価　22
- 要約　23
- 自己評価　23

3 診断分類のさまざまな方法を理解する — 26
- 疫学のための洞察　28
- DSM方式　31
- 自己評価　33

第II部 DSM-5診断分類

4 神経発達症群/神経発達障害群 — 37
診断を深める
- 知的能力障害（知的発達症/知的発達障害）　38
- 自閉スペクトラム症/自閉症スペクトラム障害　42
- 注意欠如・多動症/注意欠如・多動性障害　47

本章の要約
- 神経発達症群　51
- 自己評価　52

5 統合失調症スペクトラム障害および他の精神病性障害群 ——— 55

診断を深める
- 統合失調症　57
- 短期精神病性障害　63
- 妄想性障害　67
- 統合失調感情障害　71

本章の要約
- 統合失調症スペクトラム障害および他の精神病性障害群　75
- 自己評価　76

6 双極性障害および関連障害群 ——— 79

診断を深める
- 双極Ⅰ型障害，双極Ⅱ型障害　81

本章の要約
- 双極性障害および関連障害群　85
- 自己評価　86

7 抑うつ障害群 ——— 89

診断を深める
- うつ病/大うつ病性障害　90
- 重篤気分調節症　93
- 持続性抑うつ障害（気分変調症）　98
- 月経前不快気分障害　101

本章の要約
- 抑うつ障害群　104
- 自己評価　105

8 不安症群/不安障害群 ——— 108

診断を深める
- パニック発作とパニック症/パニック障害　109
- 社交不安症/社交不安障害（社交恐怖）　113
- 全般不安症/全般性不安障害　116

本章の要約
- 不安症群　118
- 自己評価　119

9 強迫症および関連症群/強迫性障害および関連障害群 ——— 122

診断を深める
- 強迫症/強迫性障害　123
- 醜形恐怖症/身体醜形障害　128
- 抜毛症　131

本章の要約
- 強迫症および関連症群　135
- 自己評価　136

10 心的外傷およびストレス因関連障害群 ——— 139

診断を深める
- 急性ストレス障害および心的外傷後ストレス障害　141
- 適応障害　146

本章の要約
- 心的外傷およびストレス因関連障害群　150
- 自己評価　151

11 解離症群/解離性障害群 ——————————————— 154

診断を深める
- 離人感・現実感消失症/離人感・現実感消失障害　155
- 解離性同一症/解離性同一性障害　160

本章の要約
- 解離症群　163
- 自己評価　164

12 身体症状症および関連症群 ——————————————— 166

診断を深める
- 身体症状症　167
- 病気不安症　172
- 変換症/転換性障害（機能性神経症状症）　175

本章の要約
- 身体症状症および関連症群　178
- 自己評価　179

13 食行動障害および摂食障害群 ——————————————— 182

診断を深める
- 異食症　184
- 神経性やせ症/神経性無食欲症　187
- 神経性過食症/神経性大食症　190

本章の要約
- 食行動障害および摂食障害群　194
- 自己評価　194

14 排泄症群 ——————————————————————— 197

診断を深める
- 遺糞症　198
- 遺尿症　202

本章の要約
- 排泄症群　206
- 自己評価　207

15 睡眠－覚醒障害群 ——————————————————— 210

診断を深める
- 不眠障害　211
- ナルコレプシー　215
- 閉塞性睡眠時無呼吸低呼吸　219
- レストレスレッグス症候群（むずむず脚症候群）　223

本章の要約
- 睡眠－覚醒障害群　226
- 自己評価　227

16 性機能不全群 ————————————————————— 230

診断を深める
- 女性オルガズム障害　231
- 射精遅延　236
- 女性の性的関心・興奮障害と男性の性欲低下障害　240

本章の要約
- 性機能不全群　248
- 自己評価　249

17 性別違和 — 251

診断を深める
- 子どもの性別違和　253
- 青年および成人の性別違和　257

本章の要約
- 性別違和　262
- 自己評価　263

18 秩序破壊的・衝動制御・素行症群 — 267

診断を深める
- 反抗挑発症/反抗挑戦性障害　268
- 間欠爆発症/間欠性爆発性障害　271

本章の要約
- 秩序破壊的・衝動制御・素行症群　275
- 自己評価　275

19 物質関連障害および嗜癖性障害群 — 278

診断を深める
- アルコール関連障害群　280
- 大麻関連障害群　284
- オピオイド関連障害群　288
- 精神刺激薬関連障害群　292
- タバコ関連障害群　296

本章の要約
- 物質関連障害および嗜癖性障害群　299
- 自己評価　300

20 神経認知障害群 — 303

診断を深める
- せん妄　305
- アルツハイマー病による認知症またはアルツハイマー病による軽度認知障害　309
- レビー小体病を伴う認知症（レビー小体型認知症）またはレビー小体病を伴う軽度認知障害　314
- 血管性認知症または血管性軽度認知障害　319
- 外傷性脳損傷による認知症または外傷性脳損傷による軽度認知障害　322

本章の要約
- 神経認知障害群　327
- 自己評価　329

21 パーソナリティ障害群 — 332

- パーソナリティ障害全般　332

診断を深める
- 境界性パーソナリティ障害　334
- 強迫性パーソナリティ障害　339
- 統合失調型パーソナリティ障害　342
- 自己愛性パーソナリティ障害　346

本章の要約
- パーソナリティ障害群　349
- 自己評価　350

22 パラフィリア障害群 ─────────────────────────── 353

診断を深める
- 露出障害　355
- 小児性愛障害　358
- フェティシズム障害　362

本章の要約
- パラフィリア障害群　365
- 自己評価　366

第Ⅲ部　自主テスト

23 質問と回答 ─────────────────────────── 371

索引 ─────────────────────────── 403

Contributors

Elias Aboujaoude, M.D., M.A.
Clinical Professor of Psychiatry and Behavioral Sciences, Stanford University School of Medicine, Stanford, California

Bruce A. Arnow, Ph.D.
Professor and Associate Chair, Department of Psychiatry and Behavioral Sciences, Stanford University School of Medicine, and Director, Psychosocial Treatment Clinic, Stanford University Medical Center, Stanford, California

Sepideh N. Bajestan, M.D., Ph.D.
Neuropsychiatry Fellow, Department of Psychiatry and Behavioral Sciences, Stanford University School of Medicine, Stanford, California

Richard Balon, M.D.
Professor, Departments of Psychiatry and Behavioral Neurosciences and Anesthesiology; Program Director, Adult Psychiatry Residency Program, Wayne State University School of Medicine, Detroit, Michigan

Cara Bohon, Ph.D.
Assistant Professor of Psychiatry and Behavioral Sciences, Stanford University School of Medicine, Stanford, California

Kimberly L. Brodsky, Ph.D.
Clinical Assistant Professor (Affiliated) of Psychiatry and Behavioral Sciences, Stanford University School of Medicine, Stanford, California; Attending Psychologist, VA Palo Alto Health Care System, Palo Alto, California

John H. Coverdale, M.D., M.Ed.
Professor of Psychiatry, Behavioral Sciences, and Medical Ethics, Baylor College of Medicine, Houston, Texas

Whitney Daniels, M.D.
Clinical Instructor of Psychiatry and Behavioral Sciences, Division of Child and Adolescent Psychiatry, Stanford University School of Medicine; Staff Psychiatrist, Lucile Salter Packard Children's Hospital, Stanford, California

Jennifer Derenne, M.D.
Clinical Associate Professor of Psychiatry and Behavioral Sciences, Stanford University School of Medicine, Stanford, California

Kathleen Kara Fitzpatrick, Ph.D.
Clinical Assistant Professor of Psychiatry and Behavioral Sciences, Stanford University School of Medicine, Stanford, California

M. Rameen Ghorieshi, M.D., M.P.H.
Adjunct Clinical Instructor of Psychiatry and Behavioral Sciences, Stanford University School of Medicine, Stanford, California; Psychiatrist, Palo Alto Center for Mind Body Health, Palo Alto, California

Cheryl Gore-Felton, Ph.D.
Associate Dean for Academic Affairs, Stanford University School of Medicine; Professor and Associate Chairman of Psychiatry and Behavioral Sciences, Stanford University School of Medicine, Stanford, California

Carlos C. Greaves, M.D.
Associate Clinical Professor of Psychiatry and Behavioral Sciences, Adjunct Faculty, Stanford University School of Medicine, Stanford, California

Thomas W. Heinrich, M.D.
Professor of Psychiatry and Behavioral Medicine, Professor of Family and Community Medicine, Director of the Division of Consultation-Liaison Psychiatry, Medical College of Wisconsin, Milwaukee, Wisconsin

Robert M. Holaway, Ph.D.
Clinical Assistant Professor of Psychiatry and Behavioral Sciences, Stanford University School of Medicine, Stanford, California

David S. Hong, M.D.
Assistant Professor of Psychiatry and Behavioral Sciences, Stanford University School of Medicine, Stanford, California

Honor Hsin, M.D., Ph.D.
Resident in Psychiatry and Behavioral Sciences, Stanford University School of Medicine, Stanford, California

Terence A. Ketter, M.D.
Professor of Psychiatry and Behavioral Sciences and Chief, Bipolar Disorders Clinic, Stanford University School of Medicine, Stanford, California

Cheryl Koopman, Ph.D.
Professor of Psychiatry and Behavioral Sciences, Stanford University School of Medicine, Stanford, California Contributors

John Lauriello, M.D.
Professor and Chairman of Psychiatry, University of Missouri School of Medicine, Columbia, Missouri

Alan K. Louie, M.D.
Professor, Associate Chair, and Director of Education, Department of Psychiatry and Behavioral Sciences, Stanford University School of Medicine, Stanford, California

Daniel Mason, M.D.
Resident in Psychiatry and Behavioral Sciences, Stanford University School of Medicine, Stanford, California

Shefali Miller, M.D.
Clinical Assistant Professor of Psychiatry and Behavioral Sciences, Stanford University School of Medicine, Stanford, California

Ruth O'Hara, Ph.D.
Associate Professor of Psychiatry and Behavioral Sciences, Stanford University School of Medicine, Stanford, California

Maurice M. Ohayon, M.D., D.Sc., Ph.D.
Professor of Psychiatry and Behavioral Sciences; Chief of the Division of Public Mental Health and Population Sciences, Stanford University School of Medicine, Stanford, California

Michael J. Ostacher, M.D., M.P.H., M.M.Sc.
Associate Professor of Psychiatry and Behavioral Sciences, Stanford University School of Medicine, Stanford, California; Staff Psychiatrist, VA Palo Alto Health Care System, Palo Alto, California

Yasmin Owusu, M.D.
Child and Adolescent Psychiatry Fellow, Department of Psychiatry and Behavioral Sciences, Stanford University School of Medicine, Stanford, California

Michelle Primeau, M.D.
Clinical Instructor of Psychiatry and Behavioral Sciences, Division of Sleep Medicine, Stanford University School of Medicine, Stanford, California

Tahir Rahman, M.D.
Assistant Professor of Psychiatry, University of Missouri School of Medicine, Columbia, Missouri

Daryn Reicherter, M.D.
Clinical Associate Professor, Department of Psychiatry and Behavioral Sciences, Stanford University School of Medicine, Stanford, California

Margaret Reynolds-May, M.D.
Resident in Psychiatry and Behavioral Sciences, Stanford University School of Medicine, Stanford, California

Laura Weiss Roberts, M.D., M.A.
Chairman and Katharine Dexter McCormick and Stanley McCormick Memorial Professor, Department of Psychiatry and Behavioral Sciences, Stanford University School of Medicine, and Chief, Psychiatry Service, Stanford Hospital and Clinics, Stanford, California; and Editor-in-Chief, Academic Psychiatry

Allyson C. Rosen, Ph.D.
Clinical Associate Professor (Affiliated) of Psychiatry and Behavioral Sciences, Stanford University School of Medicine, Stanford, California; Clinical Neuropsychologist, VA Palo Alto Health Care System, Palo Alto, California

Ann C. Schwartz, M.D.
Associate Professor, Department of Psychiatry and Behavioral Sciences, and Residency Training Director, Emory University, Atlanta, Georgia

Yelizaveta I. Sher, M.D.
Instructor of Psychiatry and Behavioral Sciences, Stanford University School of Medicine, Stanford, California

Daphne Simeon, M.D.
Associate Professor of Psychiatry, Mount Sinai School of Medicine, New York, New York

David Spiegel, M.D.
Willson Professor in the School of Medicine and Associate Chair of Psychiatry and Behavioral Sciences, Stanford University School of Medicine; Medical Director, Stanford Center for Integrative Medicine, Stanford University Medical Center, Stanford, California

Hans Steiner, M.D.
Professor of Psychiatry and Behavioral Sciences at the Lucile Salter Packard Children's Hospital, Emeritus, Stanford University School of Medicine, Stanford, California

Mickey Trockel, M.D., Ph.D.
Assistant Clinical Professor of Psychiatry and Behavioral Sciences, Stanford University School of Medicine, Stanford, California

Tonita E. Wroolie, Ph.D.
Clinical Assistant Professor of Psychiatry and Behavioral Sciences, Stanford University School of Medicine, Stanford, California

Jerome Yesavage, M.D.
Professor of Psychiatry and Behavioral Sciences and, by courtesy, of Neurology and Neurological Sciences, Stanford University School of Medicine, Stanford, California; Associate Chief of Staff for Mental Health, VA Palo Alto Health Care System, Palo Alto, California

Brian Yochim, Ph.D.
Clinical Assistant Professor (Affiliated) of Psychiatry and Behavioral Sciences, Stanford University School of Medicine, Stanford, California; Clinical Neuropsychologist, VA Palo Alto Health Care System, Palo Alto, California

Maya Yutsis, Ph.D.
Clinical Neuropsychologist, VA Palo Alto Health Care System, Palo Alto, California

Sanno E. Zack, Ph.D.
Clinical Assistant Professor of Psychiatry and Behavioral Sciences, Stanford University School of Medicine, Stanford, California

Disclosures of Interest

The contributors have declared all forms of support received within the 12 months prior to manuscript submission that may represent a competing interest in relation to their work published in this volume, as follows:

Elias Aboujaoude, M.D., M.A. *Research support:* Roche
Terence A. Ketter, M.D. *Grant/research support:* AstraZeneca, Cephalon, Eli Lilly and Company, Pfizer, and Sunovion; *Consultant fees:* Allergan, Avanir Pharmaceuticals, Bristol-Myers Squibb, Cephalon, Forest Pharmaceuticals, Janssen, Merck, Sunovion, and Teva; *Lecture honoraria:* Abbott Laboratories, AstraZeneca, GlaxoSmithKline, and Otsuka; *Publication royalties:* American Psychiatric Publishing. Dr. Ketter's spouse is an employee of and holds stock in Janssen.
John Lauriello, M.D. *Research support:* Sunovion (clinical trial), Janssen (event monitoring board), Shire (data safety monitoring board), Eli Lilly (paper, no remuneration); *Advisory panel:* Otsuka; *Pharmaceutical CME activity:* Otsuka, Sunovion
Shefali Miller, M.D. *Funds to travel to attend Investigators Meeting:* Elan Pharmaceuticals

The following contributors have no competing interests to disclose:
Bruce A. Arnow, Ph.D.; Sepideh N. Bajestan, M.D., Ph.D.; Richard Balon, M.D.; Cara Bohon, Ph.D.; Kimberly L. Brodsky, Ph.D.; John H. Coverdale, M.D., M.Ed.; Whitney Daniels, M.D.; Jennifer Derenne, M.D.; Kathleen Kara Fitzpatrick, Ph.D.; M. Rameen Ghorieshi, M.D., M.P.H.; Cheryl Gore-Felton, Ph.D.; Carlos C. Greaves, M.D.; Thomas W. Heinrich, M.D.; Robert M. Holaway, Ph.D.; David S. Hong, M.D.; Honor Hsin, M.D., Ph.D.; Cheryl Koopman, Ph.D.; Alan K. Louie, M.D.; Daniel Mason, M.D.; Ruth O'Hara, Ph.D.; Maurice M. Ohayon, M.D., D.Sc., Ph.D.; Michael J. Ostacher, M.D., M.P.H., M.M.Sc.; Yasmin Owusu, M.D.; Michelle Primeau, M.D.; Tahir Rahman, M.D.; Daryn Reicherter, M.D.; Margaret Reynolds-May, M.D.; Laura Weiss Roberts, M.D., M.A.; Allyson C. Rosen, Ph.D.; Ann C. Schwartz, M.D.; Yelizaveta I. Sher, M.D.; Daphne Simeon, M.D.; David Spiegel, M.D.; Hans Steiner, M.D.; Mickey Trockel, M.D., Ph.D.; Tonita E. Wroolie, Ph.D.; Jerome Yesavage, M.D.; Brian Yochim, Ph.D.; Maya Yutsis, Ph.D.; Sanno E. Zack, Ph.D.

第 I 部
Foundations

基礎

学習目標

- DSM 診断基準の役割,価値,限界を記述すること.
- DSM-5 基準に則した精神医学的診断へ到達する臨床的面接の役割を記述すること.
- 生物心理社会的モデルとその DSM-5 のアプローチとの関連を説明すること.
- 臨床的コミュニケーションにおける精神医学的診断の役割を記述すること.
- 精神医学的診断がなされることに関連した患者の利益と負担を列挙すること.
- 診断分類へのさまざまな方法の特徴を述べること.

1

診断とDSM-5

Diagnosis and DSM-5

臨床家は，様式を見ている．臨床家は，患者の経験，行動，生理学的所見の様式を見ている．臨床家は，患者の人生におけるさまざまな側面——その特質，時間的関係，さらに，経験の系列，所見，属性，行動——を理解しようと努力しており，こうすることで，臨床家は診断する．

診断とは，臨床医学全体を通して1人の患者の人生で認められる様式が，他の人の様式と比べてどのように認識されるかに関して，多少なりとも確実性をもって下される解釈または判断である．こうした比較作業を行うことにより，診断は，疾患過程における他と区別できる特徴を探す指針を得るのに役立ち，基礎にある原因を明らかにしたり，とるべき治療方法を知らせたり，将来どうなるかを患者とその人を愛し世話するすべての人に詳しく話したりすることができるかもしれない．DSM-5は精神疾患についての最新の比較の枠組みを提供する．

DSM-5は，『精神疾患の診断・統計マニュアル』の第5版であって，世界中の人々に影響を及ぼしている重大な精神保健疾患に特徴を与えるための手引書である．DSM-5は，本書第3章「診断分類のさまざまな方法を理解する」に記載されているように，より厳格で包括的なものへと進化しており，このマニュアルは，医学の一専門分野の精神科，臨床心理学，および関連する医療領域の熟達した臨床家や科学者達の現在の考え方を表している．信頼できる根拠が得られる場合，DSM-5診断は基礎的かつ臨床的な神経科学と行動科学の証拠により与えられる．精神保健疾患の診断は，身体保健疾患の場合と同様に，本質的には記述的あるいは主観的なデータにしばしば依存しているが——時には経験的な立証はほとんどなく，明確な生物学的説明もない〔診断分類体系と，その基礎となる妥当性の問題についての詳細は本書第3章（p.26）を参照のこと〕．これらの難しい課題のために，DSM-5では，どこでも可能な限り，正式な評価法または尺度の使用を促して，診断過程により高度の一貫性と正確性を与えるようにしている．これらのすべてにより，DSM-5診断は非常に多様な状況にわたる非常に多様な現象を特徴づけるための，有用な体系を代表している．

おそらく最も重要なことは，DSM-5診断基準は，臨床家が患者を助けようとするときに価値のある枠組みを提供すること，また異なる専門分野の人々に共通の言語を提供することである．DSM診断基準は，患者の状態だけでなく，考えうる原因や今後ありうる経過をよりよく理解することを可能にする考え方を伝達したり形成したりするときに使用される．診断仮説は，追加の情報収集——例えば，患者の病歴に関するより詳しい情報や新しい検査結果を得ること——の指針となり，それにより，いくつかの考え方が除外され，別の考え方が支持されることを可能にする．この仮説形成と経験的検証の繰り返し過程が，十分に論証され慎重に実証された診断に至るための最重要点，つまり，治療方針の決定のための，また患者にとって最良の結果のための基礎である．

正確な診断に至ることは堅実な診療を行ううえで重要であるが，診断されることは患者にとって，利益であると同様に重荷や危険となることがある．診断を与えることは，一方では理解や安心

を与えるが，他方ではレッテルを貼り偏見をもたらすという問題があるという，両方向の権力をふるう．"害を与えない"方法を探すこともする一方で，精神疾患の負担の重荷を軽減することは，非常にバランスのとりにくいものである．特に神経精神疾患や関連疾患に対して，社会の至るところに先入観と誤解が存在するからである．このため，優れた臨床家の目印とは，単に疾患に正しく診断を下す能力があることだけではない．優れた臨床家は，疾患を厳密に診断するだけでなく，患者の人生の文脈の中で，その疾患体験や，"名前が付けられる"ことの意味をすべて認識するという専門的判断をもっている．

DSM-5診断基準を注意深く学習することは，臨床経験と相まって，関連する基礎科学・応用科学の研究の情報を得ることにより，専門的判断の発達を育成する．研修中の臨床家と，生涯にわたり学習に従事している経験ある臨床家の両者にとって，本書『DSM-5スタディガイド』は，この目標を達成するために役立つ．

DSM-5および診断の役割と属性

ある暗い夜に失くした車の鍵を探している男の話がある．彼は，その鍵をおそらく一区画先に落としたはずなのだが，一番近くの街灯の下を見ている．なぜその場所を探しているのか問われると，彼は自分が見ることができる場所だけを見ていると答えた——そこは見るのに十分な光があったのだと．患者の精神保健に関する訴えの根本的な基礎やその裏づけを見分けるには，うす暗いところを探す必要があることがしばしばある．実際，神経科学的発見と臨床の実践の間の隔たりに架け橋をかけようとする努力がますます盛んになっているにもかかわらず，いまだ少数の発見しか精神疾患の正確な原因に十分な光を当てられていない (Insel, 2009)．落胆する人もいるだろうが，人間の脳の機能や病理の謎は，驚くべきほどに未開の分野なのである．神経科学の分野に，まだ答えられない疑問が多くあるという観察は，多くの人々にとって人類の重要な問題を探索するための

"天命"である．

人間の健康や疾患の原因を説明する決定的な神経科学がないため，DSM-5は記述に頼る必要がある——患者が経験したことや，患者の経験（「症状」）についての陳述，臨床家と他の人によって観察されたこと（「徴候」）と，そして，これらに劣るものの，検査室所見と神経画像の結果である．DSM-5は，原因の，すなわち"病因論的"というよりも，むしろ記述的，すなわち"現象学的"な方法をとり，科学的根拠と専門家の合意する見解の合わさったものを基礎としている．このため，予想される科学の進歩と専門的技術の深化とともに，DSM-5は目的をもった"進行中の作品"となっている．DSM-5は，体系的な枠組みとして最もよく理解され，経験と根拠に基づいていて，以前の診断体系からの成熟を反映しているが，"生きた"文章であるため，時とともに確実に変化する．

DSM-5は，発展し続ける現象学的指向性をもつ診断的枠組みであり，臨床診療，健康科学，および保健専門職の教育の範囲を超えた重要性をもつ．この枠組みはまた社会の中で無数に応用され，教師，弁護士，裁判官，政策立案者，病院管理者，保険会社のほか，この分野に興味をもつ一般の人々に日々，用いられている．DSM-5を使用する者すべて，特に賢明な諸兄姉にとって，生物医科学は人間の努力であること，およびますます増大する系統的かつ根拠に基づいた方法で観察可能な現象に注目することが健康上の転帰を著明に改善するという例が医学の歴史に多いことを思い出していただきたい．それは例えば，そのもとにある原因がわかっていないときでもそうである．ちょうどジョン・スノーが，細菌性の原因が同定される**前に**，汚染された水の飲用を回避することがコレラの蔓延を防ぐとわかったように (Paneth, 2004)，経験から得られた記述的基準に基づく診断方法を用いることは，精神的病的状態を軽減させることができるし，しばしば実際に軽減させている．コレラの原因——*Vibrio cholerae*（コレラ菌）——と異なり，精神的病的状態の原因には多くの生物学的経路と複雑な環境的相互作用が含まれ，これらは今後数十年をかけて徐々に明らかに

されるであろう（Frances & Widiger, 2012）．それにもかかわらず，興味深い基礎的あるいは臨床的な神経科学はこの時点で非常に有望であり，日々その意味が明らかにされている．精神疾患の原因や予防に関する新しいより明確で決定的な科学的回答を待つ間，臨床家はDSM-5のますます厳格で注意深い記載的方法を用いるであろうし，それは臨床，共同体，教室，または裁判所のどこであろうと，すべての環境でこの業績を応用する際の助けになる．

臨床家にとっても患者にとっても，DSM-5診断は多くの機能をもち，多くの影響を与える．診断は，仮説，伝達手段，苦痛の源，危険性，そして治療的"恩恵"として理解されるかもしれない．診断というものがもつこれらの側面のおのおのが重要であるが，それは臨床家のとる方法や患者の健康に関連するためである．

仮説としての診断

DSM-5診断基準により，臨床家は彼らの患者の精神保健上の困難で，類似の症状群と様式を示す他の患者との共通点を意味するもの，についての仮説を立てることが可能となる．仮説が十分に成立できた場合，同じ診断の他の患者の臨床的病歴から得られた知識の基礎が，さらなる診断的質問により集められたデータの評価の過程や治療方針の決定において，基づくべき理解の基礎として利用できる．

臨床家が系統だった推論を臨床評価過程に対して行う際，彼らは診断仮説を作成して検証するために臨床データを用いる．臨床推論を早期に概念化するということは，1つの臨床診断の確立が仮説検証に関連することを前提にしているが，その中で，その過程の早期に作られた限定された数の仮説がさらに多くの情報収集に導く（Elstein et al, 1978）．健康教育の方法はこの過程にしばしば焦点を合わせており，いわゆる**鑑別診断**，すなわち妥当な診断仮説の短い一覧表を作り出すために，最初に示された臨床データを使用するよう臨床家に教える．臨床家は追加のデータ収集に集中するために鑑別診断を利用することを教えられ，その状態において作用している可能性のある診断を狭めたり洗練させたりするために展開していく臨床情報を用いるよう教育される．新しいデータが各診断の推定確率を調整するために使用されるという決定理論を用いることにより，証拠に基づいた最新の医療の応用が，その過程に正確さを加えている（Elstein & Schwartz, 2002）．

日常の医学的症例では，慎重な仮説検証によって，より効果的な様式の認識へとさらに進歩していけるかもしれない．より進歩した臨床家は，最も複雑な症例に直面したときだけに，演繹的な推論に至る仮説検証を用いることが必要だと知る（Elstein & Schwartz, 2002 ; Moayyeri et al, 2011）．熟練した精神科臨床家は，時間とともにDSM-5に基づいた様式の認識をより有効に行えるようになるだろうが，たとえ経験豊かな臨床家であっても，精神科診断の過程の中で行う慎重な仮説検証には独特の有用性が存在する．DSM-5の基準は，ほとんどまったく表に現れない（観察できない）変数に基づいている．表に現れない変数に頼る必要性から，どの診断過程においても，信頼性と妥当性が損なわれ，これが現在の精神科臨床のかかえる悩みの種となっている．おそらく，他のほとんどの医学領域におけるよりもさらに，精神科診断においては「知ることは学習することの敵である」という格言が本当のようである．効率的な診断確定のために様式の認識に頼りすぎると，患者の問題に対する他のより正確な説明を見つける機会を失うことになる．

30歳の女性で，抑うつ気分，集中困難，気力の減退，体重増加，精神運動の遅延が過去2ヵ月間にわたって認められる人を考えてみよう．彼女の様式はうつ病エピソードのように"見える"し，この診断は最終的にこれで正しいかもしれない．しかしながら，これ以上調べなければ，臨床家は，その裏に隠れている，治療可能な，患者の症状の原因となる甲状腺機能低下の問題を見落とす可能性がある．正しい診断は，限定された数の可能性のある診断を評価するための，注意深く演繹的な推論を通して，容易に見つけることができるであろう．この例は，DSM-5基準を用いる際に専門

職としての判断が重要であることを思い出させるきっかけとなる．DSM-5 の診断体系が——必然的にそれは原因の説明よりも，むしろ観察や所見，症状の様式を指向しており——もし注意することなしに用いられると，表面的で，早計な，そして不正確な診断結論に至ることになる．患者に対して専門職としての責任を果たすため，臨床家は合理的な代替の診断を慎重に考慮しなければならず，たとえ見かけ上は単純かつわかりやすい症例であっても，利用可能なデータに対して厳しく診断仮説を検証しなければならない．

症例 ■ 診断仮説をさらに精密にすることの重要性

エバンスさんは 27 歳で，米国海軍の隊員としてイラクで従事した後，名誉退役を迎えようとしていた．このとき，彼女の同僚は，彼女が徐々に怯えるようになり，2020 年に世界が破壊されると話しかける声が聞こえると言い出したことに気づいた．エバンスさんの許可を得て，病状評価をする精神科医が，彼女の最も仲のよい同僚に面談したところ，彼女が過去数カ月間，自分自身の衛生を十分に管理できていなかったことがわかった．エバンスさんは落ち込んでいると述べた．精神科医はまた，彼女の軍の任務遂行能力が，この間に低下していたことや，彼女の部隊長が約 2 週間前にうつ病の可能性について精神科医の評価を受けるようにすすめていたことを知った．

本人面接で，エバンスさんは世界がまもなく終わると信じていること，この情報を繰り返すはっきり聞きとれる声を，数回聞いたと認めた．彼女の母方の伯父は統合失調症であり，彼女の母親は双極 I 型障害の診断を受けていた．エバンスさんの中毒薬物スクリーニング検査で，テトラヒドロカンナビノール（THC）が陽性であった．この症状評価をした精神科医は，統合失調症の暫定診断をしたとエバンスさんに伝えた．

■考慮すべき質問
- この症例について考えるとき，この精神科医がエバンスさんに伝えた統合失調症の暫定診断について，あなたはどう考えるか．
- この精神科医は，暫定の診断をするべきだったか．
- この精神科医は，この時点でエバンスさんにこの情報を伝えるべきであったか．
- エバンスさんの将来の状況，例えば臨床治療，軍での地位，就労，そして家族や個人の生活は，この診断仮説によって意味のある影響を受けるか．
- 追加の臨床データにより，どのようなことが立証可能になるか．
- この診断仮説に伴う利益と不利益は何か．

診断仮説をさらに精密にすることに費やされる時間は，治療計画の形成・実行・評価の過程に利益をもたらす．正確な精神科診断は増え続ける根拠に基づく治療への扉を開き，また少しずつ現れてきた適応的治療アルゴリズムへの扉を開くが（Lavori & Dawson, 2008），それは精神保健の臨床家が個々の患者に現れた症状や最初の治療反応に合わせた治療を作り上げる助けとなる．仮定された診断はまた，同じ診断の患者をもとに作られた入手可能な文献に記載されている期待される治療反応性に対して，観察されている治療反応性を臨床家が評価することの助けにもなるだろう．この比較は，臨床家が動的な臨床仮説の形成過程をさらに洗練させるうえで有用な追加のデータも提供する．臨床治療の過程のいくつかの時点で，機能している診断仮説について患者と自由に討論することは，双方の協力のもと，倫理的に堅固な治療方針決定を促進することができる．臨床家と患者が共同して治療方針決定を行っているときには，治療計画がうまく実行される可能性が高まる．

コミュニケーションの手段としての診断

DSM-5 の基準が信頼できるレベルにまで，1 つの診断を引き出すことが臨床的コミュニケーションの簡潔さと正確さを促進する．作業用診断は，個々の患者とその担当医の間，治療チームの間，臨床医と研究者との間の意思疎通や，患者の家族や保険会社，雇用主，教師といった関連する利害関係者との会話における意思疎通を促進する．一言で言うと，診断とは，これらすべての状況にお

ける豊富な記述情報をまとめたものである.

患者は，インターネットを介した健康教育の急激な増加のために，精神保健の診断基準をますます知るようになった．インターネットに基づく情報の正確性はさまざまだが，今では多くの患者が，うつ病などのよくある診断の症状を認識している．患者の中には，「私は心的外傷後ストレス障害でないか心配です」というような第一声で，精神科評価を求めて受診する人がいる可能性もあれば，実際に受診している患者もいる．以前の他の臨床家から受けた診断を正確に伝えようとする患者もいる．患者の中には，自分自身の診断について事前の考えをもたないまでも，同じ診断を受けた友人や家族の経験から，仮定された診断に関連するいくつかの症状を認識する人もいる．これらすべてのシナリオで，診断名を作り上げる短い単語は，程度の差こそあれ，患者と臨床家の間で意思疎通を促進させる多くの共通理解を伝える.

治療チームや治療相談における情報共有は，理想的には効率的で正確であろう．診断は，多くの関連する研究や膨大な臨床経験から，疾患の臨床徴候，症状，可能性の高い経過について，関連する非常に豊富な情報を迅速に提供する．以下の症例提示の冒頭について考えてみよう.

> サムエルさんは25歳の男性で，FBIから逃げなければならないと小声でぶつぶつ言いながら，公園をうろうろしているところを発見され，父親によって評価のために救急外来へ連れてこられた．彼は，徐々に非常に不安がって引きこもるようになり，2日前に家出していた．

では，明確に確定された診断についての短い記載を加えることで，上記の症例記述に含まれる追加の情報量はどうなるか見てみよう.

> サムエルさんは，**以前に統合失調症として確定診断されていた**25歳男性で，FBIから逃げなければならないと小声でぶつぶつと言いながら，公園をうろうろしているところを発見され，父親によって評価のために救急外来へ連れてこられた．彼は，徐々に非常に不安がって引きこもるようになり，2日前に家出していた．

「以前に統合失調症として確定診断されていた25歳男性」という短い記述は，専門的な文献の検討や，同様の診断を下された他の患者での経験に基づく共通理解を，瞬く間に引き出す．抜け目ない聴取者は，ありえないような説明にも常に注意を怠らないけれども，一般的な聴取者は，2つ目の説明を聞いたときに，非常に関連の強い狭い範囲の関心事に集中する．正確な診断は，臨床教育，相談，そしてすべての形態の治療チームの協力における効果的で有効な"濃厚な"意思疎通を促進する.

臨床診断はまた顕著な情報も伝えるが，それは関連する疫学と結びつくことで，研究や臨床実践の資金作りのための公共政策を導く助けになる．臨床家の専門家集団が診断基準を決める．次に疫学研究者がその診断基準を用いて，発症率，有病率，他の指標を推定し，その疾患に関連した公衆衛生の負担を示す．1つの例は，能力低下により失われた人生の年数（years of life lost due to disability: YLD）の測定である．例えば，抑うつ障害群は，男女とも，高所得国や低所得国と関係なく，世界中でYLDの第一の原因である（World Health Organization, 2008）．アルコール使用障害，統合失調症，双極性障害も"上位10位"に入っている．平均能力低下調整生命年（disability-adjusted life years lost: DALY）は，精神疾患が主要なものとなるもう1つの尺度である．DALY尺度は，若年死亡と，特定の診断をもつことに関連する能力低下を伴っての生活の両方に対して，失われる人生の年数を記述する．世界中の中所得国と高所得国では，抑うつ障害群が最も高いDALYの値となる診断になっているが，低所得国ではこれらの障害群は若年死亡と障害により失われる年数の8番目の原因である．2030年までに抑うつ障害群は，現在の主要な原因である感染性や伝染性の原因を抜き，世界中で最も疾患関連負担の大きな原因となると予想されている．これらの公衆衛生負担の指標は，政策作成者が特定の診断基準で定義された疾患に対する予防や治療につながる研究への資金提供や，集団に対する予防活動や臨床治療への資金提供をいかに割り当てるかを決める際に役立つ.

苦痛の源としての診断

予後の悪い診断，例えば統合失調症は，苦痛をもたらし部分的な希望しかもたらさないかもしれない．統合失調症の診断を受けた人々の中で，自身の病気の性質について理解できる能力が高い者ほど，診断を受けた後にうつ病を発症したり自殺したりする危険が高いことは，広く知られている (Crumlish et al, 2005 ; Kao & Liu, 2011)．こういった症例では，臨床家が診断を明らかにすることが利益よりも不利益をもたらすかもしれないと迷うことはもっともであるかもしれない．部分的にしか治療可能でない重篤な症状とともに生きるという苦痛は，社会的な偏見により，さらにもっと深刻なものになる．精神疾患に苦しむ患者は，その疾患自体がもつ本来の特徴により，意味のある対人関係を築くことと維持することがより困難になるかもしれない．精神疾患がどのようにみられるかのために，これらの疾患とともに生活する人々は，職場で，または住居を探すとき，そして生命保険・健康保険の加入の際の差別を恐れることになりやすい．

精神疾患の診断の中には，以前よりも偏見の重荷が軽減しているものもあるかもしれないが，20世紀の終わりにはその半世紀前よりも精神疾患患者が攻撃的で危険であるという偏見がより一般化していたと示唆するデータもある (Phelan et al, 2000)．精神疾患をもつ46人に対する叙述的面接をもとにした，啓蒙的な質的分析によれば，ほぼすべての精神疾患患者が偏見を心配しているということが示唆された (Dinos et al, 2004)．物質依存や精神病の患者が最も偏見に影響されるということが，統合失調症のアフリカ系カリブ人女性の発言により辛辣に描かれている．「統合失調症は最悪の診断名である．なぜなら，私はその名前を新聞やテレビで聞いたことがあるけれども，彼らは本当に狂った統合失調症の人で，社会にとって危険であり，制御を失っている．その区分にあまりにも明確に自分が入ってしまった」(Dinos et al, 2004, p.177)．精神疾患の診断を受けた人々と話すとき，臨床家はその疾患の過程とともに生きる苦痛だけでなく，診断がどのように認識されるかという心理社会的衝撃を考慮する必要がある．

ほとんどの臨床的出会いで，診断をつけるということに関して有意に大きな利点と欠点がある．診断的判断は治療計画を組み立てるのに必要で，疾患による体験と治療システムの中を通り抜けなくてはならない患者の理解と洞察を育成する．家族および社会的利害関係をもつ者達（例：雇用者，保険会社）が関与することになるが，しばしば心配のほかに，おそらく疾患をもつ人々に対する偏見やさらなる苦痛の原因ももたらされる．多くの場合，診断が患者にもたらす理解，正当性，そして希望が，本当の恩恵になる．しかしながら，これらの利益と並ぶものとして，社会的偏見や自尊心・自己効力感の内的喪失といった現実的な危険性がある (Corrigan & Watson, 2002)．診断をすることに関して生じる利益と危険性について，臨床家が慎重に進んでバランスをとろうとすることで，患者は多くの恩恵を受けることになるであろうが，そのバランスは診断区分の中でも，同じ診断カテゴリーの中の個々の患者ごとにも変異が大きい．

症例 ■ 診断に関連した偏見

> マシューは高校での最後の年，2年間付き合っていた彼女と別れることになり，彼は打ちのめされたように感じた．彼は"神経質"で"落ちつかない"状態になり，食事を何回かせず，週末はほぼ1日中部屋に閉じこもることが2週間続いたため，彼の両親は心配した．彼の睡眠の様式と活力は変化していない．両親は彼を医者に連れていき，その医者はマシューがうつ病であると診断し，マシューに抗うつ薬を処方した．彼はその薬を6週間服用し，その後やめた．
>
> 7年後，マシューは大手航空会社で，パイロットとして仕事をするための医学的検査を済ませようとしていた．精神健康の病歴を尋ねられたとき，彼は正直に以前うつ病と診断されていたと報告した．彼はまた，高校の最終学年の1回のエピソードの以前にも以降にも，そのような症状を患ったことがなかったことを正確に報告した．面接は非常にうまくいったものの，就職はできなかった．彼がその仕事に選ばれなかったことを伝えた会社

担当者は，高い能力をもつ多くの応募者があり，決定は難しかったものの，最終的に他の候補者がその職に最もふさわしいとみなされたと，簡単に伝えた．マシューは，彼が過去に受けた診断が，この非常に競争率の高い仕事を得る機会を失わせたのではないかと考えるようになった．

■考慮すべき課題

- マシューの担当医師は，うつ病という診断名を与えることで，彼にひどい仕打ちをしていないか．
- マシューに与えられた診断に，あなたはどれほど自信をもてるか．
- マシューの診断が，競争率が高く，事前の健康チェックが必要な就職の機会にどれほどの悪影響を与えた可能性があるか．
- 仮にあなたが誰かを雇って，自分の子ども，あるいは年老いた両親のケアを頼もうとした際，すべての応募者の精神保健の病歴を知ることができて，その他の評価が同じだった場合，うつ病という診断はあなたの雇用決定に影響を与えるか．

危険性としての診断

精神科診断の心理社会的利益と危険性のバランスに加えて，ほとんどの診断は，利益と危険性を伴うかもしれない治療計画につながる．診断過程が内包する利益と危険性に対する適切な見解は，精神科診断が完全な正確性を伴う過程ではないという現実のため，より複雑となる．最も賢明な臨床家が，最良のトレーニングを受け，最良の意志をもっていたとしても，彼らの診断的結論は完全に正確とはいえないだろう．表1-1にまとめたように，精神科診断を受けることに関連した利益と危険性のバランスの評価（治療法が決まる場合には，その治療法に関連したものも含める）には，正確な診断（真陽性と真陰性）と，不正確な診断（偽陽性と偽陰性）を考える必要がある．

表1-1 精神科診断を与える際に心にとどめておくべき考えの要約

疾患を診断された場合	
実際にその疾患をもつ	実際には疾患がない
真陽性の場合： A. その疾患に関連した研究や臨床経験から受ける利益が最もありそうである B. 典型的な副作用の苦しみと治療の経済費用と，同様に診断というレッテルを貼られることへの心理社会的影響を受けそうである	偽陽性の場合： A. その診断に関連した研究や臨床経験から受ける利益が少なそうである B. 典型的な副作用の苦しみと治療の経済費用と，同様に診断というレッテルを貼られることへの心理社会的影響を受けそうである 副作用の苦しみや治療の経済費用が大きい場合や，診断というレッテルを貼られる心理社会的影響が強い場合，より有害である

疾患がないと診断された場合	
実際にその疾患をもつ	実際には疾患がない
偽陰性の場合： A. 治療の遅れの結果を免れない B. 典型的な副作用の苦しみ，治療の費用と，同様に診断というレッテルを貼られる心理社会的影響への曝露を潜在的に免れる 疾患の重症度が高い場合，そして治療の危険性と利益の比が高い場合，より有害である	真陰性の場合： A. 不必要な治療の結果と費用を免れる B. 診断というレッテルを貼られる心理社会的影響を免れる

真陽性の診断

専門の研修を受けた精神保健臨床家に評価を受けるためにやってきた多くの人々は，DSM-5で定義された診断を下され，臨床家から彼らが示す問題を正確に分類した診断を受けるであろう．これは，ほとんどの読者がおそらくすでに思い描いていたカテゴリーであって，これまで精神疾患診断に関連した利益と危険性として言及したとおりである．これらは，彼らが体験している問題に対して蓄積されつつある研究が定義している効果的な治療戦略により，最も恩恵を得ることができそ

うな患者である．これには，少なくとも2つの理由がある．

1. これらの患者は，同じ診断を受けていない他の患者よりも，同じ診断をもつ人々を対象とした臨床試験に参加した人々と類似している可能性がより高い．
2. これらの患者の治療にかかわる臨床家が，同じ診断をもった以前の患者にうまく働いた臨床経験をもとにすることで，治療的解決を引き出す際により効率的である可能性がある．

投薬中の双極I型障害の患者の援助として，非常に効果的な方法を引き出した臨床家は，双極I型障害と誤診されたうつ病患者に対してよりも，双極I型障害と正しく診断された患者にとってより有益であろう．

偽陽性の診断

患者が本来もっていない診断を不正確につけられた場合，患者は仮定された特徴に関連した重荷を背負い，臨床医の過去の経験や患者と同等の徴候と症状をもつ集団に焦点を合わせた研究から得られる根拠に基づく治療計画の恩恵を得られない．この誤りは，診断が生涯にわたる薬物療法の必要を示しており，それが重大な代謝，認知あるいはその他の一連の深刻な副作用を与える場合，特に不運なものとなる．症例の中には，診断の誤りが臨床医の誤りでないものもあるかもしれない．注意欠如・多動症の友人に対して処方された精神刺激薬を服用中に，単一の躁病エピソードを発症した思春期の症例を考えてみよ．臨床家は，その躁病エピソードと十分な根拠になる中毒薬物スクリーニングの間に長い期間が経過している場合や，その患者が友人の薬物を不法に使用したことを両親に見つかって罰せられることを恐れるために，彼が物質使用を否定した場合，難しい診断の謎に直面する．このような状況における単一の躁病エピソードの病歴は，最も慎重でかつ経験に富む臨床家に対しても，双極性障害の診断を示唆するかもしれない．

しかし多くの症例で，誤った診断は，適切な評価と診断基準を理解することで回避できる．例えば，躁病エピソードの病歴をもつ若い女性でうつ病の治療のため2種の抗うつ薬を服用中の症例を考えてみよ．この症例における双極性障害という不適切な診断――またはこれによく似た実際の症例では実際起こった――は，気分安定薬および/または非定型抗精神病薬の悪影響だけでなく，誤った診断に関連した心理社会的な負担にかなり不必要に患者を曝露することがありうる．

正式に扱われる診断の数が増加するためにおのおののDSMの版ごとに，精神科診断を不適切に受ける可能性は増加しているかもしれない．20世紀の中ごろに出版された最初のDSMでは6つの疾患を掲載していたのに対して，DSM-5には157が掲載されている．同様に『疾病及び関連保健問題の国際統計分類』(ICD)の改版でも，この点における懸念は増大している．なぜなら，ICD-10に掲載されているコードの数は16,000にまで増加しており，米国用入院患者コード体系手順の手引き(ICD-10 PCS)にあるコード数は76,000以上に増加しているからである．診断の見落としに油断がないように研修を受けて社会奉仕のできる臨床家(すなわち，偽陰性の診断の防止に焦点を合わせている人)は，偽陽性の診断に関連する潜在的な害をあまり認識しないかもしれない．それにもかかわらず，不完全な精神科診断過程はまた，下されるべきいくつかの疾患を見落とすことになるだろう．

偽陰性の診断

下されるべきだった診断を下さないことも，意図しない不必要な害をもたらす可能性がある．臨床家によって見いだされずに隠れている精神疾患に対して救いを求める人は，最適な治療――場合によっては命を救うことになりうる治療による恩恵が受けられない．最も極端な症例では，この危険性は驚くほど明らかである．無謀運転と交通事故死に至るような物質関連障害は，時宜にかなった診断と治療によって防ぐことが可能であったかもしれない．治療可能な産後発症うつ病の症例が軽症の適応障害であると不適切にみなされた場合，母子関係の不利益を生じさせるかもしれない

し，それがその母親の生まれたばかりの子どもの人生において，後の精神疾患という重荷を増やしたり，その後の数年間の生活の質の低下と関連するかもしれない．

その代わりに，情況的に結び付けられる一過性の不安，ストレス，あるいは喪失体験を訴え，精神科診断が妥当でない患者もいるかもしれない．このような人々に対して臨床医が提供できる最大の診断的恩恵は，その経験によって精神科診断を伝えないという安心であり，妥当で望まれる場合には適切な支持と援助をすることである．

真陰性の診断

精神科的評価を求める際に，望んでいた診断に関連する利益を失うことになる人もいるが，ほとんどの人は重大な精神疾患を患っていないことを知り，安心するであろう．患者を苦しめているものは，疑っていたDSM診断ではないという知らせは，例えば，愛する人に先立たれた人にとって，そしてまた困難ではあるが"正常"な人間的体験に苦しんでいるほとんどの人にとって，まったく安心するものであるかもしれない．少数の人々にとって，特定の診断を受けないことは，求めていた支援に対する保険の適用を受けられないこと，または，現実的な苦しみに対する臨床的説明を通して得られると考えていた正当性の欠如を意味するかもしれない．例えば，前線の戦闘で重度の外傷を負ったが心的外傷後ストレス障害の基準を満たさない退役軍人は，その正確な診断メッセージを，彼の苦しみが心的外傷後ストレス障害をもつ他者の苦しみと同じように正当化されないことを意味すると解釈するかもしれない．しかしなお，大多数の患者にとって，重大な精神疾患が存在しないという正確な告知は，喜ばしい知らせとなるだろう．

ほとんどすべての状況において，正確な診断は（真陽性であれ真陰性であれ），不正確な診断（偽陽性あるいは偽陰性）よりも，最適な利益・危険性比を生み出す．正確な診断は，潜在的な法的，経済的，社会的，および他の複雑化した変数にかかわらず，臨床的な利益・危険性比を最大にする．

恩恵としての診断

ほとんどの患者は，2つの事柄において臨床家の援助を望む．すなわち，1) 彼らが経験している症状を理解すること (Salmon et al, 2004) そして，2) これらの症状を軽減するための解決法である．診断は，これらの要求の両方を満たす恩恵になりうる．

患者とともに明確に探索され正確に下された診断は，自分の苦しみを臨床家が理解してくれると感じることに役立つ可能性があり，また同じ問題に苦しんだことのある他の患者を治療したことや，同様の患者を治療している同僚の経験から得られた臨床的知識に基づいて，臨床家が引き出すことができるということを患者が感じることに役立つ可能性がある．医学的な診断を受けることが，患者に自分達が患っている経験についての，明確さ，是認，または正当性の感覚を与え始めることができる．たとえ臨床的状況において初心者や研修中の者によるものであっても，共感と親切さとともに行われた臨床面接は，患者がどのような苦しみを経験しているかを臨床家が理解していると患者が感じるためには十分に役立つ．専門的な診断を聞くことは，患者が**なぜ**苦しんでいるかを臨床家が理解していると患者が感じることに役立つ．この有益な心理的効果は，DSMに基づいた診断が妥当性のある生物学的病理モデルよりも，有用な記述的構成によりいっそう基づいているとしても存在しているだろう．診断を受けるという体験は，他者に対してほとんど観察することができない，あるいは他者に誤解されているという情動的苦しみをかかえている精神疾患患者にとって，特に妥当性があるかもしれない．診断的説明は，患者がより理解されより厳しく判断されていないと感じることに役立つ．ひどい児童虐待を受けたことがあり，毎晩眠りを妨げる悪夢を見て，親密さへの恐怖ですくんでしまっている患者は，同様の外傷体験に曝露されたことのある他の多くの人々が同じように反応することを知ったあとで，自分がよりよく理解され，批判されにくくなったと感じるようである．その同じ患者は，こ

の反応が心的外傷後ストレス障害として公式に命名されており，広く認められ研究されているものであることを知って，利益を得ることができるであろう．この患者にとって診断の恩恵はまた，回復やよりよい生活への復帰への希望を膨らませる．多くの人々にとって診断は，いくぶん逆説的であっても，居心地のよい何かをもたらすのかもしれない．この中には，以前は「とにかく何かを**食べろ**」とだけ言われ続けてきた摂食障害の人や，「とにかく家から外へ出ろ」と言われ続けた社交不安症の人，または，「とにかく病気から抜け出せ」と言われ続けてきたが，ベッドから出る気力も動機も奮い起こすことができない，著明に抑うつ的な人が含まれる．

　よい臨床家は，診断という恩恵を，楽観主義に包み，同じ診断の患者に成功したと証明された治療戦略を記載する相次ぐ文献に基づいて，伝えるものである．例えば，重度に抑うつ的な患者とその担当医は，その後，根拠に基づく精神療法，抗うつ薬治療，あるいはその両方を含む最適な治療戦略を選ぶという選択肢をもつ．心的外傷後ストレス障害の患者とその担当医は，認知処理療法（Resick & Schnicke, 1992）や長期的曝露療法（Foa et al, 1999）といった戦略を適切な時期に実行するのは難題とはいえ，根拠に基づく治療計画を描き始めることもでき，その計画は，根拠に基づいて有意に目立った──人生の道筋を変えることさえある──回復への楽観的な見通しへ向かう燃料を提供する．患者を衰弱させているパニック症を含む，いくつかの不安症の患者は，多くの場合わずか4〜8週間の適切な治療でその症状が軽減することを知ることで，非常に喜ぶかもしれない（Gould et al, 1995）．しかし，数十年に及ぶ研究によっても最適な解決法が見つかっていない精神的問題からの救いを求めて差し迫った必要性をもつ患者が多数いる．

同情心をもった抜け目ない診断家

　現代的な臨床家の職務は，次々に生まれる根拠について継続して学びながら，そしてその間中，医療への取り組みを改善するために疲れを知らずに働きながら，叡智と過去に立証された実践を用いることである．考えのない伝統遵守，不十分な新しい情報の疑問のない"取り込み"よりむしろ，患者の苦しみを軽減し，より多くの幸福を可能にするということが，DSM-5時代の臨床実践を導く目標であり，そうあるべきである．

　診断の正確性は，そのほとんどが，内容の精通に依存している（Elstein & Schwartz, 2002）．熟練者は初心者よりもより正確である．臨床家は，初心者から熟練者への進歩を，臨床経験とともに学ぶことにより加速することができる．ほとんどの研修予定プログラムは，なりたての臨床家が，直接的な患者の対応にあたる前に有意に多量の教材を学習することを強調する．この理由は明白である．学習と臨床経験は両方とも臨床的内容に精通することを容易にするが，その1つだけなら，完全な初心者によってなされる対応からは利益を多く受けないような患者に負わせる負担なしに達成される．この原則は，すべての臨床家にとって多少の真実を含んでいる．学習は，臨床経験からの習得を加速し，補足し，臨床家が患者に対して提供する対応の利益・危険性の比を最適化することを助ける（**Box 1-1**）．DSMで定義された診断を注意深く学習することで，臨床家は診断精度を最大にすることができるであろう．

　DSM-5とその前身であるDSMの版は，ICDのような他の分類体系と類似しており，その体系の中ではおのおのの版が，新たに生まれる証拠の再評価と思慮深い合意の形成という一連の経過を通して生まれている．DSM-5のいくつかの構成部分は以前の版と同一である──例えば，第Ⅱ部「診断基準とコード」に示されたパーソナリティ障害群の診断体系がそうである．多くの構成部分は，新しいか，あるいはより洗練された方法を表しており，以前の版のDSMを超えてまったく本質的に進歩している．DSM-5は完全あるいは"最終"版であるとみなされておらず──実際，このマニュアルは疾患や脳の機能障害に対する理解が進化すれば入れ替えられることが確実である──そして本書『DSM-5学習ガイド』を使用する学習者は，DSMの過程の進化する本質を理解する

Box 1-1　要約：正確な精神科診断に至る際の心理社会的考慮

　アンドレアはコカイン所持の犯罪歴がある16歳である．彼女は自身の出産の2週間後に，抑うつ気分と，自分の赤ん坊と遊ぶのに興味がないということで受診した．彼女は，これらの症状が，1週間前に彼女がニューオリンズの家を離れて，彼女の叔母と暮らすために小さな町に引っ越してきたときに始まったと述べた．アンドレアは，自分が叔母とうまくやっているものの，友達と会えないのを寂しく思っていること，夜間に1時間ごとに赤ん坊に起こされるために日中起きていることが難しいことを語った．アンドレアは，自宅学習の単位を勉強することに集中するのが困難であることに気づき，いつも疲れていると感じている．彼女は多くのことができていないことに罪悪感を感じている．希死念慮について問われると，アンドレアは，彼女の赤ん坊が「母親を必要としている」ので，自分自身を傷つけるようなことは何も考えなかったと述べた．彼女は，妊娠が判明して以降，いかなる違法薬物の使用や，アルコール，タバコも節制し続けていた．この赤ん坊の父親は，現在刑務所に服役している．アンドレアは赤ん坊を扶養するように選任されており，叔母もその決定を支持している．しかし，初回の福祉訪問で，福祉課からはアンドレアとその叔母に，子どもの世話のために定期的にアンドレアの健康状態の評価をすると言われた．この初回の福祉訪問は，近所の住人が児童保護サービスに通報した後に始められた．この通報は，なぜ赤ん坊が2時間泣き続けているのかをみるために隣人が扉をノックしたとき，床に敷かれた毛布1枚の上で泣いている子どもがほったらかしてある間，アンドレアが寝椅子の上で寝ていた様子を，隣人が窓から見たというものであった．アンドレアは助けを望むものの，彼女の養育能力の評価にあたって精神健康上の診断に基づいて福祉課から有利にみられないのではないかと心配している．

■考慮すべき質問
- アンドレアを担当する精神科医が診断的に考慮すべき事柄として心にとどめておかなければならないことについて，あなたはどう考えるか．
- 正確な診断はアンドレアに，どのように利益をもたらすか．
- この状況において，どのような社会心理学的問題が重要か，また，それらは診断に至る過程にどのように影響を与えるか．

賢明さをもっているであろう．

　この『学習ガイド』は，いろいろな臨床経験の臨床家すべてが，新しいDSM-5診断体系を習得することを助けるために考案されている．DSM-5が出現して，ある意味でわれわれはその新たに改訂された診断体系に対して初心者であるが，ともに体系立てて学ぶことにより利益を得るであろう．勉強を楽しんで！

自己評価

同僚や指導者への質問

1. これまでに，予想しない結果を伴った診断をしたことがあるか．
2. これまでに，もっと迅速に行えばよかった診断を，遅らせたことはあるか．
3. 経験の中で，精神科診断を下すのが最も面倒だったのはいつか．そして，それはなぜか．
4. これまで，自分の患者と診断仮説を共有しない

ほうがよいと気づいた臨床的状況があったか. もしあれば，いつか.

Short-Answer Questions

1. DSM-5 の診断体系は，どの程度，神経科学の発見に基づいているか.
2. 精神科診断は，臨床的な情報伝達をどのように促進するか.
3. 正確な精神科診断に関連して患者への意味のある利益とは何か.

Answers

1. DSM-5 の診断体系は，近年の最良の根拠と，可能であり適切であるならば，神経科学的知見を組み入れようと努めてきた．DSM-5 は，病因に統一された診断方法というよりも，むしろ現象論的に指向された診断方法である．
2. 診断仮説を発展させたり洗練させたりする際に，臨床家は患者と注意深く対話をしなければならない．抜け目のない臨床家は，患者の個人の履歴，体験している症状，病気をもつことで生じる生活への影響，関連した背景，そして患者自身の心配を明確にしようとする．この対話により，臨床家は，患者の示す内容と説明，以前の記録，そして追加の医学的・心理社会的情報にあるいかなる矛盾も調和させることができる．
3. 患者の経験を診断の枠組みに据えることは，病気の経過の特徴や予想される結果を，患者が理解することを助ける．診断を受けるということは，自分達の症状が他者によく理解されないと感じているかもしれない患者にとって，逆説的に安心させ，妥当性を与えうるものである．

推薦図書

Corrigan PW (ed): On the Stigma of Mental Illness: Practical Strategies for Research and Social Change. Washington, DC, American Psychological Association, 2005

Frances AJ, Widiger T: Psychiatric diagnosis: lessons from the DSM-IV past and cautions for the DSM-5 future. Annu Rev Clin Psychol 8:109–130, 2012

Kraemer HC: Validity and psychiatric diagnoses. JAMA Psychiatry 70:138–139, 2013

Regier DA, Narrow WE, Clarke DE, et al: DSM-5 field trials in the United States and Canada, part II: test-retest reliability of selected categorical diagnoses. Am J Psychiatry 170:59–70, 2013

文献

Corrigan PW, Watson AC: The paradox of self-stigma and mental illness. Clin Psychol 9:35–53, 2002

Crumlish N, Whitty P, Kamali M, et al: Early insight predicts depression and attempted suicide after 4 years in first-episode schizophrenia and schizophreniform disorder. Acta Psychiatr Scand 112:449–455, 2005

Dinos S, Stevens S, Serfaty M, et al: Stigma: the feelings and experiences of 46 people with mental illness. Qualitative study. Br J Psychiatry 184:176–181, 2004

Elstein AS, Schwartz A: Clinical problem solving and diagnostic decision making: selective review of the cognitive literature. BMJ 324:729–732, 2002

Elstein AS, Shulman LS, Sprafka SA: Medical Problem Solving: An Analysis of Clinical Reasoning. Cambridge, MA, Harvard University Press, 1978

Foa EB, Dancu CV, Hembree EA, et al: A comparison of exposure therapy, stress inoculation training, and their combination for reducing posttraumatic stress disorder in female assault victims. J Consult Clin Psychol 67:194–200, 1999

Frances AJ, Widiger T: Psychiatric diagnosis: lessons from the DSM-IV past and cautions for the DSM-5 future. Annu Rev Clin Psychol 8:109–130, 2012

Gould RA, Ott MW, Pollack MH: A meta-analysis of treatment outcome for panic disorder. Clin Psychol Rev 15:819–844, 1995

Insel TR: Translating scientific opportunity into public health impact: a strategic plan for research on mental illness. Arch Gen Psychiatry 66:128–133, 2009

Kao YC, Liu YP: Suicidal behavior and insight into illness among patients with schizophrenia spectrum disorders. Psychiatr Q 82:207–220, 2011

Lavori PW, Dawson R: Adaptive treatment strategies in chronic disease. Annu Rev Med 59:443–453, 2008

Moayyeri A, Soltani A, Moosapour H, et al: Evidence-based history taking under "time constraint." J Res Med Sci 16:559–564, 2011

Paneth N: Assessing the contributions of John Snow to epidemiology: 150 years after removal of the broad street pump handle. Epidemiology 15:514–516, 2004

Phelan JC, Link BG, Stueve A, et al: Public conceptions of mental illness in 1950 and 1996: what is mental illness and is it to be feared? J Health Soc Behav 41:188–207, 2000

Resick PA, Schnicke MK: Cognitive processing therapy for sex-

ual assault victims. J Consult Clin Psychol 60:748–756, 1992
Salmon P, Dowrick CF, Ring A, et al: Voiced but unheard agendas: qualitative analysis of the psychosocial cues that patients with unexplained symptoms present to general practitioners. Br J Gen Pract 54:171–176, 2004
World Health Organization: The Global Burden of Disease: 2004 Update. Geneva, World Health Organization, 2008. Available at: http://www.who.int/healthinfo/global_burden_disease/2004_report_update/en. Accessed September 22, 2013

2

診断に至る
臨床面接の役割

Arriving at a Diagnosis—The Role of the Clinical Interview

　DSM-5は，情報，用語，正式な基準を提供しているが，それらは精神疾患が存在するかどうかを確かめるために，診断医が他の人と接することに用いる道具として役立つ．診断という技術は，これらの道具をそのまま適用できるかどうかに関連している——現実の人々，現実の背景，そして現実の場面においてである．臨床面接はこの特別な背景で起こり，正しい精神科診断に至る中心的過程である．

■ 背景に応じた診断をするということ

　臨床面接は，その背景によって形成される．背景は，誰が，何が，いつ，どこで，なぜ，の質問を尋ねることに分解されるであろう．これらの個々の質問は個々の臨床面接において明確に考慮されるべきである．例えば，誰が面接を行う診断者なのか，どこで診察が行われるのか，いつその面接が行われるのか．面接される人は最終試験直前に学校の保健室にソーシャルワーカーを訪れた学生か，治験計画案の被検者の基準に合致するかどうかをみるため臨床心理士に面接されている人か，あるいは刑務所で司法精神科医によって評価される収監者か．学生，ボランティア，収監者の，すべてが同じ診断を下されるかもしれないが，そのそれぞれの面接の背景は，その相互作用の性質や，それぞれの人々がどのように見えるか，どのように質問に反応するか，どのように情報を提供する

か，などに影響するかもしれない．さらにもう一歩踏み込むと，急性で生命を脅かすような事態で初めて救急医療機関が必要となった場合と比べると，受診し慣れた外来でいつもの精神保健診療を求めるときとでは，異なる文化，民族的背景，母国語，性別，年齢によって人々は異なった反応をするだろう．さまざまな属性，いろいろな場面，異なる時間帯の人々のすべてに対して，その他の多数の筋書きが想像される——それぞれの背景は特定の診断の表出に影響するであろう．

　なぜ背景は重要なのか．背景に注意を払うことの重要性は，これらの高度に多様化したシナリオにおいて，型どおりの機械的な診断方法では実施が不十分な面接や，さらには不正確な診断に至る可能性があるからである．

　結果として，面接を始める前に，診断者は，「なぜ」と「何」という質問に焦点を合わせるべきである．なぜ，面接が行われるのか．なぜこの面接は，今，重要なのか．「なぜ」の質問に対する答えは，「どのような」形式の面接が実施されるべきかという情報を与える．その中には，その相互作用の中で扱われる質問や話題の優先順位や構成が含まれる．前述の文節で示された，3つの筋書きを見直すことは，これらの質問の重要点や，非常に実用的なレベルでいかに答えが面接の効果に影響するかを示す．

- 第一の筋書きは，ソーシャルワーカーが大学保健センターで1人の学生と出会うといった内容に関連するものである．この学生は最終試験前に経験する心理学的症状に対しての援助を求

めている．ソーシャルワーカーはこれらの症状について学生に自由に話すよう求めた．そしてソーシャルワーカーが報告を義務づけられている情報（例：積極的に他人に害を与えることを意図している）を学生が漏らさなければ，学生との話し合いでは秘密が守られることを保証して，率直に打ち明けるよう促した．とりわけ，ソーシャルワーカーは情報を学生の担当教授や学部長には言わないと話した．面接の質問は精神保健問題を明らかにし，その生徒に対する支持的な治療計画の立案につながった．

- 第二の筋書きでは，ボランティアが，研究計画書によって定められた選択基準や除外基準に合致するかを判断するためのスクリーニング面接を受けていた．質問はそのボランティアに対する治療計画の立案を目指したものではない．実際に，彼は自身の精神保健上の問題に対して，その研究から恩恵を受けられると期待すべきではないと前もって告知されている．この面接には，インフォームドコンセントの手続きを含んでおり，それには施設内倫理委員会による同意とその後のいかなる発表においても研究ボランティアの同定を避ける過程が記述された，鍵つき守秘手段が説明されていた．
- 第三の筋書きは，裁判所が設定した面接で司法精神科医によってなされるものである．司法精神科医は面接の最初に，彼女は裁判所によって任命されていて，臨床や治療のためではないこと，いかなる反応も秘密にされないことを収監者に告知する．実際，収監者が明らかにしたどのようなことでも，裁判所に対する精神鑑定報告に現れる可能性があった〔司法場面での DSM-5 使用は複雑なので，読者は DSM-5 第 I 部「司法場面での DSM-5 使用に関する注意書き」(p.25) を参照すること〕．

これらの筋書きは医療面接を形成する背景の現実的側面を描いているが，背景のより抽象的な概念も存在し，診断に至るときには関連性をもつ．

生物心理社会的モデル

生物心理社会的モデルは，生物学的，心理学的，社会的要因が相互に作用し，また患者の症状や心配に寄与する範囲を尊重した，およびそれに対して偏見のない背景の見方である．このより抽象的な概念は，1977 年に George Engel によって提案され開発された生物心理学的パラダイムと一般的に呼ばれるもので，生物学的，心理学的，社会的領域は，一体となって疾病や病気の発現に役割を果たすという仮定に基づいている (Engel, 1977)．生物心理社会的モデルは，人類の経験や苦しみと，さらに広い範疇の文化的精神的要因も含んださまざまな要因すべてを包含しようと意図しているパラダイムである．生物心理社会的モデルは，還元主義的方法とは対照的なモデルである．患者はおのおのの領域で何が重要かを話すように援助されるべきである．以下では，まず社会的背景におけるモデルを描き，その後心理学的，生物学的背景におけるものを描く．

社会的背景

誰が，何を，いつ，どこで，なぜという現実的な質問は，しばしば多くの社会的背景に対応している．社会的な視点が，面接が開始され，それぞれの集団が「なぜわれわれはここにいるのか，そして何をここでしているのか」を問う際に当然のごとく現れる出発点である．通常，各集団は社会の中で記述される役割——例えば，セラピスト，研究者，患者，研究ボランティア，収監者などの役割——を引き受けている．面接を成功させる非常に重要な点は，患者がこれらの役割に同意しているか，そして，おのおのが自らの役割を喜んで受け入れているか，である．これらの問題は完全に理解され，透明性をもたせて，そしてもし必要ならば，面接開始時に取り決めておかなければならない．もし，社会的背景が合意されていなければ，残りの面接は本質的に背景の外に出てしまう．

心理学的背景

社会的背景は，特に出発点としては重要であるかもしれないが，診断を行うときに考慮すべき唯一の背景ではない．面接される個人の経験や背景を包含した個人の心理学は，面接の成功に大きく影響する．最もはっきりと個人の特徴として関連するのは言語である．被面接者は面接者ほど流暢に言葉を話せないかもしれない，あるいは，いかなる言語でも十分なコミュニケーションがとれないかもしれない．仮に，医療翻訳者の援助があったとしても，面接者は，本当に基準は満たしているのか確信がもてないかもしれない．例えば，英語で書かれたうつ病のDSM-5基準は，"抑うつ気分"が存在するかと尋ねている．いくつかの言語ではこれらの英単語とはっきり同等といえる単語をもたない．さらに，異なる文化で育った人は，抑うつ気分のような症状を，実際と異なる経験でいろいろに表出する．ある文化では，人は抑うつ気分を思考として経験する（例：私は抑うつ的な事柄について考える）．一方，別の文化の人の中にはそれを体感感覚として経験する者もいる（例：私はとても疲れた）．診断者は，診断を行う際にそのような要因にどれほど重みづけをするかどうかを判断する必要がある．1人ひとりが異なった世界観と価値観をもっているため，言語的，文化的差異が存在しない場合でも，個人の背景はあいまいさの原因となるかもしれない．例えば，多数のDSM-5基準は，人が症状により苦痛を受けているかを報告する．しかし，この評価は，ある人がどの程度の苦痛を通常の生活の部分とみなすのかによって弱められたり，知られても平気だったり，あるいは，すでにその人の生活の中で自覚しているものである．

生物学的背景

さて，社会的，心理学的背景にはふれたので，生物学的背景が残っている．精神科は，脳によって調整される，認知，情動，行動の障害，過程，状態に主に関係する医学の専門分野である．"養育"要因——すなわち，社会的，心理学的要素——は強力に精神科診断を規定するものであり，特にある疾患については，"自然"要因も重要な意味のあるものである．確かに診断は，個人の基礎生物学の直接的，必然的結果として理解されるかもしれない（例：遺伝子構造において）．歴史的に科学が精神障害を無視してきたという事実，多因決定性の複雑な遺伝子障害の科学的理解の進歩に関連する挑戦，さらに，ヒト遺伝子の解析がごく最近ようやく始まったという事実を見ると，この生物学的領域はほとんどの部分が探究されず残されていた．

現在，診断と関連したり，その代わりになるかもしれない生物学的マーカーの測定で利用可能なものはない．したがって，私達は，もしかしたら脳画像や遺伝子の発見と関連しているマーカーが，DSMの基準に含まれるかもしれない未来を見据えている．現在，これらの測定の代用となる弱い指標がこれらの面接の間に引き出されている．例えば，被面接者が精神疾患の家族歴を有しており，特にその障害が疫学的なデータに基づいて遺伝性が高いと考えられれば，面接者は精神科的家族歴を知ろうとする．また，面接者は，直接的にその診断の症状を引き起こすような医学的疾患，物質または医薬品の使用の証拠を探す．

要約

要約すれば，精神科診断は，社会的，心理学的，生物学的背景で起こり，精神科面接者の目標はこれらの背景の情報を知り，診断基準を適用する際に重みづけをして，診断に到達することである．前述のように，面接者は，面接に関連して，誰に，何を，いつ，どこで，なぜの質問に答えることから始めなければならない．この章の残りは，面接を「いかに」実行するかという一般的な精神医学的評価の詳細を述べる．興味のある読者は，この章の最後にある「推奨図書」に記載された，このことをわかりやすく説明した面接の仕方についての優れた資料も参照してほしい．

精神科面接と評価への
アプローチ

　精神科における臨床面接と評価は，ある患者が精神的問題，その問題の本質，特定の診断をもつかどうかを確認する目的をもつ．評価の過程は，特定の医学的，精神科的診断を同定し扱うことにより，患者の示す問題を軽減するために，包括的で，妥当な，信頼できるデータベースを作り上げることを目的としている．包括的なアプローチの要素には，病歴を得ること，精神症状検査の遂行，可能性のある医学的問題の調査，追加病歴と他の情報提供者の調査（本書では扱わない）や，関連する妥当性のある評価尺度の適用，そして身体的，生化学検査といった包括的アプローチを含む．精神科面接は，包括的な評価の最も重要な部分であり，提示された問題に影響を与え，安全で有益な予防と治療に関係するすべての要因（すなわち，生物学的/医学的，心理学的，社会/文化的）を特定するのに役立つ．

　精神科面接と評価の明確な目的にかかわらず，患者は評価過程の中で自分にとって何が重要であるかについて話をするようすすめられる．このアプローチは，特定の診断に至るのに必要な症状や詳細をより細かく引き出すことに有利である．したがって，患者中心の面接においては，臨床家は患者が問題と診断の決定因子を理解するのに重要であるかもしれないその人の生活（すなわち，心理社会的要因）の側面を話せるように助けるべきである．例えば，精神医療を求めているホームレスの人達は，そのニーズが満たされていない可能性のある生物心理社会的に脆弱な集団を構成している．これらのニーズの中にはきちんと治療されていない身体的，栄養学的，そして精神医学的な疾患が含まれるだろう．それらは，犯罪，暴力，性的搾取，アルコールと薬物依存による被害によって複雑にされている．診断に至るための還元主義者の"チェックリスト"による方法だけでは，それらの患者が現しているかもしれない複雑な生物心理社会問題を同定し扱うには効果がない．実際，評価や面接に必然的に伴うこのような幅広い方法は基本的に人間らしいものである．

　われわれは臨床面接において職業意識について注目することから始める．人を尊敬することは実際，臨床の専門職として何よりもまず重要な原則である．本書はまったく普通の用語を用いて，各臨床家がおのおのの職業的責任と権限に従って考慮すべき臨床データをいかに敏感に獲得するかを識別する目的で書かれている．すべての臨床医学免許を有する臨床家は，医療行為の倫理の基となる，専門職の美徳を心にとめておくよう要請される．特に彼らは誠実，思いやり，控えめ，自己犠牲の4つの基本的な専門職の美徳を考慮すべきである．**誠実**とは，知的かつ道徳的美徳の基準に合った医療の実践を行う際に，生涯にわたり果たすべき責任である．医療における**思いやり**とは，患者の苦痛を同定する過程を通じて，患者の経験を尊重することによって患者の幸福に奉仕できるような献身である．その中には，彼らの苦痛を認識することを通じて痛みと苦しみを軽減するという行いがある．**控えめ**は，謙虚さの概念である．医療における**自己犠牲**と控えめは，患者に最善のことがなされるように，臨床家が自らの個人的関心と患者との違いを脇においたときに現れてくるものである．これらの美徳はJohn Gregory (1724–1773)によって医療倫理の歴史に紹介された．そしてLaurence McCullough (1998)が描写したように，受託者という概念の基礎を提供し，精神科の面接と評価への臨床専門家的アプローチの出発点を構成するものである．

精神科面接

　精神科的病歴の聴取は，よく配慮され，系統的で，訓練された質問を必要とする．精神科面接は躍動的で相互作用的な過程であるが，全体的な面接構造は効率を促進し，診断する型と症状の認知を促進することを必要とする．この構造は，面接者が患者に何が彼らにとって重要なのかを話すことを促し，患者の手がかりや方向に従い，そして彼らの精神状態，心地よい状態，その人のやり方に敏感であるよう十分に柔軟であるべきである．

　新患患者の面接は，目的およびどの程度秘密が

守られるかを説明した導入から始めるべきである．初期の焦点はラポールと共同作業の形成に合わせるべきである．患者は，彼らにとって何が重要かを話す機会を与えられるべきである．面接の初期段階は，現存する問題や症状の病歴を必ず自由回答型で，それらの問題に至った出来事とともに，同定するために行われる．傾聴や親身になった反応，深いラポール，そして明確化の追求は面接の，特にこうしたはじめの段階では，優先されるべきである．そのような自由回答型は，各診断的カテゴリーを横断する症状を拾い出すよう守られるべきである．

必ずしも限定されていないが，精神科面接の基本的要素の中には，個人情報（例：年齢，性別，結婚歴），提示された問題，提示された問題の歴史，精神科既往歴，自殺および/または殺人歴，物質使用歴（アルコールを含む），身体的既往歴，家族歴，そして個人および社会歴を含む．本書の第II部で，精神病歴のより詳細な入手法が各特定の診断カテゴリーに関連して提供される．

面接技法

患者から妥当性のある情報を得ることは，臨床的危険性と結果に関する情報の包括性を増大させ，それにより臨床的判断を豊かにする．患者からの正確な情報を引き出すことは，特に患者が微妙な情報をなんらかの理由で漏らしたがらないときには困難となる．面接者もまた自身にとって心地よくないであろう領域へ，もしかしたら患者にとって心地悪いことが予期される領域へ踏み込むことは気が進まないであろう．心地よくないと面接者が感じるものは，判断を混乱させ，そしてその先の質問を妨げ，あるいはその代わりに，患者に肯定か否定かで答えるような質問をすることになるかもしれない．微妙な問題について妥当性のある情報を得る鍵となる戦略は，面接中に，患者あるいは面接者側において，不快または苦痛の感情を面接者が認識し，それらの感情が負の影響をもたらさないように防ぐことである．

微妙な領域の質問には，患者の性的な経歴，アルコールや薬物歴，虐待や暴力の危険にさらされた経験，自殺または殺人念慮がある．例えば，性的虐待の可能性への質問は，ごく普通に行われるべきである．

多数の戦略が妥当性のある情報を得るのに用いられる（Shea, 1998）．その1つは，潜在的に微妙な質問はラポールが形成された面接の後半まで待つということ．2つ目の戦略は，患者に微妙な質問をする論理的な説明を行う根拠を与える．例えば，面接者は患者に対する性的な経験に関する質問は，望まない妊娠や性感染症の危険を理解するのに重要だと伝えてもよい．3つ目の戦略は，患者が自ら提供したり，微妙な領域への扉を開く手がかりになる事柄に導くよう面接者が敏感に反応しながら，患者から真の答えを引き出すような言語を用いることである．

最後の戦略に対する1つの方法として，面接者は患者が確かに特別な出来事や感情を経験したのだという前提に立って質問をすることである．そのような経験を陳述しようとする患者の気持ちは，そのような経験，感情はよくみられるものであり，特定の状況下では予期さえされうるものだと面接者が話すことでさらに促進されるかもしれない．例えば，うつ病患者がどのような自殺念慮を経験するかを質問することで，面接者は患者に，うつ病はほとんどいつも，自殺念慮と関連していると伝えているかもしれない．患者の初期の陰性反応は，特にそれが経験にそぐわないものならば，説明と付加的な質問を付け加えるべきである．さらに，特定の出来事と詳細な行動（例：性的，虐待的，自殺的，暴力的）は得られなければならない．例えば，家人との口論で身体的打撃に及んだかどうかが尋ねられることになるかもしれない．

特別なグループの人々への面接

子ども

子どもを評価するとき，臨床家は，家族，学校，受診歴などさまざまな情報源から情報を得るべき

である．子ども達は家族の中でストレスに敏感であるので，その家族は特に大切な情報源である．さらに，年若い子ども達は言語が不十分で，形式的な面接の間静かに座っていることもなかなかできないので，彼らの感覚は彼らがいかに遊ぶか，何を描くか，人形や動物のぬいぐるみなどのようなものを象徴するか，などから評価することができる．攻撃を受けやすい集団においては常に，臨床家はネグレクトや虐待の可能性を用心深く認識すべきである．

高齢成人患者

新しい医学的問題が高齢期によく起こることや，既存の精神科疾患をもつ患者は一般的に医学的必要性が不明かまたは対処されていないので，臨床家は精神医学的症状に寄与する可能性のある生物学的理由を特に根気強く徹底的に評価すべきである．高齢，症状発現の早さ，併発する医学的疾患，さらにアルコールまたは物質乱用は，生物学的病因の疑いを高める要因の実例となる．このように，病歴，身体的診察，検査室の検査，および補助的検査は精神医学的問題をもつ高齢患者の評価において常に重要である．これらの患者はまた，有害な社会的状況に対して脆弱であり，包括的評価により機能的能力と自宅での安全維持能力が決定される．自己否定はより高齢人口で頻度が高い．加えて，高齢者が身体的に快適か，また面接者の声を聞くことができるのを確かめることに注意を払うことが，面接の成功に必須である．

異文化グループ

文化は，幅広い発展的な，社会的な，人間関係的な組み合わせで構成され，すべての精神医学的評価と現象に関連している．文化は広く考慮されるべきであり，民族や種族の問題として狭く解釈されるべきでない．すべての人は，年齢，移住経歴，宗教，職業，性同一性，所属する学校，クラブまたはスポーツの会員，退役軍人，言語能力，等々による多様な数々の個人的特徴によって決定される独特の個人的文化をもっている．人々は文化の複合体によって自己を確認しており，またその文化の中でさえ信念の多様性があるので，臨床家は個々の患者に対して独特なものとして接し，文化の差を尊重すべきである．臨床家は，文化的要因を熱心に学ぶべきである．それは個人の精神医学的症状の発現の原因となり，なぜ患者がそうなったのかを理解するために関連する保護したりまたは増悪させる要因を統合することができる．例えば，移民や少数民族であることが医療を受けるのが困難であることと関連しているかもしれないし，そのような障壁は認識され対応されるべきものである．注意することは，臨床家と患者の両者ともに自身の文化と関連した価値によって影響されており，それが臨床家と患者との関係に重大な影響を与えているかもしれないからである．例えば，権威主義的に臨床家が患者に対するのか，患者が医療者に向かってどのように質問するのかについての予想に関しては，文化によって異なる．

DSM-5 は第 III 部「新しい尺度とモデル」において文化的定式化面接を用意している．この面接は 1 人の患者についての文化と精神医学的疾患や物質使用障害の間での相互作用の評価についての構造化された方法である．2 つの版が用意されている．1 つは患者に実施するもので，1 つは患者に関してその情報提供者に対して実施するものである．この構造化面接は段階的な様式で特定の質問を通して，臨床家が治療において文化的要因とそれが治療に及ぼす影響の可能性を決めることの助けとなる．DSM-5 では，「苦痛の文化的概念の用語集」も付録に収められている．

精神症状検査

精神症状検査（Mental Status Examination; MSE）は，患者の外観，精神的体験，行動の特定の詳細を評価する．この構造化された評価には比較的一貫性のある専門用語が使われる．MSE の一般的な構成要素は，しばしば，外観と行動，運動活動，発語，感情と気分，思考の形式と内容，知覚，認知を含んでいる．表 2-1 に，限られた数ではあるが MSE の報告の各構成要素としてみられるか

表 2-1　MSEの構成要素：例[a]

- **外観と行動**：意識レベル，注意または注意散漫，検査者への態度，視線，衣服，整容
- **運動活動**：焦燥または制止，わざとらしさ，異常な動き，歩行
- **発語**：速さ，声量，量，韻律
- **感情と気分**：**感情**は検査者によって観察される患者の感情の状態である（例：敵意のある，悲しい，幸福な，恐れている，鈍い，平坦な）であり，**気分**は患者が自ら表現する感情の状態である（例：不安な，抑うつ，怒っている）．
- **思考の形式**（思考過程）：観念同士のつながり，固執，一貫性，連合弛緩
- **思考内容**：自殺および/または他殺の念慮，企図または計画：妄想，強迫観念
- **知覚**：幻視，幻覚，現実感消失，離人感
- **認知**：見当識，注意，記憶（異なる形式），空間認識，抽象的思考，判断，洞察

[a] 例はすべてを含んでいるわけではない．

もしれない内容の例をあげる．この表は，すべてを網羅し，すべてを含んだ表ではない．読者にはMSEを直接参照されたい（例：Strub & Black, 1999）．

評価

精神科的面接とMSEは妥当性があり信頼できる評価道具を適用することで補完される．これらの道具は，評価における主観を減らし，治療の転帰を正式に評価することを可能にする．このような妥当性を確認された道具としては，自己評価式と臨床家評価式の両方で多数ある．道具の中には診断領域の広範囲にまたがり情報を提供するものがあり，一方，患者の情動や認知機能といった狭い領域に焦点を合わせたものもある．いくつかの道具は重症度，症状，疾病の期間を決定するためである．臨床家は妥当性，感度，特異度を含む診断道具の強みや弱みを学ぶべきであり，精神科面接と合わせて各患者にいかに適用するかを学ぶべきである．

DSM-5では，第Ⅲ部の「新しい尺度とモデル」で「評価尺度」の章を設け，そこでは以下の尺度の特徴を示している．

- DSM-5レベル1横断的症状尺度 自己記入版—成人用
- 親/保護者の評価によるDSM-5レベル1横断症状尺度—6～17歳の子ども用
- 臨床家評価による精神症状の重症度ディメンション
- 世界保健機関能力低下評価尺度第2版（WHO-DAS2.0）

注目すべきは，これらのおのおのの尺度はディメンション方式で症状を評価する——すなわち，症状は連続線上の得点によって評価される（例：軽度から重度まで）．この評価方法はカテゴリー方式で症状があるかないかを単に示す方式とは対照的である．DSM-5の大半の診断基準はカテゴリー的である．言い換えれば，人は症状があるかないかで評価される．ディメンション評価はより段階的で症状の微妙な特徴づけをしている（第3章「診断分類のさまざまな方法を理解する」を参照すること）．

DSM-5の横断的症状尺度は，成人用と子ども用があり，さまざまな領域の症状を連続線上に評価するために使用される．注目すべきは，その症状は1つの診断と必ずしも結びついていない．いくつかの診断でこの症状が認められるかもしれないので，1つの症状があることが，1つの特定の診断を意味するものではない．例えば睡眠障害の症状は数個の可能性のある診断に適用されるかもしれない．したがって，これらの症状は診断線を横切り，診断を割り当てることなしに，患者の状態像を提供するので，このように，**横断的**という用語が用いられる．患者の症状の描写は全体的であり，DSM-5の診断基準によるカテゴリー的構造に情報を補い追加する．

2つの横断的尺度に加えて，DSM-5は2つの他のディメンション式尺度をもつ．「臨床家評価による精神病症状の重症度ディメンション」は，精神病の8つの症状の重症度の評価尺度である．WHODAS2.0は，能力低下の程度，つまり，過去30日間の日々の生活において経験される健康や精神症状を評価するために用いられる．WHO-DAS2.0は，作業をするのにまったく問題がないからまったくできないの範囲で5段階のディメンション式の尺度をもつ．身体的動き，自己整容，他人とのかかわりなどの日常生活機能を含む日常

生活の36項目の作業があげられている．尺度は診断にかかわらず機能を評価する．特定の疾患の知識は要求されないものの，能力低下は，身体的健康や精神保健の状態による二次的なものかもしれない．

DSM-5の「評価尺度」の章には3つのタイプの尺度があり，診断的面接に沿って考慮されるかもしれない．この3つの尺度はすべて，構造においてディメンション方式をもち，診断をするようには作られていない．診断的面接はDSM-5診断を決定することを求めるが，面接を通してなされる診断に関連する症状の重症度や機能低下を定量化し時間的に追うことにより評価尺度には価値と微妙な差異が加わる．

精神疾患と医学的疾患の間には潜在的に複雑な相互作用がある．医学的疾患は気分障害，不安症，精神病性障害，認知障害を含む精神障害を引き起こしうる．医学的疾患はまた逆に，すでに存在する精神障害に対して影響を与えうる．さらに医学的疾患をもつ患者もまた，その疾患があると診断されることと関連して生じる心理学的問題を経験しているかもしれない．同様に，既存の精神疾患は医学的問題を起こしたり，その根底にあったり，または関連する可能性がある．臨床家はこれらの相互作用を同定することに敏感であるべきである．

身体診察と検査室の検査は，身体疾患の病歴と症状の医学的見直しとともに，いまだ明らかとなっていない医学的問題を同定することに役立つ．医学的問題の同定は包括的な生物心理社会的予防と治療計画に必須な部分である．身体診察は，妥当な場合は徹底して行われ，かつ検査基準を着実に守るべきである．検査室の検査と他の診断的検査はその関連性と費用の面から，慎重に指示し，納得できるものでなければならない．

関係の基礎として働く．この章で述べられたように，臨床面接は非還元主義的な生物心理社会的モデルに基づいており，それが関与する全人格に重要性を与える（Box 2-1）．患者はしばしば苦しんでいたり，意味のある障害を被っていることが医療面接によって明らかにされるかもしれず，掘り下げた精神科面接によって慎重に扱うべき情報が引き出される，および引き出されるべき，である．これらの理由により，患者を快適にするための，また患者に敬意を払うための特別な配慮が，精神科においては保証される．精神科面接は特に，厳密なMSEと病歴，他の情報提供者，評価（定式化した尺度を含む），身体診察，検査室の検査からの体系化した情報収集に依存している．

自己評価

同僚や指導者への質問

1. 臨床家は精神科臨床と関連する領域に生物心理社会的モデルをどのように適用すればいいか．
2. 誠実，思いやり，控えめ，自己犠牲といった職業的美徳をどのように日々の精神科臨床と関連する領域に適用させるか．
3. 患者の微妙な情報の開示を促進し，候補となっている疾患を選び出すには，質問の言葉遣いなどどのような方法が用いられるか．
4. 包括的な精神面接のどの領域が読者にとって難題または不快であるのか．そして，この領域の快適さと技能を向上させるためにはどのような手順をとりうるか．
5. 臨床家は身体的，検査室検査をどのように精神疾患患者の評価に組み込むのか．

Short-Answer Questions

1. 控えめという美徳はどのようなもので，異なる文化の患者を扱う際の自己犠牲の意味は何か．
2. 新患患者の精神科面接をどのように臨床家は

要約

臨床面接は，正確な診断に至るために重要な役割を果たす．どのように面接が行われるかは，面接者の職業意識の表現であり，臨床家と患者の

Box 2-1 診断の明確化に必須な臨床面接の完全化

　オルティズさんは18歳のヒスパニック系の男性で，救命救急室に運ばれてきたが，両親は，2日間，食事も水も口にしていない息子のことをひどく心配していた．患者は「それは重要じゃない」と言った．オルティズさんは数カ月間，「生きていない——生きていないのではない」という感覚が広がっていて，まるで彼の家族をただ「何も知らない，何も感じない」ように感じていると体験していた．母親は息子が「すべてが非現実」「ロボットのよう——しかしそれは生きている」と繰り返し言っていると述べた．彼が恐れて，常に悲しんでいるとも述べた．この離脱した体験は突然起こって，夜間に悪化するが，治っていなかった．オルティズさんは，初期には機能したが，高校の最終学年で卒業が近づくと，困難がよりひどくなると感じて，家を出ることを拒むようになった．「時にはベッドに横たわり，泣き，震えている」と母親は述べた．

　オルティズさんは他の町で入院歴があり，最近退院したばかりだった．患者は，医師らに彼の内的体験である離脱と現実感喪失を話さなかったが，単に"違和感があること"を認め"抑うつ"を肯定しただけであった．医師達は彼の行動が突然変化したことについては家族の報告に頼った．「医師達は可能性のある検査はすべてした——頭部CT，けいれんの検査，薬剤検査，感染症と金属とまれな病気の検査．そして何も異常がなかった．どうして何も異常がないのだろう」と父親が言った．患者の過去に神経発達や病歴に問題はなく，関連性のある家族歴，現在や過去の薬物使用歴もなかった．記述以外の他の症状は示されず，患者は幻覚や奇異な信念を認めなかった．退院時診断は，父親によると"うつ病"であったという．

　オルティズさんはうつ病の病歴があり，救命救急室での評価時には離人感・現実感消失症の基準を完全に満たしていた．しかしその後の2年間は，彼にはもっと多数の症状が生じ，その中には離脱の原因は悪魔だという信念もあり，彼には"ささやき"が聴こえるようになっていった．暗く，怖い，そして宗教的な主題が彼の絵の作品に登場するようになり，それは徐々に混沌としたまとまりのないものになっていった．彼の話し方も変わった．母親によると「彼は話が進まなくなり，言いたいことが理解できない」という．オルティズさんは，「他の人が生きる力を必要としているから，自分にはそれがない」と言った．彼の初期診断であった離人感・現実感消失症は統合失調症に置き換わった．

■考慮すべき質問
- この臨床例で提示された診断的問題を明らかにするための生物心理社会的モデルの情報を勘案すると，臨床面接としてどれほど完全なものか．
- この患者に対して面接をうまくやるために，臨床面接者はどのような特別な努力をしなければならないか．
- この症例で診断をつけるため，またはありうる複数の診断のために，どのような付加的情報が必要だろうか．

始めるべきか．
3. 慎重に扱うべき話題領域について正確な情報を患者から引き出すためにはどんな技法が用いられうるか．

Answers

1. 自己犠牲という美徳は臨床家の謙虚さを要求する．もし臨床的関係において意見の相違は重要なものではないとされるなら，この美徳は臨床家が意見の相違を問題にしないことを可

能にする．それゆえ，臨床家はそれぞれの患者の文化を学び，文化の違いに敬意を表する努力をすべきである．
2. 新しい面接は一般的な導入と目的を宣言して始められるべきである．患者に自由回答型質問を用い共感をもって反応することは，患者にとって重要なことを話す機会を早く与えることで，それが患者とラポールを形成したり，共同作業の同盟関係を形成するのに役立つ．
3. 面接者は，慎重に扱うべきだが，正確な問診を妨害するかもしれない質問を尋ねるとき，面接者および/または患者の不快の程度を同定すべきである．患者が正直に答えようとする気持ちを高める要因としては，慎重に扱うべき性質の質問の前にラポールを発展させること，質問の理由づけを説明すること，やさしく誘導すること，答えを促すようなまたは標準的な言葉を用い，行動の詳細を把握して，患者のパーソナリティ型に合わせて柔軟になることなどがある．

推奨図書

Poole R, Higgo R: Psychiatric Interviewing and Assessment. New York, Cambridge Press, 2006

Shea SC: Psychiatric Interviewing: The Art of Understanding: A Practical Manual for Psychiatrists, Psychologists, Counselors, Social Workers, Nurses and Other Mental Health Professionals, 2nd Edition. Philadelphia, PA, WB Saunders, 1998

Sommers-Flanagan J, Sommers-Flanagan R: Clinical Interviewing, 4th Edition. New York, Wiley, 2012

Strub RL, Black FW: The Mental Status Examination in Neurology. Philadelphia, PA, FA Davis, 1999

Trzepacz PT, Baker RW: The Psychiatric Mental Status Examination. London, Oxford Press, 1993

文献

Engel GL: The need for a new medical model: a challenge for biomedicine. Science 196:129–136, 1977

McCullough LB: John Gregory and the Invention of Professional Medical Ethics and the Profession of Medicine. Dordrecht, The Netherlands, Kluwer Academic, 1998

Shea SC: Psychiatric Interviewing: The Art of Understanding: A Practical Manual for Psychiatrists, Psychologists, Counselors, Social Workers, Nurses and Other Mental Health Professionals, 2nd Edition. Philadelphia, PA, WB Saunders, 1998

Strub RL, Black FW: The Mental Status Examination in Neurology. Philadelphia, PA, FA Davis, 1999

3

診断分類のさまざまな方法を理解する

Understanding Different Approaches to Diagnostic Classification

　既知の原因で起こる特定の病気に，名前，すなわち診断をつけることは，直感的でわかりやすい．例えば，肺炎球菌性肺炎は肺が肺炎球菌という細菌に感染する病気である．この感染は，典型的には幼児，高齢者，または免疫不全者をおかして，その人に高熱，咳嗽，息切れ，頻呼吸，胸痛を引き起こす原因となる．治療しなければ，この感染によって死または永続的な障害に至る可能性がある．膵臓のインスリン産生 β 細胞が自己免疫過程で破壊されて起こるインスリン欠乏による高血糖の人は，1 型糖尿病に罹患している．また，自転車事故によって足を負傷した人は，まず足の骨折があって，それは開放骨折，完全骨折，粉砕骨折，圧迫骨折であると表現されるかもしれない．

　病気の原因が確かでないとき，機能不全や健康上の破綻を区分したり分類したりする方法――その問題に名前や"診断"をつけること――はあまり直感的ではない．精神の病気という文脈においては，ほとんどの精神疾患の原因はわかっておらず，さまざまな疾患についての明確な生物学的指標はいまだ発見されていない．何年も前には，精神医学的診断は仮説――すなわち，主に因果関係が検証できない断定――に基づいていた．明白な病因や病原，または識別可能な生物学的指標がないために，精神医学的診断はこのように症候学的に定義されるようになった――すなわち，ひとまとめで 1 つの精神医学的"症候群"を代表する特異的な一連の症状と徴候に病気の名前をつける，ということである．

　異なる症候群の間に明確な境界を定めることは，診断の妥当性のために不可欠である．しかし，うつ病，神経性やせ症，統合失調症，心的外傷後ストレス障害，アルコール依存や他の疾患でそのような境界線を引くのは難しいということが証明されてきた．明確な診断は，それが病因，治療，予後についての情報を与える限りは有用であるので，これらの病気の過程を区別するという目的はやはり大切なことなのである．診断分類を改良する努力をすることが DSM-5 の意図であり，それには臨床や疫学の研究から得られた洞察が用いられる．臨床研究において診断はまず，患者によって報告される訴えの診断的調査および/または医師による患者観察に基づく．疫学において，症状は主に系統的質問の過程を通して現れる所見である．例えば，それぞれの患者はさまざまな中核的な精神医学的症状について一連の質問をされる．中核症状に対する肯定的回答は，診断に至るためにさらなる症状を調べるための糸口となる．DSM-5 はこのように，一般医が診断的結論にたどり着くために用いる様式と同列の方法を用いる．それぞれの回答により，診断はより洗練されてくる．

症例 ■ 診断を洗練する

　ラモスさんは長年にわたり統合失調感情障害と診断されてきた 48 歳の男性で，1 年前に娘を自動車にはねられるという交通事故で失った．彼はヒスパニックで，人生を通して非常に伝統的で宗教的な価値観と信念をもち続けてきた．彼は精神科主治医に対して，私は「絶望している」が，毎晩娘の"訪問"によって慰められていると感じる，と訴える．毎晩寝入るときに窓のカーテンがゆれ

る中で娘を"見る"．娘の訪問はちょうど2カ月前から始まった．娘の訪問について牧師と話し合ったが，彼によると，牧師は"最初は"娘の訪問を「いいことだ」と考えていたが，最近では"心配"していて，この訪問について"医師に報告"する必要があると考えていたという．

ラモスさんは飲酒も他の薬物常用もしたことはない．彼は"ほぼ"毎日，特に朝に悲哀感があると訴え，体重は15ポンド〔訳注：約6.8 kg〕減少していた．彼は，体重減少は予想外だったと述べ，それは，娘がもはやここにはおらず，彼の大好きなエンチラーダ〔訳注：ひき肉を入れたトルティーヤにチリソースをかけたメキシコ料理〕と豆を彼のために調理してくれないからだ，という．彼はこれまで，精神病症状や気分症状に対する薬物を含む養生法を忠実に行ってきた．彼は30年以上，家族の所有する牧場で働いていた．

■ 考慮すべき質問

- この臨床経過の理解に役立てるために，精神科医はどのような"事実"を得ているか．
- ラモスさんは"絶望"する感覚を表出している——これは症状であるか．そしてこの所見に関連する鑑別診断は何か．
- ラモスさんは彼の娘の"訪問"によって苦しんでいるとは感じていない．それでもそれは他の人の懸念を呼んだ．この経験は患者の属する宗教社会においてどのように標準的経験と関連しているか．
- 精神科医にとって最も重要な事柄は何であるべきか．例えば，その人が夜に寝入るときに，どのような深刻な身体的健康の問題が生じるか（例えば，入眠時幻覚）．診断的病像を明確にするためにどのような追加の臨床情報が必要か．

診断の枠組みができれば，臨床的現象は異なる階層的レベルと構成要素の範囲内で理解される必要があり，また組織化される可能性がある．

- 診断を下すとき，枠組みは最も基本的な段階を表す．このような一覧に含まれる可能性のある項目の例は，検体検査の結果であったり，評価尺度の点数であったり，チェックリストによる症状や訴えの是認であったりする．

この文脈において，**事実**とは標準値とその境界を定義する可能性のある（例：平均値と標準偏差のような）1つの特質である．例えば，一般人口の構成員は平均して6時間45分眠る（Ohayon et al, 2004）．この量——6.75時間——は統計的標準値となる．睡眠のさまざまな様式は，この標準値からの変動または偏差を意味しており，睡眠行動の変動範囲を確立するものである．研究は，この標準値（例：標準値から2標準偏差あるいは5〜95パーセンタイル値）からの極端な変異を調査するために行われるかもしれないし，睡眠様式が極端な人の健康面に現れる結果についても調べることもできる．標準値を同定し，標準的な値からの極端さ（この場合，睡眠習慣）を確認するこの過程は，証拠に基づいて行われ，高い特異性をもつ臨床的特徴を区別する方法であり，定義上特異的な診断が存在しているという目印となる．

事実を列挙するのはおのおのの項目の関連性や重要性を意味づけようとするものではない．しかし，例えばある特定の集団における標準値を同定する場合のように，研究に用いうるという点で価値がある．1つの例は，誰もいないのに自分を呼ぶ声が聞こえるという経験である．この"所見"は精神病性の症状としてみなされるだろうが，標準値に基づいたデータからは，この経験が一般的に，いかなる意味でも"病気"ではない人々にも起こることが明らかである．

もう1つの例として，パーキンソン症候群には多くの原因があり，常にパーキンソン病であることを示すわけではない．しかし対照的に，"疾病特徴的"と呼ばれる特徴はある．例えば，精神科領域では，耳下腺腫大による"シマリス顔貌"は神経性過食症の存在と強く関連している．この外観に他の原因があることはきわめて少なく，きわめてまれである．小児科領域では，コプリック斑は麻疹感染の前駆状態の存在を示す粘膜病変である．神経内科領域では，ネグリ小体は狂犬病感染の存在を示す脳の病変である．総合内科領域では，アショフ体は非常に目立った心臓の炎症性結節であり，リウマチ熱の存在を示している．疾病特徴的所見の存在は診断の目印となる事実である

が，それでもなお診断をすることとは臨床家が下す判断によるのである．

- **訴え**は，2番目の最も基本的な段階を示している．診断的分類方式はまた，患者の**訴え**——すなわち，患者の報告する心配事——のカテゴリー化を目指すものであるかもしれない．訴えとは，その人に存在する健康の問題として何が認識されているかを明らかにする点において重要である．健康関連の研究者にとって患者の訴えを調べることは，何が援助を求める動機づけになっているのか，援助を求めることがどのように症状の負担と関連するのかを理解するのに役立つだろう．さらに患者の訴えは，より多数の群と集団の中に，治療への要求があることを反映しており，それは順次，保健医療提供者がこれらの気づかれた必要性を認識し，それに応じる際の効率を評価するために用いられるかもしれない．

- **症状**とは，病理学と関係のある事実であり，患者の訴えあるいは懸念であり，さらに臨床家によって解釈されるものかもしれない．臨床家の医学的知識や専門性の程度が，いかにうまく症状が識別され意味があると考えられるかに影響する．症状は主観的な要素をもつこともあるが，診断の枠組みの基本的な要素であるかもしれない．

- **診断基準**とは，臨床単位をたやすく定義するために分類された症状と臨床観察の集合体であって，保健医療提供者が確実にそれらを認識し，それらについて情報交換することが可能である．これらの症状と臨床観察の集合体は，症候群としてまとめることができ，それによってより特定の診断単位を確定するより洗練された取り組みを可能にする．病気を患った人達は，その病気の症候学と病理学または機能障害との関連を無視するか，または理解しないかもしれないが，診断基準レベルでの検討をすることで疾患の徴候を探し出す機会を作る．このように，**1つの症候群**は1つの診断のために必要な基準または症状の集合である．しかしながら，他の存在しうる診断（鑑別診断）はまだ除外されていないであろう．

- **障害**とは前述の要素——事実，訴え，症状，基準，症候群——に基づく（Box 3-1）．障害は，下される診断に必要であると認められた様式に分類された病理学的要素の集合体で，十分定義されたものを表している．この方式で診断カテゴリーを定義する際の精度は，臨床家，研究者，教師の間で正確な情報伝達をするために重要である．そして診断は，それによって適切な介入が確定され，導入され，それ自体の効果を評価されるため，これらの疾患をもちながら生活している人々にとって価値がある．

疫学のための洞察

疫学分野を通して，診断過程の向上のためにいくつかの方法を用いることができる．それには複数の人の集団にわたる疾患の起源，発展，影響の研究がある．またこれらは二元論，確率論およびファジー論の型式を含む．これらの型式は，DSMのようなカテゴリー方式を含む異なるアプローチの長所と短所を照らし出す．

伝統的に，**二元論モデル**は診断の存在を示すために用いられる．すなわち，それらは症状と診断の有無を示すやり方である．このアプローチは，それぞれの人の認識と経験を入れる余地がほとんどないという点においてむしろ人為的である．そして，それは精神医学において特に顕著である．精神疾患に関連する症状は白黒つけられることはまれでしかない——それらは灰色のあらゆる色合いで現れる．例えば，ある人が"とても"抑うつ的である，あるいは"いくらか"抑うつ的であると感じていると認める場合，これらの報告が人によって本当にさまざまであるという意味が存在する．しかし「はい」や「いいえ」のどちらかを選べと尋ねると，"少しだけ"抑うつを経験している人でも，より「はい」と答える傾向にある．症状を引き出す種々の，そして微妙な，またはより段階的な方法を用いることは，症候学と診断段階の両方において診断精度を向上させ，不確実性を減少させるかもしれない．

疫学において，確率論およびファジー理論モデ

Box 3-1 「訴え」と診断の違い

　ラッシュさんは26歳の独身女性であり，生物科学の博士号を取得している．彼女は睡眠薬を希望したので，大学の精神保健センターの精神科医に紹介される．「私はただ眠れないだけです」と彼女は言う．

　ラッシュさんは自分が10歳代のころから睡眠の問題を有していたと報告する．彼女は毎晩何回か目が覚め，それは週に3〜4回ある（「それは1日おきのように思える」）と述べる．彼女は一晩に平均5時間眠る．日中眠気を感じており，ほとんど毎日，午後に1時間の仮眠をとらなければ「ならない」．

　最初の受診の過程で，精神科医は，ラッシュさんが博士号の研究にずっと困難を感じており，この約1年の間ずっと，「極度にストレスが多い」生活だったと感じていることを知る．彼女はこの1年で，体重が14ポンド〔訳注：約6.35 kg〕減少した（「私は減量しようとしたわけじゃなく，ただストレスからでした」）．彼女の体格指数（BMI）は23 kg/m^{2}である．8カ月前に彼女は3年続いた交際相手と破局していた．

　ラッシュさんは毎朝起床の際に極度の抑うつと落胆を感じていることを認める．その感覚は日中に減退するが，常に毎日存在する．彼女は人生にいかなる喜びも見いだせないと言う．何事も非常に大きな努力を要すると感じ，いつも疲れていて，何もしていないときにも活力を喪失している．その結果，研究に集中することはますます難しくなった．彼女は自分がすべての人を失望させているように感じる．彼女は，自分の生物科学の博士号を取得するという決断がいい思いつきではなかったし，そして将来仕事に就けないだろう，だが今は「後戻りできない」と述べる．ラッシュさんはある日はとても面倒になって，「それを終える」——すなわち彼女の家族や指導者をがっかりさせないために自分の人生を終える——べきだと思うと言う．

　ラッシュさんはそれまでの精神医学的あるいは医学的既往を否定する．彼女は高校生のときに「困難な時期」があった．そしてそれは睡眠の困難が始まったのとほぼ同時期であるという．彼女はコーヒーやカフェイン入りのソーダを飲まず，喫煙もせず薬物使用もない．彼女は「ほとんど」飲酒しない．彼女は自分がもっと運動するべきであると感じている（「私は週に1〜2回，ルームメイトと一緒に散歩するようにしています」）．彼女は性的興味を「1年以上」感じていないと言う．

　精神状態の評価に際して，ラッシュさんは協力的で，やせていて，競技用のスウェットを着てすり減ったテニスシューズを履き，アクセサリーをつけず化粧もしていなかった．彼女はほとんど動かず非常に静かに座った．そして，ほとんどの質問に2〜3の単語で答え，しばしば「はい」や「いいえ」だけで答えた．彼女の話し方は音の高さや調子，リズムにおいて明瞭で普通だった．彼女は幻聴を否定したが，夜眠りに落ちるときに，時々誰かが彼女を呼ぶのが聞こえると言った——「誰かが寝室にいるみたいで，でも，私がルームメイトを呼んでも彼女はそこにいない」．彼女は変わった考えや恐怖を否定するが，しかし「時折」彼女は自分が罰せられていて，あたかも自分の人生においてすべてがうまくいかない計画があったかのように感じる．

■考慮すべき質問
- 睡眠の困難はラッシュさんの訴えであり，彼女が大学の保健センターの精神科に紹介された理由である．しかし，ラッシュさんの症状は何か．
- "漏斗"概念はどのようにこの症例に当てはまるだろうか．
- 示されている訴えは，どのようにして臨床家を睡眠障害という誤診に導く可能性があるか．

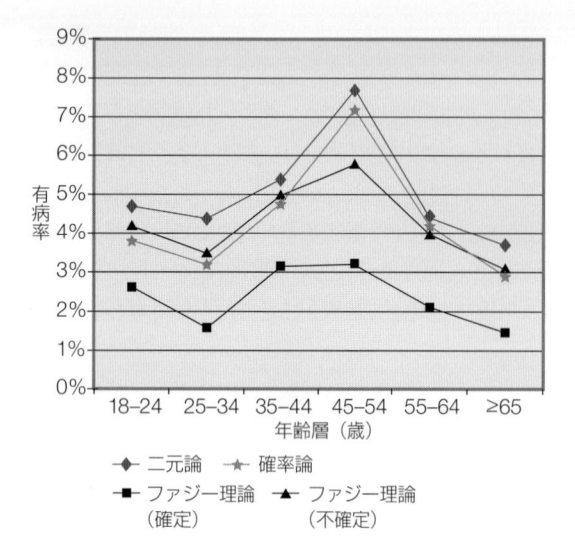

図 3-1 二元論，ファジー理論，確率論に基づくうつ病の有病率
出典：M.M. Ohayon, personal data, July 2013.

ルは，疾患経過の存在に関する，より微細で，より微妙な所見をとらえるために適用される可能性がある2つの方法である．**確率論モデル**はベイズ理論によって作られており，それは症状および/または診断の確度に基づいている．このアプローチは，診断分類の特徴を保持する自然な枠組みの作成を考慮し，まだ実践における通常の方法で解釈することができる．**ファジー理論モデル**（Zadeh, 1979）は，数的/定量的"度"技法である確率論モデルとは対照的に，度変数と言語変数による推理の概念に基づいている．例えば，人は日中"わずかに"または"非常に"落ち込んでいると感じるかもしれない．そして"毎日"あるいは"ほとんど毎日"落ち込んでいる感じを経験するかもしれない．同じことが連続変数についてもいえる．例えば，ある人は，彼あるいは彼女の体格指数（BMI）が $30\,\text{kg/m}^2$ 以上のとき肥満である．BMIが $29.8\,\text{kg/m}^2$ の人については何がいえるだろうか．この人は肥満ではないということが結論か．純粋なブーリアン理論ではそのように結論するだろうが，医師はそうはしない．ファジー理論においては，人は「肥満」の区分に対する「BMI」の帰属関係の程度を定めることができる．その結果として，ファジー理論モデルは人間の言語の不正確さに適応するという長所がある．ファジー理論

を用いると，診断は確実性の異なるレベルで下される（Ohayon, 1999）．

3つのモデルによるうつ病の有病率を**図 3-1**に示す．二元論モデルは確率論モデルやファジー理論モデルと比べ，より高い有病率を示す傾向がある．ファジー理論モデルは確実性の異なるレベル，すなわち，科学者がどのように有病率を規定するかに相当な影響を及ぼす，より豊かなアプローチを示すかもしれない．確率論モデルでは，**図 3-1**に示されたうつ病の例においては，二元論と"確定"との間で，あるいはより厳密なファジー理論モデルとの間で推移する．二元論モデルと比較して，確率論モデルは，人口のより若年層および高年齢層においてより低い有病率を示す．

このように，精神病理学を表現するのに使用されるモデルは不完全である．主に，精神病理学的モデルの妥当性は，何が象徴であり何が現実であるかとの間で，真の現象を表現できる技量のあるモデルを使い，同定手法によって実証される．にもかかわらず，この手法は唯一の，そして通常の一般化の過程である．なぜならそのモデルは，真の現象がいまだ立証されていない表現のままにとどまっているからである．その表現はその裏に隠れている現実に忠実であるか？　この考えの"落とし穴"は，1つのモデルが，類推の位置からそれが表現するはずであった手法の位置までいつの間にか移動する可能性があることであって，それは**自己基準モデル**になる危険をおかす．つまり，現象を組み入れることあるいは除外することはもはや現実世界によっては規定されず，その代わりにモデル自体により規定されるのである．

この自己基準傾向は説明的精神医学的モデルの中で見ることができ，そこでは明確な要素だけが真実である．分類体系が進化するにつれて，この自己基準の問題は除去することができない．自己基準の危険は，それが単なる道具にすぎないので分類そのものからは生じないし，その作者は診断分類の欠点も理解しているのでその作者からも生じない．その代わり，その危険は分類の"真の信奉者"である診断図式の使用者から生じるかもしれない．その人は存在する本質的な限界を理解していないし，その人は診断分類の方法を使用する

にあたって懐疑と決断双方の重要性を理解していない．使用者が積極的にこの図式の妥当性に疑問をもたないか，あるいはさらなる確認を求めない場合，象徴的表現が"実世界"と誤解され，間違った結論に行き着いてしまうかもしれない．とはいえ，この危険性は精神科医がモデルの作成や使用をやめるべきであるということを意味しているのではない．逆に，モデルの進化と改良は，議論を開始して知識の進歩をもたらすために必要である．

　現在では，カテゴリー方式は――二元論，確率論あるいはファジー理論モデルよりもむしろ――最も広く世界中で使用されている．世界保健機関による『疾病及び関連保健問題の国際統計分類（ICD）』と『精神疾患の診断・統計マニュアル（DSM）』は2つの例である．精神医学の進歩とともに，新しい疾患単位の分類が生み出される．その目的は，研究者，臨床家，そして精神保健専門家が共通の言語の使用が可能になることによって，精神疾患のよりよい記述ができることである．にもかかわらず，これらのカテゴリー方式にはいくつかの懸念が生じる――大部分はその妥当性についてであって，それはまだ"事実"や"訴え"といった現象学に根ざしているからである．いかなる特定の診断カテゴリーにも適合しない患者もいれば，他方でいくつかに当てはまる患者もいる．診断の数が増えているにもかかわらず，それらの診断ではまったく表されない障害も多い．このカテゴリー数の増加は臨床家によるその使用をさらに難しくする．さらに，いくつかの診断分類間に強く共通して存在する事柄は，新しく作成されたカテゴリーの中のいくつかが不適切であることを示唆する．最後に，提案された疾患分類単位とさまざまな薬理学的治療効果の間の相関の欠如は，これらの妥当性にさらなる懸念を引き起こす．

DSM方式

　DSMはそもそもは――その臨床的有用性というよりもむしろ――研究者のために共通したガイドラインを提供するための研究用手段として価値

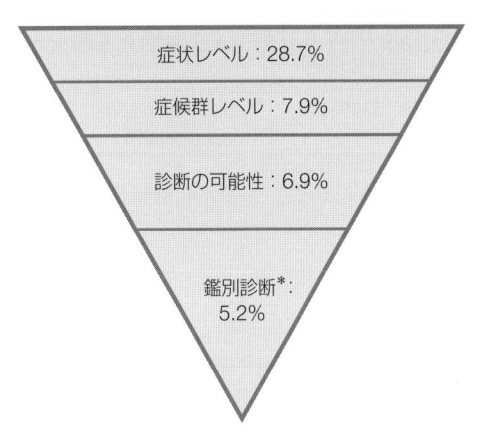

図3–2　一般人口における抑うつ症状と診断の有病率
＊**鑑別診断**とは他の診断や可能性のある診断を除いて，1つの疾患の陽性診断を示す．
出典：M.M. Ohayon, personal data, July 2013.

症状レベル：28.7%
症候群レベル：7.9%
診断の可能性：6.9%
鑑別診断＊：5.2%

があった．時間とともに，それは精神保健専門家の間で精神科診断の標準として確実に浸透するようになった．しかし，診断をすることは数学の問題ではない．つまり，診断基準の合計が最善の答えを提供するとは限らないのである．診断という概念は，不確実性を仕分けして，等しく理にかなった解答の中からいずれかに決定する能力を意味する．次第に，両立する（非排他的な）診断と並列する（おのおのを除外する）診断の差異は消え失せていく．この差異はきわめて重要である．なぜならそれが疫学と臨床の実践において重要な結果を担うからである．非排他的なカテゴリー化は本質的にいくつかの精神疾患の有病率を拡大させる．治療的介入の選択において，さらに，診断カテゴリーのあいまい性と重複は治療への無反応の可能性を増大させる．

　1つの分類体系は，理想的には，漏斗のように，識別の特異性を増加させ，または所定の疾患を決定するように機能する．例えば，症候学的なレベルでは，人口の28.7%に抑うつ症状を認める．有病率はいったん鑑別診断が完全に行われた後は，人口の5.2%にまで減少する（図3–2）（M.M. Ohayon, personal data, July 2013）．したがって，いかなる抑うつ症状の存在でもそれだけで役に立つが，しかし治療計画にまったく十分であるとはいえない．鑑別診断における慎重な熟考（すなわち，他の診断

表 3–1 DSM-IV と比較して DSM-5 で新しく導入された障害

1. 社会的（語用論的）コミュニケーション症/社会的（語用論的）コミュニケーション障害
2. 重篤気分調節症
3. 月経前不快気分障害（DSM-IV 付録 B）
4. ためこみ症
5. 皮膚むしり症
6. 脱抑制型対人交流障害（反応性アタッチメント障害から分離された）
7. 過食性障害（DSM-IV 付録 B）
8. 中枢性睡眠時無呼吸（呼吸関連睡眠障害から分離された）
9. 睡眠関連低換気（呼吸関連睡眠障害から分離された）
10. レム睡眠行動障害（特定不能の睡眠時随伴症）
11. レストレスレッグス症候群（むずむず脚症候群）（特定不能の睡眠異常）
12. カフェイン離脱（DSM-IV 付録 B）
13. 大麻離脱
14. レビー小体病を伴う認知症（DSM-5）（レビー小体型認知症）（他の一般身体疾患による認知症）
15. 軽度認知障害（DSM-IV 付録 B）

注）DSM-IV 付録 B：以前には「今後の研究のための基準案と軸」に収載されていた診断

表 3–2 DSM-IV と比較して新しく DSM-5 に組み込まれた特定の診断

1. 言語症/言語障害（表出性言語障害と受1容–表出混合性言語障害）
2. 自閉スペクトラム症/自閉症スペクトラム障害（自閉性障害，アスペルガー障害，小児期崩壊性障害，レット障害，特定不能の広汎性発達障害）
3. 限局性学習症/限局性学習障害（読字障害，算数障害，書字表出障害，特定不能の学習障害）
4. 妄想性障害（共有精神病性障害と妄想性障害）
5. パニック症/パニック障害（広場恐怖を伴わないパニック障害と広場恐怖を伴うパニック障害）
6. 解離性健忘（解離性とん走と解離性健忘）
7. 身体症状症（身体化障害，心気症，鑑別不能型身体表現性障害，疼痛性障害）
8. 不眠障害（原発性不眠症と他の精神疾患に関連した不眠症）
9. 過眠障害（原発性過眠症と他の精神疾患に関連した過眠症）
10. ノンレム睡眠からの覚醒障害（睡眠時遊行症と睡眠驚愕障害）
11. 性器–骨盤通・挿入障害（腟けいれんと性交疼痛症）
12. アルコール使用障害（アルコール乱用とアルコール依存）
13. 大麻使用障害（大麻乱用と大麻依存）
14. フェンシクリジン使用障害（フェンシクリジン乱用とフェンシクリジン依存）
15. 他の幻覚薬使用障害（幻覚剤乱用と幻覚剤依存）
16. 吸入剤使用障害（吸入剤乱用と吸入剤依存）
17. オピオイド使用障害（アヘン類乱用とアヘン類依存）
18. 鎮静薬，睡眠薬または抗不安薬使用障害（鎮静薬，睡眠薬，または抗不安薬乱用と鎮静薬，催眠薬または抗不安薬依存）
19. 精神刺激薬使用障害（アンフェタミン乱用，アンフェタミン依存，コカイン乱用，コカイン依存）
20. 精神刺激薬中毒（アンフェタミン中毒とコカイン中毒）
21. 精神刺激薬離脱（アンフェタミン離脱とコカイン離脱）
22. 物質・医薬品誘発性障害（気分，不安，神経認知の集合）

を除外する過程に取り組むこと）がこのような不明確な仕事でも臨床家に役に立つ．心的外傷後ストレス障害の例を考えてみよう．一般人口の多くの人々（15.5%）が外傷的出来事にさらされたことがあると報告したにもかかわらず，有病率は他の診断基準の追加により次第に減少し，わずか 3.9% のみが診断のすべての基準を満たした（M.M. Ohayon, personal data, July 2013）．3 つ目の例は社交不安症に関連する．一般人口において，10.8% の人々がさまざまな社交場面において居心地の悪さを経験すると報告する．しかしながら，社交不安症に必要な症状と診断基準に合致するのは，人口のわずか 3.4% のみである（M.M. Ohayon, personal data, July 2013）．

　DSM-5 は DSM-IV の診断分類方式を踏襲しつつ，進化させている．DSM-5 の開発者は，よりはっきりと区別するために，あるいは時々診断分類を整理し配置し，特定の診断の質を高め洗練するよりはっきりとした根拠を提供するために，次々出てくる科学的な証拠をとらえようとした．DSM-5 のすべてにわたるメタ構造は非常に意図的であり，類似の診断カテゴリーが可能な限り互いのより近くに配置されたスペクトラムを形成した．DSM-5 では，157 の別々の障害があるが，DSM-IV では 172 の別々の障害があった．興味深いことに，DSM-5 において障害の合計数は減少しているが，15 の新しい障害が紹介された（表 3–1）．2 つは除去され（性嫌悪障害と多物質関連障害），そして 22 は他と併合あるいは統合された（表 3–2）．全体として，小児期に生じてくる障害，睡眠障害，そして物質関連障害の分類は，おそらく DSM-5 で最も変化した．しかし，パーソ

ナリティ障害は DSM-IV に近いかそのままの形式で維持された．本書（『DSM-5 スタディガイド』）全体を通して詳述されているように，DSM-5 は，非常によく利用される重要な，そして長期にわたる疾患，例えば統合失調症や双極性障害，うつ病，心的外傷後ストレス障害，そして注意欠如・多動症といった障害の診断基準を変更した．DSM-5 はまた，「原発性」と「続発性」の属性をなくし，「特定不能」（not otherwise specified）の用語を排除した．代わりに，DSM-5 を ICD 方式の用語により近づけるために，「他の特定される」と「特定不能の」の状態を採用した．

　診断手順は進化し，適応していく手段なのである．読者はこれらの手段——DSM-5 ならびに他の診断分類アプローチについて——の価値，適用および限界を理解するよう努めなければならない．学習者にとって，DSM-5 は，知識のための有用な支えとなることを証明し，また，臨床的で科学的な判断，すなわち専門技術と専門職業性の表現を伝えることに役立つだろう．

自己評価

同僚や指導者への質問

1. 症候群と疾患との違いとは何か．なぜこの区別が保健を専門とする学習者にとって重要なのか．
2. 病因論や原因を基礎とした基準と対比して，記述現象学的な基準を使用する診断分類体系にとっての利点は何か．
3. 異なる疾患で重なり合う診断基準を臨床家はどのように扱うか．
4. 二元論，確率論，ファジー理論モデルを臨床治療において用いる意味は何か．これらの異なる方式は，異なる疾患の有病率と影響の理解をどのように助けるか．

Short-Answer Questions

1. 下記のうち，世界中で最も一般的な診断分類方式はどれか．
   A. 二元論
   B. カテゴリー方式
   C. 原因論
   D. ファジー理論
   E. 確率論
2. 以下の各組み合わせの中で，最大の有病率から最小の有病率の順に正しく並べられたものはどれか．
   A. 疾患，症状，症候群
   B. 疾患，症候群，症状
   C. 症状，疾患，症候群
   D. 症状，症候群，疾患
   E. 症候群，症状，疾患
3. 以下のうち疾患特有の徴候と明らかに関連した診断という組み合わせで正しいものはどれか．
   A. シマリス顔，神経性過食症
   B. 強迫行為，強迫性パーソナリティ障害
   C. 心拍数上昇，全般不安症
   D. 侵入思考，心的外傷後ストレス障害
   E. パニック発作，パニック症

Answers

1. B. カテゴリー方式
   カテゴリー方式は最も一般的に使われている〔例：『疾病及び関連保健問題の国際統計分類』（ICD）〕
2. D. 症状，症候群，疾患
   最大の有病率から最小の有病率まで正しく並べられた組み合わせは，症状，症候群，疾患である．診断分類方式は広く経験される現象（例えば，悲しいとか無力であるとか感じる症状）から疾患〔例えば，うつ病（DSM-5）〕へと狭くなる．
3. A. シマリス顔，神経性過食症
   心拍数上昇，パニック発作，強迫行為，そして侵入思考は多くの異なる障害の状況で生じる．

肥大した耳下腺によるシマリス顔は神経性過食症の存在と強く関係しており，他の原因では非常にまれである．この理由により，それはこの疾患において疾病特徴的であるとみなされることがある．

推薦図書

Regier DA, Narrow WE, Kuhl EA, Kupfer DJ: The Conceptual Evolution of DSM-5. Arlington, VA, American Psychiatric Publishing, 2011

参考文献

Ohayon MM: Improving decision making processes with the fuzzy logic approach in the epidemiology of sleep disorders. J Psychosom Res 47:297–311, 1999

Ohayon MM, Carskadon MA, Guilleminault C, Vitiello MV: Meta-analysis of quantitative sleep parameters from childhood to old age in healthy individuals: developing normative sleep values across the human lifespan. Sleep 27:1255–1273, 2004

Zadeh LA: A theory of approximate reasoning. Machine Intelligence 9:149–194, 1979

第 II 部
DSM-5 Diagnostic Classes

DSM-5 診断分類

学習目標

- 病歴が，おのおのの診断分類の範囲内や範囲を超えて，障害の中で鑑別診断にいかに用いられるかを記述すること．
- 患者が示す診断分類のいずれの障害なのかを，物質関連障害や他の医学的疾患を含めて，確定可能にする面接時の質問をあげなさい．
- おのおのの診断分類で，障害の典型的な発症年齢，危険要因，自然経過，合併症を記述すること．
- おのおのの診断分類で，性別や文化の障害への影響を概説すること．
- おのおのの診断分類で，障害の適切な選別や診断のためのあなたの診療を評価すること．

DSM-5 鑑別診斷

4

神経発達症群/神経発達障害群

Neurodevelopmental Disorders

「時々息子を扱い切れない」
「私の赤ちゃんは変わっていると思う」

　中枢神経系の発達は非常に複雑で込み入っており，分布する神経は行動の機能と密接な関係をもっている．したがって，神経発達症群では，広範囲にわたる機能に障害が及んでいる．この診断分類における現象学と影響を受ける領域とは異質性があるが，それらは発達的枠組みにおいては1つのものとなっている——症状は，発達早期に獲得されるか遺伝しており，かつ技能を獲得するため期待される軌道からの逸脱によって特徴づけられる．しかしながら，患者はいつも小児期にこれらの疾患と診断されるわけではない．しばしば，成人期まで診断がなされないかもしれず，あるいは小児期に始まった症状がその後は弱まった形で存在し続けていることが病歴から明らかになるかもしれない．しかしながら，概して，この診断分類における症状は，早期の発症を示し，遺伝的，家族的な危険要因により強く影響を受け，そして発達の何段階かにわたって，かなり広汎な経過をとる．また，他の診断分類と同様に，この疾患群でみられる機能低下は，主として学習あるいは職業の環境下での適応機能に対して意味のある影響を及ぼしていることが示されなければならない．

　この分類には広範囲の疾患が含まれているが，診断は，一般に認知または運動という標的技能が示す典型的な発達からの不釣り合いに従って，下位分類に分けることができる．知能のような包括的な領域における機能低下は，知的能力障害（知的発達症）か，あるいは機能低下がすべての診断基準を満たさない場合には，全般的発達遅延と診断されるだろう．特定の会話やコミュニケーションの領域が影響を受けている場合は，症状はコミュニケーション症（例：言語症，語音症，小児期発症流暢症（吃音），社会的（語用論的）コミュニケーション症，特定不能のコミュニケーション症）のいずれかに特徴づけられよう．障害された社会的コミュニケーションは自閉スペクトラム症や社会的（語用論的）コミュニケーション症に分類される．

　実行機能と運動抑制に影響を及ぼす注意欠如・多動症（ADHD）のようないくつかの疾患では，複数の領域にわたって重複して機能低下を示すが，一方で，発達性協調運動症，常同運動症，および持続性（慢性）運動または音声チック症のような他の障害では，運動機能障害に限定されるかもしれない．トゥレット症のようなより複雑な症候群は，複数の運動領域にかかわっており，通常，実行機能の欠陥と強迫症状とも関連する．1つのまとまりとしては，神経発達症群は，病因と臨床特徴の両者においてかなり複雑で異質だが，同時にそれらは，発症，経過，および遺伝的，家族的要因に対する感受性に関してかなりの類似点も共有している．

　この診断分類における他の疾患群には，特定不能の知的能力障害（特定不能の知的発達症），他の特定される注意欠如・多動症，特定不能の注意欠如・多動症，暫定的チック症，他の特定される

チック症，特定不能のチック症，他の特定される神経発達症，特定不能の神経発達症が含まれる．

　神経発達症の子どもを診断するための方法はなかなかの難題である．まず，症状の特徴と典型的な発症年齢（すなわち，発達早期）が，1対1の臨床面接から必要な情報のすべてを得ることをしばしば困難にする．したがって，彼らの情報を収集する際には，臨床家はしばしば，思慮深く，かつ創造的である必要があり，そして追加の病歴に関して家族構成員，養育者，および教師のような他の情報提供者に依存する必要があるかもしれない．また，発達段階におけるさまざまな能力レベルに適応するように作られた標準化された検査も，この集団では特に有用な可能性がある．次に，早期の発症は，神経発達症の診断を受けることが，家族が精神保健制度と最初のかかわりをもつきっかけになることをしばしば意味している．したがって，臨床家は，経過を通して家族の要求には敏感である必要がある．というのは，特にこの大分類の多くの疾患は広汎性であり，症状が複数の発達段階にわたっており，あるいは症例によっては終生にわたって機能に影響を与えるからである．同じように，治療者は，家族が正確な診断を得やすくすることに重大な影響を与え，包括的な介入を習得するという課題をうまく乗り切るように誘導する機会をもっている．実際，診断と治療計画の成功にはしばしば，精神保健の実践者，専門医，教育スタッフ，および特別な支援サービスを提供する政府機関の間で多分野にまたがる密接な協力が必要である．

　この診断分類では，DSM-IVからの多くの幅広い変更が生じている．最も目立つのは，DSM-5診断が発達遅延の中心となる領域に基づいて整理統合され，症状の多様性を特徴づけるために診断の特定用語が導入されていることである．変更には，社会認知障害を自閉スペクトラム症の下に，また，学習技能の習得の障害のグループ分けを限局性学習症の下に統合することが含まれる．厳密な年齢基準は，知的能力障害，自閉スペクトラム症，およびADHDの発達期間にみられる診断的症状の臨床的多様性を取り込めるよう広げられている．また，読者は，DSM-IVの「通常，幼児期，小児期または青年期に初めて診断される障害」の章にみられたいくつかの診断が，DSM-5では他の診断分類に新しく配置されていることに気づくであろう．この中には，素行症，反抗挑発症，食行動障害，排泄症群，分離不安症，選択性緘黙，反応性アタッチメント障害が含まれる．またDSM-5の神経発達症群には，全般性発達遅延，社会的（語用論的）コミュニケーション症のような新しい診断も含まれている．さらにDSM-5を注意深くみると，多くの小変更が加えられていることがわかる．とりわけ，以前，「精神遅滞」と呼ばれていたものを知的能力障害（知的発達症）と名称変更したこと，知的能力障害の重症度を定義するために知能指数よりも適応機能を利用すること，そして青年期後期や成人のADHDでは，小児とは異なる症状数の閾値を用いること，が含まれている．

診断を深める

知的能力障害
（知的発達症/知的発達障害）
Intellectual Disability
（Intellectual Developmental Disorder）

マニュアル ⇒ p.33
手引 ⇒ p.17

　ブライアンという名の6歳の男児の両親は，学校から，彼が1年生への進級がままならず，留年する必要があると言われて外来に連れてきた．学校の通知表によると，アルファベットを覚えていないし，20まで数を数えられず，見た物の簡単な名前を言えないという．また彼は，同級生や教師と交流することが困難で，同時に手をばたばた動かすような規律を乱す行動や，グループ活動のときにじっと座っていられないなど，集中力のなさを示している．学校の心理士がちょうどテストを行ったばかりだったが，ブライアンは総知能指数が65で，複数の分野の学業成績にわたりその学年に期待されるよりも低いレベルにあることがわかった．またブライアンは，スクリーニング用の質問票により"自閉的傾向"があることが指摘

第 4 章 神経発達症群/神経発達障害群 39

された.
　ブライアンの母親によると，妊娠するまで大変苦労したが，それ自体は順調で，満期でブライアンを出産したとのことである．母親は，彼は「夜泣きする」赤ん坊で，なだめたり，食べさせたりすることが難しく，歩行や発語が遅かった（2歳近く）と述べたが，彼女は「男の子はたいていこういうことが遅いもの」と思っていたため，これらの問題を気にしていなかった．診察では，ブライアンの耳は大きく突出し，額は広く，不安そうに見え，視線を合わさず，話すと発音が悪かった．母親には不安の病歴があったが，知的能力障害の家族歴はなく，ブライアンは一人っ子だった．

　この症例では，ブライアンの知能指数は平均値よりもちょうど2標準偏差低下しており（<70），全般的知能の有意な欠陥を示唆している．さらに，ブライアンは，知的能力障害の遺伝形式としては最も一般的である脆弱 X 症候群に一致する一連の症状を示している．脆弱 X には，特徴的顔貌，常同的な運動活動，そして自閉的と考えられる症状の所見が含まれる．知的能力障害の家族歴の証拠は明らかではないが，ブライアンの母には不安の病歴と不妊の問題があり，これらのことは彼女が前突然変異のキャリアであることを示している可能性がある．脆弱 X 症候群は，比較的高い有病率をもつ遺伝性疾患の1つである．したがって，最初に知的能力障害の診断を下す医療提供者は，特定の身体的または医学的特徴が存在する場合，病因を明確にすることに注意を払わなければならない．なぜなら，この診断は臨床的管理と家族計画に重大な影響を及ぼす可能性があるからである．さらに，ブライアンは，ADHD の特徴を示しているようであり，自閉スペクトラム症の疑いもある．

診断へのアプローチ

　知的能力障害は，典型的には早期に診断される．重症例では，認知発達の遅延の証拠が，生後2〜3年で明らかになるだろう．症状が軽微だと，学校という場で証拠が見つかるまで，専門家への対診がされることがないかもしれない．しかしながら，診断は，発達期の間に症状が現れることが反映されていなければならない（基準 C）．臨床上認められる症状と関連する症状が病因によって非常に大きく変わるだろうということを考えれば，知的能力障害の基準を満たすことが確定した後でも，症候群的な疾患の徴候について評価することが重要となる．このことから，行動上の症状，発達歴，家族歴，および身体的特徴の徹底的な評価が必要となる．原因の大多数は出生時ころの期間に関係があるため，この期間における綿密な病歴，発達歴を聴取することが必須となる．また，学校組織から付加情報のさらなる収集と小児遺伝学の専門家への紹介は，評価と，必要であれば，継続中の多分野にまたがる管理に役に立つかもしれない．
　標準化された知能検査は，全般的知能の欠陥の証拠を明らかにする（基準 A）．一般的に，平均値から2標準偏差の隔たり（例：平均点が100，標準偏差が15の場合，70±5未満の知能指数）は，認知の障害の証拠と考えられる．重要なことは，知能指数の総得点が知的能力を正確に示していない可能性を念頭におくことである．したがって，注意，文化的・言語的な先入観，動機づけ，または一様でない知的能力が，検査の遂行能力全体に影響を及ぼしているかどうかを説明するためには，臨床的判断が利用されなければならない．
　また，認知が障害されていることは必要であるが，知的能力障害の診断がなされるためには不十分である．個人個人が学業的/知的，社会的，そして実用的領域すべてで，毎日の生活にいかにうまく適応できるか，そして個人の自立に関する社会的規範をいかにうまく立証できるか，といったことで示される適応能力が低下している証拠を明らかにすることが重要である（基準 B）．適応的行動は，年齢要因と社会文化的影響を必然的に反映するだろう．したがって，これらの側面は，診断を下す際には常に注意深く考慮されるべきである．特に，より重篤な障害では，他の信頼できる情報提供者から，あるいは適応的行動の評価に特化した評価や標準化検査から，適応機能に関する情報を得ることが有用となる．とりわけ，DSM-5

では，知能指数よりもむしろ，罹患していない仲間と比較した個人の機能レベルに基づいて，知的能力障害の重症度を分類している．最後に，この疾患には除外基準がないことを認識することが重要である．知的能力障害の基準を満たせば，併存疾患のあるなしにかかわらず，診断はなされるべきである．

DSM-5で述べられたとおり，「精神疾患を併発している知的能力障害の診断を与えられたものは，自殺の危険がある……したがって，自殺念慮のスクリーニングは評価過程において不可欠である．危険および危機への気づきの欠如により，偶発的な負傷の頻度が増すかもしれない」(p.37)．

病歴聴取

両親は9歳の娘を，認知機能の遅れのために外来に連れてきている．面接者は，知的里程標の全般的な獲得と学業成績の評価を通じて，その子が期待される年齢相応の全般的知能の発達より遅れているかどうかを決定する．面接者は両親に「あなた方が初めて娘さんの発達に遅れがあるかもしれないと気づいたのはいつですか」と尋ね，欠陥の始まりは青年期以前であったことが明らかとなる．機能低下の評価では，論理的思考，問題解決，抽象的思考，判断，あるいは学習を評価するべきである．面接者は「娘さんは今までに心理検査や知能検査を受けたことがありますか」と尋ねて，適応尺度についてのなんらかの標準化された評価がなされたかどうかを確かめる．もし結果が得られれば，面接者は，全体的な精神遂行能力が集団の平均から有意に逸脱していること，そして他の疾患ではその遂行能力の欠陥がよりうまく説明できないことを明らかにするために，注意深い臨床的判断によってそれらを解釈しなくてはならない．それから面接者は，両親に，環境への曝露だけでなく，その子どもの身体的，医学的既往歴，そして家族歴についても見直すように求める．面接者は，知的機能低下の根本にある原因を説明しうるなんらかの要因について，強く疑い続けなければならない．そして面接者は，その子どもと両親に，「これらの症状が，日常機能にどのような負担を及ぼしていますか？　学校や仕事でのでき具合は？　他の人達との関係は？」と質問する．さらにまた面接者は，学問的，社会的，そして実用的領域における機能の重症度を決定する．

知的能力障害に典型的なことだが，この子どもは，認知発達に問題をかかえているという養育者の懸念のため紹介されている．面接者は，臨床面接と神経心理学的検査を通じてこれらの欠陥の本質を特徴づけ，これらの機能低下が全般的知能の全般的な障害を示すものであることを確認する．面接者は，いかなる要因が特異的な病因や原因を表している可能性があるかについて確定する．徹底的な病歴に加えて，面接者は，神経学的徴候に対する特定の感受性や奇形の特徴に関する身体診察を行おうとするだろう．また面接者は，ある特定の群の診断である疑いが濃厚な場合，この子どもを他の専門家に紹介することの有用性を考慮するかもしれない．そのうえ面接者は，知的機能低下がいかに特定の機能領域に影響しているかを確認したいだろう．他の情報提供者，同僚，および養育者から得られる付帯的情報は，多様な文脈に沿った適応機能を決定するのに役立つであろう．

診断を明確にするヒント

- 標準化された検査における患者の得点をよく調べることにより，全般的な認知機能レベルを確定すること．
- 知能検査における患者の成績に関して，それを防げる因子があるかどうか，知能がいくつもの領域にわたって影響を及ぼしているかどうか，考慮すること．
- 学業的，社会的，そして実用的領域で，知能低下がどのように影響しているかについての付帯的情報を得ること．
- 知的機能に関する問題が最初に診断された時点を明確にする．すなわち，発症が青年期以前かどうか決定すること．
- 知能の障害に，他の発達上または身体上の機能

第 4 章　神経発達症群/神経発達障害群　41

低下，あるいは特定の病因を示唆するであろう病歴または家族歴が伴っているかどうか考慮すること．

症例検討

　メンデスさんは 26 歳のヒスパニック系アメリカ人の男性で，現在，アルコールによる中毒と離脱症状で内科病棟に入院中である．コンサルテーション・リエゾン精神科部門へ，患者の評価とアルコール依存と心理社会的問題に関する情報提供のために紹介された．内科部門では，メンデスさんが，過去数年で同様の入院を何回も繰り返す"お得意様"であることに失望している．彼は母親と同居しており，11 歳で自転車に乗っているときに車とぶつかって以来，日常生活における活動を 1 人でやっていくことが非常に困難となっていた．そのとき，メンデスさんはひどい頭部外傷を受け，もとの機能に戻ることは決してなかった．彼の母親や結びつきの強い家族が，以来しっかりと彼の世話をしている．しかしながら，ここ数年で，彼の管理がますます困難となるときが出てきている．非適応的行動には，洞察の乏しさ，論理的に考え，計画し，そして基本的な自己管理を行うための認知機能の低下，そして極度の攻撃性（家族は，メンデスさんの体が小さく，身体的な制限があるにもかかわらず，しばしば隣人と喧嘩をすると述べている）が含まれる．メンデスさんは中等度の知的能力低下のために経済的援助を受けており，そして在庫管理の仕事をしている兄のもとでパートタイムの仕事をしている．しかしながら，家族によると，メンデスさんはちょっとでも給料を受け取ると，すぐにお酒に費やしてしまい，そのことが頻回な酩酊と救急車の利用の増加につながっているという．

　メンデスさんには，知的能力障害の後天的病因があり，これは発達期に重篤な頭部外傷を受けた後に，認知機能の発達過程が劇的に変わったことにより証拠づけられる．彼の知的能力低下は，外傷性脳損傷の結果のようなので，認知症の診断を追加することは適切であろう．心理学的検査に関するさらなる情報が必要である．しかしながら，臨床評価としては，彼がいくらかの言語能力を保持し，かつ兄のために働くことを可能にする技能を有していることを考えると，彼は概念的領域の中等度の機能低下に該当することが示唆される．実用的領域における機能低下——衝動性，アルコールの過剰摂取，自立を目指す進歩を示す証拠がない——の程度は，全体的レベルは重症の下位分類に相当する適応機能であることを示唆している．また医療従事者は，メンデスさんの文化的同一性が，彼の全般的な適応機能についての家族の見解や期待に影響を与える可能性がどの程度なのか，考慮しなければならない．さらにメンデスさんの症例では，彼の知的能力低下は終生続く状態であること，そしてこれらの機能低下をもつ者にとっては，小児期から成人期への移行中に起こる課題のいくつかが示されている．知的能力障害をもつ子ども達のところには，学校組織や連邦政府や州当局を通して多くのサービスがあるが，このような疾患をもつ成人が利用できるサービスは一般的には限られている．自立，洞察，そして判断のさまざまなレベルがあることのみならず，知的能力障害をもつ成人が医療制度にうまくたどり着くことはなかなか困難なことであろう．メンデスさんの症例では，これらの問題が，結果的に緊急医療サービスを高頻度で利用することとなり，同時にアルコール依存と思われる併存疾患に対する適切な治療の確立を困難にしている．

鑑別診断

　知的能力障害には除外診断がないので，鑑別診断は比較的限られている．診断は，他の診断基準も満たすかどうかに関係なく，知的能力障害自体の基準を満たす場合になされるべきである．にもかかわらず，小児期発症の神経認知障害を含む他の精神科診断は確実に除外されなくてはならない．さらに，知能が全体的に影響されることが証明されるべきである．もし欠陥が特定の認知機能領域に狭く限定されていれば，限局性学習症また

はコミュニケーション症の診断が望ましいかもしれない．またこれらの領域の機能低下によって，心理学的検査を受けることができない，あるいは検査環境において検査への意欲や態度が変化しやすいために，全般的知能の評価が困難となっている可能性を考慮することも重要である．

知的能力障害の診断には除外診断が含まれていないことを考えると，診断基準に精通することは比較的単純明快である．診断に関する主要点は，全般的知能の機能低下が，全般的知能の検査を誤ってゆがめてしまう恐れのある特定の限定された領域の欠損によってはうまく説明されないかどうかを評価することである．また，ADHD，自閉スペクトラム症，気分の障害，精神病，およびある種の医学的疾患を含む他の多くの診断においても，認知機能の側面に意味のある影響を与えるであろう．しかしながら，診断の確定は，発症年齢に注目すること，挿話性あるいは持続性の経過かどうかを決定すること，そして発達のたどった道程を明らかにすることによって促進されるかもしれない．また DSM-5 で議論されているように，この異質な診断分類の中では，特に症状の臨床的発現が著しく変化する可能性があるので，基礎疾患の病因を決定することに重きをおくように強調すべきである．

鑑別診断において考慮すべき追加の疾患については，DSM-5 を見よ．また，DSM-5 のそれぞれの項目における併存症と鑑別診断の解説も参照せよ．

要約

- 知的能力障害では，認知機能領域における精神機能の全般的な機能低下を示す．
- 心理学的検査の施行で，全般的知能の欠陥に関する基準 A を確かめることは可能だが，機能の重症度は反映されないかもしれない．
- 知的能力障害の診断は，常に適応機能の低下を反映していなければならず（基準 B），認知機能の低下のみでは，診断に不十分である．
- 知的能力障害の子ども達への臨床的取り組みとしては，症候群的な徴候を検出する感度を高めるために，徹底した発達歴，家族歴，および病歴を含んでいなければならない．
- 診断には除外基準はない——知的能力障害は，他の併存疾患の存在を問わず，基準を満たすときはいつでも診断されるべきである．

診断を深める

自閉スペクトラム症/自閉症スペクトラム障害
Autism Spectrum Disorder

マニュアル ➡ p.49
手引 ➡ p.26

コリンという名の2歳半の男の子の両親が，子どもが3語（「ママ」「パパ」「ベイビー」）しか話さないことと，両親と5歳になる姉と交流できないということを心配して，小児青年期精神科外来にやってきた．振り返ってみると，コリンは幼児期に"反応している"ようには見えなかったと両親は報告する．同じ年のころの姉の行動と比べて，コリンは泣くことが少なく，視線を合わせることも表情をまねることも少なかったと思い出す．しかし，実際には，コリンが2歳になるまで言葉を発していなかったころから心配が始まった．その前の1年の間に，彼がほんの最小限の言語技能しか身につけなかったことを両親は認めている．すなわち，彼は3つの言葉を話し，いくつかの単純な指示に従うようであるが，その行動は概して一貫せず状況に合わない．コリンの両親は，彼がうまく指を差したり身振りを使わないことに気がついている．彼が何か欲しいときは，彼は手を使って両親をそのあたりに連れていき，うなり声を上げ，両親が彼の欲しがるものが何かわからないと，しばしば，いらいらしてきて，かんしゃく発作を起こす．コリンはまた，仲間と一緒にいることをせずに，姉を完全に無視し，時には，彼の行きたいところに行くため姉を乗り越えて這っていく．彼は基本的には一人遊びをして，おもちゃから離れず，ブロックを色別に一列に並べたり，トラッ

クを床に走らせるよりも，その車輪を回したりする．コリンはまた，年齢の割にはいくぶん不器用で，しばしば指を奇妙に伸ばして形を作るが，他の点では医学的疾患の病歴に特別なものはなく，聴力も正常範囲内であった．家族歴で臨床的に意味があったのは，父方の叔父が"ちょっと変"で，"家族の中では厄介者"であることだけである．

コリンの症例は，社会的相互関係，言語構成，対人関係的な遊びにおける臨床的に意味のある障害を示している．これらの徴候は小児期早期に明らかだったが，最初の徴候は幼児期にすでにみられたようであった．1人でいる閉鎖的なコリンの遊びの特質は，同年齢の仲間から期待されるものから離れている．同様に，彼の奇妙な指の形は限定された常同的な運動行動を示しているようであり，それはまた診断に一致する．コリンは表出言語と受容言語の両方に有意な遅れを示していたが，この症例でもっと特徴的なことは，彼が他の社会的コミュニケーションの手段，例えば，非言語的手段でも同調した身振りも表現も示さないことである．コリンの社会的欠陥は，心理検査を受けることを妨げ，その結果，遂行能力に影響するので，正確な全体像を得るのは難しいと思われるが，コリンの知的能力を評価することは重要であろう．コリンの症例記述には示されていないが，不注意の問題だけでなく気分や不安症状を調べておくこともまた，他の神経精神系の症候群が彼の社会的欠陥に寄与しているかどうか，自閉スペクトラム症の診断に併存しているかどうかを評価するために重要である．さらに，心配し始めた年齢をさらに明確にすることと，コリンが定型的な発達過程を示す期間が続くことがいくらかでもあったかを確定すること，そして遺伝的素因あるいは関連する症候群の徴候の評価をすることも妥当であろう．この特別な症例では，自閉スペクトラム症の診断が推定されるが，コリンの社会的コミュニケーションの障害はレベル3の重症度を示していると思われた．また，柔軟性のなさ（自傷行為をするかどうかを含む）に関する情報は，限局された行動の重症度を決定するのに役立つであろう．もっとも，彼の症状は少なくともレベル2の重症度に相当すると思われる．

診断へのアプローチ

自閉スペクトラム症の診断は広く社会的認知能力の欠陥に及ぶ．以前は，社会的相互関係と社会的コミュニケーションの明らかな欠損が，この診断の基準Aに必要であった．DSM-5における診断基準Aの欠陥は，現在は以下の3つの必要なカテゴリーになる．①社会・情緒的相互関係，②非言語的コミュニケーション行動，および③社会的相互関係である．基準Aを満たすためには，その人は3つのすべての領域における持続的な欠損を示さねばならない．多くの児童期の精神疾患は，全般的にあるいは特定の状況のいずれかで社会機能に悪い影響を与えるが，自閉スペクトラム症の診断基準Aの中核症状は，適切な対人的かかわりに欠くことのできない社会的な認知能力の広い範囲での欠陥を示しているということに注目することが重要である．一例として，社会的コミュニケーションに問題を引き起こす言語能力の障害よりもむしろ，この疾患の最も著しい特徴は，言語の社会的側面を効果的に理解できないこと，あるいは利用できないことである．同じことは，非言語的コミュニケーションや対人関係の維持についてもいえる．時に，これらの症状の真の性質を区別することが難しくなるかもしれず，そのような症例では，構造化された社会的認知の評価が追加情報を得るために有用であるかもしれない．

両親はまた，限定されたあるいは反復的な行動（基準B）のうち，少なくとも2つの特徴を説明しなければならない．それには，反復的な発語，運動の独特な癖，物の使用，特定の興味，儀式，あるいは日常行動における柔軟性のなさを含む．DSM-5では限定されたあるいは反復的な感覚行動もまた，このカテゴリーの中に入っており，触感に対する過敏さ，過度に物に触れたり嗅いだりすること，特定の光景や音への強迫性が含まれる．自閉スペクトラム症に一致する症状は発達早期に存在しなければならず（基準C），適応機能において意味のある障害を引き起こしていなければな

らない（基準D）．

　以前は，社会的障害を記述するために，アスペルガー障害，小児崩壊性障害，特定不能の広汎性発達障害などのいくつもの追加の下位分類が使用されていた．DSM-5 では，これらの診断が，障害の中核症状を示す社会認知的欠陥を共有する自閉スペクトラム症という1つの診断の中に広く統合されている．特定用語は現在は，知能や言語能力の障害を追加で表示することに用いられている．さらに，遺伝学的，医学的，環境的疾患，または神経発達疾患，精神疾患，または行動障害との関連が特定用語を使って定義されている．緊張病に関する特定用語も存在する．DSM-5 はさらに，社会的コミュニケーションと限局された行動の領域の症状の重症度も定義している．

病歴聴取

　ある小児科医が5歳の子どもを言語発達の遅れと家族との限定された対人関係に関する心配のため，小児精神科外来に紹介する．両親はその子どもの発達が兄弟達と非常に違っていることを心配していると言う．面接者は両親に「この子どもさんのあなた方や他の家族との関係について教えてもらえますか」と尋ねる．子どもの母親は涙を浮かべて，いつも何か"悪いこと"がわかっていたし，もっと早く病院に来るべきだったが，詳しく症状を説明するのが難しいように思うと言う．面接者が「お子さんと遊ぶときに，彼はどのように反応しますか」と尋ねると，両親は，彼は"いないいないばー"のような遊びは決してしないし，どちらかというと両親の顔や目を見ることに興味がないようで，通常は他人の存在に気がつかないようだと言う．面接者はその子が，限局された反復的行動の4つの症状群のうちの少なくとも2つを含む限局した常同的な行動や興味を示すかどうかを質問する．両親は，きわめて異常な感覚反応と認知の柔軟性のなさを報告する．面接者は言語的，運動的発達について，その子どもの言語の遅れに特定の注意を払って質問する．面接者はさらに「あなた方が言語や社会的行動の問題に初めて気づいたのはいつですか」と聞く．面接者は，その子どもが生後1〜2年は技能を獲得したが，その後，その技能が失われたかどうかを確定する．「彼の症状がどのように，家や幼稚園での日々の機能に影響していますか」と聞く．面接者は知能評価を含む系統的検査と，何か医学的，遺伝学的精密検査がなされたかどうかを尋ねる．

　この症例の症状は自閉スペクトラム症の診断基準に一致するようである．その子どもは，社会的-情緒的相互関係，非言語的コミュニケーション，関係性の維持において広汎な発達的欠陥を示している．自閉スペクトラム症の子ども達を評価することは，特に構造的な言語の障害が存在するときには非常に困難であるかもしれない．そのため，さまざまな状況における子どもの技能の包括的な臨床像を作り上げるために，その家族や他の追加情報源から病歴を得ることがしばしば重要になる．さらに，多くの場合，社会的認知能力はしばしば，人々や家族にとってその特徴をとらえることが困難である．精神科医は幅広い質問をすることによって家族を促し，次にもっと特定された質問をすることにより症状がその疾患の診断基準を満たすかどうかを確定する．面接者はさらに，他の精神疾患を探し出すようにするが，一般的な精神機能の評価は，社会的欠陥が他の精神機能に一致するのか，それを超えたものであるかを決定するよう検査されるべきであり，それはその子どもがその診断の基準を満たすかどうかを決定するのに役立つであろう．社会的認知障害の存在が確立された後は，精神科医はさらに，症状がいかにDSM-5 の定義する特定用語に当てはまるかを注意深く確かめる．

診断を明確にするヒント

- その子どもが他者のものの見方を理解することが難しいかどうかを考慮すること．もしそうであれば，この困難さがその子どもの言語の使用，身振り，または遊びにおいてどのように表れているかを考慮すること．

- 社会的相互関係が不安や特定の社会的状況によってよりうまく説明されうるかどうか，または，症状が複数の状況や人々のかなり広範囲に及んでいるかどうかを熟考すること．
- その子どもの興味や活動が，年齢や文化的・社会経済的背景から期待されるよりも狭いものかどうかを質問すること．
- 症状の発症に関する発達歴を明らかにすること．その子どもが言語や全般的知能における欠陥を伴っているかどうかに注目すること．
- その子どもの知能レベルを考慮して，それから期待されるよりも大きな社会的機能障害があるかどうかを決定すること．
- 社会的コミュニケーションの欠陥と限局された/反復的な行動が機能全体に及ぼす影響力を考慮すること．

症例検討

17歳のジョンという名前の少年が，「人とうまくやっていくのに問題がある」という主訴で，両親に連れられて外来を受診した．ジョンは利発な10歳代の少年で，特に彼が興味があるという数学と歴史で成績がよく，促されると，アメリカ植民地の歴史についての日付と出来事について長々と説明する．彼は自分自身を「社会的に不器用」であると説明し，日に日に孤独が増していく感情を話す．ジョンには協力的な家族がおり，学校では1人か2人の友人がいて，彼らとはコンピュータやビデオゲームについての興味を共有している．彼はテレビの公共番組を見るが，連続コメディは決して見ない．彼には「どうしてみんなが面白いと思うのか」がわからないからである．ジョンは自分がそうしたいのだとは認めるが，ガールフレンドがいたことはなく，放課後や週末に同級生と交際することはほとんどなかった．彼は，子ども時代からの詳細を思い出すことはできないが，自分がいつもほかの子ども達とは違っていると感じていて，成長過程で"親友"がいたことがないと述べる．彼は両親に発達的に遅れている，または明らかな精神的，医学的疾患の既往があると言われたことはないと述べる．面接の間中，ジョンはかなりロボットのように振る舞い，抑揚がない声で，大げさに，大人のような言葉を使い，それはほとんど文書を引用しているように聞こえる．話しかけられると，ジョンは不快そうに見え，視線を合わせないようにして，もっぱら質問者の口もとをじっと見ているようである．抑うつ症状の評価の際に，ジョンは，時々自分が「おそらく」気分が落ち込むと述べ，自殺した人々は「馬鹿だ」，生き続ける論理的理由が常に存在するからとまで言う．

この症例は，ジョンが，特に彼に望まれる社会的相互関係のレベルとは対照的に，彼の適応機能に影響する複数の状況にわたって，広範な社会的欠陥を示していることと関連している．重要なことは，ジョンの機能低下は，大部分が，全般性の発達の遅れというよりむしろ，社会的機能だけにあるということである．実際，ざっと概観すると，ジョンは全般的に高レベルの機能であり，特に知能低下や言語障害は明らかに認められないことが示唆される．このことはまた，なぜ彼がこの疾患が発生するのに典型的な年齢をずっと過ぎてから診断的評価にやってきたかを説明するかもしれない．しかしながら，相対的な彼の長所にもかかわらず，ジョンは他人とかかわりをもつことに臨床的に意味のある社会的困難があることを認識しており，彼の臨床経過におけるある種の側面，すなわち同年齢の仲間との限られた交流や狭い興味が，自閉スペクトラム症の独特な特徴を表しているかもしれない．面接者がジョンの友人との相互関係の深さやそれらの関係を発展させて維持する能力についての理解を得ることは，彼の文化的差異が社会的相互関係の性質に影響するかどうかを考慮するのと同様に重要であろう．ジョンの述べた，他人の考えを相互理解することができないということはまた，彼が連続コメディを楽しめないし，理解できないという点を反映しているかもしれないし，診察中に視線を合わせることが少ないといった，非言語的コミュニケーションについて観察された徴候も同様である．彼はまた，その興味が過度に固執的で制限されるのがどの程度か

ということについてさらに評価されるべきではあるが，常同的な会話と特定領域に限定された興味を示した．青年期後期あるいは成人期において欠陥が明らかになる人々については，症状の発症を決定するのはさらに困難である．ジョンの症例では，家族や友人から付随する情報を得ることが，彼の症状の発達的経過を確立するのに有用であろう．また，症状が彼の機能にいかに影響を及ぼしているかが注意深く評価されるべきであり，特に，診断時にジョンがより年齢が進んでいることは，彼が自己の社会的欠陥に対して代償的な方策をすでに発達させてきたかもしれないことを示唆する．以前のDSM分類では，彼はアスペルガー障害あるいは高機能自閉症の診断に入っていたかもしれない．しかしながら，DSM-5の図式を用いると，自閉スペクトラム症で「知能または言語の障害を伴わない」という特定用語つきの診断が示されるであろう．さらに他の併存疾患，特にジョンの症例では抑うつ症状がスクリーニングされるべきであって，それは，気分，不安，および注意の障害が社会機能における中核的欠陥に寄与したり，結果として生じたりするためである．

鑑別診断

多くの精神疾患が社会機能の障害を伴うが，自閉スペクトラム症は，社会的認知障害がその症状の主要な原因であることを示すことにより区別される．一例として，知的能力障害は自閉スペクトラム症と区別することが困難かもしれない．なぜなら，精神機能の全般的低下は，一般的に，社会的対処を含むすべての認知領域に影響するからである．しかし，自閉スペクトラム症の診断は，社会的コミュニケーションや相互関係における障害がその個人の発達水準に期待される程度を超えているときには，知的能力障害をもつ個人にもなされるべきである．同様に，言語における障害，特に反復的言語はまた，二次的に社会機能の低下につながるかもしれないので，中核症状の性質の定義において面接者の側の注意深い感受性が要求される．他の例では，中核となる社会的欠陥が存在するが，選択性緘黙や社会的コミュニケーション症の場合のように限定されたあるいは反復的な行動を伴わないかもしれない．対照的に，社会的コミュニケーションに中核的欠陥のない異常な運動常同性や反復的行動は，常同運動症や強迫症，または強迫性パーソナリティ障害と分類されるほうがよいであろう．社会的欠陥と限定的な行動の性質はいたるところにあるので，他の精神疾患の症状との重複が高率であることを意味する．また，自閉スペクトラム症では，基準が併存疾患に明確に合致するときは他の疾患と共存するということが非常によく起こる．

自閉スペクトラム症は，コミュニケーションにおける障害がこの疾患の第一の特徴であり，それが診断の過程において誤った情報を導くかもしれないという事実により，その評価は複雑になるかもしれない．一例として，精神症状を調べる質問，「1人のときに声が聞こえますか」といった項目は，文字どおりに解釈されるかもしれず，その質問を肯定する答えは，患者が原発性の精神症状を経験しているのではなく，ラジオを聞いていることを意味するかもしれない．したがって，自閉スペクトラム症の人とのコミュニケーションでは，情報がいかに知覚され，理解されるかについて注意を要する．さらに限定された病歴とコミュニケーションの困難さのために，診断解明が必要な症例では，標準化された社会認知的評価も考慮されるべきである．

最後に，DSM-5は，障害された社会的コミュニケーションと限局された行動によって特徴づけられる診断を中心においており，これらの診断に共通する特徴をまとめるという目標をもっていることを述べておきたい．したがって臨床家は，この診断に含まれる特定用語を注意深く識別することによって，臨床的表現の多様性を区別するのに役立つことのある診断の側面を解明することに，特別な注意を払うべきである．

鑑別診断において考慮すべき追加の疾患については，DSM-5を見よ．また，DSM-5のそれぞれの項目における併存症と鑑別診断の解説も参照せよ．

要約

- 社会機能の障害およびこれらの障害が，社会機能に影響を与える他の領域の問題よりもむしろ，社会的認知能力の先天的な問題により生じているのかどうかについて，特定の注意が払われるべきである．
- 限定的で反復的という基準は，運動，興味，または行動的側面の範囲を含む可能性がある．
- 障害は広汎で持続性であるが，その発現は知能や言語能力によっても年齢のような要因によってもさまざまである．
- 代償的な方策が症状発現と診断の時期に影響を与えるかもしれない．
- 自閉スペクトラム症の基準は社会的機能不全という中核症状で定義され，追加される特定用語は，重症度，合併する知能または言語の障害，他の関連する疾患の存在を含む，修飾要因の確定に用いられる．

診断を深める

注意欠如・多動症/注意欠如・多動性障害
Attention-Deficit/Hyperactivity Disorder

マニュアル ➡ p.58
手引 ➡ p.30

母親がショーンという名の7歳の少年を外来に連れてきた．ショーンは学校で問題があり，母親が「彼は1秒たりとも静かに座っていられない」ということを心配しているからである．彼女は，この2年間にショーンの学校の教師から多くの苦情があったと言う．教師によると，彼の行動は非常に破壊的で，しばしば自分の席を立って他の同級生と話し，休憩時間に同級生と言い争いになるという．母親はまた，学校の職員から心配されているほどひどくはないが，彼の家での行動を心配している．彼がいつも活発な子どもであったと母親は認めている．ショーンは，時には数時間は1つの活動（例：ビデオゲームをすること）に注意を集中できるようだが，食事中は椅子から頻繁に立ち上がり，教会の礼拝の間中じっと座っていることができず，兄弟よりも枠に収まることを嫌う傾向があったと母親がいう．また，ショーンがよく上着や手袋をなくしていることや，しばしば，宿題を終えたり提出するのを忘れることを観察している．さらにショーンが非常に衝動的である，つまり，「彼はいつも最初に心に浮かんだことを言う」ので，それが友人や家族との間に問題を引き起こすことが何度かあったと述べている．さらに，彼の注意が特定の考えにとらわれると，彼はただちにそれを行動に移し，それは店やレストランから1人で通りに出ていってしまって，彼の無事を家族が非常に心配するという事態を引き起こすほどである．面接中の観察で，ショーンは高度の運動活動性を示し，椅子に座っていた5分間絶えず足を小刻みに動かし，それから部屋の中を歩き回り，臨床家の机の上の物に触れて，しばしば臨床家と両親の会話の邪魔をしたことが注目された．

この症例では，はじめの評価の間に，典型的な注意欠如・多動症（ADHD）の症状が表れている．ショーンは不注意と多動性・衝動性の症状の両方を伴う困難を示し，不注意と多動性・衝動性の混合という下位分類の記述的特定用語に該当するであろう．このような表現型はこの疾患をもつ男児にはかなりありふれたものであるが，ショーンの活動性のレベルが同年齢の男児の運動活動性の正常上限範囲を超えていることが確実であるかに注意すべきである．ADHDであると同定される割合と症状評価は文化的集団によりさまざまであるが，母親による彼の行動の解釈もまた文化的に受け入れられる方法を用いて考慮されるべきである．ショーンの症状の多様性に関連する考察には，以下のことが検討されるべきである．すなわち，彼は自分が興味を見いだす活動に注意を維持することができるといういくつかの証拠があるが，過去数カ月にわたる優勢な症状は精神的努力を維持する課題に従事する際の有意な困難さを示しており，その結果，学校と家での機能低下をき

たしているということである．両親と教師の評価尺度，教師との面接，および/または教室内の観察を含む別の追加情報から，いくつかの状況にわたるショーンの症状のより包括的な全体像を提供するのに役立つであろう．臨床面接に基づくと，ショーンの症状の重症度は，中等度から重度の範囲に該当するだろう．ショーンの学校での困難が単にADHDによるものかどうかをさらに明らかにしなければならないが，それはこれらの症状が限局性学習症や他の神経認知障害を隠してしまうかもしれないからである．ADHDにしばしば併存する他の精神医学的状態を徹底的に検査することは有用であり，それには気分症状や不安症状の評価と，秩序破壊的あるいは反抗的行動の評価が含まれる．

診断へのアプローチ

ADHDの診断は，疾患の臨床的性質が均質でないために，難題である．ADHDの症状は，時期や状況によって非常に多様であるかもしれないので，その存在を非常に疑い，注意深く検査を行い，評価を実施することが必要とされる．DSM-5におけるADHDの中核症状は，2つの軸，すなわち，不注意と多動性−衝動性におかれる．これらのいずれの領域の障害も比較的広範囲にわたる症状を示す．このため，臨床医が診断する前に，その人が必要とされる診断基準に確実に合致しているかどうかに細心の注意を払うべきである．この細心の注意には，発症年齢を同定するために徹底的に病歴をとること，症状を個人の発達におけるどの状況に位置づけるかが含まれる．さらに，家族歴，医学的既往歴を得ることが重要であり，それは，ある危険要因が診断についてのさらなる手がかりになるかもしれないからであって，出生時低体重，有毒物質への曝露，喫煙，物質，および/またはアルコールといったものへの子宮内での曝露，第一度親族のADHD罹患，そして虐待や無視といった環境的ストレス要因などである．DSM-5の鑑別診断にあげられているように，いくつかの精神医学的，医学的病因も，注意や運動活動性，衝動制御の維持のための個人の全体的な能力に影響するかもしれない．したがって，注意深い検査が他の病因の除外には必要である．しかしながら，ADHDの人々はしばしば，他の併存診断の診断基準を満たすので（特に破壊的行動があるときに），これらの診断についての基準は注意深く調べられなければならない．並行して別の情報もまた，その診断および症状による機能低下の程度の両方を確定するために特に有益である．この情報には，家族や教師からの標準化された評価と神経心理学検査があるだろう．

ADHDの臨床症状の発現は一時的であり状況も多様であるので，下位分類を定義する際のDSM-5の特定用語に細心の注意が払われるべきである．特定用語をコードすることには，優勢な症状の発現が過去6カ月間にわたって示されていることが考慮されるべきであり，軽度から重度までの重症度の特徴づけを含むべきである．DSM-5では，「混合して存在」「不注意優勢に存在」「多動・衝動優勢に存在」という3つの症状分類があり，さらに症状の「部分寛解」を示す経過の特定用語が加わる．

DSM-5で述べられているように，「成人期早期までに注意欠如・多動症は高い自殺企図の危険性と関連しており，それはもともと気分障害，素行症，または物質使用障害が合併する場合である」(p.60).

病歴聴取

9歳の子どもが，小児健診のために小児科医院に連れてこられた．症状の再検討のとき，両親は彼の破壊的な行動のために学校で問題が続いていたことを明らかにした．臨床家は家族に，「ご両親が心配なさるような学校からの報告とは何だったのですか」と尋ねた．両親は，最近の先生との面接で，息子が注意を向けること，授業中に静かに座っていること，指示に従うことが困難であると言われたと答えたが，しかし，両親は，昨年の教師はこれらの問題をうまく扱っていたようなので，これは主に教師と子どもの相性の問題である

と感じていた．臨床家は次のようなことを続けて両親に尋ねた．「息子さんの発達について，もっと教えてください」．そして，教室での彼の現在の行動に影響すると彼らが感じている，特定の認知と運動の発達課題と他の環境的，学業上または社会的要因について質問した．この小児科医は「家で似たような行動に気づいたことはありますか」と尋ねた．そして，7つ以上の症状が不注意および/または多動性-衝動性のいずれかの診断基準を満たすかどうかを決定することに細心の注意を払った．両親は「男の子というものはみんな活動的」であるから，彼の活動性は正常範囲だと感じていたけれども，運動活動性の増加に関する彼の症状を説明した．また，彼が兄弟と遊ぶときに，まとまりが有意に悪く，衝動的で，でしゃばりすぎであることを報告した．そして，臨床家は「あなた方は，これらの問題が学校や彼の仲間との人間関係において，息子さんの成長する能力に影響を与えているように感じますか」と優しく尋ねた．彼女はその子どもに，学校や家でものごとが進むのをどのように感じるか，例えば彼が授業で先生の言っていることを忘れるかどうか，じっと座っていられないように感じるかどうか，あるいは学校や家で物を忘れるかどうかなど，必要に応じてそれぞれの例をあげながら尋ねた．医師はまた，追加の診断的手がかりを提供する可能性のある危険要因を洗い出すために，彼の病歴，発育歴，および家族歴を再検討し，そして診断に関与する可能性がある他の医学的，精神医学的状態を注意深く評価した．両親の同意を得て，医師は，両親と教師のための標準化された評価票を，次の外来受診までに記入してきてもらうように用意した．

この症例でこの小児科医は，子どもの学校での困難を状況と結びつけるために，自由回答型質問を用いて，彼の症状が不注意と多動性-衝動性の中核症状において，非定型的な発達過程に一致するかどうかを注意深く見直した．また，他の疾患によってその診断がうまく説明されるかどうか，あるいは他の疾患に患者のADHDの症状が併存するかどうかを系統的に評価した．さらに限局性学習症と同様に気分や不安の症状を調べることも有用であろう．小児科医は，その子どもの症状が正常範囲の変動を超えていて，適応機能に有意に影響すると両親が感じているかどうかを評価することによって，息子の行動の病態についての両親の明らかな心配に対する配慮を示しているのである．さらに彼女は，症状発現と日々の機能に対する影響に関して，患者の病歴を確かめ，その一方で並行して別の情報源から標準化されたスクリーニング尺度を用いて情報を手に入れるようにしたが，これによって診断確定のためのさらなる情報を入手できるかもしれない．

診断を明確にするヒント

- 症状が最初に現れたのがいつか，その症状が個人の発達段階にとって適切である行動を超えているかどうかを質問すること．
- さまざまな状況でどのように症状が現れたか，多様な環境の中で個人の行動に関して他人がどのような印象をもったかを理解すること．
- 臨床症状をうまく説明できるような医学的病因を含む他の診断を除外すること．
- どの症状群が過去6カ月間に優勢であったかを，不注意および/または多動性-衝動性の次元に従って質問すること．

症例検討

ジェインさんは36歳の専門職の女性で，"注意欠如障害（ADD）"の評価のために外来に現れた．彼女は，注意と計画性についての長年かかえている問題があると言い，いつも授業中に"白昼夢"を見ていたことを思い出したと述べた．彼女は学校ではかなりうまく機能していたし，成績はほぼ良好であったが，大学が始まってからは実際に苦労が始まった．ジェインさんは時間を守ることで重大な問題があり，宿題をうっかり提出し忘れたり，両親や教師からは忘れっぽくて，"夢見がち"とよく言われていたことを思い出した．彼

女はすべての科目の単位を終えることができたとはいえ，同じ成績をとるためには，常に同級生の「3倍，一生懸命に」勉強しなければならなかったと感じていた．大学卒業後，これらの問題は彼女の専門的な仕事の場にまで持ち越されて，自分の職場を整頓することが非常に困難であり（「私の机は混とんとして散らかり放題です」），重要な会議を忘れたことがあり，彼女の管理体制に関して上司から否定的な指導を受けたことがあるということだった．家では，彼女は頻繁に鍵や携帯電話を置き忘れ，整理できないことと衝動性が彼女とその配偶者をいらいらさせていた．ジェインさんは特に2人の子どもが生まれてから症状が悪化したと感じていた．彼女はフルタイムの仕事と子育てのバランスをとることが苦しいと感じて仕事を減らす必要があった．彼女の6歳の息子が最近ADHDと診断され，自分にもその診断がつくのではないかという考えをいだいた．それとは別に，ずっと以前の病歴で意味があったのは，青年期の摂食障害があり，オピオイド製剤を内服するほどの片頭痛がたまにあったことである．

この症例で明らかにされているように，成人のADHDの診断は難題であり，とりわけその人が12歳以前に症状を示していたかどうかを決定することが難しい．病歴記録と，家族や学校から並行して別の情報を手に入れることは，この診断基準を確立する際に有用であるかもしれない．現在，ジェインさんは少なくともADHDの5つの症状の診断基準を満たしそうであり，特に不注意症状が優勢である．多動性−衝動性の症状は発達過程に従ってより弱くなっていく傾向があるので，この症状が現れることは，ADHDの女性にはかなり典型的であり，またこの疾患の成人にもより一般的である．ADHDの女性が多動性−衝動性の症状を示すことは比較的少ないことから，破壊的行動を示すこともより少ないようであり，そのために小児期に症状が見逃されているのかもしれない．このような症状発現の相違は，当時症状が明らかに見えたにもかかわらず，ジェインさんの機能低下が早くに見つからなかった理由を部分的に説明するのかもしれない．成人として，ジェインさんは，特に彼女が比較的高機能であるように見えるために，ADHDの適切な診断を得ることがさらに困難になってきている．この難題は，部分的には複数の発達過程にわたって症状が広がっていることを評価することが困難であるからもしれないが，同時に，併存診断が彼女の注意と認知機能に影響しているという彼女の主治医の懸念を反映しているのかもしれないし，ADHDの第一選択薬の誤用や乱用の可能性が高いことへの懸念も影響しているかもしれない．しかしそれでもやはり，注意深い臨床的評価が適切な診断の確立を可能とするはずである．ジェインさんの症例では，この評価は不安と抑うつ，摂食障害の症状の包括的なスクリーニングと，家庭や学校における対人的問題と適応機能の評価，鎮痛薬の乱用や誤用，および一般医学的検査を含むべきである．

鑑別診断

ADHDは，注意や運動，衝動制御といった，より高度な認知機能に影響する多くの他の精神疾患と区別することが困難かもしれない．ADHDは，小児期早期の正常範囲の行動と区別することは特に難しいかもしれない．反抗挑発症と間欠爆発症もまた，衝動制御能力の低下により特徴づけられるが，敵意や攻撃性と拒否性といった特定の徴候は，ADHDのみの人には存在しない．多動はまた，正常範囲の子どもにもみられるが，他の症状のない高度の運動活動性は，運動行動が通常，全般的というよりも固定的で反復的である常同運動症，自閉スペクトラム症，およびトゥレット症とは区別されるべきである．注意についての全般的困難は，特に学校環境においては，軽度知的能力障害と限局性学習症による影響を受けるかもしれない．これらは学業的な活動における葛藤や興味の欠如につながる可能性があり，不注意が学業以外の課題において持続する際にはまた，併存診断がなされる．同様に，抑うつ，双極性障害，不安，および精神病性障害が注意および/または多動性−衝動性に影響するが，その影響はしばしば明らかに特定の気分や不安状態に関係があったり，実際

には挿話性であったりするものである．物質使用障害群と処方薬の副作用（例：気管支拡張薬，甲状腺ホルモン）のような外因もまた，ADHDと非常によく似た症状を起こすことがあるかもしれないので，評価の際には徹底的な病歴聴取と精密検査が必要である．最後に，反応性アタッチメント障害とパーソナリティ障害も情動の統制のなさとまとまりのなさの問題に関する非特異的な傾向を数多く共有するが，ADHDとこれらの疾患を区別するためには，継続した観察と評価が必要となる．

鑑別診断において考慮すべき追加の疾患については，DSM-5を見よ．また，DSM-5のそれぞれの項目における併存症と鑑別診断の解説も参照せよ．

に影響され，これらの技能が獲得される一般的な体系と時間軸には多くの共有される特徴がある．発達的事象が期待される順序から外れていることは，発達過程の逸脱を反映しているかもしれないので，生物学的，心理学的，または環境的な要因が個人の過程にいかに影響しているかということに注意が払われなければならない．精神発達症の診断分類は，異常な発達過程の存在をとらえることが意図されており，同様に基礎にある病理過程を示す臨床症状を同定することも意図されている．影響する領域は異質であるが，早期発達段階にわたって広がっている症状の性質は，この疾患群の間で共有されるものかもしれない．さらに，これらの群の症状は個人の機能に意味のある影響を与え，潜在的に重篤な結果をきたすかもしれない．

要約

- ADHDの症状は状況や発達段階によって非常に変化に富んでいる．
- 並行して別の情報を得ることは，症状およびさまざまな環境での適応機能についての全体像を確定するために非常に有用である．
- 障害は不注意と多動性−衝動性の各群の広範に及んでおり，6カ月以上にわたるこれらの領域の優勢な症状は，下位分類を確定するのに役に立つ．
- 注意と多動に伴う困難は，それが広範囲の他の病因の症状に似ていたり，あるいは併存するものであるため，徹底的な診断的評価と精密検査を要する．

本章の要約

神経発達症群

神経発達は動的な過程であり，それにより個人は認知的，身体的，言語的，および社会的・情動的領域の能力を獲得する．この過程は，多くの要因

診断の重要点

- 発達里程標の具体的な知識が正確な診断にとって重要である．
- 包括的な家族歴が診断確定のための意味のある情報を提供する．なぜなら，これらの疾患の多くには強い遺伝的素因があると信じられているからである．
- いくつか例外はあるが，神経発達症は男性に多くみられる傾向がある．
- この診断分類の障害はしばしば，複数の文化的集団にわたって共通の症状を共有するが，症状に対応して家族がとる代償的な方策は，社会文化的な影響を示すかもしれない．
- 綿密に医学的病歴をとることは神経発達症に関連する症候群を定義する際に有用であるだろう．また，身体検査所見や神経学的徴候は特に役に立つ．
- 包括的な遺伝的検査が利用しやすくなり，費用的にも手が届きやすくなったことは，この分類における疾患，特に知的能力障害と自閉スペクトラム症にとって，そのような検査を臨床的に有用な様式にすることにつながる．
- 特に診断過程に完全には参加できない人達にとっては，並行した別の情報源と標準化された評価は診断に有用である．

自己評価

鍵となる概念：知識をダブルチェックしよう

以下の概念は，種々の神経発達症群に対してどう関連しているか．
- 発達里程標
- 全般的知能
- 認知的小領域
- 社会的認知
- 注意
- 多動
- 運動能力

同僚や指導者への質問

1. 非定型発達と正常発達を区別するものは何か．何を早期発達段階と定義するか．青年期はどのように定義されるか．
2. 何が能力を定義するか．能力が社会的，認知的，実行機能，運動制御の各領域の間でどのように異なっているか．
3. 診断を確定するために，神経心理的領域の障害が，いかに気質，動機，気分，または環境と相互的に作用するか．
4. 現れている症状の代わりの病因を検出するために何が最良の検査方法であるか．どの時点で他のチームに紹介したり協力を依頼することが最良であるか．一般的にそれほどみられない病因に対して，どれくらいの精密検査が適切であるか．
5. 適切な診断をすることが，どのくらい治療や臨床的転帰に影響するか．
6. 臨床医は，この診断分類の1つ以上の疾患をもつ患者の治療をどのように進めていくのか．

ケースに基づく質問

Part A

グレゴリーは13歳の少年で，出生前にダウン症候群と診断された．両親は，彼の軽度から中等度の発達遅延を報告している．グレゴリーは1歳半で初めて話し，2歳で歩き始めた．医学的病歴で意味のあるものは，乳児期に中隔欠損の外科的手術を受けたこと，低身長，眼鏡が必要な視力障害，軽度の両側難聴である．両親は，彼が最近中学校で不適応行動が増えてきたために，彼を評価に連れてきた．報告によると彼は次第に度を増して混乱し，特別授業の日に注意を集中させることが困難で，友人や職員に対して前よりももっといらいらして攻撃的である．

■ グレゴリーの学校での問題に寄与する要因は何だろうか

いくつかの問題点が，この症例に当てはまる．その問題のほとんどはグレゴリーのダウン症候群という診断を巡るものである．彼の認知能力の程度を決定することと，限局性学習症や，ADHD，気分障害，および/または関連する医学的疾患から生じる困難などの他の疾患についての評価を行うことは重要である．

Part B

グレゴリーの両親は彼の個別化教育プログラムの報告を持ってきた．その中には，過去数年の心理検査結果が含まれていた．彼の総IQは60～65の範囲で，学業到達テストはすべての領域でより低い得点を示した．教師の評価は，グレゴリーが，過去数カ月にわたって，カリキュラムや教室などの環境に大きな変化がないにもかかわらず，教室では引っ込み思案でつまらなさそうに見えると示唆していた．彼はまた最近，聴力検査を含む医学的評価を受け，1年前の検査と変化がないことが示されていた．

■ あなたは，症状が知的能力障害の過程における自然な変動，あるいはある明確な疾患の出現を示しているかどうかをどのように決定するか

心理検査は，グレゴリーがダウン症候群患者に

広くみられる全般的な認知的欠損を示すことを示唆していた．しかしながら，この疾患における知的機能の低下は比較的変化のない経過をたどる．学校生活を通じてその人が発達するに従い認知的要求が増えるにつれて，存在する欠陥がより明らかになるかもしれないが，この変化は比較的最近のグレゴリーが経験している困難さを完全に説明するものではない．同様に，感覚器障害もまた，結果として学業や行動の変化をきたすかもしれないが，グレゴリーの医学的問題は現在の症例の中で扱われるようである．つまり，他の精神医学的診断の証拠を見いだすため，さらに評価することが妥当となろう．

Part C

さらに詳細な病歴により，グレゴリーには幼いころに，難しい課題に対しては注意を維持することに問題があったことが明らかになるが，特に彼は非常に協力的な家庭ならびに学校環境にいたために，彼の両親は，当時はそれが彼の適応機能に意味のある影響を与えているとは感じていなかった．また，彼が特に落ち着きがなかったり，攻撃的であったことは思い出さなかった．グレゴリーに尋ねると，注意や気が散ることの症状はあまり気にしておらず，代わりに抑うつ気分の症状のほうを認めた．孤独に感じることがますます増えて，自分は友達と"違う"し，"悲し"すぎて学校に行けないと感じる日が多くあると述べる．

■ グレゴリーはADHDなのか，および/または抑うつ障害なのか

知的能力障害には併存疾患がみられることが一般的であるが，それは驚くべきことにはあたらない．全般的知的機能の低下がまた，注意のような他の認知領域の困難を引き起こすかもしれないからである．グレゴリーの病歴は，彼の症状が当時は診断基準を完全には満たさなかったとはいえ，彼が小児期にADHDの少なくともいくつかの症状を示していたかもしれないということを示唆している．さらに明らかなことは，彼が抑うつ症状で困難をきたしていたということである．抑うつ障害は，ダウン症候群の患者には珍しいものではなく，知的能力障害の人達にもまた，よくみられる．認知機能低下はしばしば学校や家庭環境でやっていく際に意味のある困難を引き起こす．これによってさらにストレス因が生み出され，抑うつ症状が悪化したり影響されたりするのである．次に，重症の抑うつ症状は注意と集中の領域に影響するかもしれない．グレゴリーの症例が，認知と社会的情動的機能における相互関係を描写しているし，またそのことによって，認知的困難が行動や適応機能に影響する可能性があることを意味している．さらなる評価が彼の症例では妥当である．なぜなら，彼は実際にADHDと抑うつ障害の両方に一致する症状を呈しているからである．

Short-Answer Questions

1. 知的能力障害の3つの原因をあげよ．
2. 次の症状のうち，自閉スペクトラム症の診断基準に当てはまるのはどれか：限定された表情表出，反響言語，不適切な読字，不器用さ，仲間への関心のなさ，温度への感受性低下，自傷行為
3. 自閉スペクトラム症発現における性差について述べよ．
4. 臨床家は双極性障害とADHDの症状をどのように区別するか．
5. ADHDの症状と似ている医学的疾患を4つあげよ．
6. ADHDが成人に現れる場合，子どもの場合と比較して何が違うか．
7. 知的能力障害はどのようにして限局性学習症と区別されるか．これらの診断が共存することはあるか．
8. 発達性協調運動症ではどの運動技能が影響を受けるか．
9. 常同運動症の患者を評価する際に，スクリーニングすべき疾患名を少なくとも2つあげよ．
10. トゥレット症を他のチック症群から区別する特徴は何か．

Answers

1. ダウン症候群（21トリソミー）は最も一般的な知的能力障害の原因となる．脆弱X症候群が最も多い**遺伝的**原因であり，フェニルケトン尿症は治療されないままであれば知的機能低下につながる代謝性疾患である．

2. 限定された表情表出と仲間への興味のなさは，自閉スペクトラム症の社会的コミュニケーションと対人的相互反応の特徴的な欠陥であり，反響言語と温度への感受性低下はこの疾患に関連した典型的な限局された反復的な行動を表している．微細な運動における欠陥は自閉スペクトラム症の子どもにみられるが，不器用さは特定の診断的特徴ではない．同様に，自傷行為は重症の特徴をもつ自閉スペクトラム症の子どもにみられるかもしれないが，診断基準の一部ではない．不正確な読字は読字障害や限局性学習症を示唆するかもしれない．

3. 自閉スペクトラム症と診断される男児は女児の4倍多く，また，自閉的な女児はより知的能力障害を伴いやすいことを示唆するいくつかの証拠がある．

4. 双極性障害の若年児童にはまた，特に軽躁状態や躁状態のエピソード中に，運動活動性の亢進，攻撃性，注意と被刺激性の問題がみられる．しかし，これらの症状は本質的により挿話的であり，気分状態の変化に相関する傾向がある．運動活動の性質はまた，通常は目的志向性である．

5. 広範囲にわたる疾患の中にも，注意，多動性，衝動性の問題を生じるものがある．それらのいくつかの医学的原因には，医薬品の副作用（気管支拡張薬，神経遮断薬，甲状腺治療薬），甲状腺疾患，鉛中毒，閉塞性睡眠時無呼吸，物質依存，そして難聴のような感覚障害が含まれる．

6. 成人のADHDでは運動活動性の増加といった明白な症状は少ないようであるが，その人達は増加する内的な落ち着きのない感覚，あるいは座っている活動に参加するときの困難を経験し続けているかもしれない．また，より年長の青年や成人（17歳以上）でADHDをもつ人は，不注意や多動性−衝動性の領域の5つの症状のみが診断に必要になる．

7. 知的能力障害には，全般的な精神的能力の低下に関連するものがあるが，それに反して，限局性学習障害は，読字，書字，計算などを含む1つあるいはそれ以上の学習領域における個人の技能獲得能力に関連するものである．全般的知能は特定の学業的技能における遂行能力に影響を与えるので，限局性学習症の患者には，知的能力障害の評価がなされるべきである．もし学業的技能における困難さが個人の全般的知能で期待されるものを超えていれば，両方の診断をつけることが適切であろう．

8. 発達性協調運動症では広範囲の巧緻粗大運動技能に影響が広がっており，全般的な不器用さ，物を受け取る，手で書く，自転車に乗ることなどを含む．

9. 抜毛症と強迫症は反復的運動活動を評価する際に考慮されるべきである．なぜなら，これらの疾患がより適切な診断になる例であるかもしれないからである．

10. トゥレット症は運動と音声の**両方**が存在するという特徴により，「持続性運動または音声チック症」とは区別され，症状の持続期間（1年を超える）に基づいて，「暫定的チック症」とも区別される．

5

統合失調症スペクトラム障害および他の精神病性障害群

Schizophrenia Spectrum and Other Psychotic Disorders

「弟に食事を食べさせることができません．彼は，食べ物に毒が入っていると考えているのです」
「私は脳を詳しく調べる必要があります．送信機を見つけてそれを取り除くために」

　この診断分類の統合失調症スペクトラム障害および他の精神病性障害群はすべて，共通の精神病性症状を共有する．精神病の思考は，それ自体は診断ではなく1つの症状であり，この診断分類以外の他の症候群の症状として現れる可能性がある．**精神病**は人に普通にはない知覚体験（例：幻聴）をもっていること，あるいはほとんどの人々には受け入れられない信念あるいは一連の信条（例：妄想）をいだいていることによる，現実吟味能力の破綻として定義される．統合失調症は思考，コミュニケーション，行動に影響を及ぼす病気である．ますます増え続けている研究により，統合失調症の遺伝学的，生化学的，解剖学的マーカーが支持されている．しかし，他の精神病性障害群については知見も研究もそれほどではない．

　DSM-5の「統合失調症スペクトラム障害および他の精神病性障害群」に関する章には，以下に示す領域の1つ以上の異常が含まれる．すなわち，妄想，幻覚，まとまりのない思考（発語），ひどくまとまりのない，または異常な運動行動（緊張病を含む），そして陰性症状である．DSM-5の改革者達は，この分類における疾患を以下のように列挙した．すなわち，統合失調型（パーソナリティ）障害，妄想性障害，短期精神病性障害，統合失調症様障害，統合失調症，統合失調感情障害，物質・医薬品誘発性精神病性障害，他の医学的疾患による精神病性障害，緊張病である．

　全体的に，DSM-5における統合失調症スペクトラム障害および他の精神病性障害群は，DSM-IVの疾患群からは中等度の変更がなされた．統合失調症については，5つの基準Aの症状（妄想，幻覚，まとまりのない発語，ひどくまとまりのないまたは緊張病性の行動，陰性症状）は同じである．これらの症状の2つ以上が必須であることは変わりない．しかし，DSM-5においてはこれらのうちの少なくとも1つが妄想，幻覚，またはまとまりのない発語でなければならない．この変更は，DSM-IVで診断されていた，ひどくまとまりのないまたは緊張病性の行動と陰性症状のみがあり，活発な精神病症状がない統合失調症患者，というまれな症例を排除するものである．DSM-5におけるもう1つの変更は，患者が奇妙な妄想または批評する声を経験しているならば，基準Aの1つだけの症状では臨床家はもはや統合失調症と診断できないことである．統合失調症の診断における最後の重要な変更は，緊張病の特定用語を除いて，下位分類が廃止されたことである．したがって，統合失調症の人達はもはや妄想型・解体型などと同定されない．その診断には，例えば，仕事，対人関係，自己管理のような，1つまたはそれ以上の主要な領域における著しく低い機能レベルが必要であることには変更はない．障害の持続的な

徴候は少なくとも6カ月間存在しなければならない．基準Aの症状は少なくとも1カ月存在しなければならず，前駆症状または残遺症状の期間を含みうる．もし小児期発症の自閉スペクトラム症またはコミュニケーション症の診断があるならば，統合失調症の診断には顕著な妄想または幻覚が必要とされる．

統合失調症の診断におけるこのような変更はまた，統合失調症の診断基準を満たすことが必要であるがより短い病気の期間を示す他の精神病性障害群（すなわち，統合失調症様障害や短期精神病性障害）にも影響する．基準を満たしている期間が1カ月以上であるが6カ月未満である場合，統合失調症様障害の診断が使用されるべきである．症状が少なくとも1日以上であるが1カ月未満である場合，短期精神病性障害の診断が考慮されるべきである．短期精神病性障害はさらに，その発症に明白なストレス因があるかないか，または周産期の発症（産後4週間以内を含む）かどうかによって，さらに特徴づけられる．これらの診断は病気の期間によって決まるので，診断はより時間が経ち継続した症状によって変化しうる．

統合失調症の診断のために重要な考慮すべき事柄は，基準Aの症状が気分障害によるものかどうかである．言い換えると，うつ病や双極性障害は除外されなければならない．精神病症状が，確認できる気分障害がある場合にのみ存在するならば，その精神病症状は気分障害の一部である．役に立つ類推としては，気分障害は精神病症状の燃料であり，燃料を取り除く（すなわち，気分障害をコントロールする）と，精神病症状は消える，ということがある．これとは対照的に，診断されていた気分障害がもはや臨床的に存在しなくなってから少なくとも2週間経っても，精神病性障害の症状が残存するならば，精神病症状のための燃料は気分障害とは別のものである．このような状況では，統合失調感情障害の診断が考慮されるべきである．DSM-5では，気分障害は，たとえ治療されていたとしても病気の期間の大部分の（50％を超える）期間存在していなければならない．統合失調症の診断がなされる前に考慮すべきもう1つの重要なことは，患者が物質・医薬品誘発性精神病性障害や，他の医学的疾患による精神病性障害であるかどうかである．これらの診断の両方で，精神病症状のための別の説明が推測される．

もし統合失調症の基準Aが満たされなければ，この分類におけるいくつかの他の診断が考えられる．例えば，ある人が少なくとも1カ月間の妄想のみを表し，その妄想が著しくは機能に影響を及ぼしていないならば，妄想性障害が考慮されるべきである．妄想性障害の下位分類には被愛型，誇大型，嫉妬型，被害型，身体型，混合型が含まれる．"精神病的である"が，完全な症状像は満たしていない人の中には，広範な社会的・人間関係の困難を示し，それが"精神病様"のものであるが，症状の全体像を満たさない人がいる．こうした人々は，しばしば奇妙あるいは風変わりで，共感性や親密さに欠けていることによって他人から離脱している．このような症例には統合失調症型パーソナリティ障害の診断が適用されるかもしれない．他の症例では，妄想，幻覚，まとまりのない発語の臨床的閾値に達していない潜在性の型が注目されるようになっている．新しい診断は，減弱精神病症候群（DSM-5第Ⅲ部に「今後の研究のための病態」として含まれている）であるが，これは，確立された精神病性障害へ潜在的に進行する可能性に対して即時に治療または観察する必要がある人を同定するために使用されうる．いくつかの例の中で，唯一の混乱は緊張病（3つあるいはそれ以上の異常な精神運動性の特徴）の一部と同定される，異常な動きや行動の様式である．DSM-5では，緊張病は独立して扱われるのではなく，いくつかの疾患，例えば，「他の精神疾患に関連する緊張病」「他の医学的疾患による緊張病性障害」「特定不能の緊張病」で起こりうる．最後に，特定の疾患として確実に位置づけることができない精神病があるならば，「特定不能の統合失調症スペクトラム障害および他の精神病性障害」という診断が適用されるかもしれない．

加えて，その他の変更箇所が他の精神病性障害の診断に影響している．「統合失調感情障害」において，基準Cにおける**大部分**から**半分以上の**への用語の変更は，その診断に意味のある明確さを与える．以前は，この分野で何が気分障害の「大

部分」の持続期間を決めるのかが議論されていたし，その割合は病期の長さの 15〜50％ の間を変動していた．DSM-5 の診断基準では，気分障害の期間は病期の半分以上（50％ 超）存在しなければならない，と明記された．この変更は，臨床と研究実践の両方におけるこの分類の診断的使用の標準化に役立つであろう．妄想性障害については，DSM-IV では妄想は「奇異でないもの」でなければならないと決められていた．DSM-5 ではどのような妄想もありうるが，奇異な妄想であっても明らかに機能を低下させたり，目立って奇異あるいは奇妙な行動を引き起こすものであってはならない．「共有精神病性障害」は DSM-5 ではもはや独立した診断ではない．妄想的で精神病性の思考を共有する 2 人がおかれた環境において，おのおのが妄想性障害の診断を受けるための基準を完全に満たしていなければならない．支配的ではないパートナーがどの精神病性障害の基準も完全に満たしていない場合，その人は「他の特定される統合失調症スペクトラム障害および他の精神病性障害」の診断と「妄想性障害を有する人のパートナーにおける妄想症状」の特定用語を用いて診断されるべきである．

　統合失調症や他の精神病性障害の人の診断と治療は固有の難題を生む．多くの臨床家と家族は，他の精神疾患の症状について個人的経験をもっている．例えば，抑うつ気分，不安，過度に没頭すること，はよくある経験であるが，それらは精神疾患の診断へと進行するかもしれないし，あるいはしないかもしれない．対照的に，幻覚や妄想は特異な経験である．臨床家は単に「私はあなたが経験していることを想像することしかできない」と言うことができるかもしれない．精神疾患を理解するための参考となる個人的枠組みがなければ，臨床家は，こうした症状を初期に，その後は慢性的に示す人がいかにつらいものかと思うことしかできない．臨床家は，真に症状を理解できないかもしれないが，こうした病気の結果として生じる苦痛や疎外感を理解したり，共感したりできる．

　しばしば患者と家族は，これらの病気の予後はどうなのか，ということを知りたがるだろう．その多くは病気の段階に依存する．もし症状が 6 カ月未満の持続期間であり，統合失調症様障害や短期精神病性障害のどちらかと診断されたのならば，臨床家は経過をみるという立場を伝えなければならない．もし診断基準が 6 カ月の時間的限界を超えているのならば，潜在的にある慢性障害とともにどのように生きていくのか，という議論を続けて行わなければならない．どちらの場合でも，臨床家の精神病性障害の治療経験が重要な鍵である．精神病症状を有する非常に多くの患者を治療した経験のある臨床家はたいてい，非常に幅広い転帰があることを知っており，それは患者の病気への洞察，病前の機能レベル，家族や社会の支持のあり方によって変わってくる．臨床家は病気に対処する際，自分自身を患者の目標に合わせて，その病気に対応する患者の強さや回復力を強めるようにするべきである．

診断を深める

統合失調症
Schizophrenia

マニュアル ➔ p.99
手引 ➔ p.48

　ケネディさんは 19 歳の大学 2 年生で，大学 1 年生はうまくいっていたが，最近成績がひどく悪くなっていた．両親にほとんど電話をかけてこないし，電話をしてきてもよそよそしくて取り乱しているように思えて，両親は心配した．両親は，彼が大学 1 年生が終わって帰省したときに変化に気づき始めた．そのとき，彼はファンタジーカードの店で働いていて，しばしばマリファナの臭いをさせながら帰宅した．彼ははじめは拒否したが，両親は彼に精神科医を受診するよう説得した．初期評価で，両親がいる間，ケネディさんは視線をそらし，話そうとしなかった．精神科医は彼と単独で面接したいと言い，両親が退室した．精神科医が，特別なファンタジーゲームをすることは楽しいか，と尋ねると，ケネディさんは明るくなったように見え，そして，ほとんどの人はただのゲームと考えるのだが，自分がどれほどよく

知っているかを説明した．自分には"偉大な魔法使い"の声が聞こえ，魔法使いは彼に，自分の周囲の人間が善と悪の巨大なゲームの中でどんなふうに操られているのかという秘密を教えてくれるのだという．精神科医が，どのくらいの期間，彼は偉大な魔法使いとコミュニケーションがとれるようになっているのか，と尋ねると，ケネディさんは去年の夏（今回の診察の7カ月前）その魔法使いが彼のもとへ来てからだ，と答えた．マリファナを吸引した後に偉大な魔法使いと会話するのかと聞かれて，最初はマリファナ吸引後にその声が聞こえたが，もう3カ月以上もマリファナは吸っていない，と答えた．同日の尿検査では，どの違法薬物も検出されなかった．

　この症例では，統合失調症と推定される人のいくつかの顕著な特徴が際立っている．典型的な発症年齢は10歳代後半〜20歳代半ばで，男性は女性よりわずかに若年である（男性が20歳代半ば，女性が20歳代後半）．ケネディさんは10歳代後半の男性で，彼の期待される機能レベルにおける障害が示されている．この症例では，よい生徒が今では落第しかけている．行動の変化により，両親は心配し，精神科医からのなんらかの説明を求めている．多くの症例と同様に，ケネディさんがマリファナを吸引したことがあるという強い疑いが，実態をわかりにくくさせている．彼は数カ月間マリファナを使用していなかったが，いまだ問題があるという事実は，純粋な物質誘発性精神病性障害を除外する方向に向かわせる．しかしながら，違法薬物の使用は精神病症状の発症を引き起こしうる．精神科医は，ケネディさんと，ファンタジーゲームについて自由に話し合うことができている．この形式張らない対話のおかげで，この若い男性は自分の幻覚や信念について話し合うことができている．彼は偉大なる魔法使いの声を聞き，その声と会話し，ゲームを中心とした精巧に作り上げられた信念体系をもっている．精神科医は，精神病症状，機能低下，6カ月以上にわたる症状の持続をもとに，統合失調症という暫定診断を考える．マリファナ誘発性の精神病性障害の可能性はまだあるかもしれないが，この時点でその診断は

可能性が低い，なぜならケネディさんはかなりの期間マリファナの使用をやめているからである．

診断へのアプローチ

　幻覚と妄想の確認が統合失調症であると診断する出発点のように思われているだろうが，機能レベルの変化が，最もよくある診断の過程の始まりとなる．成績が悪くなる10歳代の若者，あるいは新兵訓練所でうまくやれない新しい隊員は，援助を求めているか，彼や彼女の代わりに他の者に援助を求めてもらう．臨床家は，しばしば"主訴"や，現れている問題点を示される．問題の原因となっているものは何かということを見つけることが，臨床家の最初の課題である．妄想や幻覚をはっきりと確認することが，臨床家を統合失調症や関連する精神病性障害の診断に向かわせる．しかし，現れる症状はしばしば明快ではなく，明白な妄想や幻覚というよりもむしろ，誤った提示，誤った解釈，誤った認知を含んでいるかもしれない．臨床家は症状を探求し始め，おのおのについての特定の例を導き出す．その人が信じていることが彼や彼女の頭の中の声であると，細部にわたって理解することが非常に重要である．それが継続的な反復思考の輪の中の彼あるいは彼女自身の声であるのか，または，際立った1人の声または複数の声で，彼・彼女自身の思考の流れと異質のものであるのか．その人が他人を避けることが，妄想の産物か，極度の臆病の結果か，または単に，有名な危険地区での生活に対応した手段であるのか．

　その人がどのように話し，考えをまとめるかを聞くことが，彼・彼女の情報の処理を理解するうえで不可欠である．教育を受けていないことがこの過程にいくらかの影響を与えうるが，それが必ずしもまとまりのなさ，または会話の貧困さのすべてを弁明することはできない．臨床家はその人の家族や友人と話をする必要があり，その人の思考過程，特にそれが変化したかどうかについてどう説明するかを聞かなければならない．

　統合失調症を診断するうえで，気分の役割を理

解することは重要である．統合失調症の人には，それを容易に示すかどうかはともかくとして，感情がある．彼らはしばしば抑うつになりやすく，躁病になることはまれである．気分障害の傘の下だけでその人の精神病症状が存在するかどうかを決めることは非常に重要であり，それには何カ月もの観察と治療反応を要するかもしれない．気分が一度安定した時点で，残存する精神病症状を明らかに確認することで，臨床家は診断アルゴリズムを統合失調症か統合失調感情障害かのどちらかに導くことができる．何年何カ月もの注意深い時間と，気分障害が治療によって活発であるか寛解しているかどうかを考察することによって，これら後者2つの診断を区別する．もし気分障害が病歴の半分以上を占めるなら，統合失調感情障害の診断がより適切である．

臨床家は，他のあらゆる原因の包括的な見直しをすることなしに，一足飛びに統合失調症の診断をすることを避けるべきである．処方薬も違法薬も，物質使用は多くの人々にとってありふれたものとなっている．可能性のある非精神疾患の診断には自己免疫疾患，感染症，悪性腫瘍が含まれる．

しかし，臨床家は，すべての証拠がそう示しているならば，統合失調症の診断からすぐに離れるべきではない．患者やその家族に診断が統合失調症であると伝えることは了解はできるが，それには反治療的な抵抗がある．時として，少なくとも6カ月という最短の持続期間を満たすにもかかわらず，その診断は時期尚早と感じることもある．時には，その診断は臨床家にとっては，自分の担当する患者が統合失調症という慢性で能力のない患者であると思い，やる気をなくしてしまうことがある．

統合失調症の生涯有病率は，およそ0.3～0.7％と見積もられている．統合失調症における危険要因——家族歴がある，誕生日が晩冬から早春である，父がより高齢である，周産期の合併症がある——が提唱されているが，どの単一の危険要因も臨床的に有用であったものはない．候補遺伝子は同定されているが，それら単独ではいまだ統合失調症のための決定的な"検査"とはならない．

統合失調症の人々の併存症のデータはしばしばとらえることが難しいが，統合失調症の人は健常者と比べ，体重増加，糖尿病，メタボリックシンドローム，喫煙，心血管系の疾患や肺疾患，物質乱用などによりかかりやすいことが広く受け入れられている．精神病症状と内科疾患に対する共通の脆弱性によって，こうした併存症のいくつかが説明されるかもしれない．精神病症状は，おそらく正常な加齢によるドパミン活性の減少と関連して，生涯にわたり消退していく傾向がある．陰性症状は男性により一般的であり，最も持続性の傾向があり，より悪い予後と関連がある．統合失調症の人々は，平均余命は短い．

DSM-5で明らかにされたように，「統合失調症をもつ人の約5～6％が自殺により死亡し，約20％が少なくとも1回自殺を試み，さらにずっと多くの人にはっきりとした自殺念慮がある．自殺行動は，その人自身または他者を傷つけよという命令性幻覚への反応であることもある．自殺の危険性は生涯にわたり男性，女性ともに高いが，物質使用障害を併存する若年男性では特に高い．その他の危険要因には，抑うつ症状，絶望感，失業が含まれる．さらに自殺の危険性は，精神病エピソードに続く時期，および退院後の時期でも高い」(p.103)．

病歴聴取

リベラさんは28歳の男性で，彼のかかりつけ医からの紹介後，その外来にやってきた．かかりつけ医は，リベラさんが何らかの感染症が原因とは考えにくい咳に過度にとらわれすぎている，と心配している．その医師の診察室で，リベラさんはよそよそしく見え，時折視線をそらしたり独り言を言ったりするらしい．

精神科医は，リベラさんには精神疾患があるかもしれないが，その咳はまだ決定されていない生物学的原因によるものである可能性もあるということにも注意すべきである．臨床家は，なぜリベラさんがここにきたのか，かかりつけ医の心配を理解しているかどうかについて質問を始める．リベラさんは「先生がそれはすべて私の頭の中で起

こっていることだと言ったから，ここにいます」と言う．臨床家は「私はそれが本当かどうかわからない．だから咳について話してくれませんか」と返す．精神科医は咳の症状（例：頻度，痰が出るかどうか，他の身体症状）について詳しく聞き出し，そしてリベラさんが咳について心配していることについて「咳の原因は何だと思いますか．咳が続くとあなたは何が起こると恐れているのですか」と尋ねる．面接中，リベラさんは視線をそらし，独り言を言っているように見える．精神科医は「あなたはこの部屋の中の，私以外の誰かと話しているように見える，と言わざるをえません．そのことについて私に話していただいてもよいですか」と尋ねる．リベラさんは，母が3年前に死んだにもかかわらず自分に話しかけてくるのが聞こえる，と返す．精神科医は，リベラさんと母が何を話し合っているのかを尋ねる．最初は警戒していたが，彼はついに「自分の母親が『どこにでも病原菌がいるから恐ろしいよ』と言っている」と述べる．精神科医は，どのくらいの期間，母とコミュニケーションをとることができているのか，そしてそのコミュニケーションは自分に役に立っていると感じるものなのか，と尋ねる．リベラさんは，昨年からであり，もちろん母と話すことは大変役に立つ，と言う．彼は話すとき，ほとんど感情なく話す．さらに徹底的に調べるために，臨床家は，その患者が母が死んだとき混乱したかと尋ねる．リベラさんは感情をほとんど表すことなく，最初はそうだった，しかし今はまるで母が生きていたときのように彼に話しかけてくることができると理解していると答える．精神科医は，咳は彼の仕事に影響していたかを尋ね，リベラさんがあまりに多くの細菌が"そこに"いるから今は仕事をしていない，と知る．精神科医は，彼が咳や細菌対策として，何か処方薬，市販薬，違法薬物を飲んでいるか，と尋ねる．リベラさんははっきりと，しばらく処方された抗菌薬を服用していたが，今はもう服用していない，と述べる．彼は近所の民間療法士に相談したところ，にんにくを浸出させた温かい蒸気を吸引するように言われて，時折実行している．彼は違法物質の使用を否定した．

「臨床家が統合失調症の1症例をひとたび見ると，その臨床家は統合失調症の1症例ばかりを見続ける」という意見は部分的には正しい．特有の詳細はおのおのの患者に独自のものであり，患者がするさまざまな説明を聞くことには，しばしば興味をそそられる．精神病はいつも，患者の人生，家族，ストレス因，過去の経験という背景でやってくる．リベラさんは身体症状を表現したが，それは一般的な治療の入り口である．身体症状や彼にとってそれがどんな意味をもつかという事実が非常に重要である．他の患者は，自らの機能におけるはっきりとした破綻，すなわちある学期を落第したり，あるいは新しい仕事がうまくできなかったことを経験した後にやってくるかもしれない．さらに他の患者では，子どものころからの心理学的な困難さがあり，十分明らかな精神病症状に合併した，あるいはその前兆であるさまざまな他の病気と診断されている．精神科医はその人の詳細に心を開いておく必要があるが，しかし中心的な主題は多くの患者と過ごした後に出てくる傾向があることを理解しなければならない．こうした主題には，機能によくない影響を及ぼす信念へのとらわれや，統合失調症を示す奇異な思考と行動がある．思考を表現するある種の方向は，しばしば豊かな幅広い感情と切り離されており，それは統合失調症の指標となる．経験のある臨床家は，統合失調症は"1回の診察"によって診断されるのではなく，確定するためには時間をかけた複数回の評価が必要であると理解している．

診断を明確にするヒント

- 精神病症状があるかどうかを決定すること．その人に聞こえている声や見えているものについて聞いて，このような経験の詳細を徹底的に調べること．その声はその人の思考の流れから離れているか．
- その人の文化的な信念を理解すること．役立つ可能性のあるヒントは，その人の家族に，その人が述べた問題についてどのように感じるのか尋ねること．例えば，家族が，亡くなった身内

が彼らに話しかけると信じているのなら，この経験は妄想ではないかもしれない．
- 同様に，機能レベルを評価するときに，その人の両親や兄弟が何をしているのかを尋ねること．その人が単純労働に従事しているが，他の家族全員が専門職としてうまくやっているなら，この状況はその人の潜在的な機能低下を示しているかもしれない．
- 時として違法物質が多くの症状の原因になる．しかし，たとえほとんど，あるいはまったくそれを支持する証拠がないにもかかわらず，その人が自分の問題を物質のせいにしたとしても，驚いてはならない．
- ある人が妄想的なことを述べるとき，何者かがなぜその人だけを特別に攻撃しようとするのかを尋ねることが役に立つかもしれない．しばしばこの質問は重大で誇大的な思考の存在を明らかにする．

症例検討

　スミスさんは42歳の女性で，最近米国に来た移民である．彼女は両親と大家族を残してきた政治的経済的理由に言及する．彼女の専門領域においては仕事を見つけることができなかったので，ホテルのメイドとして働いて自活している．いつも気さくだったので，彼女は職場と教会で何人かの知り合いができた．彼女は過去の人生，特に家族がいないことを寂しく思っているが，両親を米国に連れてきたいと望んでいる．教会では，彼女は，メンバーのより高給の職探しを支援する職業プログラムに登録した．スミスさんがそのプログラムに参加している間，牧師は，彼女がますますだらしなくなり，取り乱すようになったことに気づいた．そのことについて聞かれると，彼女は涙ぐみ，動揺した．ある男が職場から自分の家までついてくるようになるまでは，すべてがとてもうまくいっていたのに，と言った．当初，彼女はそのことについて何とも思わなかったけれど，今は，その男は彼女の母国からやってきた秘密警察の人間だと確信していた．どういうわけか，彼はスミスさんのアパートの中に盗聴器を設置することができ，食事の中にごく小さな追跡機を忍ばせることができるが，食事をすると味で感じることができる．なぜ誰かがそれほど長い距離を彼女についてくるのか，と尋ねられると，彼女は自分が正当な王位継承者で，その男は彼女がその力を手にすることを止める必要があるのだ，とささやいた．牧師は，地域の診療所で誰かに相談するように提案し，精神科医の診察予約をとるよう手配した．面談で，精神科医は，スミスさんが何かで頭がいっぱいな様子で，しきりに窓の外を見ていることに気づいたので，何を見ているのかを尋ねたところ，彼女は，ある広告が描かれた市バスが，自分に故郷の王政支持者からの暗号を送ってきている，と平然と答えた．精神科医は，彼女がゆっくりと穏やかに話し，興奮したようには見えないことに気づいた．スミスさんはよく眠れて，時間どおり勤務していると述べた．注目すべきは，彼女に薬物使用歴はなく，5年前に甲状腺機能亢進症と診断されたことがあるが，それはうまく調整されているということであった．

　スミスさんは統合失調症のよくある特徴と非定型的な特徴の両方を示している．彼女は42歳で，統合失調症の診断に際しては少し"高齢な"ようであるが，20〜30歳代で発症する患者はまれではない．米国への移住は意味のあるストレス因であり，彼女の家族をおいてこなければならなかったことがそれを複雑にした．彼女に母国で，既往あるいは潜在性のエピソードがあったかどうかはよくわからない．牧師はスミスさんの変化に気づいていたが，彼女はまだ働くことができて自分の管理もできていた．彼女が後をつけられているという思い込み，市バスからのメッセージ（関係念慮），そしておそらく幻味が，精神病症状を示している．しかし，彼女の経験のいくつかが，彼女の母国の文化や風土と関係があるかどうかを決定することは重要である．彼女は，米国では，故郷での生活に慣れていたときよりずっと独り立ちしなければならない可能性がある．この変化は，妄想的に見えるある種の不確かな感覚をまねいたかもしれない．彼女にはまた，他人を警戒させるよう

な過去の心的外傷的体験があるかもしれず，そのために彼女の精神病症状は，心的外傷後の症状と強く結びついているのかもしれない．すべての診断と同様，情報を家族や友人から集めることが，このような問題の多くをいくらか明らかにするかもしれない．

研究によって，第一世代，または第二世代の移民であることは，統合失調症発症の危険因子であることが明らかとなっている．英国での大規模研究では，アフリカ系およびアフリカ系カリブ人の移民において割合が増大することが明らかになっている．移民となる人の逆境は，人種差別，貧困，破壊された家庭を経験している自国の人々の逆境をそのまま反映している．積極的に苦痛を軽減できるよう，強力で完全な家族や地域の支援が求められる．

スミスさんの精神病症状が気分障害に続発したものかどうかを決めることは，正確な診断を行うために不可欠である．彼女は自分自身が王位継承者であるという明らかに誇大な信念を信じている．しかし，尋ねると，彼女は抑うつでもなければ特別に幸せでもないという．彼女はよく眠れており，談話心迫を含む外見からの躁病の観察はなにも記述されていない．甲状腺機能異常が精神病症状を引き起こしうるので，今までその証拠はないが，完全な甲状腺画像を入手すべきである．同様に，本人が物質使用を否定していても薬物中毒のスクリーニングがなされるべきである．これらの症状がどのくらいの期間起こっていて，どの程度彼女の機能に影響しているかによっては，統合失調症の推定診断が確定されるかもしれない．

鑑別診断

統合失調症の鑑別診断は，基準 A に示される基本的な症状が引き出され，そしてこれらの症状が他の疾患を示すかどうかを決める過程である．機能障害は通常，その人が医療従事者の目にとまる主な理由となる．機能障害の程度は，例えば妄想性障害や気分障害のような，より境界のはっきりした障害と区別する際に役立つかもしれない．

その人が抑うつや躁の症状をはっきり示しているなら，気分障害や統合失調感情障害をただちに考慮する必要がある．エピソードの回数と，気分を調整することで精神病症状が回復するかどうかをみることが，統合失調症と気分障害とを区別することに役立つ．（治療された時間の要素も含めて）気分を調整しても精神病症状が継続して現れるのは，統合失調感情障害か統合失調症の鑑別の方向を示す．これらの 2 つの疾患を区別することは難しく，精神病の期間全体の長さと気分障害の占める割合とを注意深く後方視的記録検討することが必要である．

もう 1 つの重要な鑑別点には，病気の期間と，その症状に対して可能性のある他の外因による説明が含まれる．時間の連続性からいうと，短期精神病性障害は罹病期間が 1 カ月以内であるが，統合失調症様障害は 6 カ月以内であり，統合失調症や統合失調感情障害は 6 カ月以上である．基礎となる医学的疾患，あるいは違法物質の使用が統合失調症症状の原因となりうるのであれば，それは潜在的な原因として除かれなければならない．基礎疾患を治療すること，確実に物質使用の中断ができる場合は，統合失調症症状の完全な解決をもたらすかもしれないし，精神病性障害の診断が，他の医学的疾患または物質・医薬品誘発性精神病性障害によるものと確定できる．パーソナリティ障害（例：統合失調型パーソナリティ）や，コミュニケーション障害，さらに自閉スペクトラム症もまた考慮されるべきであり，これらには通常，統合失調症においてみられる華々しい精神病症状が存在することのない長期にわたる行動様式も含まれている．症状の内容によるが，強迫症や醜形恐怖症，心的外傷後ストレス障害も考慮されるべきである．

鑑別診断において考慮すべき追加の疾患については，DSM-5 を見よ．また，DSM-5 のそれぞれの項目における併存症と鑑別診断の解説も参照せよ．

要約

- 統合失調症および他の精神病性障害群は，最も一般的な精神病症状を共有している．精神病的思考は1つの症状であるが，それ自体は診断ではなく，この診断分類にはない他の障害に現れる症状となりうる．
- 統合失調症は深刻な精神疾患であり，思考，コミュニケーション，行動に影響する．精神病症状はこの診断の決定的な要素である．すなわち，幻覚，妄想は基準Aにあげられた5つの症状のうちの2つである．他の3つの症状はまとまりのない発語，ひどくまとまりのない，または緊張病性の行動，および陰性症状である．
- その人達はこれら基準Aの症状のうち少なくとも2つを満たさなければならず，そのうち1つは少なくとも1カ月間持続する妄想，幻覚，またはまとまりのない発語でなければならない．
- その人達には症状に続発した臨床的に意味のある機能の低下がなければならず，それは幅広い機能領域（例：学校，仕事，人間関係）にわたり少なくとも6カ月にわたり影響を与える可能性がある．
- 統合失調症の生涯有病率はおよそ0.3～0.7％と推定される．
- 典型的な発症年齢は10歳代後半～30歳代半ばであり，女性より男性のほうがわずかに若年（男性20歳代半ば，女性20歳代後半）である．
- 統合失調症の人々の合併症のデータはしばしばとらえることが難しいが，統合失調症の人は体重増加，糖尿病，メタボリックシンドローム，喫煙，心血管系疾患や肺疾患，物質使用に苦しむということは広く受け入れられている事実である．精神病症状と身体疾患の共通の脆弱性はこれらの併存症のいくつかで説明されるかもしれない．
- 統合失調症の人は平均余命が短い．
- 精神病症状は年齢を重ねると減少する傾向にあり，おそらくドパミン活性の加齢による正常な減少と関連している．陰性症状は男性により多く，最も持続し，悪い予後をとる傾向にある．
- 統合失調症の約5～6％の人が自殺により死亡する．

診断を深める

短期精神病性障害
Brief Psychotic Disorder

マニュアル ➔ p.94
手引 ➔ p.45

　ベイカーさんは3人の子どもをもつ38歳の既婚女性で，11年の教育歴がある．夫は1週間前に彼女をおいて出ていき，どこにいるかわからない．彼女は無職で，最近自分の最後のお金を請求書の支払いに使用した．彼女は妹と救急外来を受診した．妹によると，ベイカーさんがここ数日ずっと入浴せず，食事も作らず，何時間も独り言を言いながら壁に向かっているのを見たという．過去に気分障害の症状はなく，精神病症状のエピソードはないという．わかっている薬物使用歴もない．

　診察ではベイカーさんの意識ははっきりしており，見当識は保たれていたが，視線は断続的にしか合わない．彼女は自殺の考えはないと言う．彼女は，自分を助けようとしている祖母の声が聞こえると述べた．祖母の声は非常にはっきりしており，彼女はその存在を自分の近くに感じている．ベイカーさんは観察目的で精神科病院へ入院した．彼女の入院時の薬物スクリーニングや血液検査はすべて正常であった．病棟で彼女は急速に改善し，グループ療法に出席してソーシャルワーカーと話した後，退院した．退院時にはなんらの精神病症状もみられなかったので薬は処方されなかった．外来専用のセラピストとの予約がその後の治療のために設定された．その後6～8カ月の間，さらなる精神病エピソードも気分障害も何もみられなかった．

　ベイカーさんは突然の幻聴とまとまりのない，おそらく緊張病性の行動を示した．これらの症状は彼女に重大な意味のあるストレスのもとで起

こったが，それは夫が彼女をおいて出ていき，突然の金銭的な危機に直面したためである．彼女の妹が追加の情報，特に最近の症状の始まりや行動について，提供してくれたことは特に役立った．精神病症状は抑うつエピソードや躁病エピソードの最中に起こったものではなさそうであった．医学的または物質性の因果関係は，そのいずれも病歴のないことと，正常な血液検査結果と中毒薬物のスクリーニングから考えにくい．同様に，ベイカーさんの完全な見当識はせん妄を除外するのに十分であった．入院時の推定診断は「短期精神病性障害，明らかなストレス因がある」である．短期精神病性障害はしばしば個人あるいは集団療法による支持的治療のような介入に反応する．定義によると，短期精神病性障害の症状は，1日から1カ月未満持続しなければならない．もし30日を超えて症状が持続するなら，他の診断が考慮されるべきである．

診断へのアプローチ

　精神病症状の突然の発症または短期の病歴は，臨床家に短期精神病性障害の診断を考えさせる．最初の仕事は，1つまたはそれ以上の診断的症状の存在を確認することで，それには陰性症状を除いた統合失調症でみられるすべての症状を含む．しばしばその人達はその症状で非常に混乱するので，詳細な病歴を述べることができないか，あるいはできなくなるであろう．仕事の同僚，友人，家族からの追加情報はきわめて有用である．ひとたび症状が同定されると，持続期間を決定しなければならない．もし最も考えられる見積もりが1カ月未満ならば，短期精神病性障害が可能性として残る．しかし，症状が短期であるという性質と過去の病歴が欠如しているために，他の因果関係を考慮することはきわめて重要である．例えば，なんらかの意識の変動は中毒やせん妄を示すだろう．認知の注意深い評価，認知能力の定型的スクリーニングを含むもの，がその例証となりうる．過去の病歴，得られたバイタルサイン，採血検査，心電図，中毒薬物検査，なんらかの脳画像を見直すことにより，精神病症状の器質的原因が示されるかもしれない．もしこれらすべてに問題がなければ，その後，最も考えられるのは精神病性障害の鑑別である．

　鎮静的な薬物または抗精神病薬はどのような焦燥的な患者でも落ち着かせて，より詳細な病歴を得るのに役立つかもしれない．精神病性の特徴を伴う気分障害は躁病でも抑うつでもみられる．現在または以前の気分エピソードに対しては注意深くスクリーニングしなければならない．目立ったストレス因を引き出すことは短期精神病性障害の診断を確定するのに役立つが，その診断はストレス因がなくても同様に示されるものである．可能性のあるストレス因としては愛する人を失うこと，または心的外傷となる出来事を目撃したり個人的に経験すること，または極度の金銭的困難が含まれる．

　DSM-5に述べられたように，「急性エピソードの間には特に自殺行為の危険が高いようである」(p.95)．

病歴聴取

　43歳の女性が夫を伴い，精神科外来で担当医の診断を受ける．彼女はここ3週間声が聞こえていた．彼女と夫はその症状に困っており，しかし両者とも軍隊で海外に配属された息子のことを心配していた．精神科医はその女性に共感しようと努めながら問診を始める．「あなたの息子さんに何か起こっているかわからないのはきっととてもつらいでしょう」．

　次に，精神科医は，病歴と精神状態の検査のための簡潔だが包括的な方法をとる．精神科医は血液検査，甲状腺機能検査，薬物スクリーニングを実施する．精神科医は存在する症状型を確認するためにさらに質問をしようとした．「何が聞こえていますか．どんな種類の声ですか．それらはあなたを傷つけるように言いますか．どのくらい続いていますか．ストレスに感じますか」．

　精神科医は次に，考えられる気分症状についての質問を丹念に行う．「落ち込んだり悲しんだり

していますか．睡眠や気力や食欲の問題はありますか．気力や活動のレベルが上がっていますか．寝る必要が減っていますか．自殺の考えは？ 以前このようなことが起こったことがありますか」．もしそれらが存在するなら，抑うつや躁病についてより多くの症状を引き出すことができるだろう．さらにはっきりさせるため，精神科医は夫にもこれらの症状について尋ねる．このことはその女性が最近の症状について，より多くのことを思い出す助けになる．

精神科医はまた，慎重に物質使用について尋ねる．「どのくらいアルコールを飲みますか．マリファナ，コカイン，その他の薬物を使用していますか．何か処方薬を飲んでいますか」．物質使用について尋ねることは重要である．なぜなら，物質・医薬品誘発性精神病性障害はここに現れている症状と共通の症状を示す可能性があるからだ．健康状態，血液検査，簡易認知機能検査に関する質問は，せん妄を除外することに役立つ．

精神科医は次に，妄想など他の精神病症状について調べる．「人々があなたについて話しているように感じることはありますか．何かがあなたの心や体に干渉してきますか．今までに盗聴器があなたのことを調べていると感じたことはありますか」．女性の夫もまた，これらの症状のいくつかを観察したことがあるかどうかを尋ねられる．

短期精神病性障害の病歴をとるとき，臨床家は，こうした新しい症状がその人やその家族に苦痛を与えていることを認識しなければならない．結局は，その女性は数回の経過観察のための予約診察で面接される．精神病症状は彼女が最初に精神科医のところに来た5日後に改善した．その患者はその後の1年間経過観察されて，同じような症状は二度と起こらなかった．後方視的に，精神科医はこの患者が短期精神病性障害であると判定し，彼女の息子の海外赴任がストレス因であるとの結論に至る．患者の夫はこの評価に同意する．

発症年齢と症状の期間が重要である．例えば，症状が最近1カ月を超えて続く場合，短期精神病性障害と診断することはできない．臨床家は，例えば，統合失調様障害，統合失調感情障害，統合失調症のような他の診断を調べるのがより適切かどうかを決定するだろう．

診断を明確にするヒント

- まずせん妄の可能性を考慮すること．なぜなら，せん妄はしばしば重篤な状態であるからである．
- 症状の時間経過，ストレス因，その人の人生における出来事を探り出すための追加の情報源を確保すること．
- 精神病性の特徴を伴う気分障害は，精神病の特徴をもつ他の疾患よりもはるかに多いものであるので，注意深く自殺の可能性を調べながらこれらの障害を探ることが重要である．
- 症状が持続し，陰性症状が伴っていれば，統合失調症様障害の診断を考慮すること．
- 「特定不能の統合失調症スペクトラムおよび他の精神病性障害」の初期診断の後でしばしば短期精神病性障害の診断が後方視的になされる．
- 短期精神病性障害の症状は少なくとも1日から最大1カ月まで持続することに注意すること．

症例検討

ノーマンさんは45歳の黒人女性で，朝3時に寝間着1枚だけを羽織って道路を走っているところを警察に見つかり，病院に連れてこられた．彼女はバイブルを持って「幽霊と悪魔が私を追いかけてくる」と叫びながら，隣人のドアを叩き続けていた．彼女の言葉は早口で，意味のないものであったようだ．救急外来に入ると，ノーマンさんは大声で聖歌を歌い，逃げようとした．彼女自身と他者の安全のために，ハロペリドール5mgが筋肉注射された．彼女の中毒薬物スクリーニングは陰性で，最初の血液検査や頭部画像では特記すべき異常はみられなかった．夫からの追加の情報が得られた．彼女には過去の精神科受診歴，自殺企図，あるいは急性の医学的問題はない．彼女は感情的で不安の強い人と人からは思われており，

安堵を求めてしばしば教会で牧師に会っていた．
　ノーマンさんの夫は，2日前から彼女が祈り，瞑想し，"正気でなくなり"始めたと述べた．夫は，彼女はいつも信心深く，アルコールや他の違法物質の乱用を決してしないと述べた．彼女はその翌日，何の薬物治療もなしに病院から退院し，経過観察のため地元の心理療法家の予約がとられた．その後は，何の症状も観察されず，彼女からも何も訴えはなかった．彼女は2日以内に普段の状態の機能に完全に戻った．

　ノーマンさんは「短期精神病性障害，明らかなストレス因がない」と診断される．彼女は重症の精神病状態で救急外来に来た．現れた症状は，薬物スクリーニングや血液検査を含む緊急の検査が必要であるものであった．追加の情報がこの状態の考えられる原因を識別することに役立った．精神病性の症状は，せん妄，薬物乱用，精神病性の特徴を伴う気分障害，統合失調症でもみられる可能性がある．彼女の精神病症状は2～3日で消失したため，短期精神病性障害の診断が後方視的に下された．診察した者は可能性のある他の原因についても除外しなければならなかった．彼女の中毒薬物スクリーニングは陰性で，精神病症状の原因になりうる他の医薬品も使用していなかった．彼女の病前機能と，気分症状なしに急速にもとの機能にまで完全回復したことは，精神病性の特徴を伴う躁病エピソードや抑うつエピソードを除外するのに役立った．ストレスに対する文化的に適切な表現を踏まえてその人の民族や人種を考慮することを，全体評価する際に取り入れるべきである．いくつかのデータでは，発展途上国において短期精神病性障害の発症率がより高いことが示唆されている．

鑑別診断

　短期精神病性障害の鑑別診断には，他の原因，例えば，「統合失調症」「妄想性障害」「大うつ病性障害，精神病性の特徴を伴う」または「双極I型障害，現在または最近のエピソードが躁病，気分に一致する精神病性の特徴を伴う」のような気分障害，などの精神病も含まれる．診察者はまた，物質・医薬品誘発性精神病性障害，せん妄，作為症，詐病を注意深く除外するべきである．妄想性パーソナリティ障害や，統合失調型パーソナリティ障害などの，パーソナリティ障害もまた，考慮されるべきである．

　この障害の進展の時間経過は，鑑別診断を体系的に行うときに考慮すべき重要なことである．例えば，混乱，見当識障害，奇異な行動の急激なあるいは突然の発症はせん妄を示すかもしれない．気分障害は再発性となりうるし，しばしば家族歴を有する．統合失調症や統合失調症様障害には陽性症状と陰性症状の両方があり，症状がずっと長い．作為症は患者が"病者の役割"を演じ続けようとする際に起こる．詐病では，例えば，食事や避難のための入院のような二次的な利得がみられる．統合失調型パーソナリティ障害や妄想性パーソナリティ障害のようなパーソナリティ障害は，その人の生涯にわたって認められる．

　鑑別診断において考慮すべき追加の疾患については，DSM-5を見よ．また，DSM-5のそれぞれの項目における併存症と鑑別診断の解説も参照せよ．

要約

- 短期精神病性障害の診断には1つまたはそれ以上の，以下の症状，すなわち，妄想，幻覚，まとまりのない発語，ひどくまとまりのない，または緊張病性の行動の存在が必要である．これらの項目には文化的に容認された症状は含まれない．
- 持続期間は少なくとも1日から1カ月未満であり，病前の機能レベルまで回復する．
- 「抑うつ障害，精神病性の特徴を伴う」や双極性障害といった気分障害は，症状の原因にはならない．
- 統合失調症様障害または統合失調症の基準を満たさず，特に症状の持続期間の基準を満たさない．

- せん妄，物質・医薬品誘発性精神病性障害は注意深く吟味され，除外される．
- 症状は，パーソナリティ障害，作為症，または詐病の結果によるものではない．
- 症状は，明らかなストレス因がある場合にもない場合にも起こる．

診断を深める

妄想性障害
Delusional Disorder

マニュアル ➡ p.90
手引 ➡ p.43

　ゴードンさんは39歳の女性で，伝えられるところによると人気音楽スターへの嫌がらせをしたとして警察によって救急外来に搬送された．彼女は身なりは整い，趣味よく化粧をしていて，外見上は友好的であった．彼女は大学卒であり，独身で，物質乱用歴はない．彼女は看護師や医師からの質問に適切に答えた．しかし，音楽家に関する嫌がらせの苦情について聞かれると，動揺して「私は彼と結婚することになっている」と言った．加えて，過去2年間にわたり，ゴードンさんはその有名人にラブレターを書き続け，ずっと電話をかけようとしてきた．今晩，彼女はコンサート前に彼が滞在しているホテルで彼に近づこうとした．この"関係"についてさらに尋ねられると，彼女は，自分達がどのようにオンラインで出会ったか，そしてどのように今晩結婚することになったのかの詳細を丹念に説明した．

　彼女の精神状態検査には特徴的なものはなかったが，彼女はその有名人と結婚することになっているという，変わらない誤った信念をもち続けている．彼女はこの誤った信念をもち出さない限りはずっと落ち着いた状態であった．彼女が自分の平静を保ち，眠れるように，最終的に低用量の抗精神病薬が処方された．

　彼女の姉が後に到着し，さらに詳細を教えてくれた．姉によると，家族は当初，ゴードンさんがこの男性と会っていると信じたが，すぐにそれは事実ではないと気づいた．姉は，彼女がその有名人に夢中であることのほかには，ゴードンさんは正常気分で，睡眠，気力，活動のレベルが正常であると請け合った．彼女は1人暮らしで，広告代理店で安定した職についていた．姉はそれまでにどんな躁，抑うつ，または幻覚の症状も見たことはなかった．

　この症例は，妄想性障害の被愛型の重要な側面を強調している．ゴードンさんは，彼女が有名人と結婚することになっている，という固定した誤った信念をもっている．この信念は頑なに保持され，他人に説得されても取り除けない．彼女は統合失調症の診断基準は満たさない．なぜなら彼女は，統合失調症の基準Aの他の症状のどれも示していないからである．彼女の会話は論理的で目標指向的で，まとまりのない思考や行動はみられない．彼女の機能レベルは，この限定した信念から生じた結果を除いては，明らかに欠陥のないままのようである．

　ゴードンさんは気分障害の診断基準を満たしていない．彼女は自分がその有名人と一緒にいられないことに動揺するが，他の点では，彼女の家族の観察や彼女自身が述べるには抑うつや躁のどちらの症状も観察されない．**被愛**という用語は，双極性障害の躁病と混同されるべきではない．躁病の人はそのような妄想をいだくこともあるが，その人達は睡眠欲求の減退や活動レベルの上昇といった他の典型的な躁病の症状ももっているだろう．

　ほかにありうる精神病の原因として，例えば，違法薬物や処方された医薬品（例：喘息に対するステロイド）の中毒，せん妄，認知症，が注意深く除外された．ゴードンさんは醜形恐怖症にみられるような異常な身体心像の問題はない．

診断へのアプローチ

　妄想をいだいている人は他人が妄想に同意しなかったり妄想に直面化すると，しばしば動揺したり興奮したりする．したがって，批判的ではない，

安心させるような方法が最もよい．妄想に関係しない彼らの生活の他の領域について話すことも一助となる．例えば，家族のこと，子どものこと，次の休日のこと，あるいは最近の出来事は，こうした人達とより信頼関係のある話し合いをもつことを可能にする．その後，彼らはその妄想的な信念をより打ち明けて共有できる．家族と早期にかかわることが一助となるかもしれない．

妄想性障害でみられる妄想は典型的には奇異なものではない．例えば，火星人が地球を侵略している，というような奇異で独特の信念はこの診断では典型的にはみられない．例えば，嫉妬，迫害，被愛，あるいは重要な人と特別な関係がある，というような妄想の主題が典型的に提示されるものである．この疾患を統合失調症または精神病性の特徴を伴う気分障害と区別することは重要である．

妄想性障害の診断は注意深い病歴の検討と検査の後で下される．外部からの情報提供が役立ちうるし，家族，友人，あるいは過去の記録から得られる追加情報がしばしば必要となる．患者は自分の妄想について診察者とは心を開いて話さないかもしれないので，その症状は外部の情報なしには見落とされることがある．

例えば，精神病症状を伴う躁病エピソードや精神病症状を伴う抑うつのような気分障害について，その人の病歴を注意深く調査することは重要である．躁病の患者はしばしば誇大妄想をいだくし，社会や家庭や仲間達の中での自分の重要性を膨らませているかもしれない．しかし，彼らはまた，他の症状，例えば，睡眠欲求の減少，活動や活力の増加，興奮，気分の周期的な変動などを示す．精神病症状を伴う抑うつの人はしばしば虚無妄想を示し，また，活動への興味が消失し，啼泣，希望喪失，無気力，があるかもしれない．

完全な生活歴や社会歴は，既往歴も同様に，その人の人生における遺伝的，または社会精神医学的問題を決定するのに役立つよう，聴取されるべきである．

病歴聴取

42歳の女性が，夫が誰かと不倫しているという信念が正しいかどうか評価して欲しい，と救急外来に現れた．家族のうち何人かが，こうした主張は誤りであると断定している．その女性に対立しないような質問には以下のようなものがある．「あなたはいつ夫の不倫について疑うようになったのですか．どのようにそれを見つけ出したのですか．彼の電話記録を調べてみましたか，それとも他に証拠があるのですか．彼が今も不倫していると信じていますか．もっと説明してもらえますか」．

統合失調症のような他の型の精神病症状を聞き出す場合，臨床家は以下のような質問をすべきである．「あなたが1人でいるときに，声が聞こえますか．あるいは他の人には見えないものが見えますか．ラジオかテレビかインターネットから何かが特別に，自分に働きかけてきますか．人があなたを傷つけようとしていますか，例えば毒を使って？」．

気分障害を聞き出す場合，臨床家はこういった質問をしてもよい．「（夫があなたをだまそうとしていると信じていることとは別に）気分が落ち込んでいるときがありますか．あなたは睡眠や食事で問題はありますか．仕事や学校で問題をかかえていますか．考えすぎていませんか．（普段の行いらしくなく）活動量が増えたり，お金を使ったり，活力のレベルが上がっていませんか．動揺していませんか．神に近づいたと感じたり，自分が神や預言者になったと信じていますか」．

物質乱用のスクリーニングのために，臨床家は以下のように尋ねてもよい．「あなたはどれくらいの量のアルコールを飲みますか．マリファナを使用していますか．コカインは？覚醒剤は？何かほかの薬は？それはどのくらいの頻度？週に3回か4回ですか」と．

精神科医は適切な診断を下すために追加の情報源にしばしば頼らなければならない．時々，この情報は，その人がうまくコミュニケーションがと

第 5 章　統合失調症スペクトラム障害および他の精神病性障害群　69

れないときや臨床家との会話が成立しないときのような危機的状況において必要となる．他の状況では，これらのデータを集めるには忍耐とその人の文書による同意が必要となる．いずれの状況においても，臨床家が関連のある臨床情報を第三者，例えば近い親類や友人から集めることが一助となる．精神病症状のある人はしばしばまとまりのない思考，妄想，または活発な幻覚をもち，それらは適切な評価を行うための十分な情報を集めることを不可能とまではいわないが，困難にする．診療情報の単独の情報源として問診に頼ることは時として過ちとなりうる．例えば，精神疾患の診断基準の多くは，存在する症状の期間を必要とする．その人の話だけを頼りとすることは，誤った方向に行きかねない．なぜならこうした疾患のある人は，過去のエピソードまたは治療の正確な日時と場所がわからないほどに悪化している可能性があるからである．

診断を明確にするヒント

- 例えば，家族への問診，過去の精神科の記録，または患者の心理社会的，医学的病歴の包括的な評価のような，追加の情報源を入手すること．
- 例えば，精神病性の特徴を伴う躁病または抑うつのような，精神病症状の一般的な原因を注意深く除外すること．
- 妄想を発見するために，外部の問診を実施することを考慮すること．患者の問診のみに頼ることは，誤った方向に行きかねない．
- 妄想に直面化させることが患者を防衛的かつ不信にさせることがあるので，早期の問診においては信頼関係やラポールを発展させることに集中すること．
- 例えば，脳の障害や甲状腺機能異常のような，他の型の病理を除外するため，薬物スクリーニングや他の医学的または神経画像検査を考慮すること．

症例検討

　ワトソンさんは統合失調症の 25 歳の女性で，夫および夫婦と親しい友人である隣人とともに外来を受診した．隣人は精神科医にこの人について個人的に説明したいという．一見したところ，隣人はこの夫婦の全体的な状況について心配している．精神科医はこの夫婦に隣人に話してもらってもよいか尋ね，彼らは同意した．

　その隣人が説明するには，ワトソンさんは統合失調症に対し抗精神病薬の薬物治療を受けているが，人々が彼女を捕まえようと自宅のテレビやコンピュータやカメラを通じて彼女が監視されている，という思いが続いているという．隣人は，夫もまたこの奇妙なことのいくつかを信じていることに気づいた．例えば，彼は"スパイ衛星"が彼らの写真を撮れないように妻が窓を覆うのを手伝っているのだという．彼は隣人に「あなたは決してわからないだろうが，それは本当に事実なんだ」と言う．彼もまた，ワトソンさんの地球外生命体が人々の身体を乗っ取ることができる，というような奇妙な信念の多くについて同意し始めている．隣人は，数週間夫婦が離れていたときは，夫の症状は改善していたように見えた，と述べた．彼の信念は妻のものほどは強くないけれども，隣人は，この夫婦はお互い，実際に悪影響を及ぼし合っていないということを確認したがっていた．隣人は長年この夫婦のことを知っていて，彼女の意見では，妻のほうがより支配的な性格であるという．

　精神科医が単独で面接すると，夫は幻覚のような活発な症状があることを否定し，物質乱用または気分症状のような他の問題もないと述べた．彼はよく話し，彼は非常勤の仕事をしていて，妻を深く愛しているという．彼は受動的で，感情的に多くの点で彼女に依存していた．妻の固定した誤った信念が現れたとき，夫は彼女が精神的に病気であることには同意したが，彼女の考えの多くが「事実だろう」という信念を示した．夫は UFO や地球外生命体の目撃例についての本を読んでいたという．彼は，妻のそのような多くの信念や，

> 例えば公共の場でのカメラのような他の問題について，自分も同感だと述べた．彼はこうした話題を，精神科医が特に尋ねるまでは話さなかった．

1877年に，LasègueとFalretは「共有精神病性障害」（folie à deux；2人によって共有された狂気）について記述したが，それは指標となる，すなわち第一の症例は統合失調症のような精神病性の病気である．第二の症例は，通常は指標となる症例と非常に近い関係，例えば配偶者や同胞のような関係である．指標となる症例は，通常はより支配的なパーソナリティの様式をもつ．第二の症例は，パーソナリティにおいて，あるいは他の未知の点においてなんらかの脆弱性をもつ．

この症例では，夫が妻の妄想の多くを共有している．彼は統合失調症の診断基準を満たさない．なぜなら彼は，例えば幻覚やまとまりのない発語または思考といった，基準Aの通常の症状を示していないからである．彼は妻の妄想のいくつかを，より軽度に，より奇妙さが少ない形での表出として共有しているだけである．したがって，彼の診断は「妄想性障害，奇異な内容を伴う」になるだろう．この症例では，その症状は優勢な精神病症状のあるパートナーから得られた状態であるだろう．第二の症例は通常，第一の症例からしばらく離されたときに症状が改善する．

鑑別診断

妄想性障害はその患者が他の疾患に起因しない妄想をもっているときに考慮されるべきである．物質・医薬品誘発性精神病性障害，せん妄，および認知症の人は適切に調べられるべきである．もしその人が統合失調症の基準Aに合致するなら，妄想性障害は診断されない．妄想性障害は典型的には社会的・職業的機能においては統合失調症よりも障害がより少ない．

妄想をもつ人では気分障害を注意深く調べることもまた重要である．なぜなら，単極性うつ病や双極性障害（抑うつエピソードまたは躁病エピソードを伴う）は，その人の症状提示の一部として妄想のような精神病症状を示しうるからである．例えば，誇大妄想や被愛妄想は気分に一致した精神病症状を伴う躁病エピソードの最中に容易に起こりうる．

最後に，醜形恐怖症または強迫症の人でも，一見すると妄想に見える重篤にゆがんだ考えをもつように見える可能性がある．適切な臨床的関連と注意深い診察が有用である．

鑑別診断において考慮すべき追加の疾患については，DSM-5を見よ．また，DSM-5のそれぞれの項目における併存症と鑑別診断の解説も参照せよ．

要約

- 統合失調症の他の診断基準に合致しない人における，固定した誤った信念の存在は，妄想性障害の診断を導きうる．
- 精神病症状をもつどの人でも，医学的疾患，認知症，せん妄を除外することは重要である．適切な認知スクリーニングや検査が有用となる．
- 共有精神病性障害（folie à deux）はDSM-5においてはもはや独立した診断ではない．診断基準を満たした患者は妄想性障害と診断されるべきである．たとえ症状が明らかに，精神病症状をもつもう1人との近い密接な関係により誘発されていたとしても．
- 妄想は抑うつまたは躁病エピソード中に起こりうるが，そのときは妄想性障害ではなく気分障害のエピソードの一部と考えるべきである．
- 外部の情報源や追加のデータが，その人の文化や宗教の一部である信念というよりむしろ妄想を有しているのかどうかを決定するのに役に立つ．

診断を深める

統合失調感情障害
Schizoaffective Disorder

マニュアル ● p.105
手引 ● p.50

コリンさんは 2 人の子どもをもつ 30 歳の既婚女性である．彼女は診察のために夫とともに外来に現れた．彼女は最初の抑うつが高校 3 年生のときにあったと述べた．当時，服薬を始めたら結果がよかった．彼女は地域の短大に進学し，そこで夫と知り合った．彼女は 27 歳で 2 人目の子どもを産むまでは問題なく過ごしていた．そのころ，彼女は 2 回目の抑うつエピソードを経験したが，それは彼女が孤独を感じ，眠れなくなり食欲もなくなり，そして，かつての高校時代の教師が彼女に否定的なことを話す声が聞こえるようになるまでに悪化した．彼女は教師が彼女のことを当局に通報しようとしていて，子どもの養育権を失うかもしれないと信じていた．そのとき，彼女は初めて入院し，抗うつ薬と抗精神病薬の薬物療法で症状は安定した．その効果で，自宅に戻り子どもの世話をするようになった．1 年後，彼女の主治医の精神科医は彼女がずっとうまくやっていると感じていた．すなわち，彼女の気分は正常で，何の精神病性の症状も示さなかった．抗精神病薬の使用による長期的な副作用の可能性を心配して，徐々にその薬物が減量された．数カ月の間は，まったく調子がよいように見えたが，その後，かつての彼女の教師と過去の知り合いのささやき声が聞こえるようになった．彼女は気分に問題があるとは述べず，抑うつあるいは躁症状の徴候を示していなかった．精神科医に聞かれると，彼女は 6 週間ずっと声が聞こえていたが，それらはいずれなくなるだろうと考えていたと述べた．精神科医は彼女に抗精神病薬の投薬を再開し，幻聴は寛解した．精神科医と患者はともに，当分の間は彼女が抗うつ薬と抗精神病薬の両方を服用することに決定した．

この症例は統合失調感情障害のいくつかの古典的な特徴を説明している．コリンさんは人生の早期に抑うつ症状を発症し，その後の抑うつエピソードの後にだけ，統合失調症の基準 A を満たす症状を示し始めた．彼女の場合，幻覚（教師の声）と妄想（子どもの養育権当局に彼女のことを教師が報告するという妄想症）の両方が認められた．当時，彼女が初めて精神病症状を呈し始めたときは，彼女は完全な抑うつエピソードの最中であった．彼女の病歴を考慮すると，精神病像を伴ううつ病が考えられそうな診断である．精神科医は，彼女への抗うつ薬（再発した抑うつ状態に対して）と抗精神病薬（適切な短めの期間）を慎重に継続した．1 年後の抗精神病薬処方の中止の試みは合理的である．しかしながらこの症例では，コリンさんの精神病症状は，彼女の気分が正常範囲である間に再燃した．彼女には幻聴が 2 週間以上前からあったので，気分障害と独立した精神病症状があったのである．彼女はまた，初めて精神病状態になって以来の 50％ 以上の期間（治療が成功していたほとんどの期間）で抑うつ状態であり，したがって統合失調感情障害の診断基準 A を満たしている．

診断へのアプローチ

統合失調感情障害は，患者の臨床的時間経過を心にとめてなされるべき診断である．なぜならそれは，気分の変調および/または精神病の期間の混合であり，それぞれの相対的な構成割合を決定することが最も重要であるからである．気分障害か精神病のどちらかから出発して診断が下されうる．臨床家は，気分の問題として診断を始めることができるが，その場合，正常気分の期間と基準 A に記述されている統合失調症の主要な症状がずっとあったのかどうかを調べる，あるいは統合失調症の基準 A の症状から始めるときは，その診断は気分症状が同時に存在していたかの可能性によるものとすることができる．われわれの経験から最も多いのは，気分障害がいくらかの期間存在しているもので，患者は最も頻繁に抑うつを，時々躁病を呈する．患者の気分が安定していて精

神病症状が残存しているときのみ，統合失調感情障害や統合失調症の可能性が考えられる．後者2つの診断の鑑別には，気分障害の累積期間の決定が必要である．

　統合失調感情障害の診断の必要性を，病気を気分障害か精神病性障害のどちらかに分類しがちな患者とその家族に説明することは，しばしば困難である．しかし実際には，この診断は患者が混合した症状を示すためによく使われている．統合失調感情障害は診断基準を混合しており，また2つのはっきり異なった作用機序を示唆する．われわれが使用する1つの類比は，症状のための燃料という概念である．異なった燃料（神経受容体，化学的異常，および同様のもの）と未知の疾患メカニズムが独立して，気分障害と統合失調症の基準Aの症状に点火している．精神病と統合失調症の基準Aの両方を考慮することは重要である．統合失調感情障害の人は単に精神病症状があるだけではない．その人は基準Aの少なくとも2つの症状を満たしていなければならない．多くの患者は妄想と幻覚を，彼らのうつ病あるいは双極性障害の状態の中で示しているが，まとまりのない発語，ひどく異常な精神運動行動，または陰性症状を示すことはない．統合失調感情障害は女性により多くみられると考えられている．

　DSM-5で述べられているように，「統合失調症と統合失調感情障害の自殺の生涯発症危険率は5％であり，抑うつ症状が存在すれば，自殺の危険性はそれと相関してより高くなる」(p.108)．

病歴聴取

　32歳の男性が抑うつを主訴に臨床家の診察室に現れた．彼は6カ月前に仕事を失って以来，ずっと悲しく，混乱していた．結婚したことはなく，両親と一緒に住んでいた．面接で，彼は高校卒業以来，自分がずっと"未知の力"の犠牲であったと述べた．これらの力には悪意があり，仕事の成功や妻を見つけることを阻んでいる．彼はこれらの力が"自分をこっそり見張ることができない"ように，"真っ暗にする"厚くて重いブラインドを寝室に買った．その男性はアルコールや他の物質使用を否定し，自分自身のことを非常に信仰深く保守的に教えを守ると考えていた．最近，彼は地域の開業医を受診し，年に1回の検査を受けて，コレステロール値の上昇のほかは，問題となる医学的所見はなかった．両親は彼の精神科受診についてきて，尋ねられると，彼の病歴を本質的に裏づけるようなことを言った．両親は彼がずっと落ち込んでいたことには気づいていたが，"力"のことを聞いて驚いた．両親は彼が眠りやすくするために重いブラインドをつけたと思っていた．父親は，患者の兄が"野蛮な"子どもで何度か家から逃げ出したことを話した．結局，その兄は"神経衰弱状態"で病院に入院したが，父親はそれ以上の詳細を知らなかった．

　この男性は臨床家にとっての診断的難題を表している．ここに，統合失調感情障害の正確な診断をするために必要な病歴をとるための1つの可能な方法がある．すなわち，その男性の示す訴え，この症例では抑うつから始めること．臨床家は「うつ病は人により違ったことを意味します．あなたのうつ状態について話してもらえますか」と聞くことができる．ある人がうつ病の古典的な記述をすることもありうるが，うつ病はまた平板なあるいは無感情な状態を意味することがあるかもしれない．後者の場合，統合失調症の陰性症状の強い疑いがもたれるべきである．この男性がうつ病の多くの症状を述べると仮定すると，それぞれのエピソードが続く期間の長さとエピソードの総数を引き出すことが非常に有用である．その男性がはっきりしない様子なら，自殺念慮をもったか入院したかの最悪のエピソードを覚えているか尋ねよ．その人が気分の問題をもっていたおおよその期間を，臨床家が心の中に描写する（あるいは紙の上にグラフを書く）必要がある．この持続は最終診断をするのに必須である．

　この症例の男性には躁病エピソードの明白な病歴はなかった．この病歴は時々，その人の疑いについて言及されることで引き出される可能性がある．「誰かがあなたのことをこっそり見張っていて，成功するのを邪魔している理由を説明するよ

うな何か特別なことがありますか」．この質問は誇大的な症状を明らかにすることになるかもしれないし，躁的な期間をより深く調べることができるだろう．

さらに，統合失調症の基準 A の症状の可能性を調べることが必要となる．この男性には妄想的な思考があり，そのための次の質問は「彼が今までにそれらの力の声を聞いたり，姿を見たりしたことがあるかどうか」であろう．彼の発語はまとまりがないようであるが，彼に自由に話をさせることによりまとまりの悪さがいくらか聞き出せるかもしれない．彼の動きを注意深く観察することで，いくらかの異常の現れが見てとれるかもしれないし，彼とその家族と話し合うことで陰性症状を明らかにできるかもしれない．最後に，彼の疑いと基準 A が気分の問題がないときに生じることを確かめることが不可欠である．「その力は，気分がかなりいい状態だと感じているときでさえも，あなたを悩ませていますか」と彼に尋ねることは，基準 A の症状の期間に気分障害が同時に発生していないことを確かめるのに役立つ．記憶すべき手ごろな式は，50％ を超える気分障害 + 2 週間以上の基準 A の症状 1 つ = 統合失調感情障害，である．

診断を明確にするヒント

- うつ病および/または躁病エピソード（双極性障害）を確定することから始めること．情動的であるか，または，悲哀の期間があることは十分ではない．
- 次に，患者が統合失調症の基準 A を満たすかどうかを決定すること．そのうち，1 つの症状は幻覚，妄想，またはまとまりのない発語でなければならないことに注意すること．
- その次に，統合失調症の症状が，気分障害が存在しない間（治療による寛解もありうる）に出現したかどうかを決定すること．
- 最後に，患者の治療歴のうちのどれだけが気分障害が現れている期間だったのか，または投薬により治療されていた期間だったのかを計算すること．もしその期間が合計の 50％ 以上であれば，鑑別診断で統合失調感情障害が最も可能性のある診断と考えられるべきである．

症例検討

ウィリアムズさんは 18 歳の独身男性で，最近地域のデパートで万引きして逮捕された．彼は以前にも問題を起こしたことがあり，未成年者であったので少年院で過ごしたことがある．ウィリアムズさんはアメリカで生まれ育ったが，父はウェールズから，母親はアフリカからの移民であった．彼の両親はアメリカ文化の規範によくなじんでいなかった．ウィリアムズさんは非常に利口な少年だと考えられていたが，集中すること，課題を行うことが難しかった．家族は彼が学校で退屈していると感じていたので，いくつかの選択肢や自宅教育の方法を試した．彼は学校のカウンセラーに会っており，そのカウンセラーは彼が反抗挑発症と注意欠如・多動症に一致した症状を示していると考えていた．彼は小児科医に紹介され，いくつかの精神刺激薬使用が試みられたが，その刺激薬により彼はいらだち，眠れなくなった．睡眠はウィリアムズさんにとって常に問題であり，彼はしばしばコンピュータゲームをして何日も起き続けていることがあり，また年長になると，友人と一緒に過ごしていた．彼は何度か放浪したり，公然とマリファナを吸ったりして逮捕された．

ウィリアムズさんが刑務所にいる間，当局は彼の行動に関心をもち始めた．彼は興奮し，早口で話し，自分の頭の中で "声" が叫んでいると言っていた．彼は両親には，万引きしたのではない，自分で店をもっているからだと言った．刑務所の医師は物質誘発性の状態を疑ったが，すべての薬物毒性は陰性であった．精神科医が呼ばれ，詳細な面接の後，ウィリアムズさんが，精神病を伴う躁病エピソードであると確信した．彼は気分安定薬と抗精神病薬の両方を処方し，ウィリアムズさんの症状は改善したようだった．ウィリアムズさんは精神科医の継続治療と両親と生活することを

約束に執行猶予となった.
　ウィリアムズさんは薬を飲んでいる間は人が変わったように見えた.興奮したり不安定さが少なくなり,注意力もよくなり,夜中よく眠れるようになった.しかし,彼は処方薬が彼の感覚を鈍らせることを訴え,数カ月後に抗精神病薬の内服を中止した.彼は,薬が減ったと思ったので,地域の短大に通うようになった.しかし,出席して1カ月で,母親に,また声が,はじめはささやき声で,しかしその後は完全な会話の声が聞こえる,と言い始めた.彼は,その声は宇宙から人工衛星により光線となってやってきたもので,ほとんどが政府の実験の一部であるようだと信じていた.精神病症状が重篤であったにもかかわらず,彼の気分は正常のままで,躁も抑うつも,いずれの徴候や症状も示さなかった.精神科医は異なる抗精神病薬を処方し,その1つがウィリアムズさんに忍容性がより良好で,声と妄想を大きく減少させた.

　ウィリアムズさんは統合失調感情障害の可能性がある,より非定型な症例の一例である.彼は比較的若年で,気分障害と統合失調症の基準Aの病歴のいずれも診断として確立されていなかった.この筋書きでは,彼のひどく反抗的な行動は,双極性障害という正しい診断の代わりに反抗挑発症と注意欠如・多動症であるという誤診によるものであった.1つの手がかりは,精神刺激薬に対する彼の反応の悪さであり,それは彼の注意を改善する代わりに興奮させた.最後に,彼が収監された時点で,彼は明らかに誇大的で,高圧的で,精神病的であった.精神科医が推定した双極性障害の診断は非常に合理的であり,時間の経過とともに彼の抗精神病薬を減量したことも合理的である.患者の気分の異常のない中での精神病の再発で,基礎にある独立した精神病性疾患が疑われる.この時点で,もし精神科医が,ウィリアムズさんの人生のほとんどで自分の躁病の症状と付き合っており,気分がうまく制御されているときに精神病を起こしていたと推定できるのであれば,最も考えられる診断は統合失調感情障害であるだろう.この診断のままでいるかどうかは時間だけが知ることである.彼の気分症状が病気全体の小さな部分となったときには,統合失調症の診断が適用されるかもしれない.

　臨床家はウィリアムズさんの診断および/または経過に影響するかもしれない他の要因も考慮しなければならない.患者の民族性や移民という立場(また移民の子どもであること)が,統合失調感情障害の評価の際に考慮すべき要因となりうる.文化的影響が精神病に対する反応のいくつかを説明するかもしれない.精神病症状に対する高度な情緒的反応が,躁病または抑うつエピソードと混同されるだろう.最近の移住は個人の統合失調感情障害の発症の危険性を増大させる可能性がある.

鑑別診断

　統合失調感情障害の診断をすることは鑑別診断を行う練習になる.診断に包含されるものは統合失調症と主要な気分障害の両者の要素の存在である.定義によると,臨床家はこの診断を3つの主要な診断,すなわち,「統合失調症」「うつ病,精神病性の特徴を伴う」「双極性障害,精神病性の特徴を伴う」から区別しなければならない.精神病症状が気分障害を伴っていないことと気分障害が疾病の生涯持続期間の半分以上続いているかどうかを確定することが診断に必須である.注意すべきことは,もし精神病症状の構成要素が患者にとって新しく現れた要素であるならば,統合失調症と同じ鑑別診断が考慮されるべきである.したがって,1カ月未満の精神病症状を伴うものは短期精神病性障害,一方6カ月未満の精神病症状を伴うものは統合失調症様障害であるかもしれない.

　このほか診断上考慮すべきことは,その疾患が物質・医薬品誘発性障害または他の医学的疾患による二次的なものかどうかということである.時にはパーソナリティ障害が統合失調感情障害と混同されることがある.例えば,気分の不安定な時期と精神病様状態を伴う境界性パーソナリティ障害の患者は,統合失調感情障害患者と似たように見える可能性がある.境界性パーソナリティ障害患者の症状がすばやく変化することが,正しい診

断には役立つことがある．

　鑑別診断において考慮すべき追加の疾患については，DSM-5 を見よ．また，DSM-5 のそれぞれの項目における併存症と鑑別診断の解説も参照せよ．

要約

- 統合失調感情障害は，気分と統合失調症様の症状の混合したものである．両方の診断群からの症状が，この障害の経過の間に確認されなければならない．
- 統合失調症の基準 A を満たす少なくとも 2 週間の独立した期間の確立が必要である．
- 患者の治療歴から，明らかな気分エピソードの期間または薬物治療が奏効していた時期のいずれが，どれくらいだったかを注意深く計算することは最も重要である．その期間が合わせて50％以上であれば，統合失調感情障害を強く考慮すべきである．
- 統合失調感情障害は，女性により多くみられる．

本章の要約

統合失調症スペクトラム障害および他の精神病性障害群

　DSM-5 の統合失調症スペクトラム障害および他の精神病性障害群における変更は進化的であったが，革新的なものではない．この変更が，各疾患をよりよく区別すること，また最も確実で信頼性のある基準の組み合わせの提供に役立つことが望まれる．

　"要となる"診断とみなされている統合失調症の診断では，現在は，基準 A の 1 つの症状は妄想，幻覚，またはまとまりのない発語であることが必要で，この診断を下されたすべての人が精神病症状をもつことを保証している．奇異な妄想または複雑な幻覚という特別な状態は削除されている．臨床家の経験のほとんどで，人は基準 A の 3 つ以上の症状を呈していることが一般的である．

　短期精神病性障害は本質的に同じものであるが，その診断はさらに病気の間隔は 30 日未満であることを注意深く確定できるかどうかに基づいている．同様に，統合失調症様障害は，解消したり，統合失調症または別の精神疾患に発展したりする，期間限定の診断のままにとどまっている．

　妄想性障害は，事実に基づかない信念をもつ人が全体的な行動と機能には限定的な影響しかもたないものであるとするままである．歴史的に *folie à deux* と呼ばれていた共有精神病性障害は，DSM-5 から削除された．

　"かなりの"期間（専門家は疾病の生涯持続時間の 15～50％ の範囲であると述べているが），気分障害をもつということの意味のあいまいさのために，統合失調感情障害を診断することは以前は難しかった．新しい基準の「半分以上」という期間は，診断をしっかりしたものとするのに役立つはずである．しかしながら，治療時間の長さを決定することはまだ難題であるだろう．なぜなら，多くの患者は必要であるかないかにかかわらず抗うつ薬を服用し続けているからである．

　他の医学的疾患による，または物質・医薬品誘発性精神病性障害は，精神病症状が身体的または中毒性の病因をもつかもしれないことに注意を促し続けている．最後に，これら診断のほとんどすべては緊張病性の特定用語をもちうる．緊張病の定義は，DSM-5 の「他の精神疾患に関連する緊張病（緊張病の特定用語）」の節にあって，そこには昏迷，カタレプシー，無言症，反響言語を含む 12 の症状があげられている．

診断の重要点

- 幻覚または妄想のどちらかを伴った精神病の存在を決定することは，統合失調症スペクトラム障害および他の精神病性障害群の人を診断する際の最初の仕事である．
- その人が精神病および/または陰性症状を示していた時間の長さは，多くの症例の決定過程を前進させる：短期精神病性障害＜統合失

調症様障害＜統合失調症または統合失調感情障害

- その人が診断可能な気分障害をもつ時間の存在とその割合を探り出すことは，その人が統合失調症様障害あるいは気分障害のいずれであるかを確定するために決定的なことである．
- 統合失調感情障害の正確な診断には２つの決定的な要素が必要である：診断可能な気分障害は 50％ より長い時間存在しなければならない（たとえうまく治療されたとしても），および，統合失調症の症状の期間は，気分障害のないときに，少なくとも２週間続かなくてはならない．
- 大半の症例において，重い統合失調症スペクトラム障害をもつ患者でさえ，人や場所や時間の見当識がある．見当識障害は，物質・医薬品誘発性精神病性障害についての診断上の警告標識であるか，または認識されていないか十分治療されていない医学的疾患の結果のどちらかである．
- 自閉スペクトラム症は，統合失調症または統合失調症様障害と混同されうる．自閉スペクトラム症は通常若年で始まり，自閉スペクトラム症をもつ人は，長く続く幻覚および/または妄想を経験するものではない．

自己評価

鍵となる概念：知識をダブルチェックしよう

以下の概念は，種々の統合失調症スペクトラム障害および他の精神病性障害群に対してどう関連しているか．

- 精神病
- 妄想
- 幻覚
- まとまりのない発語
- ひどくまとまりのない，または緊張病性の行動
- 陰性症状
- 心理社会的機能（例えば，仕事，対人関係，自己管理）への重篤な影響
- 気分障害や物質・医薬品誘発性精神病性障害を除外すること
- 気分症状の持続と精神病性症状の持続を別々に決めること

同僚や指導者への質問

1. 統合失調症の診断における重要な変更は下位分類（例：妄想型，解体型）の削除である．これらの下位分類は役に立ったか．それらは，ずっと安定していたか．それらをもたないことで診療上変化はあるだろうか．
2. 短期精神病性障害，統合失調症様障害，統合失調症の間での違いを決定するのは，どの程度難しいか．前駆症状や減弱した症状の間欠期は，信頼性をもって測定できるだろうか．
3. 気分障害が「全期間の相当な期間」に代わって「全期間の大半の期間」に存在していることを必要とするという変更は，統合失調感情障害の診断の頻度を変えるだろうか．
4. DSM-IV は，もし妄想が奇異なものであったり，または幻覚が説明する声かまたは２つ以上の声が互いに会話しているものならば，統合失調症の診断の基準 A から１つの症状があればよいとしていた．臨床現場では，この免除措置が統合失調症の診断をするためにどれほどの頻度で問題となっただろうか．

ケースに基づく質問

Part A

ジェンキンスさんは 19 歳の男性で，支離滅裂な状態になっていたところを見つかり警察によって救急治療部に連れてこられた．救急救命士によると，彼は通りの縁石に座っていて，見当識がなく混乱していたようだった．彼の身元はわからなかった．目撃者は警察に対して，彼は誰かに叫んでいて，まるで誰かが彼を追いかけているように行動していたと

述べた．静脈注射がその場で始められ，救急救命士がその男を病院に輸送した．救急治療部では，ジェンキンスさんは眠そうで，血圧は 180/98 で心拍数は 148 であった．彼の尿中薬物スクリーニングでは，コカインとマリファナに陽性であった．彼の瞳孔は拡大していた．1 時間後，医学生が彼の汚れた服や十字架の入れ墨をした首を調べたとき，患者は突然飛び上がって叫んだ．彼は病院には幽霊がいて，死んだ人達が彼の首を絞めようとしていると信じていた．彼は腕から静脈注射の管を引き裂いた．患者はすぐさま抗精神病薬で鎮静させられた．彼は後に，観察と不安定なバイタルサインを監視するために集中治療室に入れられた．彼は幻覚と妄想のため興奮していたことがわかったが，時間や場所，人に対する見当識は保たれていた．

■ ジェンキンスさんへの最もふさわしい診断は何か．入院するに至った環境を考慮することが必要か

ジェンキンスさんは物質・医薬品誘発性精神病性障害に一致する徴候と症状を有している．彼は意識があり，見当識が保たれている．このことは，せん妄の可能性を除外するのに役立つ．患者はまた，コカイン中毒や大麻中毒と一致した自律神経症状と尿中薬物スクリーニング結果を示している．この時点で，この症状が前からあったのか，摂取した物質のためだけによるものかを区別することはできない．

Part B

入院して 3 日後，ジェンキンスさんは前より穏やかで，医学的に安定してきた．彼は病院の精神科病棟に転棟した．彼は徐々にしっかりしてきてすべての領域に適応した．幽霊の幻覚もなくなった．彼は病棟でテレビを見て，他の患者と話をした．彼の感情は，たいてい平板的だった．彼が独り言を言って，部屋の中のそこにはないものに返答していた，と看護師は言った．入院 8 日目，彼は精神科医に，「あのときはもう 6 時間目で，9 時間目までに闇が全土にやってきたんです．太陽が輝くのをやめたからです．そして，寺院のカーテンが 2 つに引き裂かれました」と説明した．医学生がインターネットでその言葉を調べて，それが聖書の一節であることを見つけるまで，誰もこの発言の意味がわからなかった．彼は，奇異な行動と発言の様式を示し続けた．彼は，うつろなまなざしで，同じ場所に何時間も立ち，人に言われるまで食べることも忘れていた．彼は，自分が "福音書の預言者" で，"すべての人の邪悪を取り除く" ためにここにいると信じていた．彼は自分の心が太陽と月を動かすことができると信じていた．昔のことを聞かれたとき，土星で生まれて，天王星が自分の故郷であると言った．彼はちゃんとした話を長くはできなかった．そして，彼の足と生殖器の大きさについて話をしているとき，不適切に笑った．別の病院で働いていたある看護師は，ジェンキンスさんを 10 カ月前の前回の精神科入院時から知っていて，彼はまったく同じように振る舞っていたと述べた．そのときには彼は薬物を使っていなかった，と彼女は確信している．ついに彼の母親の居所がわかった．彼女は，息子の躁病または抑うつの症状を見たことはまったくなかった．また，彼はこの 1 年はずっと精神病的で，今日まで薬物を一度も使ったことがないと述べた．

■ 患者の精神病症状の持続性は，最終的な診断をするのに重要であるか

ジェンキンスさんはコカインとマリファナをやめた数日後も精神病状態のままであった．このような薬物の効果は持続する可能性があるが，精神科医は物質乱用の診断を確定したこととは別に，潜在的な精神疾患を疑い始めるべきである．特に彼には 10 カ月前から同様の精神状態がみられていたという看護師の観察があるためである．彼には一度も躁病や抑うつのエピソードはなく，精神病症状は，薬物使用なしに 6 カ月以上続いていたので，最終的には統合失調症の診断がなされる．

Short-Answer Questions

1. 精神病症状を起こしうる一般的な物質は何か．
2. 物質・医薬品誘発性精神病性障害の診断を受けるために，その人がどんなタイプの幻覚や妄想をもっているのかは一般的に重要か．

3. 物質・医薬品誘発性精神病性障害をもつ人が，うつ病または統合失調症のような他の精神疾患をもっていたら，臨床家はどのようにしてそれを発見できるだろうか．
4. DSM-5 の統合失調症の基準 A の症状は何か．統合失調症の診断をするためには，基準 A のどの症状が，少なくとも 1 カ月間存在しなければならないか．統合失調症の基準 A の症状が 20 日だけしか続かなかった場合，診断は何か．
5. 統合失調症の基準 B の症状は何か．
6. 逐一説明する声を聴くことや，第三者が話す幻覚を経験することは，統合失調症の症状を示しているか．
7. 患者が統合失調症と一致した症状を数年間有していて，さらに突然躁病のエピソードを示す場合，診断は何か．
8. 統合失調症の前駆症状や減弱した形の症状の持続期間は，統合失調症の診断のために必要な 6 カ月間に数え入れられるか．
9. 妄想性障害に対する DSM-5 基準は，奇異な妄想でもよいか．
10. 統合失調感情障害の診断をするのに決定的な 2 つの時間基準は何か．

Answers

1. 精神病症状を起こしうる一般的な物質は，コカイン，アンフェタミン，カチノン，LSD（リゼルグ酸ジエチルアミド），キノコ類，マリファナ，医薬品，フェンシクリジン（PCP），アルコール，吸入剤，鎮静薬，催眠薬，抗不安薬である．
2. いいえ．物質・医薬品誘発性精神病性障害の診断を受けるために，その人がどんな型の幻覚や妄想をもっているのかは重要ではない．その障害は，容易に統合失調症のように見える可能性がある．
3. 一般的に，臨床家は別の主要な精神疾患を検出できないので，外部の情報源や記録や情報提供者に頼らなければならない，または物質・医薬品誘発性の状態がまず解消するのを待たなければならない．
4. 統合失調症の基準 A の症状には，妄想，幻覚，まとまりのない会話，ひどくまとまりのない精神運動行動（緊張病を含む），および陰性症状（例：情動の表出の減少，意欲欠如）を含む．以下の統合失調症の基準 A の症状の少なくとも 1 つが，少なくとも 1 カ月間存在しなければならない．それは幻覚，妄想またはまとまりのない発語である．統合失調症の基準 A の症状が 20 日だけしか続かなかったら，診断は短期精神病性障害である．
5. 統合失調症の基準 B は，1 つまたはそれ以上の主要な領域（例：仕事，対人関係または自己管理）における機能の程度が，発病以前に獲得していた程度より著しく低下していることを必要とする．
6. 1 つの症状だけでは統合失調症と診断できない．他の基準も必要である．質問で言及されている症状は，躁病エピソードの期間中または薬物使用によるもののような，別のタイプの精神病でも起こるかもしれない．
7. 持続する精神病性の障害という状況と，混乱した気分に一致する一連の新しい症状の出現で，いくつかの診断が考慮されるべきである．医学的および物質関連の要因が探索されるべきである．患者が統合失調感情障害を有する可能性は，臨床仮説としては評価されるかもしれない．
8. はい．基準 C の下では，統合失調症の前駆症状や減弱した形の症状の持続期間は，統合失調症の診断のために必要な 6 カ月として数え入れる．
9. 奇異な妄想それ自体は妄想性障害を排除しない．しかし，これらの妄想は機能に重大な影響を及ぼすことがなく，行動が奇異であることも奇妙であることもない．
10. 統合失調感情障害の診断をするのに重要な 2 つの時間基準は，気分障害なしに統合失調症の基準 A の症状が 2 週間存在することと，気分障害を伴った時間が 50％ 以上（治療された期間を含めて）あることである．

6

双極性障害および関連障害群

Bipolar and Related Disorders

「私は億万長者だ．——何でもできる」
「彼がこんなに速く話すときには，必ず話がずれていくんです…」

　双極性障害および関連障害群はありふれた，再発性の疾患で，しばしば衰弱し，多くの例で悲劇的な死に至る疾患であり，気分や活力，実行機能が動揺することが特徴的である（表6–1）．
　DSM-5では「双極性障害および関連症候群」はそれ自体の独自の章となっている（DSM-IVでは抑うつ障害群と合わせて単一の「気分障害」の章に入っていた）．「双極性障害および関連障害群」の章が「統合失調症スペクトラム障害および他の精神病性障害群」の章の後と「抑うつ障害群」の章の前にあるのは，症候学的，家族歴，および遺伝的観点から，双極性障害および関連障害群が統合失調症スペクトラムと抑うつ障害群のカテゴリーの間の橋渡しをする位置にあることを意味する．
　双極I型障害の患者は少なくとも1回の躁病エピソードを経験したことがある．躁病エピソードは少なくとも1週間（入院治療した場合はより短い）持続し，そのエピソードには，高揚する，開放的，または易怒的な気分があり，活力または活動性の亢進とさらに以下の症状のうち最低3つ（気分が易怒性のみの場合は4つ）が必要である．自尊心の肥大，睡眠欲求の減少，多弁，せめぎ合う思考，注意散漫，目標指向性の活動の増加，衝動性である．定義によると，「躁病エピソード，重症」の診断には，精神病，入院または職業的または心理社会的な機能の重篤な障害を要する．「目標指向性の活動あるいは活力の増加」がDSM-5に気分高揚の新たな中核症状として追加された．

　双極II型障害の患者は，少なくとも1回の軽躁病エピソードと，少なくとも1回の抑うつのエピソードを経験したことがあるが，躁病エピソードは経験していない．軽躁病エピソードの定義は躁病エピソードと類似しているが，精神病性の特徴や入院治療，または重篤な機能低下を伴わず，求められる持続時間もより短くなっている（7日ではなく4日間）．
　抑うつエピソードは悲哀感または快感消失で特徴づけられ，さらに追加の症状が合わせて5つ以上少なくとも2週間にわたって存在する．この特異的追加症状には，体重変化，睡眠障害，精神運動性の焦燥または制止，気力の減退，無価値感や罪責感，集中力低下（集中できない），自殺傾向がある．双極I型障害の患者の大多数はまた抑うつエピソードに耐えているが，そのようなエピソードは双極I型障害の診断に必須ではない．
　躁病エピソードについて（軽躁病エピソードおよび抑うつエピソードも同様であるが），DSM-5では「不安性の苦痛を伴う」という特定用語が追加された．これは，以下の症状のうち少なくとも2つ以上が存在すると定義されている．すなわち，張りつめた，または緊張した感覚，異常に落ち着かないという感覚，心配のための集中困難，何か恐ろしいことが起こるかもしれないという恐怖，自分をコントロールできなくなるかもしれないという恐怖である．
　DSM-5ではまた，DSM-IVの「混合エピソー

表 6-1　DSM-5 気分障害のエピソードの型

	躁病エピソード	軽躁病エピソード	抑うつエピソード	慢性, 挿話性, 閾値以下の気分高揚症状	慢性, 挿話性, 閾値以下の抑うつ症状
双極 I 型障害	R	C	C	C	C
双極 II 型障害	×	R	R	C	C
気分循環性障害	×	×	×	R	R
単極性うつ病	×	×	R	×	C
持続性抑うつ障害（気分変調症）	×	×	×	×	R

注）R：必要である, C：一般的にみられる（だが, 必要ではない）, ×：あってはいけない.
躁病, 軽躁病, 抑うつエピソードは, 混合性の特徴を伴う, あるいは伴わないことがある.

ド」の代わりに「混合性の特徴を伴う」という特定用語が設けられ，躁病エピソード，軽躁病エピソード，および抑うつエピソードに適用されることとなった．混合性の特徴を伴う軽躁病エピソードは DSM-5 において新しく設定されている．抑うつエピソードにおける「混合性の特徴を伴う」という特定用語は，ほとんど毎日少なくとも 3 つ以上の躁/軽躁症状が，少なくとも 5 つ以上の抑うつ症状と同時に存在する場合に用いられる．

気分循環性障害は慢性的で，少なくとも 2 年間（子どもおよび青年の場合は 1 年間）にわたって，症候群閾値以下の気分の高揚と抑うつ症状がきわめて多数の期間で変動しながら存在し，症状がない期間が 2 カ月を超えないことが特徴である．抑うつエピソード，躁病エピソード，軽躁病エピソードが障害の最初の 2 年の間（子どもおよび青年の場合は 1 年）に出現した場合には，気分循環性障害の診断は下されない．なぜなら，診断基準を満たさない程度の慢性的な気分変動は，双極 I 型障害や双極 II 型障害の残遺症状ととらえられるからである．抑うつエピソード，躁病エピソード，軽躁病エピソードが気分循環性障害の始まりから 2 年経過した後に出現した場合には，気分循環性障害の診断は，単極性うつ病，双極 I 型障害，双極 II 型障害の診断に変更されることになる．

物質・医薬品誘発性双極性障害および関連障害は，物質または医薬品の曝露または離脱によって特徴づけられる．DSM-5 では（DSM-IV とは異なり），抗うつ治療（例：医薬品あるいは電気けいれん療法）の期間中に完全な躁病・軽躁病エピソードが出現し，その治療の生理学的作用を超えて持続する場合には，躁病，あるいは軽躁病エピソードの十分な根拠となる．物質・医薬品誘発性双極性障害および関連障害は，混合性の特徴を伴う患者や急速交代型の患者でより多くみられる．

他の医学的疾患による双極性障害および関連障害は，他の医学的疾患（神経学的あるいは内分泌疾患が最も多い）の直接的な生理学的作用によるものである．これは混合性の特徴を伴うものや急速交代型の患者，特に高齢者でより多くみられるが，それはこの年代では医学的疾患の有病率が高いためである．例えば，治療と，患者にもともとある医学的な状態が同時に重なり合うということが影響して，気分症状が物質・医薬品誘発性双極性障害および関連障害であるのか，他の医学的疾患による双極性障害および関連障害であるのかを明確に判断することを困難にしているのかもしれない．

DSM-5 における他の特定される双極性障害および関連障害と特定不能の双極性障害および関連障害は，DSM-IV における特定不能の双極性障害の代わりに設置されたものであるが，他の双極性障害または抑うつ障害のいずれの診断基準も満たさずに，かつ「物質・医薬品誘発性あるいは一般的な医学的疾患の直接的な生理学的影響に起因しない臨床的に意味のある躁あるいは軽躁症状と抑うつ症状を経験している人」に適用される．他の特定される双極性障害および関連障害についての DSM-5 の記述には，特定の双極性障害および関連障害の基準を満たさない特定の症状を示すもの

が含まれ，それは以下のとおりである．

- 抑うつエピソードと短期間の軽躁病エピソード（持続は2〜3日間，すなわち，完全な軽躁病エピソードだが持続期間が不十分）
- 抑うつエピソードと完全な軽躁病エピソードとするには症状数が不足している軽躁病エピソード
- 先行する抑うつエピソードを伴わない軽躁病エピソード
- 短期間の気分循環症（成人では2年未満，子どもあるいは青年においては1年未満）

「特定不能の双極性障害および関連障害」という指定は，臨床家がある特定の双極性障害および関連障害の基準に合致しないとする理由を特定しないことを選択する状況，および，より特定化した診断を下すのに不十分な情報しかないという状況（例：救急救命室の場面）において使用される．

双極性障害および関連障害群の人は，気分の高揚よりもむしろ抑うつを呈していることのほうがより一般的である．そのため，抑うつを呈しているすべての人に対して，気分が高揚したエピソードの病歴について直接尋ねる必要があるが，それは，彼らは高揚感よりもむしろ易怒性や焦燥感の期間として経験しているかもしれないからである．この人々は，抑うつの期間を主観的に苦しんでいて機能障害に追い込まれていると認識し，また，気分が高揚している期間は，主観的だが臨床的に意味のある他の経験と否定的な結果をさほど気にとめないため，気分が高揚している期間に対しては十分な注意を払うことがおろそかになり，主として抑うつの期間に気持ちが集中しているのかもしれない．臨床家は抑うつの期間の重要な主観的かつ機能的な意味を認めることによって，これらの人々との治療同盟を育成することができるが，気分が高揚している期間に関する追加の情報を引き出し，議論することについての承認には，患者本人とその重要な他者との間でバランスをとることが必要である．重要な他者のほうがより敏感に気分の高揚を観察していることがわかるかもしれない．

診断を深める

双極I型障害，双極II型障害
Bipolar I Disorder and Bipolar II Disorder

マニュアル ➡ p.123, 132
手引 ➡ p.61, 67

　ロスさん（21歳独身男性，あるアイビーリーグ大学の創作文学部の4年生）はコンピュータ店で騒動を起こし，警察に連れられ救急治療部にやってきた．店長が自分を宣伝相談員（求人することになっていなかった職）として雇うことを拒んだために，彼が床にコンピュータを叩きつけたと自慢げに報告するほど，気分は易怒的かつ誇大的である．その前の週に自身で発案した広告キャンペーンが，コンピュータの販売だけでなく他のすべての消費者の商品販売にいかに革命をもたらすかを説明する間，彼には談話心拍，観念奔逸，注意散漫がはっきりみられた．彼はここ1週間は毎晩2時間しか寝ていないにもかかわらず眠気を否定するが，この2〜3日前からはスティーブ・ジョブズがコンピュータの広告キャンペーンのアイディアを提案する声がずっと聞こえていることは認める．ロスさんの話によると，高校時代に1カ月間持続する抑うつエピソードがあり，それは心理療法を受けてうまく治療されたという．彼は，新入生のときに何度か過度の大量飲酒をしたり週末のみマリファナを使用したりした経験はあると認めるが，過去3カ月間は一切のアルコールや薬物の使用も否定している．ロスさんの父親は，20歳代のころに特定不能の精神病性障害として短期間入院していたことがあり，30歳代半ばで単独の自動車事故を起こして死亡している．

　ロスさんは「双極I型障害，現在のエピソードが躁病，精神病性の特徴を伴う」の診断基準に合致する．精神病症状（すなわち，幻聴，誇大妄想）に加え，彼の行動は当局により救急部に搬送されることになるほど不穏であったし，重篤な機能障害をきたしており，そのため単なる軽躁病エピソードではなく，躁病エピソードに相当する．男性，若年成人での発症，双極性障害の家族歴の疑わしいこと，精神病性の特徴の存在，抑うつエ

ピソードの存在はすべてよくみられるものであるが，双極I型障害の診断に必須ではない．

診断へのアプローチ

双極性障害は過剰診断（例：自分自身が単に気分変動が激しいだけだとみなしているB群パーソナリティ障害の者において）よりも，過小診断（例：自分自身では抑うつだけであるとみなしている双極性障害の者において）となっていることのほうがより多い．双極性障害の正確な診断は，気分高揚のエピソード（すなわち，軽躁病または躁病エピソード）を的確に見いだす能力に決定的に委ねられている．気分障害のある人々は気分高揚の症状よりも抑うつ症状を示すことが多く，また抑うつ症状をより敏感にとらえることが多い．このため，（気分高揚のエピソードを探索することにより）単極性うつ病から双極性障害を区別することは非常に重要な難しい問題である．DSM-5の定義とは異なった意味で**気分の変動**，**急速交代型**などの用語を使用したり，**躁病または軽躁病**といった表現でさえ使用する人がいるので，混乱が引き起こされる可能性がある．

躁病エピソードは定義によると重症であり（すなわち，精神病性の特徴や入院の必要性，重度の機能障害を伴う），双極I型障害では必須項目である（ただし，双極II型障害や単極性うつ病では認めてはならない）．気分高揚エピソードに関連する破産，逮捕，職業上あるいは対人関係における多数の失敗の病歴は，少なくとも1回のそのようなエピソードが，単なる軽躁よりもむしろ躁ととらえるのに十分な重症度であることを示唆する．

軽躁病エピソードは定義によると重症ではない（すなわち，精神病性の特徴や入院は伴わない，あるいは重度の機能障害はない）．軽躁病エピソードは双極II型障害には**必須**であり，双極I型障害でも**起こりうる**が，単極性うつ病では**認めてはならない**．軽躁病エピソードの間の機能は悪化するというよりもむしろ向上するため，その発見はさらに困難となる．睡眠の必要性の減少は不眠と区別されるべきであり，それは必要とされる症状で

はないが，気分高揚エピソードを強く示唆する．ストレス因は肯定的事柄（例：昇進，新しい恋愛）や否定的事柄（例：差し迫った業務，関係の終結）のいずれでも，気分高揚エピソードの引き金となりうる．混合性の特徴を伴う躁病エピソードおよび軽躁病エピソードを抑うつとして報告する人がいるかもしれない．現在のエピソードに対して過去のエピソード，多幸的なエピソードに対していらだたしいエピソード，混合性の特徴を伴わないエピソードに対して混合性の特徴を伴うエピソード，躁病エピソードに対して軽躁病エピソードを特定することはより困難であるが，それは，患者はこれらを認識できない危険性がより高いからである．

抑うつエピソードは双極II型障害と単極性うつ病では必須であり，双極I型障害でもたいてい出現する（ただし必須ではない）．先行する（現在であっても）混合性の特徴を伴う抑うつエピソード（双極性障害および関連障害群と単極性うつ病で起こりうる）を軽躁病エピソード（双極性障害および関連障害では認めるが単極性うつ病では認めない）と区別することは特に困難である．

重要な他者から得た追加の病歴，特に過去の躁病・軽躁病エピソードの可能性や抑うつエピソード中の気分高揚症状の程度に関するものは，診断精度を高めることに役立つ可能性がある．

双極I型障害や双極II型障害に関連した気分高揚のエピソードを，抗うつ薬または違法物質誘発性の同様のエピソードに対して区別することは困難である．物質・医薬品誘発性双極性障害および関連障害群は，物質または医薬品の使用開始または増量後3カ月以内に生じる傾向があり，関連する可能性のある物質や医薬品の中止後にその生理学的作用を超えて持続しない傾向がある．

不安症，物質使用障害，パーソナリティ障害，摂食障害，小児の破壊的行動障害〔例：注意欠如・多動症（ADHD），反抗挑発症，素行症〕といった一般的な併存症があると，臨床家，患者およびその家族は，気分高揚エピソードを見分けることから注意がそれてしまう可能性がある．

DSM-5に述べられているように，「双極性障害をもつ人の自殺の生涯発症危険率は，一般人口の

少なくとも15倍と見積もられている．事実，双極性障害は，全自殺既遂事例の1/4を占めるとされる」(p.131)．「……双極Ⅱ型障害をもつ人の約1/3では，生涯においてなんらかの自殺企図歴が認められるとの報告がある」(p.138)．「自殺企図の既往と，過去1年の間に抑うつがみられた日がどれくらいの割合だったかは，自殺企図または完遂のより高い危険と関連がある」(p.131)．

病歴聴取

ライトさんは18歳の大学2年生で，学業上のストレス（学年末試験が迫っている）が原因で，この1カ月間，うつ状態だったと訴えた．面接者はライトさんに全般的な悲哀感，快感消失，不眠，集中力低下（学業上での集中困難），消極的な自殺念慮が存在することを確認した．ライトさんはこのような症状のほとんどは特に午前中に顕著であり，午後になっても続いているという．そこで面接者が「気分は午後遅くと夕方ではかなり違いますか」と尋ねると，ライトさんは午後遅くや夕方になると悲しいというよりもいらだたしくなると答える．次に面接者が「夕方はどのように過ごしていますか」と尋ねると，患者は詰め込み勉強のために夜遅くまで起きており（すなわち，目的志向性の活動が増加していた），いくつもの課題に取り組もうとするが結局宿題を終わらせることはできず（すなわち，注意散漫であり），考えを一点に維持することが難しく（すなわち，観念奔逸があり），頻繁に机から立ち上がって歩き回り（すなわち，精神運動性の焦燥があり），残りの夜の時間のほとんどを既婚の大学院生と性的な関係をもって過ごしていた（すなわち，衝動性がある）のだと述べた．そこで面接者が「睡眠は何時間とっていますか」と尋ねると，ライトさんは，毎晩3時間しか睡眠をとっておらず，普段の一晩8時間の睡眠よりずっと短くなっていると答える．「日中眠くないですか」と尋ねられても，日中はずっとしっかり覚醒しており，うたた寝もしない（睡眠欲求の減少が示唆される）と述べ，カフェインや他の薬物の使用も否定する．「午後遅くや夕方をこのように過ごすようになってからどのくらいになりますか」という問いには，1カ月続いていると述べる．また，面接者の問いに対する答えの中で，彼女はこれまで精神病や，精神科入院，あるいは前述の気分高揚の症状に関連して重篤な結果となった病歴は否定した．最後に面接者が「家族に双極性障害あるいは躁うつ病の人はいますか」と尋ねると，ライトさんが13歳のころ，父親が秘書と駆け落ちする前の数年間，断続的にリチウムを内服していたことがあると述べた．

ライトさんは抑うつ症状を訴え，抑うつエピソードの診断基準を満たすのだが，また軽躁病エピソードの診断基準も満たしている．より限られた評価であったなら，臨床家は現在の抑うつエピソードを（または混合性の特徴を伴う抑うつエピソードとしたかもしれない）単極性のうつ病の診断に合致するものと決めていただろう．しかしながら，注意深く追加の質問をすることで，ライトさんは軽躁病エピソードの診断基準も満たし，双極Ⅱ型障害の診断に一致することが明らかになった．抑うつと気分高揚の混合症状は，ライトさんにみられるような超概日（ウルトラディアン）周期（すなわち，1日のうちに生じる気分変化），あるいはより継続的に同時に存在する混合症状を含む．DSM-5では抑うつエピソードと軽躁病エピソードを同時に示す患者に関しては言及されておらず，同時に双方の診断をする可能性をあげている．対照的に抑うつエピソードと躁病エピソードを同時に発症する患者では，DSM-5では躁病エピソードの重症度の必要条件を考慮して，混合性の特徴を伴う躁病エピソードと診断すべきとしている．

診断を明確にするヒント

- 抑うつ症状を呈するすべての患者で，過去の躁病エピソードまたは軽躁病エピソードの病歴を慎重に評価すること——特に抑うつエピソード前後の気分高揚のエピソードについて尋ねること．診断を明らかにするのに役立つよう，患者

が気分症状について前方視的に記録するようすすめること.
- 双極Ⅱ型障害の過剰診断の危険性を抑えるために,軽躁病エピソードのすべての診断基準(最低4日間の持続が必要であることを含む)を満たすことに注意して確かめること(これは他の特定される双極性障害および関連障害群や特定不能の双極性障害および関連障害群,うつ病とは対照的である).
- 重複する症状を考慮して,混合性の特徴を伴う抑うつエピソード(単極性うつ病や双極性障害および関連障害群で認めうる)と躁病・軽躁病エピソード(双極Ⅰ型障害,双極Ⅱ型障害では**必須**であるが,単極性うつ病では認めては**ならない**)とを注意して区別すること.
- 重要な他者からの追加情報を得ること.特に過去の躁病エピソードや軽躁病エピソードの可能性や,抑うつエピソード中の混合性の特徴の程度に関する情報について.

症例検討

20歳のアジア系アメリカ人で独身女性のリーさんは,著明な過眠,食欲増進,気力低下を伴う抑うつを訴えているが,1カ月前にブプロピオン(抗うつ薬)の内服をやめてから症状が悪化していた.前の年には同様の抑うつエピソードが3回あり,また,4日間の易怒性増加に過剰な気力,多弁,注意散漫,睡眠欲求の減少(通常9時間必要な睡眠が,その間は3時間睡眠で十分であった),身体的焦燥,衝動性を示すエピソードを伴うことが3回あったと言う.リーさんは,橋本甲状腺炎の既往や,"ダイエットピル"の機会的服用,また月経周期のころの気分症状の悪化があるというが,精神病症状や精神医学的原因による入院歴はなかったという.また,セルトラリンによる治療歴があり,その間に自殺念慮が増大し,またブプロピオン内服中には易怒性が増大したという.彼女の母親には精神病性の躁症状を伴う双極Ⅰ型障害,姉には双極Ⅱ型障害がある.

リーさんは現在抑うつエピソードを伴う双極Ⅱ型障害の急速交代型(1年に最低4回のエピソード)の診断基準を満たす.軽躁病エピソードは躁病エピソードと比較すると,必要最短期間は短く(7日ではなく4日),精神病性の特徴,精神科の入院,または重篤な社会的または職業的機能障害を伴わない.双極Ⅱ型障害の診断には少なくとも1回の抑うつエピソードと少なくとも1回の軽躁病エピソードの出現が必要である.双極Ⅰ型障害と比較すると,双極Ⅱ型障害は不安症や物質使用障害を併存することがより多く,またいくぶん発症は遅く,臨床例においてはより女性に関連がある.双極Ⅱ型障害の女性が示す軽躁病エピソードは男性よりも,混合性の特徴を伴いやすい.急速交代型を呈している双極性障害の人では,物質や医薬品あるいは医学的疾患といった紛らわしい影響を評価することが重要であり,それらが物質・医薬品誘発性双極性障害および関連障害,あるいは他の医学的疾患による双極性障害および関連障害の存在を示すかもしれないからである.

リーさんのアジア系アメリカ人という民族性が彼女の症状発現に影響する可能性があり,それはデータから,双極Ⅱ型障害のアジア系アメリカ人やヒスパニック系アメリカ人は,白人と比べて,おそらく恥と考えて,双極性障害の専門外来に来ない傾向があることが示唆されるからである.

鑑別診断

双極性障害の鑑別診断には,医薬品や物質(例:アルコールや違法薬物)により誘発された疾患や,他の医学的状態によるもの(最も一般的なものは神経学的あるいは内分泌疾患)が含まれるので,物質使用や医学的評価を注意して行うことが重要である.単極性うつ病が最もよくある誤診である.抑うつ症状を示す人には,過去の躁病・軽躁病エピソード(重要な他者からの追加情報を含めて)の病歴を慎重に評価する必要がある.25歳以前に発症した抑うつ状態の患者や,反復性,急性発症・急性回復の抑うつ状態の病歴,抗うつ薬に対する有害な反応(例:抑うつの悪化,気分高

揚への転換），双極性障害の家族歴などの病歴は，双極性障害である危険を増大させる．双極Ⅰ型障害における躁病エピソードや双極Ⅰ型障害あるいは双極Ⅱ型障害における抑うつエピソードは，精神病性の特徴を伴うこともあり，統合失調症のような精神病性障害を除外する必要がある——精神病性障害においては精神病症状は気分症状よりももっと慢性的かつ顕著である．

　双極Ⅱ型障害と双極Ⅰ型障害とを比べると，第一に，後者では気分高揚エピソードの重症度（精神病性の特徴，入院治療，重篤な社会的あるいは職業的障害）が必要となるが，前者ではそうではない．それによって2つが区別される．気分循環性障害の症状はB群パーソナリティ障害と重複するかもしれないが，同一性や対人関係の障害よりも気分の不安定さがより顕著である．注意欠如・多動症（ADHD）は男児・青年では最もよくみられ，（気分というより，むしろ）注意と行動の障害に関連した（挿話性というより，むしろ）慢性的な問題を有している．不安は，易怒性/精神運動の活性化（気分高揚に類似している）および/または，気分の落ち込み/精神運動制止（抑うつに類似している）を伴うため，双極性障害および関連障害群を不安症群や心的外傷後ストレス障害（PTSD）と区別することは重要である．また，特定の物質使用により気分高揚の症状を生じる可能性があり，同時にそのような物質の中断は抑うつ症状を生じる可能性があるので，双極性障害および関連障害群と物質使用障害を区別することは重要である．

　最後に，双極性障害および関連障害群の患者には，不安症（群），ADHD，および/または物質使用障害（群）が併存していることが一般に多く，（複数の）併存症の可能性を考慮することが重要である．

　鑑別診断において考慮すべき追加の疾患については，DSM-5を見よ．また，DSM-5のそれぞれの項目における併存症と鑑別診断の解説も参照せよ．

要約

- 双極性障害はありふれたかつ慢性的な疾患であり，繰り返す気分高揚のエピソードおよび（最もしばしば）抑うつエピソードを含むため，単極性うつ病と区別することが困難な場合がある．
- 双極性障害の診断は，現在と過去の両方の臨床的現象に基づいている．
- 双極性障害の人々は気分高揚よりも抑うつを呈している場合のほうが一般的で，過去の（あるいは現在でさえ）気分高揚の期間を識別することが困難であるかもしれない．
- 双極Ⅰ型障害には少なくとも1回の躁病エピソードが必要であり，それは精神病，入院治療，または重篤な機能障害を伴う．
- 双極Ⅱ型障害には（少なくとも1回の抑うつエピソードに加え），少なくとも1回の軽躁病エピソードを要するが，それには精神病，入院治療，あるいは重篤な機能障害の必要はなく，過去の躁病エピソードも要さない．

本章の要約

双極性障害および関連障害群

　双極性障害および関連障害群はありふれた疾患である（しかし，単極性うつ病ほどではない）．抑うつ症状のある大半の人はうつ病だが，抑うつ症状のある人の4人に1人は双極性障害および関連障害群である．したがって，すべてのうつ状態の患者の過去（あるいは現在）の気分高揚のエピソードを探索することによって，これまでの人生において双極性障害および関連障害群がなかったかどうか確認することはきわめて重要である．患者は過去に生じたエピソードや，易怒性，混合性の特徴，または軽躁を含むエピソードを認めなかったり，報告しなかったりしがちである．多幸感や躁病を伴う現在のエピソードや混合性の特徴

を伴わないエピソードはより語られることが多い．重要な他者からの追加情報は，そのような過去の気分高揚エピソードを発見するのに大変有益である．25歳以前の発症，反復性，急性発症・急性回復の病歴，抗うつ薬に対する有害な反応の経験（例：抑うつの悪化や気分高揚への転換），双極性障害および関連障害群の家族歴，といった特徴のある抑うつ状態の患者は，双極性障害である危険性が高いので，気分高揚のエピソードを特に慎重に評価する利点がある．物質使用や不安症群は一般に気分障害と同時に生じるため，気分の問題がある人にこれらの疾患を探し出すことも重要である．その他よくある併存症には，小児の破壊的行動障害（例：ADHD，反抗挑発症，素行症），B群パーソナリティ障害（例：境界性パーソナリティ障害）と摂食障害が含まれる．精神疾患が併存している患者においては，双極性障害が現在の治療の主な目標となることが一般的であるが，場合によっては併存症のほうが双極性障害よりも顕著な現実問題であるかもしれない．

診断の重要点

- 双極性障害は現在および過去の臨床的現象に基づいて診断される．
- 双極性障害の人は気分の高揚よりもうつ状態を呈していることのほうがより一般的で，過去の（あるいは現在でさえ）気分が高揚している期間を認めることに困難があるかもしれない．
- 単極性うつ病は最も重要な鑑別診断である可能性があり，双極性障害をもつ人が最も誤診されやすい疾患である．
- 気分高揚のエピソード中には，多幸的というよりも易怒的であることもあり，そのようなエピソードを認識することはより難しくなる．
- 物質使用障害，不安症群，小児の破壊的行動障害，摂食障害，B群パーソナリティ障害といったありふれた併存症が，双極性障害と診断することをより難しくしている可能性がある．

- 双極性障害はさまざまな下位分類，気分状態，経過，および年齢依存的な症状表出を伴う複雑でさまざまな現象学をもっている．
- 重要な他者からの追加情報により，双極性障害の診断の精度を高めることができる．

自己評価

鍵となる概念：知識をダブルチェックしよう

以下の概念は，種々の双極性障害および関連障害群に対してどう関連しているか．

- 双極Ⅰ型障害 対 双極Ⅱ型障害
- 躁病エピソード 対 軽躁病エピソード
- 混合性の特徴を伴う抑うつエピソード 対 混合性の特徴を伴わない抑うつエピソード
- 混合性の特徴を伴う躁病または軽躁病エピソード 対 混合性の特徴を伴わない躁病または軽躁病エピソード
- 同時に存在する軽躁病エピソードと抑うつエピソード
- 急速交代型と非急速交代型
- 双極性障害の家族歴
- 早期発症（25歳未満）の気分障害
- 治療誘発性の気分の転換（例：抗うつ薬誘発性の軽躁病/躁病）

同僚や指導者への質問

1. 抑うつの人すべてを双極性障害および関連障害群から除外しているか．
2. 双極性障害および関連障害群と単極性うつ病をどのように区別しているか．
3. 双極Ⅰ型障害と双極Ⅱ型障害をどのように区別しているか．
4. 双極性障害および関連障害群とB群パーソナリティ障害をどのように区別しているか．
5. 双極性障害および関連障害群とADHDをどのように区別しているか．

6. 抗うつ薬誘発性の軽躁病/躁病の診断的意味は何か.
7. うつ状態を呈している患者において双極性障害および関連障害群の家族歴はどれほど重要か.

ケースに基づく質問

Part A

マーティンさんは 26 歳独身の大学院生で,授業で教えている最中に起こる身体的不快感を伴う不安を訴えた.6 カ月前に教育助手になってから社交不安が増したのだと言う.彼はもともと 16 歳のころから社交不安(例:女子といると恥ずかしい,授業中に当てられることが怖い,パーティーを避けるなど)で困っていた病歴があり,その症状は個人精神療法で少し改善がみられた.この 6 カ月間で社交不安は悪化し,この 2 週間,自分の教える毎回の授業で,学生(何人かは彼より年長者であった)から悪い評価をされることを恐れ,身体的不快感(例:赤面や発汗)を伴うほど不安になっていると彼は述べる.また,1 カ月前からは個人精神療法を毎週に増やし,2 週間前からは集団精神療法にも参加するようになったと報告している.

■この時点で,何かほかに評価で指摘されることがあるか

不安症,気分障害,物質使用障害は同時に発生することが一般的で,そのような疾患のうちの 1 つが見つかった場合には,それ以外の 2 つの疾患の可能性についてもさらに評価すべきである.不安症,気分障害,物質使用障害の同時発症は,気分問題のより若年の発症とより不良な長期的転帰と関連がある.

Part B

直接的な質問(例:「最近ずっと落ち込んでいるように感じますか.それはどのくらいの時間でしょうか」)に対し,マーティンさんはこの 2 週間の診断基準を満たすほどではない抑うつ症状を認める.現在,全般的な快感消失,自信低下,集中困難を認めるが,現在は悲哀感,不眠,疲労感,食欲不振,精神運動性の障害,自殺念慮は否定する.臨床家は「過去に,2 週間のうちのほとんどの時間,気分が落ち込んだことはありますか.睡眠,食欲,活力,集中力,生きる希望などにも影響はありましたか」と尋ねた.マーティンさんは人生の中で一度だけ,24 歳のときに恋人と別れた後,抑うつエピソードを経験し,精神療法を増やすことで治療されたと認める.精神病,自殺企図,精神科入院,あるいは向精神薬による治療の病歴はこれまで一度もなかったと否定する.(例えば,「10 歳代や 20 歳代のはじめのアルコールや薬物の使用歴について教えてください」といった)直接的な質問に対し,大学生時代に飲み過ぎていたことと週末に限ってマリファナを使用していたことは認めたが,これまで他の時期の薬物の使用は否定した.一方で,この 2 週間はアルコールの消費量が 1 日 3 杯に増加したことも認める.また彼の母親と兄はともに社交不安とうつ病で悩んできており,シタロプラムで改善したと述べる.また彼の父親はアルコール依存に苦労したが,それは 12 段階の治療プログラムで対応できたとも言う.

■今回,何かほかに評価で指摘されることがあるか

抑うつエピソードの既往のある人には,躁病または軽躁病エピソードの病歴を評価する必要がある.その際,重要な他者からの追加情報は非常に価値があり,それは,彼らは気分高揚の症状(例:易怒性)やその結果(例:夫婦の緊張状態)をより敏感に観察しているからである.

Part C

次の診察時にはマーティンさんの兄が同伴し,重要な追加情報を述べる.マーティンさんが 24 歳のときに社交不安がかなりよくなって,生涯で初めてクラスメートの女性と恋仲になったのだが,ひそかにその彼女の妹とも付き合い始め,彼女がマーティンさんの行動に気づき,彼に別れを告げると,マーティンさんはその後 3 カ月のうつ状態に"落ち込んだ"とのことである.注意深くかつ直接的に質問すると,マーティンさんと兄は,これらのことはすべて,マーティンさんが 1 カ月間,晴れやかな気分,

> 活動性の増加，活力，自信，思考促進，社会活動の増加（大学内の3つのクラブ活動に参加），アルコール消費量の増加（毎週金曜日・土曜日の夜に5杯以上のアルコール飲料を摂取）などの状態が続いた後に起こったということを2人が認めた．マーティンさんの兄はさらに，父方の祖父がいくつかの出来事の後に抑うつになったことがあると聞いていると付け加えた．

■マーティンさんの診断は何か

マーティンさんは双極Ⅱ型障害のほかに，社交不安症（現在の主たる治療目標）と，現在は症候群閾値以下の抑うつ症状を伴うもの，であると考えられる．アルコール乱用は除外すべき可能性である．

Short-Answer Questions

1. 躁病エピソードと軽躁病エピソードそれぞれに必要な最低期間は何日か．
2. 躁病エピソードと軽躁病エピソードの重症度基準の違いは何か．
3. 双極性障害における性差による特徴は何か．
4. 双極性障害における年齢の違いによる特徴は何か．
5. 他の医学的状態による双極性障害および関連障害の原因には，どのような種類の医学的疾患が最も多いか．
6. どのような種類の向精神薬が，物質・医薬品誘発性双極性障害および関連障害を最も多く引き起こすか．
7. 混合性の特徴を伴う抑うつエピソードを示すことがあるのは，どの精神疾患か．
8. 混合性の特徴を伴う軽躁病エピソードを示すことがあるのは，どの精神疾患か．
9. 混合性の特徴を伴う躁病エピソードを示すことがあるのは，どの精神疾患か．
10. 急速交代型と診断するには，1年間に何回のエピソードが必要か．

Answers

1. 躁病エピソードは7日間が最低持続期間である（あるいは入院治療を受けた場合はいかなる期間でもよい）のに対し，軽躁病エピソードは4日間である．
2. 躁病エピソードには精神病性の特徴を伴う，入院治療，または重篤な機能障害があることが必要である（軽躁病エピソードでは伴ってはならない）．
3. 双極性障害では男性に比べて女性のほうが，抑うつ，急速交代型，混合性の特徴を伴うことがより多く，双極Ⅱ型障害である可能性が高い．
4. 小児・青年期では秩序破壊的行動障害（例：ADHD，反抗挑発症，素行症）を呈することがある．一方，高齢者では他の医学的疾患による双極性障害および関連障害を呈することがある．
5. 他の医学的疾患による双極性障害および関連障害の原因で最も多いのは，神経学的疾患や内分泌疾患である．
6. 抗うつ薬が最も物質・医薬品誘発性双極性障害および関連障害を引き起こしやすい．
7. 双極Ⅰ型障害，双極Ⅱ型障害，うつ病が混合性の特徴を伴う抑うつエピソードを示すことがある．
8. 双極Ⅰ型障害，双極Ⅱ型障害が混合性の特徴を伴う軽躁病エピソードを示すことがある（うつ病では示さない）．
9. 双極Ⅰ型障害では混合性の特徴を伴う躁病エピソードを示すことがある（双極Ⅱ型障害およびうつ病では示さない）．
10. 急速交代型と診断するには1年に4回のエピソードが必要である．

7

抑うつ障害群

Depressive Disorders

「何もよくならない．やってみて何の役に立つのですか」
「彼は孫にさえ微笑みかけない」

　抑うつ障害群には，うつ病，持続性抑うつ障害（気分変調症），月経前不快気分障害，12歳までの子どもに診断される重篤気分調節症，物質・医薬品誘発性抑うつ障害，他の医学的疾患による抑うつ障害，他の特定される抑うつ障害，および特定不能の抑うつ障害が含まれる．

　抑うつ障害群の中で最も一般的であるうつ病の主要症状は，悲哀または憂うつ，および/または快感消失である．うつ病の他の可能性ある症状には，有意な体重減少または食欲変化，不眠または過眠，精神運動焦燥または制止，疲労感または気力の減退，無価値感または過剰な罪責感，集中力低下または決断困難，死についての反復思考，自殺念慮，または自殺企図またはその計画が含まれる．症状は少なくとも2週間，ほとんど1日中，ほぼ毎日存在しなければならない．うつ病のDSM-5基準においては少なくとも5つの症状が必要とされ，これらの症状のうち少なくとも1つは抑うつ気分または快感消失でなければならない．うつ病の基準を満たす人は，躁病あるいは軽躁病エピソードを経験したことがない，というのが必須条件である（躁病または軽躁病は物質誘発性あるいは他の医学的疾患の生理学的作用に起因するものは除く）．

　持続性抑うつ障害（気分変調症）の症状の基準はうつ病のそれと似ているが，抑うつ気分が最も目立つ特徴であり，持続性抑うつ障害の鍵となる特徴は慢性化することである——つまり，抑うつ気分は成人においては少なくとも2年以上の期間にわたって存在しなければならない．子どもにおいては最短の期間は1年で，気分は易怒的である場合が多い．持続性抑うつ障害はうつ病よりも少ない症状が必要とされ（すなわち，5つではなく3つ），その症状はうつ病のようにほとんど毎日ではなくとも，症状の存在しない日よりも存在している日が多くなければならない．大多数の持続性抑うつ障害の人が，病気の経過中にうつ病の基準を満たすかもしれない．

　月経前不快気分障害は月経開始前の最終週における気分変化と関連する．これらの症状は月経開始後数日で軽快し始め，月経終了後の週には最小限になるか消失する．鍵となる症状としては，感情の不安定性；いらだたしさ，怒り，または対人関係の摩擦の増加；抑うつ気分，絶望感，自己批判的思考；不安であり，これらの中で少なくとも1つが存在しなければならない．他の症状としては，通常の活動における興味の減退，集中困難，気力の欠如，食欲の著しい変化または食物への渇望，過眠または不眠，圧倒されるまたは制御不能な感覚，乳房の圧痛，膨脹または筋肉痛というような身体症状が含まれるかもしれない．診断基準を満たすためには少なくとも5つの症状が存在しなければならない．症状は診断に先行する1年間のほとんどの月経周期で存在していなければならない．

　重篤気分調節症は小児の双極性障害を含めた他

の子どもの病気と区別されなければならない．重篤気分調節症の鍵となる症状は，日常のストレス因に反応した激しい持続的な易怒性である．重篤気分調節症の人は言語的または行動的（例：人や物に対する物理的攻撃）に表出される，頻繁な（平均して週に3回以上の）かんしゃく発作がある．また発作の間欠期には持続する易怒性が現れている．その子どもは少なくとも6歳以上でなければならず，また10歳より前に発症していなければならない．症状は少なくとも12カ月間存在していなければならない．

物質・医薬品誘発性抑うつ障害の診断は，抑うつ症状を引き起こすことが知られている医薬品への曝露によるか，または物質中毒または離脱に時間的に非常に近接して抑うつ症状が出現するときに当てはまる．他の医学的疾患による抑うつ障害は，抑うつ症状が，医学的疾患（例：甲状腺機能低下症）によって最もよく説明される根拠が示される場合に適切なものとなる．

DSM-5には2つの他の抑うつ障害が含まれる．他の特定される抑うつ障害は，前述した抑うつ障害の診断基準のいずれも完全には満たさず，臨床的に意味のある苦痛と障害を伴った抑うつ症状を呈する場合に診断される．この診断を用いるときは，臨床家がその理由を特定する，または症状がいずれの抑うつ障害の基準も満たさない理由（例：抑うつの期間が短い，抑うつ症状が不足しているなど）を特定する．最後に，特定不能の抑うつ障害は，臨床家が他の抑うつ障害の基準を完全には満たさない特定の理由を記述しないこと以外では，他の特定される抑うつ障害に類似している．多くの例で，臨床家が理由を特定する情報が不足しているかもしれない．

DSM-5における鍵となる改訂の中で，抑うつ障害と双極性障害および関連障害群は，DSM-IVでは同じ気分障害であったが，DSM-5ではもはやそうではなく，別の診断群に分けられている．うつ病では「絶望感」という用語が抑うつ気分の記述に加えられ，DSM-IVにおいて採用されていた死別反応の除外が取り除かれた．臨床的な判断により，死別を経験した人にもうつ病の診断をつけることが許されることがある．さらに，重篤気分調節症はDSM-5で新しく採用された疾患である．重篤気分調節症が追加されたのは，以前子どもに対して双極性障害が過剰診断されてしまう懸念があり，それに対応するためである．重篤気分調節症の診断基準を満たす人々は，青年または成人では，双極性障害よりむしろ単極性うつ病や不安症群を発症する傾向がある．持続性抑うつ障害もDSM-5で新たに追加されたが，DSM-IVの気分変調症と類似している．しかしながら，それは今では慢性うつ病性エピソードの症例を取り入れるように作り直され，持続性抑うつ障害の症状と過去2年以上続いていたうつ病症状との関係を述べた特定用語も含まれている．月経前不快気分障害は，DSM-IVにおいては今後の研究のための診断として付録Bに掲載されていたが，DSM-5においては抑うつ障害群の中にまとめられる独立した診断となった．

診断を深める

うつ病/大うつ病性障害
Major Depressive Disorder

マニュアル ➡ p.160
手引 ➡ p.90

スポールディングさんは，26歳の独身女性で，不眠を訴えてかかりつけの内科医を受診する．面接時に彼女は，抑うつ気分があって集中力が低下し，いつも楽しんでいた活動が楽しめなくなり，気力・食欲も減退し，最近では死んだほうがましだと思うようになった，と明らかにする．彼女は自殺企図は否定するが，「自分の身に何か起こっても気にとめないでしょう」と述べる．症状は2カ月前に出現し，それはボーイフレンドと別れてからのことである．彼女は20歳代のはじめに，以前付き合っていたボーイフレンドと別れたときにも気分が落ち込んでいたことがあるという．スポールディングさんは自分のことを"心配性"であると述べている――すなわち，彼女は多くのこと，とりわけ仕事の成績について心配していた．それについて他者の評価は悪かったことがないの

に，である．医学的検査では異常はない．彼女は物質乱用の既往もなく，躁病または軽躁病の既往も否定している．

　うつ病に罹患した人々は，不眠または気力の低下のような主訴で内科医を受診する．身体的疾患は除外されなければならないが，スポールディングさんのような患者に気分障害の存在を明らかにする質問をすることは重要である．彼女はうつ病の基準の9つの症状のうち6つを満たしており，その6つの中に抑うつ気分と快感消失という特徴的な症状がある．うつ病の発症リスクは男性より女性で高い．うつ病はいかなる年齢でも起こりうるが，好発年齢は20歳代である．この患者の場合は過去に1回のエピソードがあった．早期のエピソードでは，後にあるいは次に起こる抑うつエピソードと比較して，環境的ストレス因，本症例ではボーイフレンドとの破局，が存在する傾向がある．不安症はうつ病によく併存し，スポールディングさんは自分のことを心配性と評しているが，これはよく合併する全般不安症の徴候かもしれないし，そうでないかもしれない．

診断へのアプローチ

　短い期間の抑うつ気分は日常の生活でよくある．うつ病の基準は，その人に抑うつ気分，または，ほとんど毎日ほとんど1日中ほぼすべての活動における興味あるいは喜びの減退が（少なくとも2週間）持続する期間を必要としている．このように，その人に抑うつ気分の続いていた長さを確認することは重要である．診断には睡眠障害，精神運動性の焦燥または制止，疲労感または気力低下，自殺念慮というような項目を含む，少なくとも5つの症状が必要で，9つの可能性のある症状のおのおのについて尋ねてみることが有用である．診断基準では症状が臨床的に意味のある苦痛または重要な領域における機能障害を引き起こしていることも必要であるので，いかに症状がその人の生活や家庭，職場，社会などの領域に支障をきたしているかを聞くことが重要である．

　抑うつは自殺の最も重要な危険要因であるため，自殺念慮の有無について尋ねておくことが非常に重要である．自殺の危険性の評価はうつ病の基準に合致するすべての患者に対して行われるべきである．そのような評価をする際の質問は，以下のようなものを含むことがある．1）あなたは現在あるいは未来に絶望を感じますか，2）自ら命を絶つことを考えたことがありますか，3）（もし「はい」なら）そのようなことを最後に考えたのはいつですか，4）今まで自らの命を絶とうとしたことがありますか，5）自らの命を絶つ具体的な計画を立てていますか．自殺の高い危険性に関連する要因には，社会的孤立，物質乱用，および致死的な手段の入手可能性，がある．

　DSM-5 に述べられているように，「抑うつエピソードの全期間で自殺関連行動の可能性がある．最も一貫して認められる危険要因は，自殺企図の既往，またはその徴候であるが，ほとんどの自殺既遂には自殺未遂が先行していないということも覚えておかなければならない．自殺既遂のより高い危険性と関連する他の特徴は，男性，独身，または1人暮らし，そして著しい絶望感の存在である．境界性パーソナリティ障害が併存すると，将来の自殺企図の危険は大きく増加する」(p.166).

病歴聴取

　アレンさんは離婚歴のある46歳の女性で，初回の精神療法の予約をとって来院し，抑うつ気分を訴えた．治療者は「どのくらいの期間，こんな風に感じているのですか」と尋ねる（患者が確信がもてずあいまいな様子で答えたなら，誕生日や感謝祭の休日といった過去のはっきりした行事にさかのぼって，そのときに彼女がこんな風に感じていたかどうか，あるいは当時の気分が今と違っていたかどうかを尋ねることが役立つかもしれない）．治療者はまた，抑うつ気分がどのくらい持続しているかを確認するのに以下のような質問をする．「あなたは毎日こんな風に感じていますか，あるいはその気分は出現したりしなかったりしますか」．次に治療者はうつ病の他のおのおのの症

状についてはっきりと聞く．「こんな風に感じるようになってから睡眠のとり方に変化がありましたか．こんな風に感じるようになってから食欲が前より増えたり減ったりという変化がありましたか．抑うつを感じるようになってから体重は減りましたか，あるいは増えましたか．落ち着かなくなったり動作がのろくなったりしているという自覚はないですか」．アレンさんが精神運動性の焦燥または制止の基準を満たすためには，症状は他の人が気づくほど重篤でなければならないだろう．この症例では，動作が緩慢になっている感じがあると自ら述べている．しかし，治療者が他の人がこのことに気づいていたか，あるいは人に何か言われたかどうかを尋ねた際に，アレンさんは誰もそんなことはなかったと答えた．治療者は，次の1週間でルームメイトがそのような彼女の変化に気がついていたかどうかを具体的に尋ねてみるよう彼女に提案している．

人々は確かによく抑うつ気分を訴えるが，治療者から聞かれなければ快感消失について話すことはまれである．治療者は「普通に楽しめていたことを楽しむことができますか」と尋ねてもよいだろう．もし患者の回答があいまいなら，「抑うつを感じていないときに楽しめていた活動をいくつか教えてください」と治療者は言うことができる．患者が「うーん，私は家で子ども達と一緒に夕食をとるのが楽しい」と言うなら，治療者はその患者に，直近で家族との夕食をとったときのことを思い出させ，そのときの楽しさが以前に感じたものと同じであるか，あるいは変化があったかどうかを考えてもらうことができる．また別の最近の家での夕食について話し合って，快感消失に一致するような形があるかを確認することができる．

診断を明確にするヒント

- その人が抑うつ気分，または以前に取り組み，または楽しんでいた活動に対しての興味・喜びの喪失のいずれかを述べるよう確立すること．
- うつ病の少なくとも5つの症状があるかどうか（その中の1つは抑うつ気分または快感消失である）を確定すること．
- 症状は少なくとも2週間続いているかどうかを確認すること．
- 抑うつ症状によってその人の生活のどの領域が影響を受けているかを調べること．
- 抑うつ症状の原因となる物質（例：乱用薬物，医薬品）の生理学的作用を除外すること．
- 抑うつ症状の原因となる他の医学的疾患（例：甲状腺疾患）を除外すること．

症例検討

カルフーンさんは，85歳の男やもめであり，かかりつけの内科医の定期受診で，これまでの日常と比較して動作が緩慢となり，体重が減少し，そして身繕いができなくなったことが明らかになった．診察室でのさまざまな検査や血液・生化学検査がなされたが，どれも異常はなかった．医学的検査結果を聞きに2度目に来院したときに，患者は以前には楽しめていた活動に対しての喜びの欠如（「私はもはや孫に会っても楽しくない」），意気消沈，過眠，集中力減退，そして食欲低下を明らかにした．彼は自殺念慮や自殺の計画については否定したが，「私には生きていく理由はないと感じる」と述べた．彼は1日を通して気分が冴えないが，朝起きたときにさらに悪く感じる．妻とは3年前に死別し，約1年間大変悲しんだが回復した．多くの親しい友人はこの5年で亡くなってしまっている．彼にはうつ病の既往はない．彼の症状を説明しうる医薬品も内服していない．

うつ病の発症はどんな年齢でも起こりうる．カルフーンさんはそれまでの彼の生涯ではうつ病の既往はなかった．晩年のうつ病の発症は喪失体験が重なることとしばしば関連する．カルフーンさんは妻と多くの親友を亡くした．彼は生きていく目的の欠如と今後やっていく目標がなくなったと述べているが，これも晩発性のうつ病にはよくみられるものである．早朝に悪化し，すべてのまたはほとんどすべての活動における喜びの喪失，お

よび/または普段は快適である刺激に対する反応の消失のいずれかを含み，精神運動制止と体重減少を伴った症状は，メランコリアの特徴を伴ううつ病とされる．過度あるいは不適切な罪責感はメランコリアのうつ病にもみられるかもしれない．もちろん，この症例で行ったように，そのような症状を説明しうる医学的疾患の除外は重要である．

鑑別診断

うつ病と鑑別するべき最も重要な精神障害の1つは双極性障害である．実際，双極性障害をもった多くの人々が単極性のうつ病と誤って診断され，適切な治療を受けていない．一見うつ病と思われても躁病あるいは軽躁病エピソードの既往がある患者は，双極性障害と診断されるべきである．このように，抑うつで来院した患者には，普段より危険な行動（例：無謀な買い物，危険を伴う性的行動）を伴い，睡眠欲求の減少，会話心迫または普段より多弁，またはその他の躁あるいは軽躁症状を経験した期間がなかったかを尋ねるべきである．ある薬物治療は躁病様の症状と関係しうることに注意することも重要である．すなわち，薬物治療が影響していると思われる症状を伴った人は双極性障害に罹患しているとは診断されないであろう．物質使用（例：コカインの離脱）も，抑うつと似た症状と関係している．もし症状が完全に物質使用あるいは離脱による障害であれば，そのときは別の診断が妥当であろう．例えば，コカイン離脱に関連した抑うつ気分の場合には，診断は「コカイン誘発性の抑うつ障害，離脱中の発症」になるであろう．

さらに，うつ病にはしばしば他の精神疾患も併存する．例えば，不安症と物質使用障害はうつ病と併存することが多い．ある人はパニック症のために来院したけれども，面接するとうつ病の基準も満たしているかもしれない．他の精神疾患を呈している場合に加えて，うつ病の人々は身体症状，例えば不眠や疲労感で医療機関をしばしば受診する．このことはすべての文化圏でみられるが，精神症状より身体症状を表出するほうが受け入れられやすいとはっきりと思われている文化圏でより広くみられる．

鑑別診断において考慮すべき追加の疾患については，DSM-5を見よ．また，DSM-5それぞれの項目における併存症と鑑別診断の解説も参照せよ．

要約

- うつ病の目立った特徴の症状は，抑うつ気分，および/または，すべてまたはほとんどすべての活動における興味や喜びの喪失である．これらの症状のうちの少なくとも1つが，少なくとも2週間，ほとんど毎日，ほとんど1日中存在していなければならない．
- 上で述べた症状が少なくとも1つ存在することを含めて，うつ病と診断されるには，抑うつ症状の9項目のうち少なくとも5つ以上が認められなければならない．
- その症状は主要な社会的，職業的，あるいは他の機能領域において臨床的に意味のある苦痛あるいは障害を引き起こしていなければならない．
- 抑うつ症状を引き起こす原因として，一般的な医学的疾患あるいは物質の使用を除外することは重要である．

診断を深める

重篤気分調節症
Disruptive Mood Dysregulation Disorder

マニュアル ➡ p.156
手引 ➡ p.89

ジャックは8歳の少年で，慢性の易怒性と激しいかんしゃくを懸念され，小児科医から小児精神科医に紹介されてきた．ジャックの両親によると，彼は常に怒っていて，些細な理由で両親やきょうだいに暴言を吐き，泣き叫んだり，他人を

押したり，宿題を完成させるのを拒んだりして，頻回に学校で問題を起こすという．彼らの説明では，かんしゃく発作は時に何時間も続き，その際ジャックは叫び声を上げ，泣き，そして教科書や玩具のような物を投げて破壊する場合もある．時には両親，弟，あるいはペットを叩くこともある．これらのかんしゃく発作は週に5～6回起こり，発作の間中，ジャックを落ち着かせたり，あるいは注意を向け直させたりすることができない．典型的にかんしゃく発作が起こるのは，宿題や面倒な家の手伝いといったジャックが好んでいないことを終えるように言われたとき，ジャックがゲームで負けたとき，あるいは他人が贔屓されていると感じたときである．またかんしゃく発作はジャックが疲れているときや空腹時に悪化する．彼の両親と小児科医によると，彼は気難しくて夜泣きする新生児だったが，4歳時に反抗挑発症で，注意欠如・多動症（ADHD）の症状をもつと診断された．そしてこの気難しさは過去2年で慢性的な易怒性と怒りに発展したという．ジャックの両親が特に心配しているのは，最近彼がかんしゃく発作時に急にナイフをつかんで，自らを傷つけると脅したことである．気分の高揚あるいは多幸感の既往もなく，会話心迫，観念奔逸，あるいは目標指向性の活動も存在しなかった．睡眠も特記すべき所見はない．ジャックの場合，注意散漫は慢性化しており気分には関連していない．

両親，先生，および同級生はたいてい重篤気分調節症に罹患した子ども達を，易怒的で，気難しくて，一緒にやっていくのが難しいとみなしている．悲しい，易怒的な，あるいは怒りの気分についての問題は診断上多様な場面で存在しなければならないが，より深刻なかんしゃく発作は，ジャックの症例のように，自宅など1つの場面で頻回にみられる．反復するかんしゃく発作は，家の手伝いを言いつけられたり，あるいは宿題を仕上げるよう言われたり，あるいはきょうだいや同級生と喧嘩するというようなありふれたストレス因に反応して頻回に起こっている．しかしながら，その反応は，状況と子どもの発達水準の両方を考慮しても著しく不釣り合いなほどである．この症例の場合，ジャックのかんしゃく発作は強さと重篤度の両方で過剰なものとなっている．発作は一度に何時間も続き，他人を叩くまでに発展し，家の物を投げたり，破壊したりして，自傷行為の恐れも出てきている．これらのエピソード以外で，この子どもは慢性的に易怒性と怒りをもっている．慢性化は重要な特徴であり，それは双極性障害で起こる挿話性の気分に関連した出来事と重篤気分調節症とを鑑別する助けとなる．ジャックのように，重篤気分調節症をもつ多くの子どもは男児であり，重篤気分調節症の基準を満たす以前に行動と注意における病前の困難さをもっており，それらの症状の深刻さと家庭や学校へのよくない影響が出てくるため，精神科外来を受診する．ジャックは反抗挑発症を併存していたが，それは重篤気分調節症に最もよく併発する疾患であり，また以前にADHDの徴候があるとも診断されていた．重篤気分調節症は7～12歳で最もよくみられ，6歳未満では診断はされない．

診断へのアプローチ

一時的なかんしゃく発作は子どもにはよくあることだが，とりわけより幼いあるいは発達的に未熟な子どもにみられる．重篤気分調節症の基準では頻回のかんしゃく発作（週に3回以上）が必要で，状況やきっかけに比べて，強さまたは持続時間が著しく逸脱していなければならない．このように，かんしゃく発作の頻度，持続時間，そして強さを確認することが重要である．加えて，臨床家は子どものかんしゃく発作の誘因について聞くべきである．重篤気分調節症において，誘因は一般的なストレス因である傾向（例：思いどおりいかない，きょうだいと親の注意を引こうと競い合う）にあり，それは特定の1つの状況だけではなく，さまざまな領域で起こる．このように，かんしゃく発作が自宅，学校，スポーツの練習，あるいは他の課外活動のような多くの状況で起こるかどうか，そして発作が同級生と一緒でも起こるかどうかを聞くことは重要である．症状は少なくとも2つの場面で起こらなければならないが，ある

1つの場面でより重篤であるかもしれない．

いかなる気分障害を評価するときでも，最初に指標となる気分と時間経過を明らかにすることは役に立つ．重篤気分調節症の場合，慢性的な気分障害の特徴をもつ少なくとも1年の持続期間がある．かんしゃく発作の間欠期に，子どもは持続的に否定的な感情（例：怒り，易怒性，または悲しい気分）を示す．このことは重篤気分調節症と双極性障害とを鑑別するために特に重要であり，双極性障害は慢性の気分障害であることとは逆に，挿話性に現れ，エピソードの間欠期には正常気分であるだろう．臨床家は否定的な感情が，家族，教師，同級生などの他者によって観察できるものであるかどうかを尋ねるべきであり，そして症状のない期間が3カ月以上ないことを確認すべきである．重篤気分調節症は攻撃性，自殺，および精神科病院での入院が必要とされる他の行動を含めた危険行動の危険要因であるので，自殺念慮や自殺の計画，他人を脅す行動，あるいは他の領域における危険性または危険な行動について尋ねることは非常に重要である．子どもとその養育者の両方と面接するべきである．また，教師は重要な情報源になるだろう．

DSM-5で述べられているように，「一般的に慢性的易怒性を示す子どもを評価する際には，重篤気分調節症における自殺行動や攻撃性，他の重篤な機能的結果を示す証拠に注意するべきである」(p.158)．

病歴聴取

アーノルドは8歳の少年で，重篤な気分調節症の懸念があり，両親に小児精神科医との最初の面談に連れてこられる．精神科医はアーノルドの両親に，「あなた方が最初にお子さんの気分について心配し始めたのはいつですか」と尋ねる．彼らは，アーノルドを6歳で幼稚園に入園させたときに重篤なかんしゃく発作が始まったと答える．精神科医は以下のように聞く．「かんしゃく発作の詳細を教えていただけますか．アーノルドはどんなことをして，どんなことを言いますか．かんしゃく発作はどのくらい続きますか．彼は今まで自分自身あるいは誰かほかの人を傷つけたことがありますか，あるいは持ち物を壊したことがありますか」．両親は，「アーノルドはよく，30分から1時間程度大声で叫び，金切り声を上げ，教室の備品を破壊し，時々ほかの生徒の持ち物を壊すんです」と答える．あるとき，彼は教室の兎をつかんで，それを強く締めつけたこともあった．精神科医はこれらのかんしゃく発作がどのくらいの頻度で起こるのかを尋ね，それらが"週に数回"起こることがわかる．頻度を明らかにするために「数回とは，どのくらいですか．週に3〜4回ですか，それともそれ以上ですか」と尋ねる．それから精神科医はアーノルドの発作の間欠期の気分を評価するために「このようなかんしゃく発作がない日にはアーノルドの気分はどんな風であるか教えてください」と尋ねる．両親は，彼は大体悲しんでいて易怒的であると明言する．精神科医は，アーノルドが何が**怒り**で何が**悲しみ**かを知っているかどうかを確認するために，例えを出してそのとおりかと尋ねる．精神科医は「時々，子どもはすごく怒って，大声を上げたり，物を壊したりしたいものなのよ」と説明したうえで，どんなことでアーノルドがこのように怒るのかを調べようと，さらに「どんなことで怒ったり，悲しんだりするの」と尋ねる．精神科医はアーノルドと両親に，教師とアーノルドの友達も彼が大変悲しんだり怒ったりしていることに気がついているかどうかを聞く．精神科医は，彼のかんしゃく発作が重篤で，過去1年以上にわたり週に4回起こり，発作の間欠期には悲しみと怒りがあることがはっきりした時点で，"とても幸福で気分が高揚したり，あるいは興奮したりして，いつもの彼のようではなく，もめ事を起こした"ようなことがあったかどうかを聞いて，躁病の事実を除外する．アーノルドと彼の両親はともにこのような出来事を否定する．アーノルドに易怒性の気分があるので，精神科医は躁病の他の症状（例：睡眠欲求の減少，普段より多弁，誇大性）についても尋ねる．

臨床家は養育者と子どもの両方に，その子の症状について面接すべきである．養育者はしばしば

外面化した症状をよりうまく話してくれるし，また子どもや青年は内在化した症状を話すのがよりうまい．しかしながら，重篤気分調節症の場合，悲しみ，易怒性，あるいは怒りといった気分は他者に観察されなければならない．それゆえ養育者の報告は特に重要であり，教師による確証も役に立つ．"かんしゃく" に関する親からの情報は診断には不十分である．臨床家は頻度，強さ，持続時間，および重篤度を確認しなければならず，そのために例えばかんしゃく発作時に起こる行動（例：大声で叫ぶ，物を投げる），これらの発作の持続時間，どの程度学校と家族の日常を混乱させるか，およびもたらされる結果（他人を傷つける，あるいは物を破壊することなど）について尋ねる．他の重要な質問の中には，どのようにしてかんしゃく発作が終わるか（例：学校の校長室に呼び出されること，入院，あるいは親が子どもを押さえつけることなどはすべて，非常に重篤な症状を示唆しているのかもしれない），そして養育者がそのかんしゃく発作をきょうだい，同級生あるいは他の子ども達のかんしゃく発作よりも際立って強く感じているかどうか，が含まれる．また，かんしゃく発作の間欠期に子どもに存在している気分についての情報を得ることは，診断にとって等しく重要である．

診断を明確にするヒント

- 養育者にかんしゃく発作がその状況にひどく不釣り合いなものであるかどうかを尋ねること．
- これらのかんしゃく発作が週に3回以上起こるかどうか，その子ども以外の他者に観察できるものかどうかを明らかにすること．
- 子どもの気分が発作間欠期に持続する否定的なもの（悲しい，易怒的，または怒り）であるかどうかを確定すること．
- 症状が少なくとも12カ月存在し，症状のない期間が3カ月未満であるかを確定すること．
- 症状の発症は6〜10歳の期間であったかを明らかにすること．
- 1日以上続く躁病または軽躁病を除外すること．

症例検討

コーラは11歳の少女で，悲しくて落ち込んだ気分があり，欲求不満に対して耐性が低く，そして泣き叫んだり，計画やお気に入りの物を壊したり，あるいは自分自身を叩いたりと，周期的に "錯乱状態（メルトダウン）" を起こすのを心配した両親に，小児科医の診察に連れてこられた．コーラは社会的コミュニケーションの技能に乏しく，気分の障害ももっているので，同級生とは長年うまくいかず，同級生から仲間はずれにされて，彼女の "錯乱状態（メルトダウン）" はさらに激しいものとなった．教室ではコーラはたいてい悲しそうで，内気で，ほとんど話すことなく，一人ぼっちでいるという．コーラの担任教師によると，同級生が彼女をいじめたときや彼女が満足いくように課題を終えられなかったときに，彼女は紙を引き裂き，教室の外に走って出ていき，大声で泣き，または自分をいらだたせる同級生達に金切り声を上げるのである．この破壊的行為は週に平均3回起こり，授業にとってかなりの妨害になっている．同様にコーラの両親は家で彼女に手を焼いており，彼女は図画工作をしていて自分が望むようにならなかったら，泣きわめいて床に丸くなって寝そべり，足をばたばたさせ，自らを叩き，そして自分自身を馬鹿と呼ぶといったことになるだろうと言う．なだめようとすると，彼女は両親に対して暴言を吐くのである．発症からは1年以上経過している．コーラは自尊心は低いが，症状に関連して食欲，睡眠，あるいは集中力には明らかな変化はない．

重篤気分調節症は少年より少女のほうが少ない．コーラにとって，その疾患に不安/完璧主義やうつ病が併存している可能性を示しており，それらの疾患は青年期あるいは青年期に近づきつつある少女によくみられる．コーラの気分は慢性的に悲しく，彼女のかんしゃく発作は他人より自身に向けられている．発作は，計画や学校の宿題が彼女の基準に合わず，不満に感じられたときに起こる．外的ではなく，内的に向けられたかんしゃ

く発作は少年より少女により一般的である．しかし，コーラは，いらだったときに同級生や両親に対して暴言を吐くのである．コーラの行動上の表出は，教室から走って出たり，より幼い子どものように床に丸くなって寝そべったりと，発達的に不釣り合いである．その重篤度（例：自らを叩く）は挫折感を経験した多くの青年移行期に想定されるものを超えている．診断時のコーラの年齢は定型から少しはずれる．なぜなら発症はその疾患の上限年齢にあるからである．コーラの疾患は青年期に移行すると，うつ病に発展するかもしれないが，この時点ではうつ病の基準に完全には合致せず，かんしゃく発作は重篤気分調節症を示唆している．

鑑別診断

重篤気分調節症と鑑別すべき最も重要な精神疾患は，双極性障害である．挿話性ではなく慢性的に気分の調節障害を示す子ども達が双極性障害と過剰に診断されうる問題に対する取り組みの1つとして，重篤気分調節症がDSM-5に加えられた．重篤気分調節症と双極性障害の本質的な違いは，双極性障害ははっきり区別できる期間に現れる気分エピソードとされ，その期間の気分変化は4つあるいはそれ以上の随伴症状（例：目標指向性の活動の増加，観念奔逸，会話心迫，注意散漫，高い危険を伴う活動をする）を伴うということである．重篤気分調節症と同様に，双極性障害では易怒性は気分の指標となりうるが，重篤気分調節症の患者では易怒性は拡散して持続している．また，双極性障害の患者は気分エピソードと気分エピソードの間に気分が正常である期間がある．さらに，高揚感あるいは多幸感は双極性障害における躁病に特徴的で，重篤気分調節症では典型的なものではない．子どもに躁病様の症状が1日を超えて認められるのなら，重篤気分調節症と診断すべきではない．したがって，重篤気分調節症を示す子どもすべてと養育者に対して，睡眠欲求の減少，会話心迫や普通でない多弁さ，あるいは誇大性（例：道に走り出す，性的過活動，あるいは普通ではない"向こう見ずな"行動）を子どもが経験した期間が今までにあったか否か，あるいは躁病または軽躁病の他の症状を現わしたことがあるかどうかを質問するべきである．間欠爆発症もまた，重篤気分調節症と併発しない．なぜなら，間欠爆発症の子どもはかんしゃく発作の間に持続的な否定的気分を示さないからである．

重篤気分調節症は典型的には他の精神障害と併存する．重篤気分調節症に罹患したほとんどの患者はまた，反抗挑発症の基準も満たすであろうが，その逆は当てはまらない．次によく合併するのは，ADHD，不安症，単極性うつ病，および自閉スペクトラム症である．重篤気分調節症の診断を考慮するときに，かんしゃく発作が起こる誘因を特定することは重要である．もし，これらのかんしゃく発作が1つの状況（例：医療的面接，授業での発表，またはお気に入りの毎日の行動が破綻したとき）ばかりで起こっているならば，かんしゃくはそれぞれ特定の恐怖症，社交不安症，あるいは自閉スペクトラム症で説明できるかもしれない．しかし，重篤気分調節症とこれらの疾患の併存もありうる．

鑑別診断において考慮すべき追加の疾患については，DSM-5を見よ．また，DSM-5それぞれの項目における併存症と鑑別診断の解説も参照せよ．

要約

- 重篤気分調節症の重要な症状は，重篤で反復するかんしゃく発作に関するものである．
- かんしゃく発作は言語的にあるいは行動的に表出されるが，強さまたは持続時間がその状況にとってはひどく不釣り合いである．
- かんしゃく発作は週に3回以上起こる．
- かんしゃく発作の間欠期には，気分は持続的に易怒的，怒り，または悲しいものであり，他者がこれを観察できる．
- 症状は少なくとも12カ月以上続き，症状のない期間が3カ月以内でなければならない．
- 発症は10歳未満で，発達年齢は6歳未満のも

のであってはならない．
- 1日を超えて続く躁病または軽躁病がないことが必要である．

診断を深める

持続性抑うつ障害（気分変調症）
Persistent Depressive Disorder（Dysthymia）

マニュアル ➡ p.168
手引 ➡ p.94

　アトキンズさんは28歳の女性で，一度精神科的な評価を受けるようボーイフレンドにすすめられた．彼は，彼女が"ほとんどの時間落ち込んでいる"ように見えてうつ病かもしれない，と彼女に言った．面接の間，アトキンズさんは"自分が覚えている限りの期間"抑うつ気分が続いていることを明らかにした．より詳細な質問をしてみると，彼女は8歳ごろに抑うつが発症したと記憶している．彼女は快感消失は否定していて，つまり彼女は趣味としてのスポーツでは活発で，他の社会的活動と同様にそれらを継続して楽しんでいる．何日かはほかの日より気分がましだが，抑うつ気分はそれのない日よりもある日のほうが多いと彼女は言う．また低い自尊心と気力の減退が日常的に存在しているとも言った．時々，決断困難に陥ることがあり，過食にも苦労する．家族歴ではアトキンズさんが7歳のときに母親が亡くなったことは特記される．彼女は父親に育てられ，父親が"いつも抑うつ状態"であったと述べている．およそ8歳のときに母親が"自分の生活から消えてしまった"ことを完全に理解しており，それで彼女に不全感を感じさせる原因があった点で他の同級生とは違っていた，と言う．彼女は10歳代後半にうつ病のエピソードがあり，それには抑うつ気分に加えて快感消失，自殺念慮，集中力の低下，および早朝覚醒を伴う不眠があったと述べる．その症状は2年もの間続いたが，彼女が20歳になるまでには解決したことを彼女は付け加える．

　アトキンズさんの症例における多くの問題は，典型的な持続性抑うつ障害（気分変調症）の表現である．持続性抑うつ障害は男性よりも女性により一般的である．アトキンズさんの症例は早期発症の典型例であり，実際に持続性抑うつ障害の症例の大部分が小児期あるいは青年期の発症である．子ども時代に不幸な出来事——この症例では親の喪失——があるのは気分変調症の人達では一般的であり，またうつ病の家族歴，うつ病あるいは気分変調症のいずれかがみられることが多い．アトキンズさんにみられる症状——抑うつ気分，低い自尊心，気力低下，過食，および決断困難——は慢性的だが，それらの症状の強さはうつ病の症状と比較して弱い（例：抑うつ気分はほとんど毎日というよりむしろ，それのない日よりもある日のほうが多い）．同時に，彼女の症例が典型であるが，持続性抑うつ障害に罹患しているほとんどの人が生涯に一度はうつ病に罹患する．この症例の場合，うつ病は気分変調症の発症に先行し，その後治癒したが，一方で後者の症状は続いている．

診断へのアプローチ

　持続性抑うつ障害は定義上では成人においては少なくとも2年，子どもまたは青年においては少なくとも1年は続く慢性の障害である．症状の重篤度はうつ病の症状よりは軽いかもしれない．患者は過去2年間で，2カ月を超える期間症状がなかったことはない．このように，症状の持続と重篤度の両方が診断の鍵となる点である．"純粋"な気分変調症の人々——つまり，うつ病の基準を満たしたことがない人達——はまれである．「純型気分変調症候群を伴う」「持続性抑うつエピソードを伴う」「間欠性抑うつエピソードを伴う，現在エピソードあり」，そして「間欠性抑うつエピソードを伴う，現在エピソードなし」の特定用語は，持続性抑うつ障害と診断されたおのおのの患者に対して気分変調症とうつ病との関連を記述するために設けられたものである．障害は顕著で，夫婦や家族関係，対人的，および職業的な領域においてみられるかもしれない．精神疾患の併存症

は一般的であり，不安症，物質使用障害，パーソナリティ障害，あるいは他の疾患が併存しているかもしれない．

病歴聴取

　クロフォードさんは，33歳の既婚女性で，抑うつ気分について相談しにきた．彼女はそこそこ仕事をこなし，結婚生活で自分に期待されている家事もできてはいるが，「悲哀感と抑うつ気分で重荷になっている」と感じ，"ベストな自分ではない"ことがしょっちゅうある．彼女は疲労感，自尊心の低下，および集中力の低下があることも認めたが，自殺念慮は否定する．症状の程度を確定しようとして，医師は「毎日，こんな風に感じますか．あるいはあなたの気分は日によって変わりやすいですか」と尋ねる．クロフォードさんが気分は日ごとに多少変わると言うと，医師は，平均して週におよそ何日間，悲しい，沈んだ，あるいは落ち込んだ気持ちになるのかを尋ねる．彼女が「約4日間」と答えると，医師は発症時期についてより詳細に尋ね始める．どのくらいの期間，こんな風に感じているかを尋ねると，クロフォードさんは「確かではないけれど，それはほんとうに長い期間です」と答える．医師は「最後に，悲しみや気分の落ち込みがほとんどの時間**ない**と感じたのはいつですか」と質問した．クロフォードさんがはっきりわからないと答えると，医師は彼女の人生において目立った出来事について尋ね始めた．彼女は6年前に結婚していたので，医師は結婚したときに抑うつ気分を感じていたかを尋ねた．彼女は「そんなことはありません，大変幸せな時期でした」と答えた．医師は他の手がかりについても以下のように尋ねた．「最初の記念日には落ち込んでいましたか．結婚後の最初の誕生日はどうでしたか」．さらに多くの質問をすることで，クロフォードさんは自分の症状が約3年前に出現したが，それは妊娠を計画して1年間不成功だった後で，彼女と夫が妊娠できないのではないだろうかと悩み始めた時期であることに気づいた．このように，始まりは約3年前であった．

　抑うつ気分の強さを確認するとき有用な質問は，症状が日ごとにそして週ごとに，どのくらい変化するかに関連したものである．「平均して，週に何日間こんな風に感じますか」と尋ねるのも時として参考になる．持続性抑うつ障害が疑われるなら，すべての考えられる症状（例：食欲不振または過食，睡眠障害，絶望感）について質問することは重要である．持続性抑うつ障害の症状とうつ病とを鑑別しやすくするために，気分変調症の基準に含まれない特定の抑うつ症状（つまり快感消失や自殺念慮など）について質問することも大切である．発症時期に関しては，例えば，誕生日，記念日，そして祝日といった目立った出来事の日時を確かめることは，症状がどのくらいの期間存在していたかを特定するのにしばしば役立つ．躁病，軽躁病または混合エピソードの既往があると持続性うつ病性障害の診断が除外されるので，これらの障害を除外することは非常に重要である．その症状は苦痛あるいは機能障害を引き起こしていなければならないので，症状が職業的，社会的，家庭的領域のような生活上の重要領域において患者にどれほど影響を及ぼしているかを尋ねることが重要である．

診断を明確にするヒント

- 患者が，抑うつ気分がほとんど1日中，それのない日よりもある日のほうが多く，2年以上（子どもの場合は1年以上）経験したかどうかを調べること．
- 症状がない期間が，過去2年の期間中に2カ月を超えていないことを確定すること．
- 抑うつエピソードが過去2年間で存在したかどうか，どのくらいの程度だったかを表すのに特定用語を使用すること．
- 抑うつ気分に加えて，少なくとも2つの他の症状（例：気力低下，集中力低下）が存在しているかを確定すること．

症例検討

マーフィーさんは，42歳の男性で，普段着を着ており，かなり太っている．彼は新聞で抗うつ薬の治験について読み，記事で書かれている薬が自分に役立つだろうかと，精神科医に相談にきた．彼は独身で，技術者として働いている．彼は過去15年間抑うつ気分がほとんど1日中，ほぼ毎日あったことを打ち明ける．さらに，自分の人生に対する絶望感の広がり，低い自尊心，および早朝覚醒を伴う頻繁な不眠を報告する．快感消失，食欲の乱れ，自殺念慮，集中力低下，うつ病の他の症状は否定する．彼は飲酒量が多すぎることを認め，自己申告によると毎晩ワインを3〜4杯飲む．飲酒運転で違反切符を切られたり，意識がなくなったり，または1日中飲酒をするといったことはないと言う．彼は結婚したことはない．もっと若かったころは女性と会っていたが，ここ数年はそんなことがなかったと言う．十分に仕事をこなすことはできるが，社会生活はかなり制限され，うつ病の症状により人付き合いへの意欲が低下してしまっていると言うのである．たとえ彼が"よき伴侶"に出会えたとしても，自分がよき夫になれるとは思わないと言う．彼にはほとんど友人はおらず，仕事後に遊びに行くこともまれである．彼は特に問題のない家庭で育てられた．薬物乱用歴や喪失体験は否定したが，母親と父親の両方が自分によそよそしく，調子を合わせてくれず，彼らに親近感は特に感じなかったと言う．彼は両親のどちらかがうつ病になったことがあるかどうかは知らない．この面接で，少なくとも2回の明確なうつ病エピソードが明らかになっている．1回目は32歳ころで2回目は36歳のときである．

持続性抑うつ障害は女性により一般的にみられるが，男性にも生じる．それは意味のあるほど機能的な制限が起こることに関連している．マーフィーさんは仕事ではうまくいっていたが，社会的には制限された生活を送っていた．彼の最近の症状は，うつ病の基準を満たすには症状の数あるいは重症度において十分ではない．はっきりした薬物の乱用歴あるいは喪失体験の既往歴はないが，マーフィーさんは感情的に豊かさのない家庭の出身で，情緒面でのネグレクトを受けており，これは持続性抑うつ障害の症例ではよくあることである．彼は過去にうつ病のエピソードを経験していた．人生のある時点でうつ病に罹患していない持続性抑うつ障害の患者は通例というより，むしろ例外である．マーフィーさんはアルコール乱用を併存していたが，物質使用障害は持続性抑うつ障害にはしばしば併存する疾患の1つである．症状の過小報告（例：自殺念慮，アルコール乱用）は男女両方にみられるかもしれないが，特に男性はこれらの症状の重症度を過小報告することが知られている．注意深い，詳細な問診は，正確な診断や危険性の評価を行ううえで不可欠である．

鑑別診断

うつ病と持続性抑うつ障害は双方ともに，抑うつ気分によって特徴づけられる．2つの疾患の違いは，症状の数と強さ，症状の持続期間，および/またはそれら自身の特定の症状に関してである．持続性抑うつ障害の診断には3つの症状が必要で，一方うつ病の診断には少なくとも5つの症状が必要である．うつ病は抑うつ気分が「ほぼ毎日」存在していなければならない一方で，持続性抑うつ障害は「抑うつ気分がない日よりもある日が多い」ことが必要である．うつ病の症状は少なくとも2週間存在していなければならず，一方持続性抑うつ障害における罹病期間は成人で2年，子どもや青年で1年である．2つの疾患を構成する症状においても，いくつかの違いがある（表7-1）．

快感消失，精神運動焦燥または制止，無価値感や罪責感，および自殺念慮は持続性抑うつ障害の基準の中には含まれていない．一方で，低い自尊心（これは持続性抑うつ性障害の人々にはみられることのある症状の1つである）は，うつ病の基準の1つとしては記載されていない．うつ病のいくつかのエピソードは実際慢性化する．つまり，2年以上続くことがある．ほとんどの症例で，慢性のうつ病をもつ人は持続性抑うつ障害の基準を

表 7-1 うつ病と持続性抑うつ障害（気分変調症）の症状

症状	うつ病	持続性抑うつ障害
抑うつ気分	○	○
快感消失	○	
食欲低下または増加	○	○
不眠または過眠	○	○
精神運動焦燥/制止	○	
疲労感/気力の減退	○	○
無価値感/罪責感	○	
集中力減退	○	○
自殺念慮	○	
自尊心の低下		○
絶望感		○

満たすであろうし，その際に「持続性抑うつエピソードを伴う」と特定される．

持続性抑うつ障害をうつ病と区別する他の特徴は，潜行性の発症である．持続性抑うつ障害はしばしば，ただし必ずしも常にではないが，21歳以前（早発性）に発症し，小児期または青年期までさかのぼることもまれではない．

鑑別診断において考慮すべき追加の疾患については，DSM-5を見よ．また，DSM-5それぞれの項目における併存症と鑑別診断の解説も参照せよ．

要約

- 持続性抑うつ障害は慢性の疾患で，抑うつ気分が少なくとも2年間存在している．
- 症状は持続している．つまりその人は，先行する2年の期間中，2カ月より長い期間症状がなかったことはない．
- 発症は典型的には潜行性である．
- 少なくとも3つの症状（抑うつ気分＋2つの他の症状）が診断の閾値を満たすのに必要である．
- 持続性抑うつ障害の患者の大多数が生涯のどこかでうつ病エピソードの基準を満たす．

診断を深める

月経前不快気分障害
Premenstrual Dysphoric Disorder

マニュアル ➡ p.171
手引 ➡ p.96

ソーヤさんは34歳の既婚女性で，3歳と5歳の2児の母親である．第二子出産後から，有意にいらだちが増えたことを主訴として来院した．彼女は第一子妊娠前，月経開始前の数日間，より神経質になり強い挫折感を感じていると気づくようになったと言う．しかし，いったん月経が始まると，彼女はすぐに"以前の自分"に戻った．その症状により学業や人間関係に支障をきたすことはなかったが，彼女は徐々にその周期に気づき始めた．ソーヤさんにとって2回の妊娠はいずれも問題はなかったし，2人の子ども達はともに健康で，彼女は母親であることを楽しんでいる．結婚生活は安定していて，十分に育児をし，そして友人や家族からの支えもあるという．彼女はいわゆる"ジキルとハイド"のような2面性の人格をもつことに困惑している．最近，月経前に約10日間続く，激しい"気分の変動"を毎月経験するようになっている．彼女は眠れなくなり，1日中疲労を感じている．彼女は集中することが困難となり，いつもより混乱しているように感じた．ソーヤさんは"毎月，人格が変化すること"により家族や自身の体重に与える影響に最も狼狽していると述べた．彼女は極端にいらだち，「自分自身を制御できなくなり，圧倒される」としばしば感じる．そして些細なことで子ども達に怒鳴っていることに気づいている．彼女は炭水化物が欲しくてたまらなくなり，その結果1カ月に1〜2ポンド〔訳注：0.45〜0.91 kg〕体重が増える．月経開始2〜3日後にやっと症状は和らぐ．「それはまるで自分の体から毒が抜けていくかのようで，その後約20日間は本来の自分に戻るんです」．

ソーヤさんは毎月気分の変化を経験し，それは月経周期の黄体期の間に始まり，月経開始後数日以内に和らぐ．彼女は炭水化物の渇望，いらだち，

気分の不安定性，容易に圧倒される感覚，および欲求不満に対する弱さを含む古典的な月経前不快気分障害の症状を経験している．特に彼女の一番の悩みは，自分がどんなにいらだつか，それが自身の行動や人間関係に影響を与えているかである．アメリカ人女性にとっていらだたしさは，月経前不快気分障害の最も一般的な症状である．月経前不快気分障害の症状に認知面での訴えが含まれることはあまり知られていない．ソーヤさんは出産してから月経前の症状が悪化した病歴をもっている．月経前症状のある女性では，産後に月経前不快気分障害のDSM-5基準を完全に満たすまで症状が進行することがよく報告されている．

診断へのアプローチ

　月経前不快気分障害の患者は，重篤で苦痛を伴う症状のはっきりした周期をもっている．典型的には，気分の不安定性，易怒性，不快気分，および不安などの症状が月経のころに最も強くなり，月経開始かその直後に回復することである．患者は，集中困難，過眠または不眠のような睡眠障害，特に過食または食物への渇望のような食欲の変化，興味の減退そして無気力を訴えるかもしれない．診断基準を満たすには，症状は過去1年間のほとんどの月経周期で生じ，臨床的に意味のある機能の障害を引き起こしていなければならない．行動および身体の症状もまた存在するかもしれないが，気分および/または不安の症状がなければ，月経前不快気分障害と診断されるべきではない．

　気分および/または不安に関する症状に加えて，月経前不快気分障害の女性は行動に意味のある混乱を経験することもある．日常の活動への興味の減退により，彼女達は社会生活を避けるかもしれない．効率と生産性の低下により職場や学校で，または家事の責任を果たすことに問題が生じるかもしれない．気分変動，突然の易怒性，拒絶への敏感さ，およびストレスに対する反応の増大といった行動の表出によって，配偶者またはパートナー，友人，家族との関係に悪影響を及ぼすかもしれない．月経前不快気分障害の患者が訴える最も頻度の高い身体症状は，乳房の圧痛または腫脹，膨満である．関節痛または筋肉痛，体重増加も報告されることがある．

　DSM-5に述べられているように，「月経前期は自殺の危険性が高まる期間と考える者もいる」(p.172)．

病歴聴取

　ソーヤさんは産後に月経前症状が悪化したと述べている．特に易怒性とそれが彼女の行動や人間関係に与える影響について苦痛を感じている．医師は彼女の症状の型と重症度について問診した．「気分が抑制できないように感じますか．睡眠の問題や食欲の変化，または食物への渇望を経験していますか．月経期間のころにいつもより倦怠感を感じますか．ほかにどんな症状を経験していますか」．医師は苦痛の程度を確定し，自殺の危険性を評価する．医師はソーヤさんに機能的な影響について確認するために「あなたの症状は日常の活動能力にどれほど影響していますか」と尋ねる．月経前不快気分障害ではまれではあるが，精神病症状の存在についても調べた．医師はソーヤさんに持続する気分エピソードがあるかどうか，または彼女の症状が月経周期と厳密に関係しているかどうかを確かめる．「いつ症状が始まりますか．その症状は月経が始まると，完全に止まるか著しく弱まりますか」．医師は，気分障害の既往あるいは経口避妊薬の服用による気分症状の経験があるかどうかを調べる．医師は，最近のストレス因，物質使用，身体的疾患，そして感情障害の家族歴のような月経前不快気分障害の危険要因の評価も行う．

　医師はソーヤさんの症状の全体像を徹底的に評価し，症状と月経周期との関係を明確に描き出そうと試みている．気分の不安定性と易怒性は月経前不快気分障害に顕著なものであり，月経周期中の内分泌系の変化に関連した身体症状と同時に起こるかもしれない．月経前不快気分障害の診断には，月経開始の前か直後に，症状が最小化または

完全寛解していることが必要である．症状のあるときとないときの様式は，月経前不快気分障害の女性の月経周期を通して一定に示されるので，前方視的に数カ月間の毎日の症状評価を記録することが診断を確定するのに役立つであろう．

診断を明確にするヒント

- 月経周期の黄体期に明らかに症状が出現し，卵胞期に改善または寛解するかどうかを評価すること．
- 患者がホルモン感受性（ある種の経口避妊薬による症状の増加，産後の気分障害）の既往歴があるかを確定すること．
- 月経前不快気分障害または気分障害の家族歴があるかどうかを尋ねること．
- 症状が運動あるいはストレス軽減により改善されるかどうかを質問すること．
- アルコールが症状を悪化させているかどうかを見つけること．

症例検討

モリスさんは43歳の独身女性で，重篤な反復性うつ病の家族歴（母と姉）があり，この1年の気分不安定を訴えて来院した．彼女は月経開始前に感情が高ぶるという長年の病歴があったが，この1年で症状は強くなり，非常に憂うつで不安な感じと，記憶や集中力の困難があり，たやすく圧倒される感じがあった．最近，1カ月間ずっと夜間の寝汗があり，黄体期にさらにその頻度が増している．彼女はまたこの1カ月間ずっと，毎日が「ずっと続く疲労感で酔っぱらったようだ」と訴えた．モリスさんは会社で重役に昇格し，過去数カ月にわたって相当のストレスを感じていた．彼女のかかりつけの婦人科医は，閉経周辺期であると診断し，"ホルモンを安定化する"ため経口避妊薬をすすめた．経口避妊薬を内服中に，モリスさんは太り，さらにいっそう感情的になったと感じ，「自分が皮膚から外へ出ていくようだ」と言った．2カ月後に彼女は，「堪えがたい」と気づいて経口避妊薬の内服をやめた．モリスさんは経験する疲労感のため，毎日1時間していたエアロビクスをやめたという．また彼女は月経前に「神経過敏になる」と感じるようになり，毎晩1～2杯のワインを飲み始めた．この1カ月，モリスさんは非常に落ち込んでいると感じ始めた．すなわち，活動していても楽しくなくなり，自責の念を繰り返し感じ，記憶力と集中力に問題があり，消極的な自殺念慮も経験しているという．これらの症状は月経が開始しても弱まらなかった．

モリスさんの症例でみられるように，月経前不快気分障害の女性はしばしば，閉経期への移行中に症状が強くなると報告されており，月経前不快気分障害は閉経期周辺のうつ病の危険要因でもある．感情障害の家族歴は，健常対照群と比較して，月経前不快気分障害の女性でより多くみられる．経口避妊薬は月経前不快気分障害の女性の排卵を抑えるため処方されることがあるが，それは排卵が月経前不快気分障害の誘因となるからである．さらに，経口避妊薬は閉経周辺期の女性に，時にはエストロゲン補充療法として与えられることもある．しかし，多くの経口避妊薬は月経前不快気分障害の症状の悪化にも関連がある．モリスさんは閉経期への移行中に仕事量の増加によりストレスの強い状況にあった．月経前不快気分障害と閉経期への移行に関連した疲労感のために，彼女はストレス軽減に役立つ運動をやめて，代わりに症状を軽減するためのアルコールの摂取量が増加したのである．ストレスとアルコールの両方が月経前不快気分障害の症状を悪化させたと考えられ，モリスさんは現在，うつ病の基準を満たしているように思われる．

鑑別診断

月経前不快気分障害の症状は月経前症候群より重篤で衰弱させるものであるが，双方とも月経周期におけるホルモンの変化に関連している．月経前不快気分障害は持続性抑うつ障害の慢性症状と

は異なり，短く，変動する経過が特徴である．月経前不快気分障害と類似の症状を共有する他のいくつかの障害がある．うつ病においては，抑うつ気分または快感消失――そして少なくとも計5つのうつ病の症状について――が，少なくとも2週間続くが，特定の月経期に明確に関連するものではない．月経前不快気分障害において最もよく報告されている症状は気分不安定性と易怒性であり，一方，うつ病では抑うつ気分と興味または喜びの喪失が最も著明である．気分循環性障害における気分の循環が，一般的に，規則的な月経周期に続くものではないという事実は，鑑別診断の基準として非常に重要である．注意散漫と睡眠障害を伴った周期的な易怒性は，月経前不快気分障害と似ているが，月経前不快気分障害には目標指向性の活動性亢進，誇大性，または会話心迫の特徴はない．月経前不快気分障害と過食症はともに，食物摂取量の増加（しばしば炭水化物類）によって特徴づけられ，黄体期に過食症が増加する女性もいるかもしれないが，それは黄体期に限ったものではない．

月経前不快気分障害をもつ女性に，気分障害あるいは他の精神疾患の既往歴があることはよくある．感情あるいは他の精神障害における気分と行動の症状は，黄体期中に増加するかもしれない（"月経前の病状悪化"）が，それらの症状は月経が開始しても軽減しない．物質使用障害のような併存症は，月経前不快気分障害の症状を悪化させるかもしれない．

鑑別診断において考慮すべき追加の疾患については，DSM-5を見よ．また，DSM-5それぞれの項目における併存症と鑑別診断の解説も参照せよ．

要約

- 月経前不快気分障害は周期的な気分障害で，生殖年齢の女性に起こる．
- 気分不安定，易怒性，抑うつ症状は排卵後に始まり，毎月の月経周期の卵胞期前期に寛解あるいは減少する．
- 意味のある苦痛が症状に関連して生じる．
- ストレス，運動不足，アルコール摂取，出産後，閉経期への移行中，および経口避妊薬を使用している一部の女性において症状は悪化する．

本章の要約

抑うつ障害群

DSM-5において抑うつ障害群に分類されている疾患は，発症，慢性化，および症状の表現についてかなり不均一である．うつ病と持続性抑うつ障害は症状においては最も大きく重複しており，ともに，抑うつ気分の特徴をもつが，発症，強さ，持続においては違いがある．持続性抑うつ障害は定義上，慢性的な障害である．うつ病は，2週間の持続した症状が必要で，慢性化することがある．慢性のうつ病の患者のほとんどが持続性抑うつ障害の診断を満たす可能性がある．月経前不快気分障害は抑うつ気分を認めることもあれば認めないこともある．不安，易怒性，気分不安定性はこの疾患の鍵となる特徴として現れるかもしれない．重篤気分調節症は慢性的で重篤な易怒性によって特徴づけられ，頻発する発達上不釣り合いなかんしゃく発作と怒りの感情を含んでいる．またこの障害は6～10歳の間に発症し，抑うつ障害群の中では子どもに特異的な唯一の疾患である．しかしながら，うつ病と持続性抑うつ障害は小児期でもみられるかもしれない．

診断の重要点

- この診断分類には，快感消失（うつ病）または抑うつ気分（うつ病，持続性抑うつ障害，月経前不快気分障害），同様に感情の不安定性（月経前不快気分障害）そして易怒性（月経前不快気分障害，重篤気分調節症）といった主要徴候をもった疾患が含まれる．
- うつ病による症状は特定の医学的疾患（例：未治療の甲状腺疾患の人々にみられる意欲低

下，未治療の糖尿病の人々にみられる体重減少，癌に伴う疲労感）による症状とは区別されなければならない．
- うつ病は，子どもまたは成人においては双極性障害の特徴でもある．躁病あるいは軽躁病の単一エピソードは，うつ病よりむしろ双極性障害の診断につながる．それゆえ，躁病の除外はうつ病の診断にとって非常に重要である．
- 持続性抑うつ障害は，うつ病の症状より重篤でない，強くない症状を示すかもしれない．しかし，持続性抑うつ障害の患者の大多数が生涯のある時点でうつ病の基準を満たす．持続性抑うつ障害の診断には，過去2年間におけるうつ病との関連を記述する特定用語が含まれる．
- 月経前不快気分障害の症状は，月経終了後の週には最小になるか消失する．
- 重篤気分調節症は10歳までに発症しなければならない．

自己評価

鍵となる概念：知識をダブルチェックしよう

以下の概念は，種々の抑うつ障害群に対してどう関連しているか．
- 快感消失
- 気分不安定性
- 症状のピーク
- 過度なあるいは不適切な自責感
- 重篤な，持続する易怒性
- 死についての反復思考/自殺念慮
- 潜行性の発症
- 早発性と晩発性
- 症状のない卵胞期

同僚や指導者への質問

1. 患者が抑うつ症状を示す場合，あなたはその症状を説明しうる他の医学的な問題を除外しているか．あなたは日常業務でどんな臨床検査の指示を出すか．
2. あなたはうつ病に対して何か妥当性のある簡易スクリーニング検査を日常的に使用しているか．
3. 月経前不快気分障害が疑われた場合に，あなたは月経周期を通しての前方視的な毎日の気分，不安，易怒性の評価を取り入れているか．その場合，あなたはどんな種類の評価尺度あるいは記録を用いているか．
4. 重篤気分調節症の基準を満たす患者に対してのあなたの個人的な反応はどんなものか．あなたは自分自身のそうした反応をどのように管理するか．

ケースに基づく質問

Part A

フランクさんは24歳の女性で，内科医がうつ病の治療のために精神科医に紹介する．彼女の医学的な精密検査では異常がなかった．彼女は自分が"何年も"抑うつ気分という症状を患っているが，仕事を解雇された3カ月前から気分の問題が悪化したと述べる．そのとき以来，彼女は重篤な不眠に陥っており，彼女の正常時の起床時間より数時間早く目が覚めて，再び寝入ることができない．彼女は以前には楽しみにしていた社会的な集まりや礼拝といった活動を楽しむのが困難になった．彼女は気力の減退を感じており，集中力は低下したうえに，自分には価値がないと感じており，今では明確な計画はないものの，自分の人生を終わらせたいと考えるようになっている．彼女はそれまでに決して治療あるいは精神科医の評価を求めたことはない．精神科医は彼女に躁病および/または軽躁病の症状について尋ねたが，これらは否定されている．

■この情報から，フランクさんはうつ病の基準を満たすだろうか

フランクさんはうつ病の基準を満たす．抑うつ気分と快感消失の両方の症状に加えて，不眠，気力の減退，集中力の低下，無価値感，および自殺念慮がある．今回特定したうつ病のエピソードは彼女が3カ月前に失業してから始まった．うつ病のエピソードが双極性障害に関係しているという証拠はなく，彼女の症状は他の医学的疾患によるものではない．しかし，彼女がうつ病の発症の前に慢性的に何年も抑うつ気分があったと述べたという事実があるので，精神科医はうつ病が持続性抑うつ障害に重複している可能性があるかどうかを確認する質問をすることになる．

Part B

精神科医はより明確に，うつ病の発症前にフランクさんがどのくらいの期間，抑うつ気分があったかについて尋ねる．彼女は抑うつ気分が高校1年のときから始まった，何度も対人関係での拒絶を含めて，いろいろな社会的困難を経験していたことを思い起こすことができる．彼女は抑うつ気分とともに集中困難，低い自尊心を経験し，これらの症状は慢性的なものであったが，不眠，快感消失，および自殺念慮は3カ月以前にはなかったと言っている．

■慢性化に関しての情報が得られたが，妥当な診断は何であろうか

フランクさんの以前の症状とそれらの慢性化は，21歳以前に発症した持続性抑うつ障害に一致する．このように，フランクさんの診断は「持続性抑うつ障害，早発性，間欠性抑うつエピソードを伴う，現在エピソードあり」の基準を満たす．

Short-Answer Questions

1. うつ病の基準を満たすために必要な，最低限の症状持続期間はどのくらいか．
2. 成人の持続性抑うつ障害の基準を満たすために必要な，最低限の症状持続期間はどのくらいか．
3. 子どもと青年において，持続性抑うつ障害の基準を満たすために必要な，最低限の症状持続期間はどのくらいか．
4. 持続性抑うつ性障害における早発性と晩発性の定義を述べよ．
5. 重篤気分調節症の診断には，少なくともいくつの症状が必要か．
6. 重篤気分調節症の発症は，子どもでは何歳以前でなければならないか．
7. 重篤気分調節症の基準を満たすためには，かんしゃく発作はどのくらいの頻度で起こらなければならないか．
8. 重篤気分調節症の基準を満たすためには，かんしゃく発作はどのくらいの期間存在している必要があるか．
9. 月経前不快気分障害の4つの最も特徴的な症状を述べよ．すなわち，その4つの症状のうち少なくとも1つはその診断のための基準を満たすのに必要である．
10. 月経周期中の月経前不快気分障害の鍵となる症状の経過を述べよ．

Answers

1. うつ病の基準を満たすために，必要な最低限の症状持続期間は2週間である．
2. 持続性抑うつ障害の基準を満たすために，成人においては，症状が最低2年間持続することが必要である．
3. 子どもと青年が持続性抑うつ障害の診断を満たすためには，最低1年間の症状の持続が必要である．
4. 持続性抑うつ障害では，早発性は21歳未満で発症し，晩発性は21歳以上で発症する．
5. 重篤気分調節症の診断を満たすために，少なくとも3つの症状が必要である．
6. 重篤気分調節症の発症は10歳未満でなければならない．
7. 重篤気分調節症の診断を満たすために，かんしゃく発作は平均して週に3回以上起こらなければならない．
8. 重篤気分調節症の診断を満たすために，かんしゃく発作は少なくとも12カ月間存在し続

けていなければならない．

9. 気分の不安定性，易怒性，不快気分，不安が月経前不快気分障害の最も特徴的な症状である．

10. 月経前不快気分障害において，症状は月経開始前最終週にみられ，月経開始後に改善し，そして月経終了後の週には最小になるか消失する．

8

不安症群/不安障害群

Anxiety Disorders

「人前で恥をさらすことになる」
「不意に心臓の鼓動が速くなり息がつけなくなるが，主治医はどこも悪い所を見つけられない」

　不安症群の診断分類は，すべてではないにしろ，ほとんどの人にきわめてなじみ深い，ヒトの恐怖，心配，不安状態と関連がある．確かにこれらの状態は，時によっては，人が危険な状況に立ち向かう際に，準備し，警戒し，鼓舞することにより生存するための鍵である．一切の恐怖の欠如は——痛みの欠如が，人をためらいなく炎に触れさせるのと同様に——健康的ではないであろう．とはいえ，恐怖，心配，不安は，人の生活における現実の"危険"があるならば過剰に——不釣り合いもしくは不合理に——強まりうる．この反応は，その人が引き受けた役割を実現する能力や，健康的な人間関係を楽しむ能力，そして概して充実した生活を送る能力に悪影響を及ぼしうる．例えば，母親というものは一般的に，自分の幼い子どもがスクールバスに乗って安全に学校に着いているか心配するであろう．子どもの経験を形成し，母親の心を奪うこの種の心配は，子どもの成長につれて次第に過剰とみなされるであろう．恐怖や心配，不安が不必要な苦痛および/または，その人がどのように生活を送るかに悪影響を及ぼす場合，不安症群分類の中の1つの診断が適用されるかもしれない．罹患者の中には，安心や同情，治療を求めて，自身の心配や症状を話す相手になりうる他者，カウンセラー，臨床家を探し求める者もいる．しかし他方で，きわめて臆病になったり，困惑したり，不安で著しい制限を受ける者もおり，その症状を誰にもさらけ出せないと感じ，その代わり黙ってじっと耐えている．

　不安症群の診断分類の中で最も目立った基礎感情は恐怖である．恐怖は，しばしば外的なものや身体的背景と密接に関連している．大多数の人は子どものころに——例えば，暗闇や特定の動物に——恐怖を感じていたことを覚えている．限局性恐怖症は，生活を送る中で苦痛を引き起こしたり，不都合な作用を引き起こす，特定のものや状況への恐怖と関連している——例えば，遭遇する可能性がある恐怖の対象や状況を回避することによる．その他の恐怖症は，より抽象的な状況に焦点化されることが多い．例えば，社交不安症（社交恐怖）は，他者から評価されることを恐れるために社会的交流を恐れることから生じる．分離不安症は愛着をもっている人や場所からの分離への恐怖に関係する．広場恐怖症は，さまざまな公共の場に出たり，1人で外出することへの恐怖に関係する．これらの障害では，それぞれの対象物または状況に曝露されたとき，患者は恐怖を経験する．DSM-5の基準で述べたように，不安症の文脈では，恐怖はしばしばその人が恐れる対象物または状況を回避することを可能にする行動と組み合わさっている．

　パニック症で生じるパニック発作もまた恐怖と関連しており——しかしこれらの状況の目立つ特性は，急性の恐怖発作，または続いて起こる動揺

し怯えるような恐怖に関連した身体反応が生じることである——そして，少なくともこれらの恐怖発作や身体反応の一部は予期不能で，明確な原因なしに起こるようである．パニック症はすでに述べた不安症群の中でもきわめて異質である．というのも，他の不安症群は恐怖を惹起するうえで，外在する特定の対象物や状況を必要とする．パニック症では，恐怖を惹起する外在要因を必要としないなら，何が恐怖症状を引き起こしているのか，研究者らはこの疑問を探究し続けている．異常なニューロン活動に基づき，"誤警報"のように，人間の恐怖システムが異常発火しているという仮説がある．他方，外的ではなく内的刺激がパニック発作を誘発していることが示唆されている．これらの刺激はおそらく，患者の明確な自覚を伴うかどうかを問わず，外的ではなくあるいは他者から容易に観察不可能な，恐怖を誘発する生理学的感覚（例：息切れ，動悸）であろう．

全般不安症において，際立った症状は心配である．DSM-5は心配を予期憂慮と表現している．全般不安症の人は，日常生活のさまざまな関心事や領域に関して，悪い出来事が起ころうとしているという"予期憂慮"をいだいている．この種の執拗で広範囲にわたる心配は，例えば，より限られた文脈中で感じる恐怖，すなわち恐怖症，とはいくらか異なっている．さらに，その心配は複数の生活の関心事と領域に般化され，さらに拡大する可能性が高く，それゆえ，ほとんどの限局性恐怖症ほどその人の生活の中で限局的ではない．

DSM-5の不安症群診断分類では，DSM-IVからいくつかの障害が取り除かれ，他の障害が追加されている．例えば，強迫症，心的外傷後ストレス障害，急性ストレス障害はDSM-IVの不安障害分類から他のDSM-5診断分類に移された．この再編成は，強迫症における強迫行為や心的外傷後ストレス障害における心的外傷の出来事への曝露といった，特定の独特な特性を強調する．また，分離不安症と選択性緘黙はDSM-5では不安症群分類に移された．これらは，以前はDSM-IVの「通常，幼児期，小児期，または青年期に初めて診断される障害」の章に配置されていた．

基準におけるいくつかの普遍的な傾向に注目すべきである．不安症群のいくつか——広場恐怖症，全般不安症，分離不安症，限局性恐怖症，社交不安症——は，成人の診断基準を満たすために，少なくとも6カ月間症状が続いていることが必要とされるようになった．この持続期間の特定は，より一過性の症状発現を除外し，この診断分類の各診断に共通した時間要件に関して，より高い一貫性をDSM-5にもたらしている．

いくつかの診断に特有の基準においても変更がなされた．パニック発作およびパニック症の診断基準の変更が一例である．DSM-5のパニック発作は「予期される」か「予期されない」かのどちらかに類型化される．パニック症の基準は繰り返し起こるパニック発作が「予期されない」ことが必要とされる．パニック症以外の障害もまた，症状の1つとしてパニック発作を伴う可能性があり，パニック発作の特定用語を加えることによりこの状況に意味づけすることがある．また，パニック症と広場恐怖症は，DSM-5では現在，別の独立した障害に分類され，これらは別個にまたは合併して生じる可能性がある．

DSM-5の不安症群診断分類のその他の疾患には，物質・医薬品誘発性不安症，他の医学的疾患による不安症，他の特定される不安症，特定不能の不安症が含まれる．

診断を深める

パニック発作と
パニック症/パニック障害
Panic Attack and Panic Disorder

マニュアル ➡ p.212, 206
手引 ➡ p.116, 115

ブラウンさんは20歳の女性兵士で，「心臓にひどい動悸がする」と「息切れを感じる」を主訴に，陸軍病院を訪れた．彼女は震えながら，自分の身体に何か問題があることを極度に恐れている．彼女はこれまで神経系の問題はなかったという．医師はいくつかの検査を行い，彼女が医学的には健康であると伝える．ブラウンさんは最近配

属されて，故郷の町を離れたばかりであった．彼女はまだ戦闘経験がなく，いかなる心的外傷体験にも曝露されていなかった．その症状は比較的急激に出現し，それは驚いたことに任務中であった．彼女は自分にいかにしてこのようなことが起こりうるのか理解できないと言い，というのも彼女は非常に健康な状態で新兵訓練を終えて間もなかったからだ．彼女はこれまで特に不安の問題をかかえたことはなく，概して自分自身を過剰に心配性だと思ったこともなかった．アルコールやその他の薬物を常用しておらず，また不安を引き起こすような物質や医薬品を服用していない．殺人および/または自殺念慮，自殺の意図および/または計画を否定している．

パニック発作をもつ若年成人は，緊急の医学的問題を患っている懸念から救急受診をする可能性がある．ほかの身体面では健康に問題のない人がパニック発作を起こしているときに，この急激かつ極度の不安を身体健康上の訴えとして解釈することはよくある．それでもなお，医学的疾患は除外されなければならない．医学的疾患が除外され，パニック発作の診断基準を満たす場合，パニック発作と関連する精神科診断が考慮されるべきである．そのような疾患の1つは，予期されるとおりパニック症であるが，他の診断も検討されるべきである．もしブラウンさんが後にパニック症と診断されるなら，この初診時の症状提示は，20歳代前半でパニック発作の初発が生じ，発作が予期せず生じる点でこの診断に一致していることになるだろう．女性であることは本診断の危険性を高める．もし，彼女がパニック症の場合，軍隊文化という文脈でのこの診断に対する彼女の反応と受け止め方が考慮されるべきである．精神科への紹介が考慮されるべきである．

診断へのアプローチ

多くの患者が不安症状を訴え，その中には"パニック発作"を経験したと言う者さえいるだろう．均質性を強調するために，DSM-5はわざわざ，数分以内に低いレベルから増大して，奇襲されたときのようなきわめて高いレベルに達する症状と定義された，**パニック発作**という用語を使用するための基準を用いている．"発作"といっても，数時間かけて徐々に高まる（例：「私は夜のデートのことを考えると1日をかけて徐々にパニック発作になっていった」）ものは，突然始まり急激に増幅するというパニック発作の要件を満たさない．パニック発作は，身体症状（例：発汗）と，他の主に心理的な症状（例：死ぬのではないかという恐怖）を含む症状一覧より，4つ以上の症状を呈さなければならない．発作中に4つ未満の症状しか呈さない患者もいるであろう．これらの発作は，DSM-5では**症状限定性発作**と呼ばれるが，おそらくパニック発作の減衰したものか前駆形態で，その後パニック症の一部となると思われる．DSM-5は睡眠に関連して起こる夜間のパニック発作にも言及している．

パニック発作という用語と**パニック症**という用語が同義ではないことを忘れてはならない．パニック発作はパニック症の鍵となる症状であり，パニック症はパニック発作の存在を必要とする．しかしパニック発作をもつすべての者がパニック症というわけではない．パニック発作とパニック症の基準は異なる．DSM-5において，パニック発作は障害（症）というより，ある障害の文脈でパニック発作が指摘された場合，DSM-5の障害（症）名に付記されることのある特定用語である．このように，この特定用語はさまざまな精神医学またはさまざまな医学的疾患に付記されることがある．

DSM-5では，少なくともパニック症におけるパニック発作の一部は，「繰り返される予期しない」ものでなければならないと述べられている．「予期されない」はパニック発作を示すが，それらは，そのような刺激により引き起こされたり発生させられたりするようには見えず，それゆえ警告なく発現する．パニック症の「予期されない」パニック発作を経験している患者は，発作は完全に"どこからともなく"やってきたとしばしば表現する．そのような自然発生的発作は，身体内の内因性循環化学物質を含む内因性の発作の原因の

探索を研究者に促した.

「予期されない」パニック発作の存在があるかどうかを確定することは,ある程度は解釈次第であるかもしれない.というのも,あらゆる患者(と文化)は行動の因果について異なった視点をもっているからである.例えば,DSM-5では,思い出すよう尋ねる場合,高齢者は青年と比べて,不安症状を環境の中で生じたさまざまな出来事のためであるとする傾向があると記しており,このことが「予期されない」パニック発作の報告を減少させているのかもしれない.

パニック症診断のための評価として,パニック発作に対する恐怖とパニック発作を回避する行動が発展したかを確認することがさらに要求される.これらはパニック症の異なった2つの表れであり,パニック発作とは独立した症状とみなされなければならない.

また,気をつけるべきことはDSM-5に記述されているように,「併存症,小児期の虐待の既往,他の自殺危険要因を考慮に入れても,過去12カ月のパニック発作とパニック症の診断は,過去12カ月における自殺企図と自殺念慮のより高い頻度と関連する」(p.211).

病歴聴取

ある27歳の患者は"不安"に関する問題をかかえているという.面接者は患者の不安"発作"が"どこからともなくやってくる"ことと,パニック発作の基準に記載されるうちの4症状を含んでいることを確定する.これらの症状の組み合わせには変化があるが,患者はどの発作においても,その症状のうちの少なくとも4つの症状をもっていなければならない.

面接者は「不安症状が始まってからそれが最も強くなるまでどれくらいの時間がかかりましたか.不安症状は何かのきっかけで始まりましたか.それとも自然に起こったように思われましたか」と尋ねる.患者はその時間は約2〜3分以内だったと答えるかもしれない.すると,面接者は「あなたは1番最初の発作を思い出せますか」と尋ね,発作の内容とそのときの状況を詳しく説明してもらう.面接者はまた,発作が始まったときからのおおよその発作の頻度と発作の型も尋ねるだろう.

それから面接者は,「パニック発作を起こしていないときにも何かほかの症状がありますか」と質問する.面接者は,患者がほかの発作が生じることへの不安に気づいているかどうか知りたいと思う.これは,パニック発作の症状とは異なった型の不安だろう.面接者は「症状はあなたの日常生活にどのような影響を与えますか.症状のせいで何かやることを諦めていませんか」と質問する.面接者は,患者が特定の公共の場に行かないようにしているか確認したい.面接者は,殺人および/または自殺念慮,企図,計画があるかどうか,アルコールやその他の物質使用,不安を生じる可能性がある物質や医薬品の摂取,医学的疾患の徴候と症状があるかどうかについて患者に質問する.

患者はパニック発作の基準を満たす可能性のある症状を述べる.患者は何度か発作を明らかに経験しており,中には前兆がない発作だったものもある.発作は急激で,突然起こり,数分以内に最高潮に達する.面接者は,患者が次のパニック発作がいつ襲ってくるかをしきりに心配するようになったかどうか,または発作中に患者に何が起こっているかを確かめる.面接者は,患者がパニック発作のせいで特定の場所への外出を避けているかどうかについても知りたい.面接者は,この種の症状がパニック発作後にどのくらいの時間持続しているかを明らかにしたい.医学的精密検査,アルコールや他の物質の使用歴,自殺と殺人に関連する既往歴は確認しなければならない.精神科への紹介が考慮されるべきである.

診断を明確にするヒント

- "心配"や"緊張"を訴える人には,身体感覚,思考,感情,行動を含む体験をありのまま説明するように質問すること.

- 「どれくらい速やかに症状が始まり，最高潮に達し，そして弱まったか」のように，症状の経時変化を明確にすること．
- パニック発作がどれくらい頻繁に起こっているか尋ねること．
- なんらかの前兆や原因がなく起こるパニック発作があるかどうか調査すること．
- 例えば，再びパニック発作に襲われることへの恐怖といった，他の型の不安をいだいているかを評価すること．
- パニック発作を回避するための行動（例：特定の場所に行かない）が発展しているかどうかを確認すること．もしあれば，そうした行動がどのくらい長期間持続しているか質問すること．

症例検討

　ヤングさんは35歳のアメリカ先住民の男性で，先住民医療サービスのかかりつけ医を受診する．彼には20歳代前半から長い間パニック症がある．時々，1日あたり1回以上のパニック発作を起こしている．最も長くパニック発作を呈しない期間は2〜3カ月であった．パニック症は彼の生活の質（QOL）に大きな影響を与え，働いたり，部族での生活や役割の重要な一部であるナヴァホ族の儀礼やダンスに参加することが長い間できていない．彼は次にパニック発作がいつ襲ってくるかを心配し始め，いくつかの公共の場所で過ごすことをやめている．彼が心地よく過ごせる場所は次第に制限されていった．ここ数年，彼は部族の所有地から離れることに苦労しており，今では自分の家だけが唯一のくつろげる場所であった．最近は，彼は自宅でも時折パニック発作を起こすようになった．症状のせいで，彼は自己評価を低く感じるようになった．最近2年ほどは，彼は"うつ状態"と感じていた．彼のかかりつけ医は，彼は医学的には健康であると言う．彼はアルコール以外の薬物の使用や，不安を生じる可能性がある物質・医薬品の服用を否定している．彼のアルコールの使用については不明である．彼は，殺人または自殺念慮，意図，計画を否定している．

　成人早期に始まり，パニック症は最も生産的であるべき年代の人々に悪影響を与える慢性疾患となりうる．それは寛解しうるが，しばしば再発する．パニック発作があることに加えて，ヤングさんは次のパニック発作がいつ起こるのかについて心配し始めていた．彼はパニック発作のために多くの場所に行こうとしなくなっていることにも気づいており，結局自宅の外のどこへ行くにも困難があった．抑うつ症の併存は，今では彼の状態を悪化させているかもしれない．臨床家は，ヤングさんのアルコール使用についてさらによく調査し，アルコール依存症診断の可能性を考慮して，殺人，または自殺念慮，意図，計画をもっているか定期的に調べ続けるべきである．パニック発作を和らげるためにアルコールを使用する者もいる．この症例では，アルコール依存症と自殺の危険に注意する．臨床家は，ヤングさんの症状が彼のアメリカ先住民の家族力動の中でどのように理解され，対応されているかを知りたいだろう．精神科への紹介が考慮されるべきである．

鑑別診断

　パニック症の鑑別診断はかなり広範囲であり，というのも，パニック症の顕著な特徴はパニック発作の経験があることだが，これは他の多くの疾患がある状況でも起こるかもしれないからである．可能性のある診断は，非精神科疾患と精神科疾患に分けられる．前者は，さまざまな医学的疾患（例：不整脈，喘息）を含み，適切な医学的精密検査を必要とする．パニック発作は，他の不安症など，多くの精神疾患でもみられる．パニック発作が他の不安症の症状にのみ関連して起こる場合，その不安症が優先的に診断される．例えば，パニック発作が社交不安症によって恐怖を誘導される社会環境においてのみ起こる場合には，社交不安の診断が優先される．この場合，パニック発作は特定用語として付記され，パニック症の診断は記録されるべきではない．言い換えれば，これらは社交不安症の患者では，社会環境の中で予期されるパニック発作である．

併存するパニック症およびパニック発作と関連することのある他の疾患では，臨床家は少なくとも他の疾患の文脈に限定して起こっているものではなく，予期されない，および単純にパニック症のみによるパニック発作が何回かあるという証拠を探そうとするだろう．パニック症は，他の不安症やうつ病，双極性障害など，いくつかの疾患と高率に併存するので，この様式は重要である．

DSM-5 に記されているように，広場恐怖症はパニック発作やパニック症に高率に続発し，地域母集団では 30%，臨床母集団では少なくとも 50% で続発するといわれている．逆に，他の症例で広場恐怖症に続いてパニック症が起こるように見える可能性もある．広場恐怖症は通常長期間持続する消耗性疾患である．

鑑別診断において考慮すべき追加の疾患については，DSM-5 を見よ．また，DSM-5 のそれぞれの項目における併存症と鑑別診断の解説も参照せよ．

要約

- 臨床的に意味のある不安症状が認められるとき，臨床家はその症状がパニック発作，およびパニック発作が合併するかもしれない疾患の基準を満たすかどうか確定すべきである．
- もしパニック発作がみられ，そのいくつかが繰り返し出現することがあり予期されず起こる場合，臨床家は，次に起こるパニック発作への恐怖やパニック発作を回避するための行動を含めて，パニック症の評価をするべきである．
- 症状の頻度と自然経過を評価するために，初発の不安症状にさかのぼって慎重に病歴を聴取するべきである．
- パニック症の鑑別診断には，広範囲の精神疾患（他の不安症や物質使用障害群を含む）と一般医学的疾患を慎重に除外することが含まれる．

診断を深める

社交不安症／社交不安障害（社交恐怖）
Social Anxiety Disorder（Social Phobia）

マニュアル ● p.200
手引 ● p.114

ジェームズは 14 歳のヒスパニック系の少年で，アメリカ南東部の小児科外来で外来診察を受ける．彼は一貫して他人と交流するときは非常に不安がっている．両親は彼が近所の子どもと"たむろする"ように仕向けるが，彼は自らそうすることができない．たとえ両親が側にいても，あらゆる社会的環境に圧倒されるように感じている．診察の間は，彼は話すことになんの問題もない．彼は高校での活動に参加することや友達と出かけることを望んでいるが，自分が笑いものになったり恥をかくに違いないという恐れから，これらの活動のどれもやろうとはしなかった．彼は，"たくましい男"と見られないだろうと思っており――"男っぽさ"がほしい――，しかし，むしろ"神経質である"ことでからかわれるのではないかと思うと言う．彼は"人前に"出ることができないという．彼はほとんど家にいて，インターネットをしていたり，宿題をしている．彼はなんらかの専門学校に進学することを希望しているが，最近は自身の神経質さから，高校でさえ卒業できるかどうか心配するようになった．彼はあらゆる身体的症状を否定しており，最近の医学的精密検査は正常だった．彼はアルコールやその他の薬物を使用せず，不安を生じる可能性のある物質・医薬品を服用していない．殺人および／または自殺念慮，意図，および／または計画は否定する．

ジェームズは，他の子ども達のいる社会的環境下ではいつも不安を感じる子どもだった．明らかに，両親がいても彼はこの不安を経験し，したがって分離不安に関連するものとは思えなかった．小児期には社会的状況でまったく話さなくなる期間はなく，したがって選択性緘黙ではなかった．現在高校で，彼は自身の社交不安によって生

活がひどく制限されていることを理解しており，最終的には彼と両親は専門家の援助を求めるに至った．1人の若者として，彼は他の若者の前で笑いものになり，その人達が自分を拒絶するのではないかという主たる懸念を説明することができる．臨床家は，"たくましい男"でいたいという彼の願望が社交不安にどう関与しているか，それにかかわる文化的根拠が存在するかを探ろうとするかもしれない．精神科への紹介が考慮されるべきである．

診断へのアプローチ

　社交不安症の人は，他人からの評価と非難を恐れる．彼らはどうかすると自分が馬鹿に見えて恥ずかしい思いをすることを恐れている．この恐怖は，赤面のような社交不安症の明らかな徴候を周囲の人に気づかれるという懸念も含むことがあり，この障害の"警告症状"として役立つかもしれない．社交不安症の診断は，恥をかくという実際の危険とは不釣り合いな恐れと関連している．

　社交不安症の人は，もしかすると恥ずかしいことが起こる可能性のある社会環境を回避する．この回避の様式は，就職面接，病院の予約，親族の集まりに行きたがらないといった，社会的役割における機能不全をもたらすだろう．この疾患はしばしば成人期以前に発症し，成人期以降の初発はまれである．子どもは学校へ行くことに直面して，泣きそうになるか取り乱すようになるかもしれない．社会的な活動への参加を強いられると，その人は前もって思い悩み，活動中に重大な苦痛を訴えるかもしれない．活動期間中，内気で遠慮がちに振る舞い，ほとんど話さないだろう．仕事や，デートや，結婚することが困難であることによって社会的状況を回避することの影響が証明される可能性がある．これらの理由から，社交不安症は極度の機能障害を引き起こす可能性がある．

病歴聴取

　定期健康診断の際に，ある20歳の患者はほとんど外出しないと報告し，かかりつけ医は，「なぜ君は外出しないのか」と優しく尋ねる．医師は，患者の恐怖は，どこかの場所に行くことか，自宅から離れることか，それとも大勢の前でパニック発作を起こすことかを調べる．患者が人々との交流を恐れるがその理由を言わない場合，医師は「あなたは，誰かがあなたを傷つけるのではないかと心配していますか」と質問することによって，さらに問題を掘り下げる．さらに続けて，「あなたは恥をかくかもしれないと心配していますか」と尋ねる．患者は，黙って恥ずかしそうに何度かうなずくが，自発的に詳しく述べることはない．少々間をおいた後，医師は「あなたは，他人の前で何かおかしなことを言ったり，おかしなことをしてしまうようなことを心配していますか」と尋ねる．医師は，これらの恐れのいずれかが妄想である可能性があるか，社会的状況下で他人が患者に対して批判的であるという懸念が示唆されるのみかを精査する．

　医師は患者に，うつ病や自閉スペクトラム症や，他の障害があるかについても確認を試みる．さらに医師は，「もしこれらの不安症状がなかったならば，あなたは外出や社会的活動に関心をもったと思いますか」と尋ねる．医師は患者がどれくらいの間症状を呈しているか，そして6カ月以上続いているか特定する．医師は，殺人および/または自殺念慮，意図および/または計画があるか，アルコールや他の物質使用障害群の診断基準を満たすか，不安を生じうる物質・医薬品の服用があるか，そして他の医学的疾患の徴候や症状があるかを調査する．

　次に医師は，社交不安は患者がこのことについて語りにくくする可能性があること（例：医師の非難を恐れること）に留意しながら，患者が外出をためらう理由を慎重に調べる．医師は広場恐怖のような，症状の原因となる可能性がある他の精神疾患を除外するよう努める．医師は，他人に会うことに無関心であるために，自宅で過ごすとい

う可能性もまた排除しなければならない．

医師は，それが時間基準を満たすかどうか判定するために患者に持続期間について尋ねる．成人患者が6カ月前に症状が始まったと言う場合，この持続期間は基準を満たすが，成人期の発症を意味することになる．成人期の発症はまれであり，社交不安症の診断にはいくつかの疑問が残るだろう．しかし基準は単なるガイドラインであり，常に優れた臨床的常識と判断を背景に適用されなければならない．特に，医師は患者に殺人もしくは自殺の危険性の有無を調べる必要がある．精神科への紹介が考慮されるべきである．

診断を明確にするヒント

- 患者が他人から評価され，非難されうる社会的環境下にあり，比較的予測可能な不安症状であるかどうかを立証すること．
- 子どもでは，他の子どもと一緒に過ごす社会的環境下で症状が明らかであるかどうか特定すること．
- これらの症状がどれくらいの期間生じているか特定すること（6カ月間が必要とされる）．
- 社交不安が公衆の面前で話したり行為する状況でのみ出現する場合，DSM-5の「パフォーマンス限局型」の特定用語が適用されることがある．

症例検討

アンドリューズさんは52歳の独身黒人男性で，米国南部の田舎から遠隔医療計画を通じた精神科医の診察を希望している．彼のかかりつけ内科医は，彼が他者との付き合いで外出することを妨げている不安から救済するためにこの診察を準備する．遠隔医療通信での会話で，彼は，社会環境における比較的一貫した不安が徐々に発展してきたと回想するが，それがいつごろ始まったか正確に思い出せなかった．高校では，彼は不安のあまり誰とも交流しなかった．彼は高校を卒業できたが，自分が何かおかしなことをしたり言ったりしたことを他人に笑われるのではないかと恐れ，人付き合いを避けなければならなかった．彼は，常に友人が欲しかったし，社交的になりたかった．現在彼は，仕事の後に同僚と出かけられるようになりたいが，さまざまな形で笑いものになる可能性を心配してしまう．アルコールを飲んで人と接するときだけ，彼の不安を軽減することができる．最近，彼は何度か断酒に失敗している．彼のかかりつけ内科医は，彼が医学的に健康だと言う．彼は，アルコール以外の物質を使用しておらず，また不安を生じうる物質・医薬品を服用しない．彼は殺人，または自殺念慮，企図，計画を否定する．彼の文化的背景による精神疾患への偏見と，精神科臨床医に"狂人"と診断される可能性から，彼は精神科外来を受診するのを長年ためらっていた．

アンドリューズさんは，若年期に不安に関する障害をいだき始めた．多くの症例と同様に，彼の社交不安は徐々に発症した．対照的に引き金となるような出来事を報告する人もおり，それは通常困惑するような出来事である．おそらく彼は青年期以来，社交不安症の慢性症状に苦しんでおり，これらの症状が現在もなお彼の生活様式を制限している．彼は友人をもつことを強く切望しているので，多くの彼の生活の問題が明らかに不安により生じていると気づいている．社会的環境において，彼は社交不安を軽減するために意図的にアルコールを飲むと言う．彼は断酒に苦労しており，アルコール依存症の評価を受ける必要がある．依存症専門精神科医への相談を考慮すべきである．社交不安症に対処するために，アルコールおよび/または他の物質を使用しているような患者もいるかもしれない．臨床家は，遠隔医療通信の利用が，社交不安患者の面接に役立っているか，妨げているかをもっと調べるべきである．偏見の問題，および地方文化や人種的・民族的同一性の影響には注意する必要がある．

鑑別診断

DSM-5 は社交不安症の鑑別診断の項目の中で，多くの疾患をあげている．いくつかの疾患は社会的環境において不安症状を伴って現れる．社交不安症は，潜在的な評価や非難に対する恐怖が症状の主な理由であるかどうか調べることで特定されるかもしれない．存在する場合，非難への恐怖は精査を要する．そのような恐怖は，標準的な恥ずかしがりの一部でありうるし，しばしば明らかな機能的影響をもたらさない．非難への懸念は，低い自己評価やうつ病を示唆する可能性があり，そのような場合，他のうつ病の症状も存在するはずである．潜在的評価にさらされる状況で起こる社会的評価に対する過剰な恐怖が中心的でおそらく唯一の症状である場合，社交不安症の診断は最も明確である．

多くの患者は，社交不安症とともに他の障害を経験する．場合によっては，これらの併存疾患（例：うつ病や物質使用障害）は，社交不安症発症後に出現する．回避性パーソナリティ障害と社交不安症の関係は，両者の症候学の共通性により，さらに複雑になる．

鑑別診断において考慮すべき追加の疾患については，DSM-5 を見よ．また，DSM-5 のそれぞれの項目における併存症と鑑別診断の解説も参照せよ．

要約

- 社交不安症の患者は，社会的状況での評価と非難を恐れる．
- 社交不安症はしばしば成人期以前に始まり，成人期の初発はまれである．
- 社交不安症は意味のある機能不全をもたらしうる．
- 社交不安症は，社会化に影響を及ぼすいくつかの精神疾患と鑑別されなければならない．さらに，それは標準的な恥ずかしがりや回避性パーソナリティ障害と区別されなければならない．
- 社交不安症には他の多くの疾患が合併することがある．

診断を深める

全般不安症/全般性不安障害
Generalized Anxiety Disorder

マニュアル ➡ p.220
手引 ➡ p.118

アームストロングさんは 35 歳の女性で，米国南部の軍事基地の外来で診療を受けている．彼女の夫は現役の軍人である．彼女はかかりつけ医に，多くの活動を妨げている筋肉痛と緊張について話す．後に，彼女は"四六時中"心配していることも認めている．彼女は思春期のころからこのような状態であり，友人から"心配性である"と指摘されるようになるまで，誰もがこのように感じていると思っていた．彼女は日常生活で生じるあらゆることを心配し，1 つのことが決着してもすぐに他のことに心配が移る．彼女は他の型の不安症の症状を否定する．彼女は不安を生じる可能性のある物質・医薬品を服用しておらず，アルコールや他の物質を使用していない．彼女は，殺人または自殺念慮，意図，および/または計画を否定している．医学的精密検査一式は正常であり，その症状は医学的疾患または医薬品の副作用によって生じているようには見えない．

彼女に筋肉痛と緊張をもたらす医学的問題がないことが確認された後，かかりつけ医はこれらの身体症状がなんらかの不安症と関連するか精査する．この一連の質問により患者は，自身が"生まれつきの心配症"であったことや，彼女が常に心配していることに友人が気づいていることが明らかになる．それは彼女の生き様である．心配は絶えず存在し，次から次へと生活課題と結びつき，筋緊張とともに彼女を疲弊させ，常に危険に対して警戒させる．さらなる精神医学的評価により，彼女が全般不安症の診断基準を完全に満たすかを調査しなければならない．うつ病の併存を考慮すべ

きである．本症例では，米国南部および軍人家族の文化が症状の認識に与える影響を調査するべきである．精神科への紹介が考慮されるべきである．

診断へのアプローチ

全般不安症のDSM-5基準をその他の不安症と比較すると，読者は恐怖よりむしろ過剰な心配の症状が強調されていることに気づくだろう．心配はDSM-5では"予期憂慮"と記述されている．心配は広範囲に波及する性質をもち，いつまでも残り，常に人の心の奥底に存在する．不変の"心配性"のこうした特性はこの診断の鍵となる．

病歴聴取

心理療法士を受診している50歳の患者は，"神経質である"ことを訴える．心理療法士は，「人々がその用語を使うとき，異なった意味を指すことがよくあります．あなたが経験していることについて，もっと私に教えてください」と言う．全般不安症の患者は，さまざまな程度の心配事をたびたび説明する．心理療法士は「心配したことに関する具体例を教えてください．例えば，あなたは今朝何を心配しましたか」と質問する．患者は，異なる生活領域にまたがるさまざまな日常的な心配事について，有害転帰の危険性を強調して述べるであろう．心理療法士は，心配が，パニック発作，社交不安，強迫観念，重要な他者からの分離，身体イメージや体重，身体的愁訴・疾患または異常，過去の外傷体験，または他の原因に対しては向けられていないことを除外するためのさらなる質問をする．心理療法士は，この心配が妄想的広がりなのか，気分障害といった他疾患と関連するかを特定する必要がある．心理療法士は，「この心配をすることがあなたの生活にどのような影響を与えるか，それはあなたにある決まった生き方をさせているか」をさらに尋ねる．患者は，殺人または自殺念慮，意図，および/または計画を否定

している．患者はアルコール，または不安を生じうる他の物質・医薬品を服用しておらず，内科医により医学的問題が見つかっていない．

心理療法士は，患者が症状を伝えるときにより具体的にする必要があることと，患者が神経質と言っていることの内容を推測では判断できないということが，すぐにわかる．心理療法士は患者の症状に関する体験について自由回答型の質問を行い，そして，例えばその日の早いうちに起こった症状の具体例を聞くなど，さらに焦点を絞った質問を用いる．心配の具体例を尋ねることは，基準を満たすかどうかの決定を助ける．心理療法士は，他の不安症，気分障害，精神病性障害，さらに他の障害（例：物質・医薬品誘発性不安症，他の医学的疾患による不安症）を順序立てて除外し，それらは実際の診断であるかもしれない．心理療法士もまた，患者が殺人または自殺念慮，意図，および/または計画を有しているかどうか確認する．最後に心理療法士は，患者の生活がどのような影響を受けているか明らかにし，患者の強い不安に関連した異常行動を続いて調査するために，非常に回答自由度が高く，偏った判断を避けるような質問を用いる．精神科医への紹介が考慮されるべきである．

診断を明確にするヒント

- 自制困難な，広範囲に波及する心配をその人が経験しているかどうか質問すること．
- 心配が，複数の問題と複数の生活領域に及んでいるかどうか確認すること．
- どれくらいの期間，どのくらいの頻度で心配するかを尋ねること．

症例検討

ロバートは11歳の男の子で，"超"神経質であったため，両親は小児科医の診察予約をとった．彼は常に"緊張"しており，落ち着けないこ

とを小児科医に訴える．彼は素晴らしい生徒であるが，日々の学業やクラブ活動，運動会のことを心配している．彼は心配をやめられないことに気づいている．小児科の主治医が既往歴を聴取していくと，ロバートが同時に相当な悲しみを感じ続けており，おそらくうつ病エピソードの最中にあることがわかる．ロバートは殺人および/または自殺念慮，意図，および/または計画を否定する．彼はアルコールや他の物質の使用を否定し，不安を起こす可能性のある物質・医薬品を服用していない．慎重な精密検査からは，症状を説明しうる医学的疾患の診断は認められない．

ロバートにはおそらく全般不安症があるが，診断は確実ではない．症状は比較的非特異的であり，DSM-5 に記載されているように，臨床家は子どもにこの診断を安易に下してしまうことに慎重にならなければならない．ロバートは緊張感やいらいらを感じたり，日々のストレスを心配したりすることを含めて全般不安症に関連することのある多くの症状について述べる．それでもなお，臨床家はこれらの症状は不安を表すことのある他の疾患（例：強迫症）によってうまく説明されないことを確認する必要がある．ロバートは抑うつエピソードを併発していると思われ，診断図式をさらに複雑にしている．彼の不安症状はすべてうつ病による可能性がある．不安症状がうつ病の存在下でのみ生じる場合，全般不安症の診断は下されない．この場合，不安症状は抑うつ障害の一症状とみなされ，全般不安症の診断は追加記載されない．不安症状が存在し，うつ病を認めない期間が続いている場合，全般不安症が考慮されるべきである．患者は慎重な評価と診断のために精神科に紹介される．

鑑別診断

多くの疾患が心配の症状を含む．うつ病，双極性障害，精神病性障害の患者はしばしばなんらかの不安と心配を経験する．心配がこれらの障害のエピソード期間のみに存在する場合，全般不安症の追加診断はすべきでない．心配は他の障害でも頻繁に認められるだけでなく，多くの人々に時々正常状態でも認める．したがって全般不安症は，より全般的な不安を他の障害とは独立して生じ，"通常の"心配と比べて極度に強く，広範囲に及び，慢性に持続する心配を示す人々により適した診断である．

全般不安症は気分障害をはじめとした他の障害にきわめて高頻度に併存する．全般不安症とその他の障害の相対的区別を保証するために，全般不安症の症状は，他の障害が認められない期間に認められなければならない．

鑑別診断において考慮すべき追加の疾患については，DSM-5 を見よ．また，DSM-5 のそれぞれの項目における併存症と鑑別診断の解説も参照せよ．

要約

- 全般不安症において，症状像は，日常生活における多くの問題や領域に広がる特質についての心配を強調している．
- 心配は特定の症状群（DSM-5 の全般不安症の基準を見よ）と関連している．
- 一般的に，症状は慢性的で急性ではない．
- 心配は正常な状態でも病的な状態でもしばしば生じるため，全般不安症の診断は，その症状が明らかに正常レベルから逸脱し機能不全を生じない限り，下されるべきではない．
- 全般不安症はしばしば気分障害に併存する．

本章の要約

不安症群

不安はありふれたものであり，不安体験はあるときは想定内でありかつ適応的であるが，他方で病的である可能性もある．不安症の診断群は，恐怖，パニック発作，心配，および/または不安を

伴う障害を含み，これらの状態を回避する行動も含まれるかもしれない．この群別化はこれらの障害間になんらかの共通性があることを示唆し，DSM-5 では強迫症や心的外傷後ストレス障害とは異質であるとみなされている．この診断群における障害間の共通性にもかかわらず，例えば発症年齢についてなど，それらは確かに多様である．この一群のいくつかの障害は比較的よくみられ，そのすべての障害がその人の人生に意味のある苦痛と影響を与える原因となりうるし，その中には自殺企図や自殺念慮の危険の増大を伴う人もある．

診断の重要点

- 不安症の診断群には，恐怖，パニック発作，心配および/または不安の顕著な症状をもつ各障害が含まれる．DSM-5 では，類似の症状を伴ういくつかの障害（例：強迫症，心的外傷後ストレス障害）が，診断上この一群とは別であるとみなされ他の分類に入れられている．
- 分離不安症，限局性恐怖症，社交不安症，広場恐怖症においては，その人にとって外部の異なった物事の本質または環境が，恐怖および/または不安症状をもたらす．
- パニック症では，一続きの恐怖発作（パニック発作）が，（明白な外的要因がなく）繰り返し，予期せず起こる．
- これらの障害の多くで，人々はしばしば，不安症状と関連する物事の本質や環境を回避する行動を示す（例：社交場面を避ける）．
- 全般不安症においては，中核症状は心配であり，DSM-5 では日常生活のいくつかの問題と領域に関する「予期憂慮」と表現される．
- 不安症の中でも，分離不安症は 12 歳以下の人に最もよくみられる障害である．
- 選択性緘黙において，その人は，例えば自宅で家族と一緒のときにはきわめて普通に会話していても，ある特定の社会的状況では話さない．
- 考慮すべき点は，不安症の症状が物質・医薬品によって引き起こされているか，または，他の医学的疾患が原因である場合があるかどうかであり，DSM-5 にはそれぞれの可能性について対応する診断コードがある．

自己評価

鍵となる概念：知識をダブルチェックしよう

以下の概念は，種々の不安症群に対してどう関連しているか．

- 広場恐怖症の状況
- 回避行動
- 過度の心配
- パフォーマンス限局型
- 恐怖の対象や状況
- 世間の詮索と否定的評価
- 繰り返される予期しないパニック発作
- 落ち着きのなさと筋肉の緊張
- 選択性緘黙
- パニック発作の心配

同僚や指導者への質問

1. あなたはすべての初診患者に対して不安症検査を行うか．もしそうであれば，それぞれの障害をふるい分けるためにどのような質問を用いるか．例えば，パニック発作をどのようにふるい分けるか．
2. 患者に恐怖や心配の症状がある場合，あなたはどのような検査室検査と精密検査を進めるか．
3. あなたが不安症の患者といるとき，あなたの典型的な反応は何か（例：あなた自身が不安を感じる，落ち着かなくなる，安心を求める），そして治療的状況で自身の反応をどのようにうまく処理するか．

ケースに基づく質問

Part A

バトラーさんは 36 歳の女性で，10 年以上不安の問題をかかえ，それは徐々に悪化しており，これまでそれに対する治療を受けたことがなかったと訴える．彼女はとても "神経質" なので自宅から出ることがない．彼女は食事を出前ですませており，医師を訪ねることはできない．彼女は一度も働いたことがない．彼女の主治医は米国西海岸北西部の農村地域にある彼女の家を往診している．彼女は「私は常に心配しており，1 日中不安が続いている」と医師に言う．彼女の最新の内科的精密検査は正常である．彼女はアルコールや不安を引き起こす可能性のあるいかなる物質や医薬品の服用も否定する．彼女は殺人および／または自殺念慮，意図および／またはその計画を否定する．彼女の主治医は彼女に精神科に行くよう求めたことがある．

■彼女が 1 つ以上の不安症を有すると仮定すると，彼女が自宅を出ない理由は何か

この時点で得られる限られた既往歴をもとに，臨床家は彼女が家から出ない理由について，広場恐怖症があることや，家から離れた所でパニック発作が起こることを恐れていること，人と会った際の社交不安を恐れることを含めて，さまざまな理由を想定するかもしれない．

Part B

バトラーさんは，彼女が家を出ないのは家の外で 1 人でいるときにパニック発作が起こることを恐れているからだと言う．さらなる話し合いの末，彼女が DSM-5 のパニック症の基準を満たすことがわかった．自宅にいるときでさえ，彼女は常に心配している．

■どのようにして，彼女がパニック症に加えて全般不安症ももっているかを確かめるか

全般不安症では，心配は次のパニック発作が起こることについてではない．彼女は毎日の生活における問題や領域に関する不安をもっていなければならず，パニック症の症状を認めない時間に全般不安症の症状が存在しなければならない．

Short-Answer Questions

1. 成人において，限局性恐怖症や社交不安症，全般不安症，広場恐怖，分離不安症の診断には，少なくともどれくらいの持続期間が必要か．
2. パニック症，限局性恐怖症，社交不安症を，発症年齢が若いものから順位づけよ．
3. パニック症におけるパニック発作の一部であるために最低限要求される 2 つの特徴は何か．
4. パニック発作中に，症状が出現してから最大のレベルに達するまでの典型的な時間経過はどのくらいか．
5. なぜ，社会的状況は社交不安症の患者を不安にさせるのか．
6. 心配は以下のうちのどの疾患の基本的な特徴か；広場恐怖，全般不安症，パニック症，社交不安症
7. 分離不安症と広場恐怖症の患者はどちらも 1 人になることを恐れる．この 2 つの障害で 1 人になりたくない理由を対比せよ．
8. 中毒時や離脱時のどちらでも，物質誘発性不安症に関連するかもしれない物質をあげよ．
9. パニック症と自殺企図，自殺念慮の関連は何か．
10. 社交不安症患者は，同時に他の DSM-5 障害を合併する可能性があるか．

Answers

1. 成人においてこれらの診断のために必要な持続期間は 6 カ月である．
2. 発症年齢の順番は以下のとおりである．限局性恐怖症（中央値 7〜11 歳），社交不安症（中央値 13 歳），パニック症（中央値 20〜24 歳）．
3. パニック症におけるパニック発作に必要とされるのは，繰り返されることと，予期できないことである．

4. パニック発作の症状は通常数分以内にピークに達する．
5. 社交不安症の患者は，他人から評価される可能性と非難を恐れる．
6. 心配は全般不安症の鍵となる特徴である．
7. 分離不安症の患者は親しい人から分離されることを恐れるが，広場恐怖症の患者は脱出したり援助を得ることができなくなることを恐れる．
8. 以下は，物質誘発性不安症と関連する可能性がある物質の例である；アルコール，コカイン，カフェイン，マリファナ，幻覚薬，吸入剤，フェンシクリジンによる中毒，または，アルコール，オピオイド，コカイン，鎮静薬，睡眠薬，抗不安薬からの離脱
9. パニック症の診断は，自殺企図や自殺念慮の高い危険性と関連がある．
10. ある．まれではなく，社交不安症患者は，物質使用障害群やうつ病といった他のDSM-5障害の基準を同時に満たす可能性がある．

9

強迫症および関連症群/
強迫性障害および関連障害群

Obsessive-Compulsive and Related Disorders

「わかってる，すべきでないって，でも眉毛を抜くのがやめられないんだ」
「手の皮がむけている，彼は1日中何度も何度も洗っているんだ」

　独立した診断分類として強迫症および関連症群をDSM-5に導入することによって，この新しい疾病分類学はいくつかの精神疾患で共通に認められる重要な症状としての繰り返し生じる思考および/または行動を強調している．この次元が顕著な特徴となる疾患群をあげると膨大な数になる．つまり，強迫症（OCD），醜形恐怖症，トゥレット症，強迫性パーソナリティ障害，物質使用障害群，反復性の動きを伴う神経認知障害群，さらにDSM-IV カテゴリーの他のどこにも分類されない衝動制御の障害（抜毛癖，病的賭博，窃盗癖，放火癖，間欠性爆発性障害），心気症，広汎性発達障害，およびいくつかの性障害まで含むだろう．しかし，このような異なった種類の疾患を同一診断分類の中にまとめてしまうことは，DSMの臨床有用性および診断妥当性を増大させるという目標を台なしにしてしまうだろう．したがって，この群に分類される障害は繰り返し生じる思考および/または行動に加えて，その他，共通の病態生理と病因（理解されている範囲で），高い併存率，第一度親族における高い有病率，および，その全体像と治療についての特性などの，重要な特徴を共有する必要があった．この要件がDSM-5の「強迫症および関連症群」の分類を，強迫症（診断体系化の"核"であり，最も研究上の注目を集める疾患である），醜形恐怖症，ためこみ症，抜毛症，皮膚むしり症を含んだより実用的な一群として選び出す結果となった．本分類に入れられたその他いくつかの診断分類は，物質使用（物質・医薬品誘発性強迫症および関連症）や医学的疾患（他の医学的疾患による強迫症および関連症）に起因する症状の型や，非定型な徴候を伴うもの（他の特定されるまたは特定不能の強迫症および関連症）に対応している．

　DSM-IV と比較して，DSM-5 の強迫症および関連症分類には，以前に規定された疾患でマニュアルの他の章から移動したもの（例：DSM-IV の衝動制御の障害の項目群から移動した抜毛症，DSM-IV の身体表現性障害の項目群から移動した醜形恐怖症）も，新しい疾患（例：ためこみ症，皮膚むしり症）も含まれる．抜毛症については，患者が抜く場所を選んだり，欠落した体毛を隠せるので，診断上「明らかな体毛の喪失」はもはや必要とされない．加えて，体毛を抜くことの快感がなければならないというDSM-IV の基準は削除された．

　醜形恐怖症は繰り返し行動（例：皮膚むしり，抜毛，安心希求行動）または精神的行為（例：他人との比較）という診断基準を新しく含むが，それは知覚された欠点を修正したり心理的苦痛を減らすために知覚された外見や機能の欠陥へのとらわれと同時に生じるものかもしれない．

　強迫症，醜形恐怖症，ためこみ症に関連する診断基準に対してなされた変更は，病識に関する特

定用語であり，「十分または概ね十分」から「不十分」「欠如した・妄想的な信念を伴う」までの幅があり，病識に応じてよりはっきりとした区別をすることができる．ためこみ症には「過剰収集を伴う」という特定用語が追加され，所有物を捨てることが困難である状態に不必要なものを過度に収集する行為を伴う場合に特定される．強迫症の診断に追加できるもう1つの新しい特定用語は「チック関連」であり，その症状は治療に関係があるため意味あるものである．さらに，醜形恐怖症の診断には，筋骨のたくましさに病的なとらわれをもつ人達を示す特定用語である「筋肉に関する（筋肉醜形恐怖）」が新しく加わった．

どの疾患についても同様に，徹底した臨床評価が効果的な治療に不可欠であり，主訴，現病歴，ストレス因と遷延因，医学的・精神科的病歴と併存症，現在および過去の薬歴，発達的および社会的背景，家族歴，他の器官系の見直し，精神機能検査，現在の症状に起因した苦痛，を含む病歴のさまざまな要素の，個人的，学術的，専門的な見直しが必要である．

強迫症が疑われる患者を評価する際に，症状はきわめて独特かつ多様でありうるが，典型的には限られた数の一般的主題に集約されるという認識が特に重要である．最も一般的な強迫観念の主題は，不潔恐怖，病的猜疑，身体不安，対称性不安，および攻撃的，性的または宗教的な性質をもつ侵入的な思考，心像または衝動を含む．同様に，最も一般的な強迫行為の主題は，確認，洗浄，数かぞえ，安心希求行動，繰り返し行動，および精神的儀式を含む．強迫症の説明の主部の中で「診断へのアプローチ」の節に，その詳細および特別な症例を提示している．

他の強迫症および関連症には，それぞれに合わせた特別な質問が妥当である．例えば，ためこみ症が疑われる患者の場合，臨床家は患者の収集物の意味，それらが果たす機能，生活空間の安全や"健康"への影響，およびその空間へ入れるものと出すもののバランスを調べる必要がある．醜形恐怖症，皮膚むしり症，抜毛症が疑われる患者の場合，臨床家は，美容整形，過度な自己整容，および皮膚科的治療介入が"完璧性"への近道として誤解され過大評価されているかどうかを探るべきである．身体への病的執着とともに現れているかもしれないより深刻な自尊心の欠如を尋ねることもまた重要である．

強迫症および関連症群である可能性を評価する一方で，臨床家はその問題が生じている社会文化的背景に関する問題を考慮する必要がある．例えば，毎日多くの時間を祈りに費やす敬虔な信者において，どのような場合に宗教的思想が侵入"症状"になるのか，どのような場合に祈りの儀式が精神的強迫行為になるのか．迷信深い文化で育った迷信的な個人において，どのような場合に，ある種の不安を生む刺激に対する頑なな回避行動が治療可能な強迫症の症状になるのか，どのような場合にそれを個人の文化的規範の一部とみなすべきなのか．飢饉や戦争を生き抜いてきた家族の1人が，食品その他の必需品を蓄えることがいつ喫緊の臨床的関心に値するようなためこみ強迫行為となるのか，そしてそれがいつ喪失や剥奪体験に対する自己防衛および正当な反応となるのか．最後に，その文化には身体心像についての強迫観念や肉体強調を促す介入への没頭があるので，容姿への不安が高いまたは過剰な身づくろい行動の人が，いつ病的な醜形恐怖症，抜毛症または皮膚むしり症の閾値を超えるのか．関連している負の結果に注意を払うだけでなく，繰り返し生じる思考や行動が生じているより広範な社会文化的余地を注意深く評価することは，これらの疑問に答えるうえで有用である．

診断を深める

強迫症/強迫性障害
Obsessive-Compulsive Disorder

マニュアル ➜ p.235
手引 ➜ p.125

ハンセンさんは大学の司書として働く35歳の独身女性である．20歳代前半から悩んできたある種の汚染恐怖についての侵入思考の治療を求めて初めて精神療法を訪れた．当時，明らかな理由

なく，ハンセンさんは3人の大学のルームメイトと共用している水道設備が下水道で汚染されるようになったと心配し始めた．その当時，彼女は自宅の水を飲むのが困難になり始め，より問題を悪化させ，同じ家の住人すべての飲料水も汚染するかもしれないという恐怖から，浴室の使用を避け始めた．それ以来，この心配のためハンセンさんは数え切れないほど転居したが，いずれの引っ越しでも彼女の恐怖が再燃するまでのわずかな休息期間しか得られず，決まって移動後数カ月で著しい不安が生じて，また次の転居に駆り立てられた．長年の間，ハンセンさんは何度も試験場での水質検査を依頼しただけでなく，配管工，建築士，および総合建設業者による数え切れないほどの高価な相談・調査により保証を求めてきた．しかし，これらのいずれの手段でも持続的な安心を得られなかった．

ハンセンさんは現在，1日に3時間は，自宅の清浄水と廃水系統の間の交差汚染の心配に費やすか，この2つが何もつながっていないという安心を求めている．彼女は社会生活が制限され恋愛関係がもてないことをこの問題への執着のせいにしている．転居のたびにいつも出てくる中等度の抑うつを除いて，ハンセンさんはチックを含めた他の精神症状を呈したことはない．彼女はずっと身体的には健康だった．ほとんど酒を飲まず，他の物質使用経験はない．新しいセラピストに受診を求める原因となった問題を聞かれて，ハンセンさんはこの前置きをつけて答える．「これがばかげていてまったく意味をなさないことだとわかっている．だけどそれを気にせずにはいられないの」．

この短い病歴によると，ハンセンさんはDSM-5の強迫症診断基準を満たすように思われる．彼女には不潔恐怖（強迫観念）に絞った反復性で厄介な侵入思考があり，検査や調査（強迫行為）により何度も安心を得ようとしている．その症状による直接的な結果として，彼女の生活は意味のある影響を受けている．度重なる引っ越しは間違いなくハンセンさんに多大な不安定性をもたらし，時間を浪費するこだわりと自己保証行動は有意義な社会生活や恋愛生活を阻んできた．彼女の症状を説明しうる他の身体的，精神的，または物質使用の問題がないことをふまえると，彼女の訴えは強迫症によるもの以外の可能性はない．さらに，ハンセンさんは自分で症状を制御できないにもかかわらず，明らかに自身の症状の非合理性に気づいている．したがって，彼女は自分の疾患への"十分な洞察"を有すると特徴づけられるだろう．

診断へのアプローチ

大半の人は型にはまった方法または独自の方法で実行する習慣をもっていたり，あるいは他人に奇妙または不適切な印象を与えるかもしれないという侵入的な心配をいだいているかもしれない．とはいえ，圧倒的多数の人は強迫症ではない．強迫症の診断を下す鍵は，その人の人生への負の影響を評価すること――単にそうした行動や思考が存在することではなく――，およびそうした行動や思考が，いかに消費的であるかを評価することである．

包括的な面接は，臨床家が正確な診断に至り，有効な治療計画を遂行する助けとなるはずである．主訴，現病歴，ストレス因ときっかけ，医学的・精神科的病歴，薬歴，発達的および社会的背景，家族歴，病歴要約，精神機能検査，現在呈している問題が患者の生活に与える結果を含めた，症例のすべての重要な要素を網羅する系統的な努力とともに，共感的で中立的なアプローチが最も重要である．

強迫症が疑われる人に対応する場合，個々の強迫観念や強迫行為は個人間できわめて多様でありうるが，一方，それらは一般的には限られた数の主題に集約されることに臨床家は留意する必要がある．表9-1と表9-2は強迫症によくみられる強迫観念と強迫行為の主題を，おのおの例をあげて網羅している．さまざまな主題に立ち入って，個々の強迫観念や強迫行為が時間とともにどのように変化してきたか，1つ以上の症状が最近生じているかどうか，を尋ねる質問を臨床家はするべきである．

強迫症の診断を考慮する中で，臨床家はより幅

表 9-1 強迫症および関連症群における強迫観念の主題

強迫観念の主題	例
汚染恐怖	ある若い男性はヒトの排泄物に接することでプリオン病に感染する強烈な恐怖をいだいている．
病的疑念	ある若い女性は毎日勤務中数時間を朝の通勤中に誰かをはねなかったかどうか心配することに費やす．
身体懸念	ある身体的に健康な中年男性は自然に呼吸が止まるのではないかと頻繁に心配する．
対称性	ある男性は自分のまわりの物が対称的に配置されていないと妻に何か悪いことが起こるのではないかと心配する．
攻撃性	暴力行為や他の精神症状のない遵法的な教師は突然"理性を失い"生徒に暴力をふるうのではないかと心配する．
性衝動	ある成人男性は自分の母親と性的関係をもつという反復的，侵入的で非常に苦痛な心像を体験する．
宗教	ある敬虔なカトリック教徒の女性は，教会にいる間，繰り返し生じる神聖な十字架像を汚す不謹慎な衝動を体験する．

表 9-2 強迫症および関連症群における強迫行為の主題

強迫行為の主題	例
確認	ある女性は外出前にすべての窓のみならず玄関と裏口ドアの戸締りを 3 回確認する．
清掃/洗浄	ある自動車販売員はウイルス感染を避けるために顧客と握手をするたびに 15 分間手洗いをする．
計数	ある運転をやめた定年退職者はどこに歩いて行くときにも自分の歩いた歩数を数える．
確認欲求/安心希求	ある事務補助員は電子メールで適切な挨拶文を使用しなかったことで受信者の気持ちを傷つけたのではないかと頻繁に心配し，再確認と謝罪を求める督促メールを何通も送信したい衝動にしばしば駆られる．
反復	ある大工は右手で行った動作すべてを左手で繰り返す必要性を体験する．
精神的儀式	ある無宗教の男性は数字の 2 を目にするたびに不運を連想するために黙って逆唱する．

広い文化的背景の中での各個人を理解し，何が"症状"として文化的に認められるかを考慮する必要がある．例えば，ある文化はより迷信的であるとみなされ，ある文化は他の文化と比べてより儀式的慣行を組み込んでいる．

さらにまた，強迫観念の内容または儀式の詳細は非常に厄介で極秘事項とされる傾向があり，多くの人が精神科医療を求めることや症状を打ち明けることに偏見をもつことがある．人々が自分の問題を気兼ねなく打ち明け，精神保健専門家がその援助を成功させるかどうかは，強迫症および関連症の治療を含むあらゆる領域の精神保健に，広い心と中立的な態度と共感的な接し方が不可欠である．

DSM-5 で述べられたように，「自殺に関する考えが，強迫症の約半数の経過中，どこかの時点で生じている．強迫症の最大 1/4 で自殺企図が認められると報告されている．うつ病が併存すると，その危険性が高まる」(p.238).

病歴聴取

シルヴァさんはサルモネラ菌に感染することを恐れ，厨房に鶏肉を持ち込むことが許せないと訴える 34 歳の女性である．彼女は，自分の恐怖が原因で子どもや夫が好きかもしれない栄養価の高い食品を与えていないことを心配している．その心配に対する論理的な説明を評価するために，臨床家は「今までにあなたまたはご家族がサルモネラやほかの食中毒にかかったことはありますか，あるいは十分加熱調理しないことが多いですか」と尋ねる．もしシルヴァさんが「いいえ」と答えるなら，その心配の大げさな性質はより確実になる．続けて臨床家は，「鶏肉に触れてしまったと感じた場合，しなければならない消毒の決まった

やり方はありますか．それによって特定の行き先あるいは食事の場所を避けたりしますか」と尋ねる．シルヴァさんは夫に食料品の買い物を頼っていることや，万一どうしても自身で店に行かなければならないときは肉売り場には寄らず，帰宅してすぐに 2 時間シャワーを浴びることになると臨床家に告白する．彼女はまた，食料品店行きの特別な靴を家の外にしまってあり，夫にも同じようにするよう頼んだが協力してくれなかった．「このことはあなたの結婚生活や家庭生活にどのような影響を与えましたか」と臨床家は尋ねる．シルヴァさんは，夫はとても失望し，子ども達は彼女の過剰な心配を"異常"だと言っていると述べる．次に臨床家は彼女の症状の始まりと時間経過，彼女が経験した可能性のある他の強迫観念や強迫行為，そして関連する気分症状または他の精神症状について何かを探り出そうとする．さらなる質問で彼女の病歴，家族歴，社会生活史を調査する．

臨床家はこの不合理な恐怖の本質，その範囲，その波及効果を注意深く調べる．他の強迫観念や強迫行為または強迫症以外の精神症状であるかどうかにかかわらず，臨床家は関連するどんな症状でも引き出そうとする．今行っているいかなる汚染除去儀式または他の回避行動を尋ねることによって，食料品店を避けること，洗浄儀式，そして自分の代わりに夫が食料品店に行くときに特別な靴を履くよう依頼することなど，困惑する可能性のあることの詳細をシルヴァさんが打ち明けられるようていねいに促す．面接は主訴に焦点を合わせることから始めて，次にそれを明らかにするやり方に広げて，そのうえ，それにより生じる結果と他の臨床的関与に値する，関連したまたは独立した病理的所見の存在を調べる．

診断を明確にするヒント

- ある人が強迫症と"自己診断"している場合，臨床診断が妥当であるために，その人の生活に負の結果を十分もたらしているかどうか調べること．
- 以下の重要な質問をすること：症状の時間的な経過はどうだったか．時間とともにどのように症状が変化したか．症状のない期間があったか．
- 強迫観念と強迫行為がともに存在するかどうか特定すること．
- 症状の強さがストレスまたは陰性気分と相関するかどうか尋ねること．
- 複数の強迫観念や強迫行為が存在する場合，そのうちどれが最も時間を消耗し不安を誘発するか明確にすること．
- その人がどのくらい症状を制御できているか評価すること．強迫観念から自身の気を散らすこと，または強迫行為に基づく行動を遅らせることに成功する割合を尋ねること．

症例検討

ウェブさんは 75 歳の高齢女性で大学理事を退職し，これまで精神保健専門家の診察を受ける必要はなかった．10 カ月ほど前に 50 年連れ添った夫を亡くしてから，ウェブさんは徐々に引きこもり，体重が減り，不眠症を発症した．心配した隣人に，1 階の入居者への猜疑心も口にし，彼らが故意に彼女の家に供給する水道管に致死物質を流し込んで水道水を汚染させ，彼女に危害を加えようとしていると訴える．隣人が，入居者はいい人達で信頼できるコミュニティの一員である，と彼女を安心させようとすると，ウェブさんはその隣人が"彼らをかばう"動機を疑う．ウェブさんは恐怖のため，現在自宅の水を飲むことを拒否し，シャワーまたは清掃目的にきわめて不本意ながら水道を使うのみである．その結果，彼女は脱水状態となり，持ちこたえていた体重がさらに減っていき，重篤な内科的合併症にかかりやすくなった．

ウェブさんは水道水に関する一種の汚染恐怖を発症し，その汚染恐怖は医学的にも危険な回避行動に至った．しかし，その他の随伴する症状により強迫症が彼女の問題の根本的原因である可能性は低くなる．社会的引きこもりと食欲と睡眠の障害はすべて重大な喪失（長年連れ添った夫の死）

の後に始まり，うつ病の診断を示唆する．入居者に毒を入れられているという汚染恐怖は，彼女の気分障害の経過中に生じた被害妄想症状である可能性が最も高い．加えて遅発性の症状発現は，強迫症よりもうつ病の特徴であることが多い．これらすべての理由から，観察される症状を最も説明しうるのは，遅発性の強迫症というよりはむしろ，精神病性の特徴を伴った抑うつエピソードであろう．

　この症例は，いかに強迫症様の症状が広範な精神医学的疾患で生じうるかを説明する例である．広範な精神医学的"系統レビュー"と慎重な病歴聴取は，その症状が強迫症の結果であるかどうかや，他の診断がその症状をうまく説明できるかどうかを引き出す助けとなる．もちろん，治療の成功は診断の正確性に高く依存している．

鑑別診断

　これまで強迫症は不安症の1つと考えられてきており，このため特別な誘因に関し意味のある心配をいだいている人，または儀式行為により一時的な鎮静効果を求める人を強迫症と診断する場合，他の不安症も検討すべきである．例えば，特定の場所への不安回避はそれに関連した強迫症的迷信によって生じる儀式ではなくて，むしろ，心的外傷後ストレス障害の結果生じており，その人の生活史の中で心的外傷体験と場所とが関連づけられているかもしれない．

　強迫観念や強迫行為の特別な性質は，その他の診断可能性も示唆するものである．例えば，ある食材成分への知覚的過敏性の結果として出現する厳格な食行動様式を示す者においては，摂食障害がより適切な診断であるかもしれない．平均以下のIQ，独特な興味，およびある反復的な運動行動を示す社会的引きこもりの子どもの症例では，自閉スペクトラム症のほうが観察される欠陥をうまく説明できるかもしれない．同様に，しつこく不必要なほど電子メールやソーシャルネットワークアカウントの確認を行うが，その他の確認行為，強迫観念，または強迫行為のない人において

は，なんらかのデジタル世界との病的関係性による説明がその臨床像に最も合うのかもしれない．また，厳格に定められた課題遂行の流儀があり，自身が正しいと確信し，他人にもその流儀を踏襲することを要求し，かつその決められたやり方に問題を見いださない人々は，強迫症よりは強迫性パーソナリティ障害の診断がより適切であるかもしれない．最後に，不安の一時的な減少とは対照的に，ある反復行為（例：皮膚むしり，抜毛，病的賭博）から喜びや興奮を得る傾向がある人々において，その行為のいくらか"自我親和的な"性質は，強迫症よりむしろ行動嗜癖または衝動制御障害の診断をより示唆しているかもしれない．

　強迫症の個々の症状には非常に多様性があり，他のいくつかの診断カテゴリーと部分的に重複しうるため，強迫症が疑われる人を診察する際は幅広い鑑別診断を考慮すべきであり，他の候補疾患が除外された後にのみ強迫症の診断が下されるべきである．

　鑑別診断において考慮すべき追加の疾患については，DSM-5を見よ．また，DSM-5のそれぞれの項目における併存症と鑑別診断の解説も参照せよ．

要約

- 強迫症はありふれた疾患で，それらはしばしば機能障害を伴い，非常に変化のある強迫観念や強迫行為の表現をとるが，通常限られた数の主題に落ち着くものである．
- 多くの人々はなんらかの反復的な行動をとったり，強迫観念様の思考，心像，衝動があるという．症状が消耗的で意味のある機能障害をもたらしている場合にのみ強迫症と診断されうる．
- 症状の自然経過，症状が生じる前後の文脈，生じた結果や合併症を評価するために，慎重な病歴聴取を要する．
- 強迫症と診断するには，強迫症を装いうる幅広い精神医学的疾患，およびその他の障害を注意深く除外する必要がある．

診断を深める

醜形恐怖症/身体醜形障害
Body Dysmorphic Disorder

マニュアル ● p.240
手引 ● p.126

　トンプソンさんはもと高校教師で 28 歳の既婚女性である．22 歳のときに両親が突然離婚して以来，自身の顔の非対称性を気にし始めた．具体的には，あごの左半分が右側より 0.5 インチほど高いと感じている．トンプソンさんはこの"欠陥"を説明しうる外傷を負ったこともなく，奇形もなかった．自身の外見への恥じらいのため，部分的に頬を覆い隠すための独創的なヘアスタイルや複数のスカーフを用いて，知覚上の非対称性を隠すための凄まじい努力をした．あらゆる手法がうまくいかなかったため，トンプソンさんは生徒達が彼女の外見を嘲笑していると確信して，教職を離れ，徐々に社会的交流から引きこもった．彼女のあごの輪郭がまったく正常だという彼女の夫による元気づけも彼女の不安を和らげず，何度か歯科医への専門的な相談も同様に無効だった．結局トンプソンさんは，あごの手術でこの問題を解決してくれる人が見つかることを願って口腔外科医を探し始めた．

　トンプソンさんは，体重または体脂肪のつき方に対するわずかな懸念も含め，他のいかなる精神学的症候も示さない．彼女には医学的疾患の既往歴はなく物質は使用していない．彼女は実際に症状のために自身が衰弱していると認識しているが，原因を精神医学的なものととらえてはいない．それどころか，トンプソンさんは手術で治療可能なあごの奇形が根本的原因であると確信している．

　この症例をまとめると，トンプソンさんは存在しない身体的欠陥に心を奪われ，この執着が仕事を辞め社会から引きこもるなどの重度の機能障害を引き起こしているように見える．しかも，自身の問題に対する病識があるとは認められない．夫や歯科専門医からの，彼女のあごが正常であるという元気づけによっても苦痛が軽減せず，この欠陥を強く確信しているために，それを修正するための痛みを伴い潜在的に危険のある矯正手術を切望している．このことから，トンプソンさんの現症は，病識が欠如した・妄想的な信念を伴う醜形恐怖症の DSM-5 基準と最も一致する．

診断へのアプローチ

　醜形恐怖症の患者はしばしば，精神保健診察と治療に不本意ながら訪れる．彼らは絶望的で元気がないように感じており，セラピストや精神科医ではなく経験豊富な形成外科医や皮膚科医のみが彼らの苦悩を和らげてることができると考えているかもしれない．たとえその人が欠陥自体の存在は認めようとしない場合でも，精神保健専門家が思いやりをもち，中立的な姿勢で，知覚的な欠陥により生じた苦悩や苦痛を完全に認めることで，治療を求めようとすることへの抵抗が弱められる可能性が高い．

　その人の外見を観察することは欠陥の存在を除外するうえで不可欠である．欠陥が見受けられる症例の一部では，それが自己誘発的で知覚される欠陥を修正しようとした結果（例：皮膚のしみを消そうとして過度に自ら擦りむいたことによる瘢痕）であったかどうかを明らかにすることが重要である．不安の感情や視線を合わせることの乏しさもまた，醜形恐怖症に関連する自意識と社会的回避の存在を示唆する．患者の外見における他の手がかりは，ごまかし（例：変わった，大きく，無骨なアクセサリーや衣類であり，それらは往々にして特定の範囲を隠すために意図的に配置されている）を目的とする代償手段を示唆する．

　正確な診断をするために要する包括的な診察の通常項目に加えて，醜形恐怖症が疑われる患者を診察する際に，いくつかの質問が特別に重要である．他科の専門家による侵襲的治療を含み，"修正"手段を求める強さの度合いを調べることが不可欠である．患者が同意するならば，それらの専門家と連絡をとることは連携した治療と心理教育を提供するために重要である．他科の専門家の間

では醜形恐怖症に関する認識がほとんどなく（抜毛症や皮膚むしり症についても同様に），および一部の患者の身体的愁訴に関する心理学的基礎への認識もないことがある．これらの疾患に関する知識，およびどれほど非精神医学的治療介入がほとんど治療効果がないかや実際は病態を悪化させるかもしれないことを，患者と他の治療提供者両方に教育することは，しばしば精神保健治療を提供する者の役割である．他の治療提供者と協力することは，患者の状況に対して精神保健治療を行うことを第一とした協力体制を作り，"分裂"を回避し，症状の増悪を避け，病識を深めるのに役立っている．

臨床家が診断を絞り込み，診察時の質問を修正するとき，特に他の強迫症スペクトラム障害（繰り返す行動や精神活動が特徴である）や摂食障害（体重への不安がしばしば決定的な特徴である）といった，醜形恐怖症と特徴を共有する他の疾患に特段の注意を払うべきである．

加えて，より広範な文化的背景の中で，個々人の外見に注目した症状を理解する必要がある．例えば，筋肉醜形恐怖が疑われる若年ボディービルダーの体格指数（BMI）と二頭筋の大きさへの固執は，トレーニングや筋肉質な体格を発達させる一般的な文化的要求を超えているべきであり，同年齢層のジム常連客より多くの苦痛や機能障害をもたらしているべきである．

DSM-5に記述されたように，「希死念慮と自殺企図率は，醜形恐怖症をもつ成人，子どもや青年においていずれも高い．さらに，自殺の危険は青年期で高くみられる．かなりの割合の人が，外見に関する憂慮を主たる原因とした希死念慮や自殺企図を示す．醜形恐怖症をもつ人は，高い割合の希死念慮や自殺企図，自殺に関連した人口統計学的特徴，および高率に併存するうつ病のような自殺既遂に関する多くの危険要因をもっている」(p.243).

病歴聴取

男性治療者は女性患者のフレミングさんを診察室に迎え入れる．治療者は患者の回避的な視線や外見の一部に強い印象を受ける．彼女は額と目の一部を覆うようにとても長く切り下げた前髪を誇示している．「夫の意見だったのよ．こんな支援が必要だと私は思わないわ」とその32歳の女性は治療者に告げる．「ここに来るのをためらわれたと思いますが，お越しいただいて何よりと思います」と治療者は応える．「あなたを助けられるか診察するために2, 3質問してもよろしいでしょうか」．フレミングさんを悩ませていることについて尋ねられると，彼女は自身の眉が左右非対称であるため"奇形"と感じていることを打ち明ける．それから，彼女は両眉をあらわにするために切り下げた前髪をかき上げるが，治療者には両眉は正常で対称的に見える．「見て！」と患者は自分の額を指さしながら言い，その指は不安で震えている．「できそこないみたいでしょう！こんなの人前で見せられないわ！どうかお願い，夫のようにならないで，正常に見えると言わないで．あなたの正直な意見が聞きたいの！」「このことがあなたにそれほど苦痛を負わせているなんて本当にかわいそうです」と治療者は答える．「私の意見では眉は問題ないように見えますが，あなたに生じている不安はまさに現実であり，ひどくつらいことがわかります，なのであなたがなんとかありのままの姿でいても気が楽になれるよう助けたいのです」．

フレミングさんは両眉の外見に対する不安に支配され，恥ずかしい身体部位を隠すために積極的に取り入れた方策を示している．彼女は精神保健治療に抵抗を示したが，それはおそらく自身の問題の心理的本質への病識が乏しいことに起因している．患者は少なくとも夫から，両眉が正常に見えると保証されているが，彼女の症状にはほとんど助けになっていないようだ．治療者はフレミングさんと眉の対称性の本質についての論争に踏み込むのを避け，直接尋ねられれば正直な意見を述べるが，患者の誤った確信により生じる波及効果

(すなわち,彼女が感じる耐え難い不安であり,それは治療者と患者の双方が合意するところである)にのみ焦点を絞る.この方法が治療同盟を結ぶのに役立ち,醜形恐怖症の診断への病識が皆無かそれに近い患者に,引き続き精神保健医療を受け入れさせ,治療提案を聞き入れさせるためには必須のことである.

診断を明確にするヒント

- その人が,ある身体部位の外見または知覚上の醜さにとらわれているかどうか考慮すること.容姿や外見に焦点が合わされていなければ,身体部位へのとらわれは醜形恐怖症の診断根拠になりえない.
- とらわれの結果としての,繰り返し行動(例:鏡による確認,過剰な身繕い,安心希求行動),または繰り返す精神的行為(例:他人の外見と自分の外見を比較する)に関して尋ねること.
- 容姿への自分の見解に完全に確信があるかどうかを含めて,その人の病識の程度を評価すること.症状に対するあらゆる妄想的側面を調べること.
- 知覚される問題を修正するためにすでに施術したか,または今まさに行おうとしているあらゆる皮膚科的または美容的な治療介入を尋ねること.知覚される問題を隠すために用いるその他の手段(例:厚化粧,特別な衣服,または他のアクセサリー類)に関し尋ねること.
- 特にボディビルに過度に取り組んだり筋肉増強剤を使用する男性においては,彼らは筋肉の発達が不十分であるかまたは小柄すぎるという根拠のない心配に影響されている可能性があるため,筋肉醜形恐怖の有無を調べること.

症例検討

醜形恐怖症に関する本項目最初の症例提示で議論された,もと高校教師で28歳の既婚女性であるトンプソンさんは,彼女の"奇形の"あごに不満をいだき続けていた.地元の外科専門医で彼女の手術に同意するような人はいなかったため,"矯正"手術を海外で受けた.術後,トンプソンさんは自信がもてる気がして,より社会参加をするようになった.しかしながらこの自信は長続きせず,約2カ月後にはそれ以外何も目に入らないような新たな心配が彼女を襲った.どういうわけか何の要因もなく,トンプソンさんは両眉が非対称ではっきり差があると心配し始め,両眉を除去するためにレーザー治療を受けることになり,続いて次の方法として永久的な刺青を新しく,彼女が言うにはより対称的に,両眉の場所に入れた.ほぼ同時期より,トンプソンさんは自身の肌が青白過ぎると心配し始め,より褐色の肌にしようと,日焼けサロンに過度に足繁く通い始めた.

この症例は,疾患が懸念する部位からその他の部位へ"移動"しうるために,醜形恐怖症に執着するという特徴が時間とともに変化する可能性を示すよい例である.こうした人達がしばしば求める,美容整形,外科,皮膚科などの苦し紛れで高価な治療介入が治癒をもたらすことはまれで,不要な心配を正当化することに役立つ可能性があり,むしろ確立された治療ガイドラインに対しては反対になるのである.このことはとりわけ,醜形恐怖症はすべての人種集団に影響を及ぼす可能性があり,皮膚色への不快感(例:"黒すぎる","白すぎる")はまれな症状ではない.醜形恐怖症へのあらゆる非精神医学的治療による効果は長続きしない傾向があり,しばしば外見に基づく不安は,同じ部位か異なる部位に再発する.

鑑別診断

外見にとらわれているとしばしばいわれる社会においては,人々の正常で文化に調和した外見への心配を醜形恐怖症の病的なとらわれから区別することは重要である.醜形恐怖症の診断がなされるためには,心配は過度であり,臨床的に意味のある機能の障害が生じる必要がある.さらに,身体欠損がはっきりと認められる場合や外形が損な

われている場合，それにより生じる心配は醜形恐怖症のためだということはできない．

醜形恐怖症の外見に基づいた侵入思考と，その思考とともにしばしば生じる反復的な鏡での確認，身繕い，または安心希求行動は，皮膚むしり症や抜毛症といった他の強迫症および関連症を連想させる．皮膚むしりや抜毛が，知覚される欠陥を修正する意味での身繕い行動を目的とするなら，醜形恐怖症の診断がより適切である．醜形恐怖症にみられる典型的な病識の乏しさと外見への偏狭な執着は，それを強迫症から鑑別するのに役立つ．

同様に，摂食障害は醜形恐怖症を併存することがありうるが，摂食障害患者の人で，太っていることへの心配は摂食障害の一部分であることが多い．

また，一部の醜形恐怖症患者にみられる病識皆無または乏しい病識は妄想の域まで達しうる．しかし，外見への集中とまとまりのない思考または幻覚の欠如は，初期の精神病性疾患から醜形恐怖症を鑑別する助けとなる．

鑑別診断において考慮すべき追加の疾患については，DSM-5 を見よ．また，DSM-5 のそれぞれの項目における併存症と鑑別診断の解説も参照せよ．

要約

- 醜形恐怖症は，存在しないまたは小さな身体的欠陥へのとらわれ，関連する不安を減らすための繰り返し行動や思考，およびその疾患の精神的基礎への病識の程度の変化で特徴づけられ，しばしば機能障害を生じる疾患である．
- 特定の狭い美の基準を満たすことへの文化的意味は強く，避けられないものである．醜形恐怖症の人は，外見由来の不安をいだいており，それはその社会における身体心像に関する不安の"流行病"をはるかに超えたものである．
- 症状の自然経過，より広範な背景，もたらされた結果（うつ病や社会的引きこもりを含む），およびすべての合併症（例："欠損"を修正するための個人的な試みによるもの，または不必要な皮膚科的または外科的治療介入によるもの）を評価するためには，慎重な病歴聴取が必要である．
- 醜形恐怖症の診断をするためには，強迫症，摂食障害，精神病性疾患を含む広範囲の精神疾患やその他の疾患を注意深く除外することが必要である．

診断を深める

抜毛症
Trichotillomania（Hair-Pulling Disorder）

マニュアル ● p.249
手引 ● p.128

　ルイスさんは現在英文学の博士号取得に取り組む 28 歳の女性である．彼女には 12 年に及ぶ頭髪と眉毛の抜毛歴があり，それらは長年にわたって増悪と寛解を繰り返してきたが，3 カ月前より学位論文に取り組み，総合試験に備えて勉強をし始めてから進行性に悪化している．16 歳のときに抜毛の初期症状が出現し，それは美容目的で自分の眉の毛を毛抜きで抜き始めたときであった．彼女は審美的に正当化しうる程度をはるかに逸脱して右眉から抜毛し続けたことを覚えており，毛を抜くごとに続いて生じる感覚を楽しんでいたことを思い出す．しかし，毛のなくなった部分を隠すために化粧をしなければならなかったので，最初の快い体験の後には，恥ずかしさと困惑が訪れた．この最初の体験の後，多くの場合ストレスを感じているときやほかの強い感情的体験をしているときに，たいてい右の親指と人差し指を使って，同様の右眉の抜毛エピソードが散発的に生じた．

　そのうちに，ルイスさんは両眉と頭皮から抜毛し始めた．とうとう両親が髪のなくなった部分に気づき，ルイスさんを小児科医と皮膚科医の診察に連れていき，抜毛は原因不明の皮膚病やその他の医学的疾患によるものではないと断定された．非常に多くのセラピストがルイスさんの"自制不足"に焦点を合わせて，彼女が欠点を補おうと

ている身体心像の問題があるかどうか質問したが，うまくいかなかった．現在では，ルイスさんは頭頂部に小さな禿げた部分ができ，髪を後ろで束ねることでそれを隠そうと試みる．禿げた部位を美容師に説明しなければならないことや，どれほど故意に髪を痛めているかという説教を聞かなければならないことを恐れて，もはや彼女はいつもの美容室に行かない．

彼女は数限りなく何度もその行動をやめようと試みたが，2～3週以上完全にやめていられたことがない．最近は毎日少なくとも1.5～2時間にわたり眉毛や頭髪から抜毛しており，1日平均50本抜毛する．彼女は，総合試験のために読書に没頭しているときや，学位論文に取り組む間コンピュータの画面を見つめているときはたいてい，ほとんど意識せずに抜毛にふけっていることに気づく．加えて，ルイスさんは抜いた毛を"もてあそんでいた"ことを告白する．以前は，ルイスさんは抜いた毛をすぐに捨てていた．現在，彼女は自分が毛を抜いた後に指の間でその毛を"転がしている"か毛根を噛んでいるのに気づいている．彼女はなぜ抜いた毛をもてあそぶようになったか正確にはわからないと述べるが，これらの新しい行動について重大な羞恥心を告白する．禿げた部位を他人に気づかれたくないため，社交が彼女のストレスを軽減するのに役立つことは理解しているにもかかわらず，ルイスさんは友人と過ごす時間が減ってしまった．髪が濡れると禿げた部位を隠すことが難しくなるのに気づき，彼女は水泳もやめてしまった．運動や社会活動のはけ口を失い，ルイスさんの気分はますます落ち込み，それがさらに抜毛を悪化させ，代替行動に参加する動機を低下させていると彼女は確信している．

ルイスさんは DSM-5 の抜毛症の診断基準を満たすように見える．彼女の抜毛は，その場所や作用は時間とともに変化しているにもかかわらず，発症から慢性の経過をたどっている．抜毛行動を制御しようと努力するにもかかわらず，彼女は眉毛や頭皮から抜毛することを繰り返す．彼女はもはや，抜毛により満足を得る効果を見いだせず，知覚されうる不完全さを修正する目的では抜毛してはいないで，多くの場合その行動をほとんど意識せずに行っている．彼女は自身で抜毛を制御できないことや，現在の行動による自身の身体的外見や生活に及ぼしている影響から重大な苦痛を体験しており，彼女は抑うつ気分，社会的引きこもり，恥ずかしさ，困惑を認めており——これらはすべて抜毛に端を発している．医学的，皮膚科的評価は，ルイスさんの抜毛行動は医学的疾患に起因しないことを示唆している．さらに，DSM-5 の他のいずれの精神疾患によっても現症をうまく説明できないだろう．

診断へのアプローチ

抜毛症の患者はしばしば治療に伴い意味のあるほど強い恥ずかしさや困惑を示す．彼らは，抜毛の結果（円形脱毛，眉毛がない）を気にするだけでなく，家族，友人，または以前の医療提供者から自己抑制できるはずだと指摘された行動にふけっているという判断に対して恥ずかしさや恐怖を感じているかもしれない．このため，初期相談の段階では人目を気にすることや，社交回避を訴えるのであろう．その結果，医療提供者にとって，初期診断および治療を通じて，共感的かつ中立的方法を保つことと，支持的で理解のよい環境を提供することが基本となる．

包括的な面接において，部位，頻度，機能に関する抜毛行動の性質と範囲を評価することが重要である．ある患者は，抜毛するすべての部位をあげるときに，特に恥部のような，議論する際に恥ずかしい思いをする可能性がある部位に対しては完全に前向きにならないかもしれない．このため，抜毛する箇所を尋ねた際に，患者がはじめに言わなかった部位が重要である．部位や頻度に関する情報を収集することに加えて，抜毛行動の機能に関して尋ねることも重要である．多くの抜毛症の患者にとって，抜毛は自動的で無意識的な活動として体験され，ストレスを感じたときや注意を集中したときに生じる．硬い毛を除去するためや不快な感覚や情動を和らげるため，または快感を得るために集中して抜毛すると報告する患者も

いる．抜毛の機能を理解することは正確な診断のための基礎である．例として，以下のようなことがある．過度ではなく，その人の外見を改善する機能を有する抜毛は，正常な体毛除去とみなすのが最もよいかもしれない．知覚される欠陥を修正する目的で行われる抜毛は，醜形恐怖症によるものとするのがより適切であろう．慢性のかゆみや皮膚のかぶれを和らげるための抜毛は，診断未確定の皮膚科疾患を示唆するかもしれない．対称性のための儀式として機能する抜毛は，強迫症としてとらえるのが最適であろう．

抜毛の機能について尋ねるのに加え，抜いた体毛のひとつひとつをどうするかを尋ねることが重要である．抜毛症のほとんどの患者では，体毛は除去後に捨て去られる．指先で丸めたり唇や頬をなでるためにとっておく者もいるかもしれない．しかし，抜いた毛髪を口に入れ，舌で楽しんだり，毛根をかじったり，飲み込む者もいる．人々は困惑のため，しぶしぶながらそのような行動を認める．しかし，それらの存在を評価することは重要であり，歯の問題や毛髪胃石（毛球）といった意味のある医学的問題を生じる可能性がある．

の端を噛み，最終的には飲み込むと返答する．治療者は「眉毛や睫毛から毛を抜くほかに，頭皮や腕，足，恥部から抜いたことがありますか」と尋ねる．患者は当惑の表情を浮かべたが，トイレに行ったときやベッドに寝転んで読書をしているときに，たまに恥部から毛を抜くことがあるとはっきり返答する．

ロウィさんは，治療者が彼女の脱毛を批判して，彼女は自制がきかないと判断するのではないかという当初の懸念を表出する．治療者は，この疾患をかかえて生活することの困難さに共感し，抜毛をやめるためにあらゆるもてる力を駆使し試みたであろうと認める．共感的，中立的な態度で接することで，患者が理解され，支持されていると感じさせ，それにより自身の病気の詳細を完全に打ち明けるようにさせて，治療者は正確な診断をするために必要な情報を得ることができる．加えて，ラポールを育み，はじめはロウィさんが明かさなかった行動を評価することで，治療者は，潜在的な医学的問題の危険のある行動（例：毛髪摂取）を含めた，ロウィさんの抜毛の広がりの全体像を把握することができる．

病歴聴取

初めての面接で，28歳のロウィさんは，ストレスで参ったり，宿題を仕上げるためや試験勉強で極度に集中した際にはいつも，頻繁に睫毛や眉毛を1本ずつ引き抜くことを明かす．彼女が言うには，「あなたが何を考えているかわかっている…私は自身の外見を破壊しており，やめることができる――だけど私はやめることを選ばない，違う？」．治療者は，「あなたがやろうとしていることはものすごく大変でしょう．そして毛を抜くのをやめるために思いつくありとあらゆることを試してきたけど，それを抑制するのがとても難しい病気であることがわかったんですよね．もし差し支えなければ，あなたの抜毛についてもっと詳しいことをきかせてもらえませんか」と返答する．ロウィさんは，ほとんどの毛は抜いた後すぐに捨てるが，しばしば巨大な毛根のついている毛

診断を明確にするヒント

- その人が説明する際に困惑するかもしれない部位を含めた，抜毛行動の頻度や部位を評価すること．
- 抜毛のもつ機能を評価すること．抜毛は概して意識外で生じるか，または制御不能の行為であると感じるか，そして不快な感覚や情動を制御する目的を果たすものか．抜毛が外見へのとらわれと一致するか，また，知覚している欠陥を修正する目的を果たすものか．抜毛の機能がむしろ醜形恐怖症や強迫症といった他の疾患によるものかもしれないことを示唆しているか．
- 患者が抜毛の影響を隠そうと試みてきた方法や，抜毛の効果が健康に影響を与えているかどうか，そして抜毛行動が社会的，職業的機能へ与える影響の仕方を評価すること．

- 抜去後の毛髪1本ずつの取り扱いについて尋ねること．それぞれの毛髪はただちに捨て去られたか，それとも時にはそれらが使用されたか．
- 患者は，身体的不快感を和らげる手段として抜毛を生じることのある，医学的または皮膚科的疾患をもっているか．

症例検討

　デイビスさんは，22歳の独身女性で，10年にわたり自身の体のさまざまな部位から指やピンセットで強迫的に毛髪を抜く病歴をもつ．概して，デイビスさんは，体毛は嫌悪すべきものと思っており，ぴったり似合っている場合のみ，かろうじて頭と顔の体毛は許容できる，と訴える．彼女は毎日およそ1時間ほど抜毛に費やし，それは通常彼女が交流する者達の目につく毛髪に集中する．彼女は，自動的に意識外で行う抜毛エピソードの存在を否定し，むしろ"醜く，魅力がなく"見える毛髪を抜去する機能を果たすような集中的抜毛であるという．鏡の前に立ち，"目障りな"毛髪を眉毛や睫毛からほぼ毎日，"完璧な外見"を保つために指かピンセットで抜くと，彼女は言う．1日のうち数回，特に教室で座っている間や，公的交通機関に乗っている間，彼女は指で腕や手のすべての目につく毛髪をむしり取る．というのも，こうした場所に生える毛髪がひどく不快で魅力的でないことに気づいたからである．彼女は定期的に脚や腋窩の毛を剃るにもかかわらず，彼女は頻回にこれらの場所に手を差し込んで新しい毛が生えていないか調べ，引き抜くのに十分な長さの，目についたすべての毛をピンセットで除去すると言う．さらに，彼女は恥毛が我慢できず，新しい毛が伸びると頻繁にピンセットを使って除去すると言う．

　デイビスさんの，体中のいくつもの場所における集中的抜毛には長い経過があるにもかかわらず，こうした行動の示す機能はもっぱら審美的であり，見苦しい体毛を除去し完璧な外見を保ちたいということのみに動機づけられているように見える．彼女は，体のほとんどの領域に生える毛が"醜く，魅力的でない"ことに気づき，こうした知覚しうる欠陥を修正するために抜毛を行う．

　審美的機能と知覚しうる欠陥を修正したいという望みによって，デイビスさんの抜毛は，抜毛症よりも醜形恐怖症の診断がよりうまく説明できるであろう．この症例は，正確な診断と治療計画を決定するための評価の段階で，強迫症および関連症群内において提示される症状の潜在的類似性，および見かけ上類似した症状や行動の機能を理解することの重要性を示している．

鑑別診断

　正確に抜毛症を他の疾患から鑑別するために，抜毛行動の機能を理解することが必要である．例えば，"醜い"腕毛のように知覚される身体的欠陥を修正することを意味する抜毛は，醜形恐怖症によりよく説明されるであろう．強迫症では，抜毛は迷信的儀式（例：癌という単語を聞くと病気になるのを防ぐために必ず頭頂部から頭髪を抜く男）として機能することをよりよく説明できることがある．慢性のかゆみや皮膚かぶれ，その他の不快感を和らげる作用を果たす抜毛は，皮膚科的疾患を示唆することがある．最後に，妄想や命令調の幻聴に応答した抜毛は，精神病性障害によって最もよく説明される．

　抜毛症に関連した行動は，本疾患または他のいずれの疾患の基準も満たさない人にもしばしば生じることを認識することが重要である．身繕い目的の標準的な毛髪除去は多くの文化に共通した行為である．例えば，人々は外見をよくするためにピンセットを使って眉毛を抜くであろう．長髪の人達が自分の毛髪をねじったり，くるくる回したり，強く引いたりしてもてあそぶことも一般的である．そのような体毛に基づく行動は病理的状態を指すものではない．

　鑑別診断において考慮すべき追加の疾患については，DSM-5を見よ．また，DSM-5のそれぞれの項目における併存症と鑑別診断の解説も参照せよ．

要約

- 抜毛症は自分の体毛を繰り返し抜去することで特徴づけられる重篤な病態であり，しばしば円形脱毛，毛髪損傷とその結果を隠そうとする試みが結果となる．
- 抜毛症は，その人が自身の身体に対する自傷行為をやめられるはずであるという認識に起因するもので，恥ずかしさや困惑と関連する．
- 抜毛症は集中的抜毛（ある種の触覚や快感を得たい欲求のために，体毛を標的とする），自動的脱毛（意識外で抜毛を行うこと，通常特定の課題に没頭している間に行う），またはそれらの混合を含みうる．
- 病的な抜毛を，通常の身繕いや，醜形恐怖症や強迫症など類似の特徴をもつ他の精神医学的疾患から区別するには，慎重な評価が必要である．

本章の要約

強迫症および関連症群

多くの精神疾患と同様に，強迫症および関連症の一群に属する疾患は，よくみられる正常な体験が極端化した徴候である．どの点において繰り返すこと，収集すること，外見に焦点化した不安，および身繕いが交配して病理的なものになり，治療に値する臨床単位となるかということが，精神保健提供者がしばしば答えるよう要求される質問である．この決定には，その人々およびその人生に対する深い理解が必要であると同時に，DSM-5に示されている基準のような経験的に定義された基準を，何が診断を構成するのかについて考慮することも必要である．

繰り返しは重要な共通する特性であり，強迫症および関連症群の章にあげられた異なる疾患を統合するのに役立つ——しかし，重要な差異も存在する．例えば，強迫症にみられる汚染恐怖，不安性の収集，およびためこみ症は通常，抜毛症や皮膚むしり症の患者が時に報告する心地よい感情とは対照的に，抑うつや欲求不満を伴う．このような相違点やその他微妙な違いは本章の範囲外ではあるが，興味をもつ読者はさらに追求すべきである（本章末尾の「推薦図書」を見よ）．さらに進んだ学習により，これらの疾患——診断可能であり，ここに示されているように高度な障害を生じる可能性がある——が大多数の患者では治療可能であるとわかるであろう．

診断の重要点

- 強迫症および関連症群の診断分類は，DSM-5では不安症群と区別されてはいるものの，不安はこの診断分類内の多くの疾患の目立った特徴であることに変わりがない．
- 強迫症および関連症群内および他の診断分類の疾患間で重複が存在する．診断を明確にするには，慎重な病歴聴取と診断基準に熟練していることが不可欠である．
- この疾患をもつ人達の普通でない心配や行動の具体例には，しばしば自身で困惑することや偏見などがある．広い心と共感的態度をもった診断が，患者を安心させ，正確な診断と治療を成功に導くために必要である．
- 特別な心配と行動が，病的かまたは診断される人にとって，予測できる正常範囲内であるかを決定するうえで，文化的，家族的背景に関する情報を引き出すことは役に立つであろう．
- 医学専門家や社会全体において，強迫症および関連症群に関して多くの誤解が存在する．認知度を高めること，および心理教育を行うことは，こうした問題に答えるうえでの臨床家の役割の一部である．

自己評価

鍵となる概念：知識をダブルチェックしよう

以下の概念は，種々の強迫症および関連症群に対してどう関連しているか．

- 侵入思考，衝動，心像
- 繰り返し行動または精神活動
- 繰り返し行動または精神活動の目的
- 強迫観念や強迫行為の時間浪費的性質
- 知覚される身体的欠陥または欠点
- 筋肉醜形恐怖
- 醜形恐怖症における病識の範囲
- 抜毛症
- 医学的疾患に続発する抜毛または脱落

同僚や指導者への質問

1. 患者に対し強迫症および関連症群の診断群について系統的に選別を行っているか．その場合，おのおのの疾患に対しどのような質問を用いるか．例えば，選別する人達に対して，**強迫観念**または**強迫行為**をどのように定義するか．
2. 強迫症および関連症群における混乱させる症状（例：その動機や意図がないにもかかわらず誰か他人を刺してしまう強迫観念があるかどうか尋ねたり，ためこんだ物が自宅を不衛生な状態にしており，それが明らかに個人衛生にも影響しているような乱雑なためこみ患者に会ったり）に出会った際に，あなたはどのように自身の反応に対応するか．
3. 強迫症（またはこの診断分類内の他の疾患）が患者の症状の"最適な解釈"であるとどのように決定づけるか．
4. 強迫症および関連症群診断分類における疾患と診断された患者の"病識"をどのようにして評価するか．

ケースに基づく質問

Part A

コナーさんはソフトウエア企業の企業会計士として働く 45 歳の女性である．まだ 20 歳の大学生のころ，明らかな理由もなく，妙な気分にさせる不安が突如に彼女を襲った．コナーさんは自分が朝のジョギング中に赤ちゃんを不注意にも踏みつけてしまったのではないかと心配し始めた．彼女は，赤ちゃんが彼女の走る川沿いの離れた小道に現れることができる理由や，どのように赤ちゃんにつまずいたか説明できなかったが，彼女の確認要求はとても強く，このため彼女はジョギングの後に，ゆっくりと歩いてその道をたどり小道に残されているなんらかの"罪"の証拠を徹底的に調べている．この時間浪費的なやり方の結果，コナーさんは午前の授業を欠席せざるをえなかったが，いったん儀式を完遂すると，午後の講義に集中し，夜に宿題を行うことができた．

■コナーさんは強迫症にかかっているのか

コナーさんの症状は繰り返し生じる侵入思考と説明づけられ，彼女はこの症状が普通ではないことを認識しており，誰かを無意識に傷つけてしまったことに関連づけている．彼女は，確認行動が安心をもたらし，不安を減らす意味があると関連づけている．彼女の生活は，学業成績が落ちるという悪影響を被っていた．この構図は強迫症の診断に合致する．

Part B

大学卒業後，コナーさんは自身で選んだ会社が遅い始業を受け入れなかったためにジョギングをやめた．20 年後，座りがちの生活スタイルにより体重が増加し，朝方の血圧の問題が生じた．しかし，ランニングを諦めても強迫行為をなくしその引き金となる不安を解消できなかった．彼女の心配は年を追うごとに変化したが解消しなかった．今日のコナーさんの通勤は，自宅から会社までの 20 分の自動車運転である．不安の度合いにより，その経路を時にはもう 1 回運転して，最初に通勤経路を通ったとき

に赤ちゃんをひいてしまっていないかを確認する．彼女の言う"嫌な日"には，彼女はさらなる再保証のためにタイヤの確認までしなければならない．

■この症例のここまでの病歴における症状の進展は，強迫症の経過に関して何を語っているか

　強迫症はしばしば増悪と寛解の経過を伴う慢性の疾患である．症状は同様の一般的な主題（本例にみられるような）の範囲内で変動するか，または異なる主題に乗り換えられ，個々の症状がしばしば変化する．それによる損害は時間とともに累積し，この場合間接的に医学的問題の一因となる．

Part C

　何年もの強迫症との闘病を通して，コナーさんは2人の健康な子どもを育てるとともに，仕事からかなり満足感を得ることができた．つい最近まで，コナーさんはその症状について専門家の助けを求めたことがなく，症状に"順応する"ことを学び，"症状を落ち着かせる"ために何日かは一定の時間を確保していたと言う．

■なぜコナーさんは治療を求めるのが遅かったのか

　強迫症の症状はしばしば早期に出現するにもかかわらず，治療導入が遅れたりまったく治療を求めないことはまれではない．原因としては，診療の手がかりがないこと，症状が明かされることへの困惑や精神科診断への偏見，場合によっては疾病への順応能力，症状の病理特性の誤った知識，症状を独特のパーソナリティ傾向とみなす傾向，などがある．

Short-Answer Questions

1. 強迫観念と強迫行為の両方とも強迫症の診断に要求されるか．
2. 強迫症における強迫観念を定義せよ．
3. 強迫症における強迫行為を定義せよ．
4. きわめてまれなプリオン病に感染することへの恐怖には十分根拠があり，その病気を予防するための関連した洗浄儀式が完璧に正当であると確信している人の強迫症診断に，臨床家はどの特定用語を用いたらよいか．
5. 基礎的な身体機能（例：適切な呼吸，正常な脈拍数，腸蠕動の回数など）にとらわれている人々は，醜形恐怖症の基準を満たすか．
6. 実際になんらかの身体的欠陥がある者は醜形恐怖症の基準を満たしうるか．
7. 患者にアルコール使用障害があるとき，さらに醜形恐怖症の主診断を受けることはできるか．
8. どのような型の醜形恐怖症が男性により多くみられるか．
9. ある人が過度に髪を巻きつけたり，頻回に頭皮をマッサージすることは，抜毛症を構成するものか．
10. あるお年寄りの男性は，過度に乱雑にちらかって，転倒の危険性を生じているために自宅内を移動するのに困難をかかえている．「いつか必要になるかもしれない」ために不必要な物を収集し保存している．ほかに明らかな強迫観念や強迫行為の証拠はない．最も可能性の高い診断は何か．

Answers

1. 要求されない．強迫症の診断には強迫観念と強迫行為の両方は必要とされない．
2. 強迫症における強迫観念は，反復し持続する思考，衝動，心像であり，しばしば混乱に乗じて，侵入的かつ望まないものと体験され，ほとんどの人に著しい不安や苦痛をもたらす．
3. 強迫症における強迫行為は，繰り返し行動（例：手洗い，順序づけ，確認など），または精神的活動（例：祈る，数を数える，心の中で単語を繰り返す）であり，その人は強迫観念に反応するか厳密に適用されるべき規則に従って行動せざるをえないと感じている．
4. その人は「病識が欠如した・妄想的な信念を伴う」強迫症と診断されるであろう．
5. 満たさない．その人達は身体部位の外観にもとらわれていない限り，醜形恐怖症の基準は満たさない．

6. 満たしうる．なんらかの身体的欠陥がある人も醜形恐怖症の基準を満たしうるが，質問で問われている欠陥は軽度で，それにより生じるとらわれや苦痛は不釣り合いに大きいものでなければならない．
7. 診断できる．ある人にアルコール使用障害の診断がなされて，さらに主診断として醜形恐怖症とされる．
8. 醜形恐怖症のうち，筋肉醜形恐怖型（すなわち，自身の体つきが貧弱すぎる，または筋肉の発達が不十分であるという信念）は男性により多くみられる．
9. 構成しない．抜毛症の診断には，繰り返し髪を抜き，その結果毛髪を失うことが必要とされる．
10. 最も可能性の高い診断はためこみ症である．

推薦図書

Aboujaoude E: Compulsive Acts: A Psychiatrist's Tales of Ritual and Obsession. Berkeley, University of California Press, 2008

Koran LM: Obsessive-Compulsive and Related Disorders in Adults: A Comprehensive Clinical Guide. New York, Cambridge University Press, 1999

10

心的外傷およびストレス因関連障害群

Trauma- and Stressor-Related Disorders

「ニュースを見ることができません——記憶が洪水のように押し寄せてくるのです」
「心の中は麻痺しています」

心的外傷およびストレス因関連障害群の章はDSM-5で新設されたものであり，この診断分類に入れられているほとんどの障害は，かつては不安障害の分類に組み入れられていたものであることから，DSM-IVからの大きな意味のある転換を反映している．この変更はこの10年に得られた，心的外傷的またはストレスとなる出来事に対する反応の変異を示す経験的証拠を反映している．ある人は不安の増大という形で反応するかもしれないが，他の人は快感消失，不機嫌，解離，または症状の組み合わせの増大という反応をきたす．この不均一性と変異をとらえるために，心的外傷およびストレス因関連障害群の診断分類が設けられた．

この診断分類には，心的外傷やストレスとなる出来事に対する認知的，情動的，行動的，生理学的，社会的反応が関連している．心的外傷的出来事への曝露は，直接体験，つまり出来事を目撃すること，近親者や親しい友人に起こった出来事を耳にすること，出来事についての不快感をいだく細部と繰り返される接触を経験すること（例：最初の応答者として）によって生じる．ストレス因が極度（すなわち，実際にまたは危うく死に至ること，重傷を負うこと，または性的暴力への曝露）で，また侵入，回避，認知と気分における陰性の変化，覚醒度の著しい変化などの症状が，心的外傷的出来事が起こった後に始まるか，増悪するものである場合，これらの出来事への反応がこの障害を構成する．不安や恐怖に支配される体験をする人もいるだろうし，他方では快感消失/抑うつ，または覚醒などの症状を経験する人もいるだろう．さらにそれらを複合して経験する人もいるだろう．また，解離症状を呈する人もいるだろう．重要なことに，またDSM-5で言及されているように，文化症候群や苦痛の表現形式が，心的外傷的出来事への個人の反応の仕方に影響を与えるかもしれず，それゆえ，急性ストレス障害や心的外傷後ストレス障害（PTSD）の診断を確立する際にはそれらが考慮される必要がある．

心的外傷的出来事への反応の臨床的表現は，人生の段階において異なる．例えば，成人では外傷的出来事の記憶に対して遷延する心理的苦痛を表現することがあるのに対して，7歳未満の子どもでは侵入症状を遊びを通じた表現としてより呈しやすい．DSM-5では，6歳以下のPTSDをもつ子どもに対する別の基準が付け加えられた．さらに，DSM-IVでは反応性愛着障害には2つの病型があり，感情的な引きこもり/抑制型と，無分別な社交性/脱抑制型に分かれていた．DSM-5では，前述の病型は現在，別の障害として定義されている．つまり，反応性アタッチメント障害と脱抑制型対人交流障害である．これは社会的ネグレクト，または養育者への安全な愛着が妨げられる環境の結果である．反応性アタッチメント障害は内在化された障害であると考えられており，また抑うつと中等度の関連がある．対照的に，脱抑制

型対人交流障害は，例えば注意欠如・多動症のような外在化された障害と似ている．反応性アタッチメント障害の子ども達では養育している大人達に対する愛着が欠如しているか不十分に形成されているが，一方，脱抑制型対人交流障害の子ども達は，安全な愛着も含めて，愛着が確立されていたりされていなかったりするであろう．

　DSM-5におけるPTSDの基準は，DSM-IVの基準からいくつか変更された．基準A（ストレス因の基準）を満たすとみなされる心的外傷的出来事は，DSM-IVと比較してDSM-5ではより明確である．DSM-IVの基準A2（主観的反応）はDSM-5では削除された．DSM-IVの3つの主要症状群（再体験症状・回避症状・覚醒亢進）は，DSM-5では4つの群に拡大された（再体験症状，回避症状，認知と気分における持続的な陰性の変化，覚醒度と反応性の変化）．持続的な認知と気分の陰性の変化の群については，ほとんどがDSM-IVであげられた麻痺の症状を踏襲しているが，持続的な陰性の情動状態など新しい症状も含まれている．同様に，覚醒度と反応性の群もDSM-IVの覚醒亢進症状のほとんどを踏襲しているが，いらだたしい行動と怒りの爆発，および無謀なまたは自己破壊的な行動が含まれる．PTSDでは，1つかそれ以上の侵入症状と，2つかそれ以上の覚醒度と反応の変化の症状が要求される（例：過度の警戒心や過剰な驚愕反応）．6歳以下の子どもについては，PTSDには最低1つの回避または認知と気分の陰性の変化の症状も求められる．成人と7歳以上の子どもでは，PTSDの診断には1つかそれ以上の心的外傷的出来事を思い出させる刺激への持続的回避と，同様に2つかそれ以上の認知（例：心的外傷的出来事の重要な側面の想起不能，自分自身，他者，世界に対する持続的で過剰な信念または期待）と気分（例：持続的な陰性状態，幸福，満足または愛の感情を経験する興味と能力の減少）における陰性の変化が要求される．

　DSM-5では，急性ストレス障害についてそれを満たす心的外傷的出来事がはっきりと定められ，その基準には，その出来事が直接体験されるか，目撃されるか，間接的に体験するかが示されている．さらに，外傷体験に対する主観的反応を定めたDSM-IVの基準A2（例：恐怖，無力感，戦慄）は削除された．DSM-5では，急性ストレス障害には，侵入症状，陰性気分，解離症状，回避症状，覚醒症状のいずれかの区分における，9つまたはそれ以上の症状が存在することになる．これらの症状は，心的外傷的出来事から少なくとも3日後には存在していなければならず，さらに心的外傷的出来事から1カ月までの間にのみ診断することができる．これらの症状は，臨床的に意味のある苦痛，または社会的，職業的，または他の重要な領域における機能の障害を引き起こしていなければならない．

　DSM-5では，適応障害は苦痛となる（心的外傷的または非心的外傷的）出来事に曝露された後に生じる，不均一なストレス反応性の症候群として概念化されている．これはDSM-IVが臨床的に意味のある苦痛をかかえているが，特定の障害の基準を満たさない人のための残遺カテゴリーとして適応障害を概念化したものと対比される．適応障害は，心的外傷的出来事に曝露されたことのある人が急性ストレス障害またはPTSDの診断基準を完全に満たさないということで，急性ストレス障害やPTSDと区別できる．さらに，適応障害では，ストレス因の型は心的外傷的とはみなされていないが，なお，その苦痛は存在するストレス因の型に対して文化的または状況的に適切と考えられるものを超えている．DSM-5で示されているように，適応障害には次の特定用語が設けられている．抑うつ気分を伴う，不安を伴う，不安と抑うつ気分の混合を伴う，素行の障害を伴う，情動と素行の障害の混合を伴う，そして特定不能である．ストレス因は単一の出来事（例：失業）や，複数の出来事（例：ペットの死と結婚の問題）がありうる．適応障害はストレス因の発生から3カ月以内に始まり，ストレス因またはその結果が終結した後6カ月以上続くことはない．重要なことは，ストレス因やその結果が持続する場合には，適応障害は慢性化するかもしれないということに注意することである．

　他の特定される心的外傷およびストレス因関連障害は，心的外傷およびストレス因関連障害群

(例：PTSD，急性ストレス障害，適応障害）の特徴である症状を含む1つの診断カテゴリーであるが，どの障害の基準も完全には満たさないものである．DSM-5に示されているように，このカテゴリーはその症状がいずれの心的外傷およびストレス因関連障害群の基準も完全に満たさないという理由が伴っている．例えば，持続性複雑死別障害は愛する者が亡くなってから数年にわたり続く可能性がある．すると，これは適応障害の基準を満たさない．なぜなら，ストレス因あるいはその結果の終結後6カ月以上症状が持続しているからである．

他の特定される心的外傷およびストレス因関連障害と同様に，特定不能の心的外傷およびストレス因関連障害は，社会的，職業的，または他の重大な領域における機能の臨床的に意味のある苦痛や障害を引き起こすが，心的外傷およびストレス因関連障害群のどの基準も完全には満たさない．このカテゴリーは臨床家が，その症状がどの特定の障害の基準も満たさないとする理由を特定しないことを選択する場合に用いられる．また，臨床家が特定の診断を下すのに十分な情報がない状況（例：救命救急室の場面，言葉の壁）もあるかもしれない．

臨床的に意味のある不安に関連するが心的外傷およびストレス因関連障害群の診断分類に組み入れられていない他の障害には，不安症群，強迫症および関連症群，身体症状症および関連症群（病気不安症を含む）が含まれる．これらは診断を通して類似性があるが，これらの診断分類は，それぞれの障害群に固有な他の疾患と区別できる特徴に基づいて発展してきた．例えば，パニック症は回避行動や恐怖に基づいた不安といった症状を含んでいるかもしれない．しかしながら，この診断を下された人は，心的外傷的出来事への曝露がない．こうした出来事への曝露は，PTSDの診断に必要とされるものである．

心的外傷およびストレス因関連障害群をもつ人に働きかける場合は，共感的で，相手を認めた受容的な臨床的態度が求められる．心的外傷的出来事を経験した人に対しては，安全と制御できる感覚こそが，精神医学的に最も必要となるものであり，それは気分，認知，行動，対人関係に影響する．幼少期の性的または身体的虐待の既往がある患者にとって，対人的境界がゆがめられているかもしれないので，対人関係が巻き込まれすぎであったり，離れすぎであったりする．そのため，臨床家にとって重要なことは，状況設定や力づけること，そしてさまざまな関係（例：同僚，指導者，子ども，恋人，両親，同胞，そして見知らぬ人）に広がる健全な対人境界を維持することを通して，それぞれの人にとっての快適さを正確に評価することである．幼少期の心的外傷的出来事を生き抜いた人達が経験する非常に多くの苦痛は，対人関係の中で生じる．それは彼らが安全で守られていると感じようとするが，他者との健全な境界を築く方法がわからないからなのである．

診断を深める

急性ストレス障害および心的外傷後ストレス障害
Acute Stress Disorder and Posttraumatic Stress Disorder

マニュアル ▶p.278, 269
手引 ▶p.145, 139

ベニテスさんは28歳のヒスパニック系既婚女性で，夫と3歳の娘と暮らしている．彼女は夫がキスをしたときにはいつも，「奇妙な感覚，ふわふわして自分が自分自身でない感じ」を経験すると訴えて精神科外来を受診した．その感覚はとても不快で夫から離れてしまうほどであり，時には吐き気すら感じるという．初診時評価の際に治療者は，ベニテスさんが3週間前に駐車場の敷地で強盗に遭ったことを知ったが，男は彼女の背後を歩いてきて，彼女は車の中に入ろうとしていたときに，ナイフを首に当てられ，財布を渡せと要求された．振り返ることもないまま，彼女はその男に財布を渡した．彼女の財布をつかむと，男は彼女の頬を舐め，唾液を彼女の顔に残した．その事件以来，彼女はそのことを考えないようにし，「自分だけにしまっておく」ようにしていたという．し

かし，事件の夢にうなされることを経験し，集中しなければならない仕事をしているときに「心の中のナイフが見えて」邪魔をされることが職場で何度もあったという．彼女は1人で運転しているときに心地よさを感じることはもはやなく，事件が起こった店に行くことができない．彼女は睡眠障害と，「いつもびくびくしている」感じを報告した．評価面接が終盤になるにつれ，彼女は「あの日から，まったく自分自身でなくなってしまった．以前のようには娘に対して我慢ができない．ほんとうにすぐに怒ってしまい，もう人の近くにいたくない」と述べた．

暴力犯罪の被害者である人々が，そのことを忘れたいと思い，その事件を思い出させるものを回避することは珍しいことではない．ベニテスさんの症状は心的外傷的出来事に対する反応の中に存在し，急性ストレス障害の基準を満たすために必要な時間枠の範囲（3日～1カ月）内である．彼女の症状が1カ月を超えて存在すれば，彼女はPTSDの基準に当てはまるかどうかを決定するために再評価されるべきである．急性ストレス障害の臨床症状と一致して，彼女は，強い情動に結びついた解離症状（すなわち，ふわふわした感覚）や，心的外傷の出来事（すなわち，舐められたこと）を思い起こさせる出来事に対する生理的反応（すなわち，夫がキスをする際に彼から離れてしまい，吐き気を感じること）を呈している．女性であることとヒスパニック系であることは両方とも，急性ストレス障害とPTSDの危険性を増大させる．

診断へのアプローチ

DSM-5に示されているように，心的外傷およびストレス因関連障害群の章は新設された．急性ストレス障害とPTSDはこれまで不安症に分類されていた．この変更は科学的文献に基づいており，それが示すことは心的外傷的出来事に対する反応は変化に富んでおり，ある者は不安に一致する症状を訴え，ある者は快感消失や気分不快症状，またはそれらの組み合わせを訴える．それゆえ，急性ストレス障害とPTSDを単なる不安症として分類するのは不正確であった．

急性ストレス障害またはPTSDの診断のための症状を評価する際に，臨床家はまず第一に，心的外傷的出来事とみなされたことが，DSM-5に従って，症状を説明することを確かめなければならない．重要なことは，これらの症状には，電子媒体やテレビ，映像，写真などを通して，その出来事に強い不快感を示す細部に対する，繰り返す経験，あるいは極端な曝露の結果生じるものが含まれるが，それは仕事に関連するものである場合のみである（例：第一発見者や警官）．この何が心的外傷的出来事を構成するかという基準は現在狭く特定されており，そのため，たとえある人が人生を左右するような病気にかかったとしても，その人の命の脅威が今にも差し迫っていなければ（例：窒息），その脅威は心的外傷的出来事を構成することの基準を満たさない．第二に，心的外傷的出来事に対する反応に対する恐怖，無力感，戦慄をもはや報告する必要がない場合には，症状評価の中で，この反応を妥当なものとする必要はない．第三に，DSM-Ⅳにおける解離症状の重要視は制限されすぎていたことがわかった．しかし，DSM-5ではPTSDに「解離症状を伴う」という特定用語が含まれている．急性ストレス障害と診断されるためには，その人は侵入症状，陰性気分，解離症状，回避症状，覚醒症状とみなされる区分のいずれかから急性ストレス障害の最低9つの症状があることを示さなければならない．PTSDでは，それぞれの区分の中での症状数を調べることが重要である．7歳以上の人では，PTSDの診断には少なくとも1つの侵入症状，少なくとも1つの回避症状，心的外傷的体験に関連する少なくとも2つの認知と気分の陰性の変化の症状，そして少なくとも2つの覚醒度と反応性症状が必要となる．6歳以下の子どもではPTSDの診断には，少なくとも1つの侵入症状，少なくとも1つの回避または認知の陰性変化の症状，少なくとも2つの覚醒症状が必要である．子どもと成人では，症状の基準が同定される方法にいくつかの違いがある．例えば，侵入症状は子どもでは遊びを再演す

るときに表現されるかもしれない．また，急性ストレス障害およびPTSDは障害の持続期間の基準に合致することが求められる．急性ストレス障害は3日以上1カ月未満，PTSDは1カ月以上である．

DSM-5で述べられているように，「児童虐待といった心的外傷的出来事は，自殺の危険性を増大させる．心的外傷後ストレス障害は自殺念慮および自殺企図と関連し，その障害の存在は念慮をもつどの人が最終的に自殺の計画を練るか，または実際に自殺企図するかを示唆するかもしれない」（p.276）．

病歴聴取

キーンさんは28歳の女性で，死者の出るほどの自動車の正面衝突事故後に不眠となり，かかりつけ医から心理療法家に紹介される．キーンさんの初回面接を行うときに，治療者は彼女に「交通事故に遭ったのはいつか教えてもらえますか」と質問する．キーンさんは，「はい，2週間前です」と答える．次に，治療者が「睡眠障害を経験し始めたのがいつか教えてもらえますか」と言うと，彼女は「自動車事故に遭ってから1週間ほど後です」と答える．治療者は「あなたの睡眠障害についてもっと理解したいと思います．どんな睡眠障害なのか――できれば，特徴的な例を含めて――話していただけますか」と尋ねる．キーンさんは，自動車事故の再体験をする悪夢を見て目覚めること，それにより睡眠が中断されると述べる．治療者はそれから，事故がキーンさんの生活の他の部分，例えば彼女の振る舞い方，他者とのかかわり方，感じ方，考え方に影響するかどうかについて尋ねることで，どのような他の症状が存在するかを理解するために質問する．そして，これらの症状がいつ始まり，どのくらい続いているのかを治療者は尋ねる．治療者は事故により生じたかもしれない頭部外傷について尋ね，返事が「はい」であれば，脳震盪後の症状を除外するための質問を続ける．治療者はまた，キーンさんが現在もつ心的外傷体験に関連した症状のためにPTSDに発展する危険性を理解するため，その他の心的外傷的体験の病歴について尋ねる．

治療者は，1）心的外傷的出来事の時期と症状の持続期間について確認するための，直接的で選択回答式質問と，2）存在する症状の様式と症状がキーンさんの心理社会的ならびに生理学的機能を妨げる程度を理解するための自由回答型質問とを組み合わせて用いている．有効な治療計画を立てるために，治療者は抑うつや不安症といったような，その他の併存疾患を除外する必要がある．心的外傷的出来事についての質問により引き起こされる強い情動反応があるため，治療者は非言語的な反応に注目することでキーンさんに歩調を合わせる必要があり，また質問に対する情動反応を統制するキーンさんの能力を評価しなければならない．例えば，治療者はキーンさんが心的外傷的出来事の記憶を思い出したときに呼吸が速くなっていることに気づくかもしれない．治療者はキーンさんの返事を遮り，単に「どうしましたか．呼吸が速くなっているようですが」と質問するかもしれない．治療者の側での保護的対応はまた患者に歓迎されるであろうし，その状況がいかにその人にとって困難であったかを治療者が理解するという点で有効であろう．治療者はその保護的対応を，「お水はいりますか」，あるいは「休憩しましょうか」と尋ねることで達成することができる．経験された心的外傷的出来事の型により，その評価には複数回にわたる面接が必要となる場合があるかもしれない．恐ろしい体験を議論するための，安全な環境を促進するために，心的外傷関連症状をもつ人々に接する治療者は，開かれた，同情的な，判断しない態度を維持しなければならない．

診断を明確にするヒント

- DSM-5に記述されている以下の出来事を，その人が1回かそれ以上経験したかどうかを確認すること．実際にまたは危うく死ぬ，実際にまたは危うく重傷を負う，もしくは実際にまたは危うく性的暴力を受ける．

- その人が心的外傷的出来事を自ら体験したかどうか，心的外傷的出来事を目撃したかどうか，近親者または親しい友人に起こった心的外傷的出来事，すなわち実際にまたは危うく死ぬこと，暴力的あるいは偶発的である出来事を耳にしたかどうか，あるいは強い不快感をいだく出来事の細部に繰り返しあるいは極端に曝露されたかどうかを考慮すること．
- 症状が心的外傷的出来事の曝露後に始まったかどうかを評価すること．
- 症状の持続期間が，少なくとも3日以上1カ月未満（急性ストレス障害）あるいは1カ月以上（PTSD）かどうかを明らかにすること．
- もしストレス反応が，重篤あるいは過度ではないと考えられるストレス因への反応の範疇である場合は，より適切な診断として適応障害を考慮すること．

症例検討

　クーパーさんは32歳の独身の白人男性で，イラクでの建築作業中に負傷した経験があることを述べた．彼が事務所で同僚と会話をし誰かが言った冗談で笑っていたときに，大きなドーンと鳴る音とサイレンの音を聞いた．避難所に入るよう誰かが叫ぶ声を彼は聞き，その後，全員が走り出した．地面に倒れたとき，彼も避難所へ向かって走っていたが，立ち上がって再び走り出した．いったん避難所に入ると彼にはくぐもった声が聞こえたが，それは徐々に大きくなり，彼は人々が自分に話しかけているのだと気づいた．彼は「私は大丈夫です」と言ったのを覚えているが，次に覚えているのは病院で，首と腕と足に包帯を巻かれて目覚めたことだった．彼は何度も撃たれ，榴散弾の破片が首に埋まり，会話能力に影響を受けていた．残っている破片を取り除くために，彼は数回手術を受けていたが，さらに何回かの手術が予定されていた．攻撃から8カ月が経過していたが，彼は最近「パニックになったり，驚いて飛び上がる」と感じ始めた．彼は攻撃の悪夢で重篤な睡眠障害があると述べた．自分のまわりがすべて現実感がなく見えて，彼は自分が見ている"芝居の中の俳優"であるように思えると述べた．彼は大きな声が特に苦痛であり，パニック発作を起こすことに気づき，それでアパートを離れられなくなるという．過去の心的外傷的体験の病歴はなく，彼の幼少期の経験は標準的で健康的であるとみなされるものであったと彼は述べた．

　クーパーさんは遷延顕症型のPTSDに該当する症状の様式と持続期間を述べている．PTSDは，危うく死ぬ，実際にまたは危うく重傷を負う，もしくは実際にまたは危うく性的暴力にさらされることを含む出来事への曝露に続いて特定の症状が発展することにより特徴づけられる．本症例では，クーパーさんは危うく負傷するような，そして実際に重傷を負う体験をしている．その出来事の少なくとも6カ月以上後に（この症例では8カ月）症状が遅れて出現するのは非典型的である．クーパーさんには非現実感（例：彼は自分が芝居の中の俳優のように感じる）の訴えがあるが，高い症状の重症度を経験する人に起こる，解離症状を伴う下位分類の症状を評価することは重要であろう．付け加えると，心的外傷的出来事に関連する認知と気分の陰性変化について評価することは，それらを治療中に取り扱わなければならない可能性があり，重要となる．さらに，クーパーさんはパニック発作があると述べるが，彼が言及している症状ははっきりとしない．したがって，徹底的にこれらの症状を評価することには根拠があり，これらの症状が心的外傷的出来事を思い出させるものに曝露された後に生じたのなら，PTSDの診断は保証される．パニック発作の追加診断は，クーパーさんがパニック発作を心的外傷的出来事を思い出させるものに曝露されない環境で経験したときに証明されるであろう．DSM-5によると，米国の成人におけるPTSDの12カ月罹患率は，ヨーロッパおよびほとんどのアフリカ・アジア・ラテンアメリカ諸国より高い．さらに，PTSDは心的外傷的出来事へ曝露する危険性を増加させる職業に就いている人により高率に存在し，これはクーパーさんの症例にも当てはまる．このように，クーパーさんの背景や職業は彼に高

い PTSD 発症の危険性を与えるものである．注意すべき重要なこととして，侵入症状はその人の成長発達の段階において変化するということである．すなわち，幼少期の子どもでは心的外傷的出来事と特定できないような悪夢の経験から症状が始まるかもしれない．

鑑別診断

人生における多くのストレス因が，結果として急性または慢性の精神症状を引き起こすことがあるが，極度のストレス因や心的外傷的出来事に対峙した全員が PTSD や急性ストレス障害の基準のすべてを満たすとは限らないであろう．適応障害の診断はこのような事例に用いられる．患者はパニックの感覚，睡眠障害，解離症状を引き起こす，深刻な葛藤のある離婚を経験しているかもしれない．これらの症状はまた PTSD と急性ストレス障害の人にも認められるが，その出来事（すなわち，離婚）は心的外傷的出来事の基準には一致しない．

急性ストレス障害ではその症状が心的外傷的出来事の4週間以内に生じなければならず，その一方で PTSD は 1 カ月以上症状が持続するときに診断されるので，急性ストレス障害は PTSD と鑑別できる．

その他の心的外傷関連障害や状態は，心的外傷の曝露が症状に先行しない場合に PTSD の代わりに考慮される．また，極度のストレス因に対する反応の中で生じた症状が，他の精神疾患の基準を満たすのであれば，そのときは PTSD の代わりにまたは PTSD の診断に追加してその診断がつけられる．

強迫症では，心的外傷関連障害の再体験症状に類似した，繰り返す思考を呈する．しかし，強迫症では，その思考は心的外傷的出来事と関係がないことが区別される特徴である．同様に，パニック障害における覚醒症状や解離症状，全般不安症における回避，易怒性，および不安は，特定の心的外傷的出来事と関連しない．分離不安症では，分離と関連する症状は心的外傷的出来事とみなされない．

うつ病は心的外傷的出来事に引き続き生じる可能性があり，他の PTSD の症状がなければ診断されるべきものである．重要なことは，うつ病にはPTSD に必要とされる基準 B または C は含まれないという点である．また，PTSD にみられる基準 D または E の症状はうつ病にはみられない．

パーソナリティ障害は1つまたは複数の心的外傷的出来事への曝露の結果として発症したり非常に悪化したりする可能性があり，また PTSD を示すかもしれない．パーソナリティ障害は心的外傷的出来事の曝露とは独立して発生することが予期される．

解離性健忘，解離性同一症，離人感・現実感消失症でみられるような解離性の症状は心的外傷的出来事が先行する可能性があり，また PTSD 症状と同時に起こることがある．PTSD の基準を完全に満たすならば，そのときは解離性の症状を伴うPTSD という下位分類が考慮されるべきである．

転換性障害（機能性神経症状症）は，心的外傷的出来事への曝露後にその身体症状が出現した場合には，PTSD としてよりうまく診断されるかもしれない．

PTSD に見いだされる心的外傷的出来事のフラッシュバックや再体験症状は，統合失調症，短期精神病性障害，その他の精神病性障害，精神病性の特徴を伴ううつ病，または双極性障害，せん妄，物質・医薬品誘発性精神病性障害，医学的疾患による精神病性障害による錯覚，幻覚，そして他の知覚症状と鑑別される必要がある．急性ストレス障害におけるフラッシュバックは直接的に心的外傷的出来事と関連しており，他の精神病性あるいは物質誘発性の徴候なしに生じる．

外傷性脳損傷（TBI）を起こしている身体損傷をもつ患者の場合，急性ストレス障害や PTSD の症状が起こるかもしれない．重要なことは，脳震盪後の症状（例：頭痛，めまい，記憶障害，易怒性，集中の問題）が急性ストレス障害や PTSD の症状と関連して起こるかもしれないということである．また，TBI の患者は解離性の症状（例：意識の変容する感覚や記憶の問題）をきたしうるが，それらは急性ストレス障害や PTSD の症状と

鑑別することが困難である．再体験症状や回避症状はPTSDと急性ストレス障害の特徴であり，一方で持続する見当識障害や困惑はTBIにより特徴的である傾向にある．さらに，急性ストレス障害の症状は心的外傷的出来事の後1カ月まで続くが，TBI症状は数年続き，その人の残りの生涯にわたって続く症例もある．

急性ストレス障害やPTSDの患者の中には，離脱したように見える解離性の症状または行動が優勢である人がいる．解離状態は数秒や数分しか続かない一時的な場合もあるし，数日にわたり長く続く場合もある．怒り，易怒性，攻撃的な行動も，急性ストレス障害やPTSDの人で強く現れる可能性がある．侵入症状は，心的外傷的出来事そのものではなく，出来事の特定の側面への反応の中で起こりうる．例えば，性的暴行が起こった場所を思い出させるものであるスポーツ用多目的車（SUV）を見ることに反応して，である．

パニックの感覚は急性ストレス障害によくあるものである．パニック症は，パニック発作が予期されず，今後のパニック発作への不安がある，あるいはその人が，パニック発作の悲惨な結末（例：死や重篤な困惑）になると考えられることを防ぐための不適切な行動をとっている場合にのみ診断されるべきである．

鑑別診断において考慮すべき追加の疾患については，DSM-5を見よ．また，DSM-5のそれぞれの項目における併存症と鑑別診断の解説も参照せよ．

要約

- 急性ストレス障害やPTSDの診断には，実際にまたは危うく死ぬ，あるいは目撃された死，重傷を負うこと，性的暴力を受けることに関連する出来事への曝露を必要とする．近親者または友人が実際に死んだ，または危うく死にそうになった場合，その出来事は暴力的なものまたは偶発的なものでなければならない．
- 心的外傷的出来事への曝露は，以下のうち1つまたはそれ以上の方法で生じる．直接体験する，直に目撃する，近親者または親しい友人に起こった出来事を耳にする，仕事に関連する出来事の不快感をいだく細部に，繰り返し曝露される．
- 急性ストレス障害では，以下の5つの領域から9つ以上の症状が生じる．侵入，陰性気分，解離，回避，覚醒．
- PTSDでは，7歳以上の人は，1つ以上の侵入症状，1つ以上の回避症状，2つ以上の認知と気分の陰性の変化，そして2つ以上の覚醒症状を経験しなければならない．6歳以下の子どもは，1つ以上の侵入症状，1つ以上の回避症状および/または認知と気分の陰性の変化，そして2つ以上の覚醒症状を経験しなければならない．
- 症状の持続期間が3日以上1カ月未満であれば急性ストレス障害，1カ月以上であればPTSDとなる．
- 急性ストレス障害とPTSDでは，症状が社会的，職業的，または他の重要な心理社会的な機能領域の意味のある苦痛あるいは障害を引き起こす．
- 急性ストレス障害やPTSDでは，症状は物質または医学的疾患の直接的な生理的作用と関連しない．
- 心的外傷的出来事に対する反応における症状表出の変異は，年齢，文化症候群，および苦痛の文化的概念，さらに外傷性脳損傷の共存，出来事を体験する前から存在する精神障害，および医学的疾患により影響されることがある．

診断を深める

適応障害
Adjustment Disorders

マニュアル ➡ p.284
手引 ➡ p.147

マイヤーズさんは48歳の既婚女性で，6週間前に乳癌と診断され，彼女の癌治療医から"不安症状"ということの評価のため，精神科外来に紹介された．彼女には10歳と13歳の2人の子ども

がいる．精神科的初期評価面接で，この診断を受けてからずっと睡眠をとるときの困難について彼女は話す．また彼女が癌治療医を受診しなければならないときには，心臓が速く打ち，汗をかき，吐き気を経験するので，その結果，数回，予約した受診を休んだと報告する．乳癌のステージを尋ねられると，彼女は答えられず，「わかりません．ステージがあるのですか」と答えた．治療医がどのような治療をすすめているのかと尋ねると，「わかりません．手術のようなことを言っていました」と答える．彼女は治療医と話したことを思い出すのが難しいときがあり，また治療医のところへ行くとしばしば"頭が真っ白になり"，結果として，彼女は治療医と治療方針についてかみ合わず，推奨されたことを思い出すのにも困難をきたしている．彼女は，診断以来，"落ち込んだ"感覚があり，癌があることについて考えることをやめられないと述べた．彼女は15年以上勤めていた仕事を辞め，子ども達を学校に連れて行くこともできなくなり，「とても落ち込んでいる」という．彼女は夫を狼狽させたくないので，夫に頼ることはできない．

マイヤーズさんは癌の診断を受けてから3カ月以内に，そのことへの反応の中で情動および行動（例：受診の予約を休む）の症状を発展させている．その症状は臨床的には，職業的役割（例：仕事に行けない）と社会的な対人関係（例：家族への責任や夫との情緒的な交流を果たさない）における意味のある障害を経験するほど重大である．彼女の症状は，PTSDの特徴を伴う適応障害に一致する特徴を示している．彼女が治療医の所へいった際の"頭が真っ白になる"という体験や治療医から推奨されたことを思い出せないことは，乳癌の診断を受けたことがDSM-5の心的外傷的出来事の基準を満たさないことを除けば，PTSDの診断に関連する解離症状と考えられる．そのうえ，彼女は抑うつの特定用語に一致する症状を経験している．適応障害は，病気の経過を複雑化し，医学的な結果に影響を与える可能性がある．この症例では，マイヤーズさんは予約した受診に行けなかったり，治療医のところを訪れた際に解離症状を経験したりしており，彼女が乳癌を治療することを妨げている．

診断へのアプローチ

適応障害の診断をするための鍵となるのは，はっきりと確認できるストレス因について評価をすることである．情動または行動の障害の発症は，ストレス因への曝露から3カ月以内に生じていなければならない．その症状は予想されるものを超えた苦痛によって示される臨床的閾値に達していなければならず，および/または，その患者は心理社会的機能（例：社会的，職業的）に意味のある障害を示す．そのストレス因は他の特定の精神障害の基準を満たすものではなく，前から存在する精神疾患の悪化ではないことを同定することが重要である．適応障害の症状は，ひとたびストレス因とその結果がもはや存在しないと，6カ月以上持続することはない．

適応障害は以下のように特定される．抑うつ気分を伴う，不安を伴う，不安と抑うつ気分の混合を伴う，素行の障害を伴う，素行と情動の障害の混合を伴う．特定されない症状，例えば，身体症状，社会的引きこもり，学業上の問題などが存在するときもある．

適応障害は，例えばうつ病や双極性障害などの多くの他の精神障害を伴う可能性がある．また，なんらかの医学的疾患を伴うこともある．

適応障害は，症状の存在が6カ月未満の場合を急性，症状の持続が6カ月以上の場合を持続性とする．重要なことは，そのストレス因がもはや存在しなくなるとその後，症状は6カ月を超えて持続しえないということに注目することである．しかしこれは，最初のストレス因が，他のストレスとなる出来事につながらないということを意味するわけではなく，結果として連続的あるいは慢性の経過となる．例えば，配偶者の死は金銭的なストレスを導くかもしれないし，それがまた家を失うということにつながることもあるかもしれない．もしそうであれば，適応障害の診断はこの一連の出来事の間，継続することがありうる．

DSM-5に述べられているように，「適応障害は，

自殺企図と自殺既遂の危険性の増加と関連する」(p.285).

病歴聴取

　ダリルは10歳の男の子で，野蛮な行為により学校を停学になったため，母親にクリニックへ連れてこられた．ダリルは自分の名前を学校の机に彫ったり，トイレの壁にマーカーで書いていることを発見された．彼はまた教師に口答えをし，彼が話しかけすぎるので同級の生徒達の秩序を破壊した．彼は7歳の妹に喧嘩をしかけ，母親に対して頻繁にかんしゃくを起こしていた．2カ月前にダリルの母親は，父親と別れて新居に引っ越した後すぐに家でのしつけの問題に悩み始めた．この引っ越しで，ダリルは小さいころからともに育った友人達のいる街から，離れた別の学校に転校しなければならなかった．

　年少の子どもを評価する際に臨床家は，両親や保護者とともにその子の医学的そして精神科的病歴の包括的な評価を行って，その性質や期間について理解し，情動や行動の問題の広がりを調べる必要がある．重要なことは，症状の医学的条件を除外し，その子どもの症状が以前から存在する精神科診断の増悪ではないことを確かめることである．

　ダリルの症例では，ストレス因が両親との離別なのか，新しい学校への転校なのか，両方なのか，あるいは他の関連するストレス因なのかどうか決定することは難しいかもしれない．ストレス因2つは同時に起こりうるもので，また多数のストレス因が存在しているかもしれない．この症例でのストレス因は心的外傷的出来事の基準を満たさない．しかし，ダリルは間違いなく，深刻な情動および行動の混乱を引き起こすような著明な苦痛を経験している．彼の両親の離婚，およびそれに続く引っ越しというストレス因がともに最近生じており，そのため，ダリルの行動上の症状が一方もしくは両方のストレス因に対する反応として発生してきたのであれば，適応障害の診断がつけられ

るであろう．なぜなら症状の発症は明らかにストレス因の発生から3カ月以内であるからである．ダリルにとってこれらのストレス因の意味について尋ねることは，それらがどの程度彼の機能に関連しているかを理解するために重要であろう．ダリルの家庭および学校での行動について，素行の障害を伴う適応障害の基準を満たすかを決定することもまた重要であろう．

診断を明確にするヒント

- その人の症状が，心的外傷的ストレス因とは考えられない特定のストレス因に反応してであることを確認すること．
- ストレス因の発症の3カ月以内にその人が症状を発展させてきたことを検証すること．
- その症状が，文化的または宗教的規範の文脈の中で予測できるものよりも過剰であるかどうかを評価すること．
- ひとたびストレス因とその結果が終結すると，症状が持続するのは6カ月未満であるかどうかを検討すること．

症例検討

　カーターさんは32歳の独身の黒人女性で，不安といらだたしさを感じて精神科外来への治療を求めてきている．時に彼女は同僚やボーイフレンドにかっとなって怒鳴り，その後，悲しみと無力感を感じるようになっている．最近では，礼節のない話し方と過度の欠勤に対して，職場でカーターさんに矯正的な働きかけがなされた．カーターさんは中規模の会社に5年間勤務しており，非常に成功していて，比較的短期間で初級管理職からプログラムマネジャーの地位に昇進していた．カーターさんは最近の"その年の最優秀社員"であり，仕事の優秀さに対してきわめて多数の賞を獲得していた．この状態は2カ月前，カーターさんが会社の重役に選ばれなかったときに変化した．昇進した人は，カーターさんが教育した

女性であった．カーターさんは昇進できなかったことを常に考えてしまい，その地位を獲得できないとわかった日のことが心の中で繰り返されると述べる．初期評価の間中，カーターさんは「私の人生はだめになってしまう，私がここにいなければずっとうまくいくだろう」と，ずっと考えて続けていると述べる．事態が変わらなければ仕事とボーイフレンドを失うだろうと彼女は確信している．

　自らの仕事に多くの時間と労力を捧げた後に昇進や出世がかなわないときに，怒りや悲しみ，不信感，そしていらだたしさの感情が生じることは理解可能である．しかし，症状が予想される範囲を上回って持続し，社会的，職業的，または他の重要な領域における甚大な障害が引き起こされる場合は，その人は適応障害となるであろう．ストレス因が出現してからの期間の長さを評価することは重要であり，適応障害の診断基準を満たすためには，その症状がストレス因の始まりから3カ月以内に発生していなければならず，またストレス因およびその結果となる出来事がひとたび終結すれば，症状の持続は6カ月未満である．さらに，ストレス因は心的外傷的出来事とはみなされるものではない．この症例では，カーターさんはその職業的および対人関係における明らかな障害を経験している．彼女の反応は臨床的に意味があるものであり，症状の重篤度やストレス因（すなわち，昇進がかなわなかった）の強さは不釣り合いである．カーターさんの症状がすでに存在した精神疾患の増悪でないことを確かめるために，彼女の精神医学的な病歴を徹底的に聴取することは重要となるだろう．彼女によるストレス因の本質，意味，経験を理解することは重要であって，それは文化が関連する要因（例：実際の，あるいは考えられる差別）があるかもしれず，それがカーターさんの苦痛に寄与しているからである．カーターさんが機能している文化的な文脈を理解することは，彼女の症状が予測されるものを超えているかどうかを決定する際に臨床家の一助となるだろう．

　重要なことに，適応障害は自殺と自殺企図の危険性を増大させることに関連しているので，徹底的な危険性の評価と対策が必要である．このことはこの症例にはとりわけ当てはまる．というのも，カーターさんは自殺念慮に一致する認知的信念を表明していたからであって，彼女の安全を守るためには自殺念慮についての徹底的な査定，評価，および治療的対策が求められる．

鑑別診断

　DSM-5では，うつ病症状の輪郭は，たとえストレス因に対する反応であったとしても，適応障害とは異なるものである．そのため，ある人がうつ病の診断基準に当てはまる場合，その人は適応障害とは診断されない．

　適応障害は，PTSDおよび急性ストレス障害とはストレス因の型により分けられる．適応障害では，ストレス因はPTSDおよび急性ストレス障害で認められる基準Aの必要条件を満たさない．さらに，適応障害はストレス因に曝露されてからただちに診断されることができ，6カ月まで持続する可能性があるのに対し，急性ストレス障害は心的外傷的出来事から3日以降1カ月以内に起こり，PTSDは心的外傷的出来事への曝露から1カ月以降に診断される．適応障害は，ある人がPTSDおよび急性ストレス障害の必要条件を完全には満たさない場合に考慮されるべきである．

　パーソナリティ障害群を適応障害と鑑別するには，生涯にわたる精神症状と機能を徹底的に評価することが必要である．パーソナリティ障害を有する場合に適応障害と診断するためには，その症状が適応障害の基準に適合しているかどうか評価することが重要である．また，苦痛反応はパーソナリティ障害の症状として認識されるものを超えていなければならない．

　DSM-5において，他の医学的疾患に影響する心理的要因には，医学的疾患を悪化させるような行動やその他の要因が含まれている一方で，適応障害はストレス因（例：医学的疾患）に対する心理的反応である．適応障害はあらゆる医学的疾患に合併する可能性がある．適応障害は医学的疾患の経過を複雑にするかもしれない．そのため，予

約した受診に来なかったり，治療遵守が不良だったり，医療スタッフとの複雑な相互関係のような行動があった場合は，適応障害を評価されることが正当であるかもしれない．

適応障害は，正常なストレスに対する反応とは苦痛の強さにより区別される．臨床家は，苦痛反応（例：気分，行動，機能）が，ストレスとなった出来事に対して通常考えられる反応を超えているかどうかを評価しなければならない．正常な反応を決定する際には，文化的な要因を考慮することが重要である．

鑑別診断において考慮すべき追加の疾患については，DSM-5 を見よ．また，DSM-5 のそれぞれの項目における併存症と鑑別診断の解説も参照せよ．

要約

- 適応障害では，心的外傷的出来事の基準を満たさない特定のストレス因に反応して症状が発展する．
- その症状は，ストレス因に曝露してから 3 カ月以内に生じる．
- その症状は，正常かつ文化的に適切とみなされるには過度の著しい苦痛によって特徴づけられる．
- その症状は 6 カ月以上持続することはない．

本章の要約

心的外傷およびストレス因関連障害群

心的外傷的出来事および人生におけるストレスへの反応は，ストレスの型，その個人，文化的背景により変化する．心的外傷およびストレス因関連障害群の診断分類には，心的外傷的出来事，人生を脅かすようなストレス因や種々の強度のストレス因を伴う障害も含まれる．これらの障害において鍵となるのは，症状が同定できるストレス因に対する反応であるという点である．反応性アタッチメント障害および脱抑制型対人交流障害は不十分な養育パターンを経験したことへの反応と考えられ，たとえ現在，正常な養育状況で育てられていたとしても起こりうる．適応障害はその人が非心的外傷的出来事に対して反応するときに起こり，その反応は過度であるか，社会的，職業的，またはその他の領域での機能の障害を引き起こす．急性ストレス障害および PTSD は，心的外傷的出来事に対する反応の中で生じる．

心的外傷およびストレス因関連障害群は，不安症群，強迫症および関連症群と類似点があるが，症状の経過や期間，有病率，および発症年齢において異なっている．反応性アタッチメント障害および脱抑制型対人交流障害は子どもおよび青年に診断され，比較的まれである．適応障害は比較的よくみられるもので，自殺および自殺企図の危険性の増加と関連している．すべての心的外傷およびストレス因関連障害群は重篤であり，著しい心理社会的機能の破綻をきたす．身体疾患をもつ人にとって，これらの障害は疾患の経過を変化させ，その結果，罹患率や死亡率を増加させる．

診断の重要点

- 心的外傷およびストレス因関連障害群の診断分類には，心的外傷的出来事またはストレスの強い出来事への曝露が症状発症に先行していなければならないという障害を含む．心的外傷的またはストレスの強い出来事に対する反応に変異が大きいために，これらの障害はもはや不安症分類の一部ではない．例えば，不安と恐怖に基づいた症状を示す人もいるが，一方で快感消失や不快気分症状を経験する人もいるかもしれない．
- 急性ストレス障害と PTSD では，心的外傷的出来事は，直接的あるいは間接的に，脅かされるか目撃すること，で経験されるだろう．
- この曝露が仕事に関連するものでない限り，電子媒体，テレビ，映像，または写真による出

来事への曝露は，急性ストレス障害やPTSDの引き金となる出来事の基準を満たさない．
- 急性ストレス障害は心的外傷的出来事から3日後に診断でき，症状が持続した場合は1カ月後にPTSDの診断に進むことがある．
- 急性ストレス障害とPTSDにおいて，情動的な陰性の変化は，再体験症状および過覚醒症状により特徴づけられる．
- 小児期に必要で適切な養育の欠如が，反応性アタッチメント障害および脱抑制型対人交流障害の必要条件である．前者は抑うつ症状と引きこもり行動を示す内在化された障害として表現され，一方，後者は脱抑制的で外在化された行動により特色づけられる障害である．
- 適応障害は，いずれの医学的疾患にも，またほとんどの精神疾患にも伴う可能性がある．

自己評価

鍵となる概念：知識をダブルチェックしよう

以下の概念は，種々の心的外傷およびストレス因関連障害群に対してどう関連しているか．
- 心的外傷的出来事
- ストレス因
- 回避
- 認知と気分の陰性変化
- 過覚醒
- 睡眠障害
- 予想される範囲を超えた著明な苦痛
- 著しく障害された，発達的に不適切な愛着行動

同僚や指導者への質問

1. 異なった文化的背景において，患者の症状が適応障害の診断基準を満たしているかを決定しようとする際，その患者の反応が正常範囲あるいは適切かどうかを，どのように決定するか．

2. 適応障害の患者の症状が6カ月以上持続し，鑑別診断の基準を満たさない場合，どのような診断を考えるだろうか．

ケースに基づく質問

Part A

ウォーカーさんは38歳のHIV陽性の女性で，高校生のころから「ストレスに対処する」ために，コカインとアルコールを使用していると述べている．彼女は常に「緊張して」，いつも「びくびくしていた」と話す．彼女の母親と住むようになった叔父が，彼女が5〜9歳の間，彼女に性的な虐待をしていた．彼女は虐待についての悪夢を経験し，また人を信用することが難しいと報告する．彼女はしばしば病院受診の予約に来なかったが，それは待合室で「私が知らない人達」といるのが嫌だからである．彼女は，待合室にいるときに心臓が速くなり，手のひらが汗ばみ，呼吸が苦しくなると述べ，彼女が知らない人々と閉鎖的な空間にいるときにこのようになると述べる．彼女はHIV関連疾患を心配し，ウイルスを誰にも感染させたくないので，誰かと親しい関係になることを恐れている．その結果，人の近くにいることを回避し，自宅から離れることが困難になったことに気づいている．彼女は絶望を感じていて，また自分の状況に「落ち込む」という．

- ウォーカーさんの経験したストレス因について考慮した場合，彼女の述べた症状や行動を最もよくとらえる診断は何か，または複数の診断があるか

ウォーカーさんは幼少期の性的虐待に関連したPTSDがあり，またHIV関連疾患に関連する不安と抑うつ気分を伴う適応障害もあるかもしれない．

- ウォーカーさんは，ストレスに対処するためにアルコールとコカインを使用していると述べている．これは彼女の"ストレス"の徴候，症状，原因を理解するうえで重要である

「ストレス」という言葉によって何を意味して

いるのかについて，ウォーカーさんに直接尋ねる必要があり，症状の詳細の説明を聞く必要がある．これらの質問は症状の持続期間と，また彼女の症状を悪化させる該当するストレス因についての理解を発展させるために，また彼女の状態を適切に診断するために必要となる．

Part B

ウォーカーさんの CD_4 陽性 T 細胞は減少し始め，ウイルス負荷は増加していた．彼女は肺炎で入院した．ひとたび安定して病院から退院すると，彼女はアルコールとコカインの量を増やし始める．それは彼女の入院が起こした恐怖に対処するためである．幼少期の性的虐待に焦点を合わせた治療に参加した後，彼女のパニック症状は治まり，病院の予約に通うことができる．彼女は内科医と協力し，HIV 関連疾患について理解し始めたときに，解毒プログラムに参加する．彼女は HIV とともに生きる女性のための市民団体を見つけ，また彼女の孤立を減少させる援助グループに参加し始めている．

■ 精神症状と医学的疾患の同時発生が両方の経過を複雑にしている可能性がある場合，ウォーカーさんへの取り組みをどのように始めるか

HIV に対応するための医療機関の予約に行かなかったことが，ウォーカーさんの健康状態を危うくしている．彼女のパニック症状は，性的虐待の記憶に対する反応である（すなわち，見知らぬ人と閉じられた部屋にいることは，彼女に叔父との関係を想起させる）．この症例は，幼少期の性的虐待と併存する医学的疾患が複雑にからみ合っていることを物語っている．特定のストレス反応に何が先行するのかを知ることは困難であろう．持続期間やストレス反応を惹起する前後の関係を含み，症状の病歴を調べる注意深い評価が，有効な治療経過の発展に必要である．

Short-Answer Questions

1. 急性ストレス障害で，心的外傷的出来事に曝露された後の症状の持続期間はどれくらいか．
2. PTSD では，心的外傷的出来事に曝露された後の症状の持続期間はどれくらいか．
3. 正しいか誤りかを答えよ．急性ストレス障害や PTSD は，女性より男性に一般的である．
4. 適応障害では，その症状はどれくらい長く続くか．
5. 急性ストレス障害の症状は 5 つの区分，すなわち侵入，陰性気分，解離，回避，覚醒で生じる．基準を満たすためには，これら 5 つの区分からいくつの症状が必要か．
6. PTSD の診断のために，いくつの侵入症状が必要か．
7. 7 歳以上の人の場合，PTSD の診断のためにいくつの回避症状が必要か．
8. 成人では，PTSD の診断のためにいくつの認知と気分の陰性変化の症状が必要か．
9. PTSD の診断のためには，いくつの覚醒と反応性の症状が必要か．
10. 適応障害はしばしば身体疾患を複雑にする．病院の精神科対診の場面では，普通，何パーセントの患者が適応障害と診断されるか．

Answers

1. 急性ストレス障害では，心的外傷的出来事への曝露後の症状の持続は，3 日から 1 カ月の間である．
2. PTSD では，心的外傷的出来事への曝露後，症状の持続は 1 カ月以上である．
3. 誤り．急性ストレス障害や PTSD は女性に，より一般的である．
4. 適応障害では，6 カ月以上症状が持続することはない．
5. 5 つの区分のいずれかにわたる，9 つかそれ以上の症状が急性ストレス障害の基準を満たすために必要である．
6. PTSD では，1 つ以上の侵入症状が診断に必要である．
7. 7 歳以上の人の場合，PTSD では，1 つ以上の回避症状が必要である．
8. 成人では，PTSD では，2 つ以上の認知と気分の陰性変化の症状が必要である．

9. PTSD では，2つ以上の覚醒と反応性の著しい変化の症状が診断に必要である．
10. 病院の精神科対診の場面では，50%にのぼる入院患者が適応障害と診断されるかもしれない．

解離症群/解離性障害群

Dissociative Disorders

「私には時々，記憶の欠落があるに違いない」
「時々，私は自分自身を観察しているように感じる」

　解離症群は，意識，記憶，同一性，情動，知覚，身体表象，運動制御，および/または行動の正常な統合の破綻を反映している．本診断分類には，解離性同一症，解離性健忘，離人感・現実感消失症，他の特定される解離症，特定不能の解離症が含まれる．解離症状は，主観的体験の連続性喪失を伴った意識と行動への侵入（すなわち，同一性の断片化といった"陽性"の解離症状），および/または，通常なら容易に制御・利用可能であるはずの，情報の利用や精神機能の制御不能（すなわち，健忘または離人症性離脱といった"陰性"の解離症状）として体験される．

　解離症群は，性的ないし身体的虐待といった小児期の不適切なかかわりの後遺症としてより多く認められる．そのような生活歴に一致して，多くの症状は意図的に隠されるか，またはその人をひどく混乱させ，慎重な診断的評価が重要になる．ストレスは多くの場合解離症状を悪化させる．

　DSM-IVからDSM-5への変更点は以下のとおりである．
- 解離性同一症は，米国内や世界各国における多様な文化的状況に，DSM-IVと比べてより適用可能になるように，憑依と同一性の断片化に言及している．
- 解離性健忘は解離性とん走を特定用語として含んでおり，とん走はもはや独立した疾患ではない．とん走はまれな症状であって，常に健忘を伴う．
- 離人感と現実感消失はしばしば同時に認められるため，離人症はDSM-5で現実感消失を含むように改訂された．
- DSM-5の「心的外傷およびストレス因関連障害群」の章で，「解離症状を伴う」下位分類は心的外傷後ストレス障害（PTSD）に含まれ，PTSD診断基準を満たす解離性フラッシュバックなど他の症状に加えて離人感・現実感消失症が存在するものとして定義された．神経画像所見では，PTSDの解離症状は前頭葉活動の増大と辺縁系活動の抑制を伴い，すなわち情動反応の過剰制御を示唆する．

　DSM-5で解離性同一症は，2つかそれ以上の別個のパーソナリティ状態または憑依体験の存在，および日々の出来事や個人的情報，または心的外傷的出来事についての健忘エピソード反復により特徴づけられる．解離性同一症の人は以下の関連症状を経験する．
- 意識機能や自己感覚への，繰り返される説明不能の侵入症状（例：同一性の解離性側面に関連した音声，解離性の行動や発言，侵入性思考・情動・衝動）
- 自己感覚の変容（例：態度や嗜好の変容，自身の身体や行動が自身のものではないかのような感覚）
- 知覚の変容（例：刃物による自傷行為の最中に自分の身体から離脱するような離人感・現実感消失症）

- 間欠的な機能的神経症状

　解離性健忘は，通常の忘却とは矛盾した自伝的情報の想起が不可能であることで同定される．健忘は，限局的（例：ある出来事や一定の期間），選択的（例：出来事の特定の場面について），または全般的（例：同一性や生活史について）である．解離性健忘は目的をもった旅行や道に迷った放浪を引き起こすこともあれば，そうでないこともある．それが起こる場合は，解離性とん走を伴う下位分類に特定される．解離性健忘は解離性同一症においても生じるが，これらの障害間では健忘の形式や出現頻度が異なる．"失われた時間"あるいは記憶の欠落に気づく解離性健忘をもつ人もいるが，ほとんどの患者は自身の健忘に気づかず，健忘への健忘を示す．健忘に気づくのは自己同一性が断片化したときか，または周囲の状況が自伝的情報が失われていることを気づかせるときである（例：出来事の証拠を発見しても思い出せないとき，または他人から出来事について伝えられたり尋ねられても想起できないとき）．

　離人感・現実感消失症は，臨床的に意味のある慢性ないし再発性の離人感（すなわち，非現実感の体験，または精神，気分，自己または身体からの離脱），および/または現実感消失（すなわち，非現実感の体験または自己の周囲環境からの離脱）として定義される．離人感・現実感消失症の症状には，以下のものを含む．麻痺（感情的および/または身体的），自己の非現実感（例：自己をもっていない，ロボットかゾンビであるかのように感じる），周囲環境の非現実感（例：視覚的に変容した，霧がかかり，夢のような感覚），一時的な崩壊（すなわち，時間の経過や自己の生活史記憶とのつながりに対するゆがんだ感覚），知覚変容（例：視覚，聴覚，触覚のゆがみ，身体感覚の変容，自己が体の外にあるという体験）．DSM-IVからの主要な変更は，この障害を有する人は離人感や現実感消失または両方の症状を有しうる点である．以前は現実感消失のみを呈する患者は別疾患として分類されていた．DSM-5でもまたこの障害の基準の中で，より豊富で完全な症状記述がなされている．

　他の特定される解離症は4つの例から構成される．

1. 解離性同一症の診断基準閾値以下の慢性または反復性の混合性解離症状
2. 長期にわたる集中的な威圧的説得による同一性の混乱
3. ストレスの強い出来事に対する急性解離反応
4. 解離性トランス

診断を深める

離人感・現実感消失症/離人感・現実感消失障害
Depersonalization/Derealization Disorder

マニュアル ➡ p.300
手引 ➡ p.152

　デイさんが初めて所属大学の精神保健診療所を受診し，「とても変でここにいないような」感覚を訴えたのは，20歳の大学新入生のころだった．彼女は過去5カ月間で，あたかも自我がなくなったかのように，自身の身体から離脱する感覚が増悪し，心が空虚であると訴えた．彼女は日々の活動をロボットのようにこなし，時とともに学業あるいは対人関係を円滑にこなせなくなっていった．極端なときには，自分の存在があたかも夢であるかのように，生きているのか死んでいるのかわからなくなり，この経験が彼女を怯えさせた．

　大学のカウンセラーに問われた際に，彼女はその他の普通でない考えや体験，声を聞いたり，その他の物を恐れたりすることを否定した．彼女は，最近彼氏との破局以来，憂うつであることを認めた．この期間中に，彼女ははじめに麻痺や非現実感の感覚に気づき始めたが，ほとんど注意を払わなかった．沈んだ気分が数カ月以上かけて消失するにつれて，彼女は急速に疎外感が増していることに気づき，心配が強くなりとうとう援助を求めるようになった．カウンセラーに，彼氏との6カ月になる恋愛関係は彼女にとってとても有意義であって，近々彼氏を家族に紹介しようと計画していたと述べた．

　デイさんは，自身が9年生〔訳注：中学3年生〕

のときに母親が精神科病院に入院したことで生じた一時的な極度の不安とパニック発作を除くと，それ以前に抑うつ的になったことや，軽躁病や精神病の病歴，その他の精神病症状の既往を否定した．母が退院すると，デイさんのすべての症状は急速に順調に消失した．彼女はまた，小学生時代に両親が離婚して父親が出て行き，妄想型統合失調症の母親と2人きりで暮らすことになったときに，短期的な非現実感が数日出現したことを認めた．

デイさんの子ども時代に，広範に広がる孤独感と自分のことだけでなく病気の母親の世話もしなければないという感覚があったことは，重要な意味をもつ．彼女の母親は彼女を虐待しなかったが，彼女の感情的欲求を無視し，自身の能力の限界によりデイさんを怖がらせた．デイさんはほとんど自分の殻に閉じこもって幼少時代を過ごしたが，学校では学業優秀で少数の親密な友人がいた．彼女は母親のことをとても恥ずかしく思い，まれにしか友人を自宅に招かなかった．この彼氏は，彼女の母親に会わせる初めての人だったかもしれない．デイさんはカウンセラーに，それはあたかも脳内のスイッチが切れたかのように感じたと述べ，彼女が自分の症状の上辺の身体的なことに気をとられているので，通常の臨床検査，耳鼻咽喉科や眼科の診察，頭部 MRI，脳波検査を受けるよう紹介された．すべての検査結果が正常で戻ってきたとき，精神科を紹介された．彼女はいかなる違法な物質の使用も否定し，とりわけ大麻，幻覚薬，ケタミン，サルビアなどで，尿中薬物スクリーニング検査も陰性だった．

デイさんの暫定診断は離人感・現実感消失症である．彼女は，自身の肉体，精神，情動からの離脱や，疾患がこのように名づけられた中心症状である広範に広がる"自己がない"感覚といった，多彩な症状を体験している．彼女はこれまでの人生で，2度の軽微な類似症状の発現期間を有しているが，それらは診断に値しない．最初の症状発現期間はきわめて短期のため，「持続性または再発性」症状の基準に合致しない．DSM-5は症状の最小の持続期間を明記していないが，ほとんどの臨床家はおおよその指針である少なくとも1カ月の持続期間に従っている．デイさんの短い症状発現は，本疾患の多数の症例の中でより一般的に認められる結実因子の1つである，強い情動ストレス因が引き金になった．2度目の症状発現は，おそらくパニック症の基準に合致するパニック発作の高まりを背景に生じ，これもまた強い情動ストレス因により引き起こされた．症状は再発し，2カ月にわたって出現したが，もっぱら別の精神疾患を背景に生じ，その疾患の解決に伴い症状が消失したことから，離人感・現実感消失症の基準を満たさない．対照的に，デイさんの3度目の症状発現は，短期の抑うつエピソードが改善した後の数カ月間認められ，症状の強度，苦痛，機能障害が時とともに増大し，医学的疾患や違法な物質使用による発症が除外診断されている．注目すべきは，彼女の2度目の症状発現（パニック障害期に出現）時はより現実感消失症に強く偏る一方で，3度目の臨床診断に至る症状発現時は離人感により偏っていた．

診断へのアプローチ

症状についてのきわめて注意深い病歴は，離人感・現実感消失症の正確な診断の中核となる．この障害を有するほとんどの患者は以前に誤診されている．症状は性質上微妙で非常に主観的であり，しばしば客観的な徴候を欠き，その人達は症状を言葉で表現するのが非常に難しいことに気づく．臨床家は患者に自身の症状を最大限表現するように促し，症状は"ばかばかしく"思われ，似たような経験をした者を知らないか聞いたことがないという患者の恐れに対処する必要がある．症状の全範囲に深く精通していない臨床家にとって，完全な評価尺度（例：ケンブリッジ離人感スケール）は有用な手引きとなりうるだろう．自己の核心および主体性の欠落という感覚を含めて，あらゆる主要な症状領域が網羅される必要がある．それは，広汎に及ぶ非現実的な経験と自己や環境からの離脱，情動や身体領域における麻痺，感覚の断絶や消失，心的内容や思考の離脱，あらゆる感

覚様式における知覚変容（視覚，聴覚，触覚の変容はよくみられるが，味覚，嗅覚，空腹感，口渇，性欲においても変化が生じる），そして一時的な崩壊（過去，現在，未来における時間感覚の変容，あたかも自分のことではないかのような，自伝的記憶からの離脱），である．

症状の発症や持続期間もまた慎重に評価されなければならず，同様に実際のエピソードの発現頻度や持続や，時間経過に伴うあらゆる様式の変化についても評価されなければならない．精神医学的併存症が存在する場合，過去や現在の病歴を通して，離人感・現実感消失症の症状とその他すべての精神医学的症状との関係が評価されなければならない．

考慮されるべき1つの重要な鑑別診断は，精神病性障害または前駆症状である．彼女の母親は統合失調症に罹患しているため，この検討事項はデイさんにとってきわめて重要である．しかし，デイさんが統合失調症スペクトラム障害に罹患しているという示唆はない．彼女の症状が出現する前は，母親とは異なり，高い学業および社会的機能を示す生活歴を有していた．より重要なのは，診察時に統合失調症スペクトラム症状を示す証拠は何ひとつなく，（現実自体よりも）現実体験における歪曲は本質的に（"あたかも"）主観的なものにとどまり，デイさんはこの事実を完全に自覚している（現実吟味に障害がない）ということである．最終的に，他の同様の障害を有する人々と同じく，デイさんは自分の罹患したものの"身体的"本質について強く確信していた．身体因に対する注目は，この障害の訴えに共通する特徴であるが，その人々は身体因の性状における妄想的創作は示さない．こうした状況のもと，人々はさまざまな程度の医学的精密検査を受け，それが，しばしば必要よりも広範囲に行われる．特に若い，非定型の側面もない，他に関連する危険要因がない人の場合はそうである．そのような精密検査はその人達を保証する効果があると思われ，彼らが聞いたこともなく，不安やうつ病よりもよく知られていない精神科診断の用語を初めて知るのに役立つかもしれない．

病歴聴取

離人感・現実感消失症の症状は表現が非常に難しいため，面接者は患者に症状の性質を述べるよう求め，彼らの体験を言語化できる限り詳細に述べるよう促す．自由回答型の質問の後に，自己の非現実感や周囲の非現実感，身体および感情の麻痺，知覚変容，および一時的な歪曲を含め前に陳述されたすべての領域の症状に関し，面接者はより具体的に尋ねる．症状の始まりに至る時間的つながりを引き出すことは，特に初期の症状が一過性の場合，しばしばそうであるように，いつ症状が持続性で，再発性で，意味のある苦痛や機能不全と関係するようになったかを明らかにするために重要である．過去と現在のすべての精神医学上の病歴取得と，過去と現在の両方における離人感・現実感消失症候群と他の精神医学的症候群との関係性を明確に突きとめることが目標である．もし離人感・現実感消失症が現在の主診断かどうかを決定するのが困難な場合，面接者は合併症が著明に解決したか，離人感・現実感消失症状の割合が小さいかどうかを明らかにする，または離人感・現実感消失症の発症につながる二次性の後遺症があるかどうかを明らかにするさらなる情報を得る．表11–1はより多くの情報を引き出すために，簡単で平易な言葉で表現された役立つ台詞や質問を列挙している．

先に述べたように，以下の3つの側面は診断に決定的である．

1. 離人感・現実感消失症の症状は現時点で優勢であるか．他の精神医学的症候群と同程度か，より多く認められるわけではないのか．言い換えると，他の関連する精神病理よりも占める割合が大きいことは明らかか．
2. 離人感・現実感消失症の症状は「持続性，再発性」と評価されるのに十分なほど頻繁かつ重篤であり，意味のある苦痛および/または機能障害と関連し，精神医学的併存症では適切に説明づけられないものか．
3. 離人感・現実感消失症の症状は，明らかに医学的または神経学的状態によるものではなく，ま

表 11-1　臨床面接に役立つ台詞や質問

- 私はこういう経験を言葉で表現するのはきわめて困難であると知っています．全力を尽くして，あなたはうまくできています．もっと言ってください．
- ほとんどまるで自己がないか，それともあなた自身を失ってしまったかのように非現実的に感じますか．
- 感覚があるとわかっているのに，まるで何も感じないかのように，あなたの感覚から離れてしまっていると感じますか．
- 中が空っぽか考えがないかのように，あなたの心から断絶しているように感じますか．
- あなたの体の一部または全身から分離していると感じますか．
- あなたの声が，自分で話しているのではないとか，自分で言葉を選んでいないかのように聞こえますか．
- あなたの過去の記憶がとても遠く離れてしまって，思い出すのが難しいと感じますか．
- 時間が経過する感覚は影響を受けていますか．
- あなたは動作を行う際に，あたかも自動操縦されているかのような，ロボットのように感じますか．
- あなたの身体感覚が鈍っていると感じますか．
- あなたの周囲の物事はベールや霧を通しているかのように見えますか，あるいはそれらが夢のようか非現実的ですか．
- はっきりしすぎたりぼやけすぎたり，2次元的ないし3次元的すぎたり，近すぎたり遠すぎたり，さもなければゆがんでいるといったように，物の見え方が違いますか．
- あなたの空間内の身体感覚，バランス感覚または動作感覚はいくらか途切れていますか．
- こうした経験によりあなたはどんな気分になりますか．（患者の回答の後）しばしば人は，気が狂ってしまう，または精神が失われていく，あるいはまるでなんらかの永続的な脳の障害があるかのように感じます．
- この体験は多くの苦痛を引き起こしていますか．どのように？
- この体験は，他者との人間関係のもち方や，生活を営むうえでの興味や意欲，あるいは仕事をするために集中したり思い出すやり方に影響しますか．

たは症状を惹起する違法な物質の使用継続によるものではないか．

診断を明確にするヒント

- 患者が，明らかな非現実感や離脱の症状を有するか確定すること．
- その症状は，単に一過性のものではなく，持続性あるいは再発性か問診すること．
- その症状が，著明な苦痛および/または機能障害の原因となっているか精査すること．
- その症状が，その経過や発現において明確に独立しているか，または他の精神症状と不釣り合いかどうか検討すること．
- 他の医学的疾患（てんかん，脳外傷または病変）を除外すること．
- 症状が，アルコールや，マリファナ，幻覚薬，ケタミン，MDMA，サルビアなどの違法薬物を含む他の物質の継続使用と関連しないことを確定すること．

症例検討

　ロジャーさんが，頭部絞扼感や頭皮全体がうずく感覚，他人からすると彼が突然コミュニケーションする気がなくなったように見えるといった程度の"遮断"や，体が浮いて宙を漂う感覚の体験といった珍しい症状を体験し始めたのは，彼が45歳のときであった．彼は，自己や気分の中心である感覚，または自身の行動における主体性からの離脱した感覚を否定する．しかし，彼はあたかもあらゆる考えが吸い取られたかのように，自分の心が突然空っぽになることを確かに認めた．彼は，脳の特定の右前頭部の欠陥がすべての問題の原因であると確信しており，その場所をきわめて正確に特定できると考えている．過去1年間にわたり頻回に再発してはいるが，実際には症状はきわめて発作性で，典型的には1時間以内に消失する．この病気の間に，ロジャーさんは，他の随伴症状は訴えていない．彼には小児期に熱性けいれんの既往があり，7歳までに寛解している．彼はまた，母方家系に濃厚なてんかんの家族歴がある．これらのエピソードには明らかな結実因子，例えば，気分または不安状態，深刻なストレス因，またはアルコールや他の物質使用などはない．彼は高校時代にサッカー選手であり，その期間に意識消失を伴う深刻な脳震盪を起こし，3日間の入院管理を受け数週間残遺症状が残った．彼は他の精神・神経障害歴を否定している．

　ロジャーさんは包括的な医学的評価を必要とす

る．彼の症例では医学的鑑別診断を注意深く考慮することが必要である．彼の離人感・現実感消失症の症状は，かなり非定型的，きわめて身体的で，潜在的な身体因を示唆する．症状の持続もきわめて短く，もちろん離人感・現実感消失症では短時間エピソードも生じるが，定型的なエピソードは持続性（すなわち，3分の2の症例で症状は現在進行中である）またはより長時間持続する一過性（3分の1の症例）のどちらかである．加えて，結実因子の欠落は離人感・現実感消失症においてまれではないが（約2分の1の症例），ロジャーさんには特定しうる急性の結実因子がなく，このことはまさに他の医学的診断の可能性を高める．

ロジャーさんはてんかん性障害の既往歴と家族歴があり，持続時間の短かさ，および彼が訴える非定型的な症状は，非定型てんかん発作を示唆するかもしれない．離人感・現実感消失症において20歳代以降に症状が始まることはほとんどなく，発症が晩年期であることもまた疑わしい．他の精神科的併存疾患がないことはきわめて非定型的である．最終的に，昔の病歴ではあるが深刻な脳振盪の既往は無視できず，きわめて晩発性の後遺症は生じうる．これらの理由から，ロジャーさんは，離人感・現実感消失症を訴える通常の患者より広範囲の精密検査がなされてしかるべきである．脳画像や側頭誘導による断眠脳波検査が強く推奨される．それらで特記すべき所見を得られなければ，症状の発作と脳内事象の相関関係を調べるための3日間の長時間携帯型脳波記録が確定診断に役立つだろう．

鑑別診断

DSM-5によると，症状がもっぱら別の精神疾患を背景に生じている場合，離人感・現実感消失症とは診断できない．それゆえ，臨床家にとって以下の3点が明確になるように，徹底して現在と過去の精神科病歴を聴取しなければならない．

1. 患者が過去に，うつ病，パニック症，社交不安症，強迫症，精神病性障害といった他の精神障害のエピソードがある場合，これらのエピソードは治療済みか，現在の離人感・現実感消失症の症状が明らかに"自生・自活"しており，疑いなくこれらの併存疾患を超えて発展しているとわかる程度まで自然軽快している必要がある．同様に，離人感・現実感消失症の他にも解離症状を伴う患者は，むしろそれぞれに対応する解離症の診断がふさわしい．

2. 患者が現在，離人感・現実感消失症の症状と同時に他の精神障害の症状を呈している場合，離人感・現実感消失症の症状が他の併存症とは不釣り合いか，または併存症が明らかに離人感・現実感消失症の後に生じた，二次性の症状でなければならない．

3. 現在の離人感・現実感消失症を生じうる，あらゆる医学的疾患や現在進行中の物質使用は除外されなければならない．その症状を急性に引き起こすが現在では使用していない初期の物質使用は除外されない（例：患者が2カ月前にマリファナを吸い，恐ろしい幻覚体験をし，それ以来いかなる物質も使用していないのに離人感・現実感消失症を呈し続けている）．

鑑別診断において考慮すべき追加の疾患については，DSM-5を見よ．また，DSM-5のそれぞれの項目における併存症と鑑別診断の解説も参照せよ．

要約

- 離人感・現実感消失症において，自己および/または周囲からの離脱や非現実感に代表される症状の範囲が存在する．

- 症状は持続性または再発性であり，DSM-5の指針では明確な持続期間は示されていないが，最低1カ月がおおよその指針となる．

- 併存精神疾患と同様に，意味のある医学的疾患は除外されなければならない．その他の精神障害は決して存在したことがあってはならないし，存在しても，おおよそ寛解しているか，明らかに離人感・現実感消失症の二次症状である．またはその他の精神障害が依然として存在する場合，重症度や頻度，機能障害との関連性が離

人感・現実感消失症より明らかに低くなければならない.
- 離人感・現実感消失症の症状は，医学的疾患や現在の薬物使用によるものであってはならない.
- 罹患している人は，"あたかも～のような"という症状の性質が明確でなければならず，精神病性の手の込んだ精巧さは欠如していなければならない.

診断を深める

解離性同一症/解離性同一性障害
Dissociative Identity Disorder

マニュアル ➡ p.290
手引 ➡ p.151

　37歳の離婚歴のある秘書のムーアさんは，記憶の欠損，自殺念慮，人間関係の問題をかかえて精神医学的支援を求めた．彼女は，他人から自分がやったと指摘されることに説明がつかないことに気づいた．彼女は車にガソリンを満タンに入れたばかりであるにもかかわらず，次の日には半分空になっており，走行距離計が何マイルも加わっていることにも気づいた．彼女は働き者だが，私生活は限られており，自分の時間をたいてい１人で過ごしていた．他人を信用せず，人間関係でしばしば他人に利用されていると感じていた．よく悲しくなったが，仕事中は不快感を無視することができることを知っていた．彼女の結婚生活は彼女の強い希望で幕を閉じ，その他の男性との関係にほとんど興味を示さなかった．彼女は厳格な宗教的価値観を重視する家庭の出身であったが，彼女はそこでは特別扱いされ，誤解されていると感じていた．後に明らかになったことだが，親戚の１人が彼女に数年にわたって身体的，性的虐待を与えていた．彼女は，家出をしなかった自分を激しく責めていた．被催眠性の測定を含めた追加面接は，彼女が催眠術に非常にかかりやすいことを示した．ムーアさんはいかなる種類の物質も使用した履歴はない．面接の経過中に，彼女はいくつかのパーソナリティ状態を行き来し，ある状態は不機嫌な人格を示し，他の状態は怒って前者を批判し，そして３番目の状態は子どものような人格であった．

　ムーアさんの症状の鍵となる特徴は，記憶の欠損，複数のパーソナリティ状態を行き来することと，性的虐待歴である．診断を下すうえで，臨床家が同一性の変化を観察する必要はない．記憶欠損の病歴，第三者により報告される同一性の変化，あるいは患者本人が説明できないような行動の徴候が，解離の証拠となる．性的虐待の病歴はこのような症例ではよくみられ，解離性同一症の人はさらに，しばしば不機嫌を呈するが，感情の変化はたいてい解離過程の一部である（ある同一性は主に悲しみの感情で，もう１つは怒り，といったように）．しばしば催眠によって促進される同一性間の構造化された交代は，その人が解離を理解し制御する助けとなる．その他の治療として，抑うつと自殺念慮の管理，安定化を目的とした心理療法，感情の管理，さらに心的外傷の記憶に取り組むことがある．病んだ人達は，さらなる虐待の危険にさらされる活動にかかわりがちであるため，保護的な治療構造が重要である．彼らはしばしば治療者など彼らの人生でいたわってくれる人物によっても利用されることを期待しがちでもあるため，"外傷性転移"に関して話し合って対処することが重要である．

診断へのアプローチ

　解離性同一症を診断する鍵は，不連続性をもつ可能性のある生活史，行動，記憶，気分の全体像をまとめ上げることである．当人の相互人間関係様式，気分変化，心的外傷歴，以前の診断や治療に関する情報を整理してまとめるうえで，偏見なく，個人的な判断をはさまず，探索的であることは有益である．そのような人達は，自分の生活史を明らかにすることに，戸惑い，混乱し，警戒するだろう．彼らは，心的外傷体験に罪悪感をいだいているか，家族の秘密を守る責任を感じている

可能性がある．彼らの提供する情報は一貫性に欠けるかもしれない．解離性同一症の人達はしばしば，診断が下される前に 4～10 年間も医学的または精神科的治療を受けたことがあるかもしれない．したがって，彼らの解離症状は以前の診断医に見落とされたか，無視された可能性が高い．そのような人達は，初期の診断面接中には，あるパーソナリティ状態から別のパーソナリティ状態へ簡単には変化しない．とはいえ，この変化はありうるため，患者の体験歴や他者からの報告を慎重に聴取することが，同一性の不連続の有無を決めるうえで重要である．

催眠誘導プロファイル（Hypnotic Induction Profile）やスタンフォード催眠感受性尺度（Stanford Hypnotic Susceptibility Scale）といった被催眠性の標準的な評価法は，解離症の可能性（高得点），および症状の特定や制御における催眠法の有用性を評価するうえで有効である．催眠下での心理状態と解離した心理状態には類似性がある．解離性同一症の人達は，催眠法を使うことで同一性の交代の仕方を学ぶことができ，最終的には自発的に交代を制御するようになる．そのような解離の明白な証拠は有害ではなく，むしろ臨床家が診断を明確にし，その人にどのように症状を理解し制御するかを教える治療機会を与える．

解離性同一症は通常，性的および/または身体的虐待の結果として生じるため，傷ついた人はむしろ臨床家からも同様の虐待を受けると予期しがちであり，それゆえその人の苦痛への耐性に注意し，配慮することが最も重要である．臨床家は問いかけや医療介入に対するその人の反応を頻繁に確認し，安心感を高めるために交流の進行を変える提案をすることで，虐待者と自らとの違いを示すことができる．結局のところ，臨床家の仕事は，その人のパーソナリティにおける解離要素を増大させることではなく統合することであり，解離要素を苦痛の表出そのものとして受け止め，全人格に注意を注ぎ，その人の経験した断片的な要素を含めて，その人の人生物語にとって建設的なものにすることである．

DSM-5 に述べられているように，「解離性同一症の外来患者の 70% 以上が自殺を試みたことがある．自殺企図は複数回が普通で，その他の自傷行為は頻回にみられる．自殺の危険性の評価は，過去の自殺行動について健忘が存在する場合，またはそのとき現れている同一性が自殺したいと感じておらず，解離による他の同一性がそうしたいと感じていることに気がついていない場合に，難しくなる」(p.293).

病歴聴取

ある女性は，自分に批判的で自分の失敗や欠点を実況解説する声を聞いていると訴える．このような症状は，統合失調症だけでなく解離性同一症の可能性も提起するだろう．明確な鑑別診断のためには，幻覚の内容の性状に関して聴取するべきである．奇異であったかなかったか．一貫したテーマがあったか，またはまとまりのない内容であったか．統合失調症を示唆するその他の症状としては，連合弛緩や感情の平板化がある．解離性同一症の人達は，決まって同一性の変容および健忘エピソードがあるだろう．幻聴は，たいていその人自身の断片化したパーソナリティ構造に基づく自己批判の形をとる．統合失調症と解離性同一症の鑑別は，治療がきわめて異なるためとりわけ重要であり，解離症に神経遮断薬を不適切に使用すると対象となる症状が改善しないばかりか，感情鈍麻をもたらし適切な診断を遅らせるだろう．そのような解離性同一症の人達は，自身に複数の同一性が存在すると信じるようになり，精神病性妄想として解釈され，したがって統合失調症の他の症状であると誤って解釈される可能性もある．

確実な鑑別診断には，障害の発症に関する注意深い病歴聴取が必要である．心的外傷や虐待の病歴があれば解離症をよりいっそう支持し，青年期後半や 20 歳代前半に明確な心的外傷の原因なく生じる機能低下歴は，より統合失調症に一致する．面接者は，時間の失われた期間や他者の証言する行動を本人が説明不可能であることを含め，健忘の証拠を慎重に聴取すべきである．パーソナリティや対人行動の突然の変化はより解離に一致し，一方，社会的引きこもり，行為の計画性や発

動性の低下，および奇異な信念への固執はより統合失調症に一致する．物質使用歴を注意深く調べることは，症状が物質の中毒や離脱に起因しないことを確定するために不可欠である．

診断を明確にするヒント

- 振る舞いや同一性が突然変わったことを自分自身，あるいは他人が認識しているかどうか聞くこと．
- 明らかに自分自身で購入したが購入したことを思い出せなかった衣服やその他の物が家にあるかどうか聞くこと．
- 記憶の欠損，または説明できない期間があることに気づいているかどうか質問すること．
- 友人，家族あるいはその他の人が，本人は思い出せないその人の言動について話すかどうか確認すること．このような出来事は，物質使用と鑑別される必要がある．
- 本人が思い出せない，危険なまたは自傷行為があるかどうか立証すること．
- 幼児期に，性的または身体的虐待歴があるかどうかを明確にすること．

症例検討

　ロバートさんは，安定した同性愛の関係にある42歳の男性で，抑うつエピソード，パーソナリティ変化，失われた時間，自殺念慮を訴える．彼は，これまで繰り返し精神科病院に入院しており，以前には境界性パーソナリティ障害および戦争体験に伴う心的外傷後ストレス障害と診断されていた．彼はこれまでに何度か，同一性の交代が起こったことに気づいているが，それは自分の人間性の一部と考えており，むしろそれ以上に戦争に関するフラッシュバックに悩まされている．彼は自傷の証拠に両前腕の痕跡を見せ，そして間欠的に抑うつエピソードがあった．欠勤が多いことや記憶の欠損のために仕事が続かない．

　ロバートさんには複数の併存疾患があり，慢性的に障害をかかえているが，安定した関係を保ってきた．実際，彼のパートナーはロバートさんのパーソナリティ状態の変化を楽しんでおり，"複数のパートナー"をもっていると思っている．彼のパートナーの見方やロバートさんが解離症以外の症状に懸念をもっていることから，治療は安定化や安全性および感情の調整に焦点が合わされるであろう．ロバートさんとパートナーが共有する性的嗜好は，カップルとして孤立しがちではあるが，彼らの結束を支持するより広いコミュニティの中で安定した関係を保っている．複数の精神科併存疾患は，問題と臨床的焦点の選択肢の両方を提起する．この症例では，ロバートさん，彼のパートナーおよび治療者は，解離症の解決よりも心的外傷後ストレス障害と抑うつ症状の治療を優先することに同意する．

鑑別診断

　解離性同一症の人の気分は，活動的で陽気なパーソナリティ状態ともう1つのより抑うつ的な状態を含むこともある．異なる同一性間で交代するために，分刻みや時間単位できわめて急速に動揺する可能性がある．このような気分変化は急速交代型双極性障害と間違えられやすい．

　精神病性障害は解離性同一症と重複しているように見えるかもしれない．同一性の断片化は妄想性障害と混同されがちで，解離した同一性間の内的コミュニケーションは，あたかも統合失調症にみられる幻聴と類似したものになりうる．短期精神病性障害との鑑別には，解離症状の優位性とエピソード中に時折生じる健忘が手がかりとなるはずである．

　解離性同一症の鑑別診断の際にその他考慮すべきは以下の点である．心的外傷後フラッシュバック，健忘，または感情鈍麻はPTSDの鑑別診断を示唆する．感覚または運動機能の変化に関する身体症状は，変換症（機能性神経症状症）の鑑別診断を示唆する．性別，体形および外見の不一致につながる性的虐待歴は，食行動障害および摂食

障害群と性機能不全群との鑑別を示唆するであろう．反対の性別への同一化により生じる性別の混乱がみられれば，性別違和との鑑別を示唆するであろう．解離性同一症は，ある種のけいれん性疾患，特に側頭葉焦点性の複雑部分発作で生じる症状とそっくりな症状を示す可能性がある．物質による直接的生理作用に関連した症状は，ある物質（例：乱用薬物や医薬品）が障害と病因学的に関係があると判断されるという事実をもって，解離性同一症との鑑別が可能である．作為症または詐病も可能性があるが，同一性または経験に関する解離性健忘とは異なっており，症状に関する情報を意図的に改ざんしている痕跡によって示される．

解離性同一症の人達の多くは抑うつ症状を併発しており，しばしば抑うつエピソードの基準を十分に満たす．うつ病では，ほとんどまたはすべてのパーソナリティ状態が抑うつ的である．解離性同一症の人は，しばしばパーソナリティ障害群の特徴を構成する同一性を示し，パーソナリティ障害，特に境界性パーソナリティ障害の鑑別を示唆する．特に小児期の重大な心的外傷歴と抑うつを併発する場合，併存疾患が存在する可能性もある．心的外傷後ストレス障害はよくみられる鑑別疾患でもあり併存疾患でもある．パーソナリティ障害の併存診断を下す前に，解離症状や心的外傷後症状を安定化させることが必要かもしれない．

鑑別診断において考慮すべき追加の疾患については，DSM-5 を見よ．また，DSM-5 のそれぞれの項目における併存症と鑑別診断の解説も参照せよ．

要約

- 解離性同一症の人は，同一性，記憶，または意識の統合の破綻を示す．
- 解離性同一症の人は，心的外傷的な出来事のみならず，日常的な出来事の健忘を体験する．
- パーソナリティまたは同一性状態の破綻が，解離性同一症の人に生じる．
- 解離性同一症の人には，心的外傷歴がしばしば認められる．

本章の要約

解離症群

解離症群は精神内容の異常というよりも機能の不全であり，それは，離人症・現実感消失（例：身体，自己や周辺物からの離脱），心的外傷記憶や他の記憶の健忘，同一性の断片化のみならず，同一性，パーソナリティ，記憶，感覚，意識といった要素の統合欠如に関連している．解離症は典型的には心的外傷の後遺症として生じるが，急性ストレス障害や心的外傷後ストレス障害とは異なり，心的外傷性ストレス因は診断必須要件ではない．フラッシュバックや健忘といった心的外傷後ストレス障害の解離症状に加えて，離人症または現実感消失を認める心的外傷後ストレス障害の解離性型が存在する．これらの心的外傷後ストレス障害の解離性症状では，前頭葉活動の亢進および辺縁系活動の抑制，すなわちある種の感情反応の過剰調節が神経画像データで示されている．症状は動揺する可能性があり，そして本障害を有する多くの人々には障害の程度の自覚が限られている．解離症群は機能障害であり，つまり同一性要素を統合し，記憶を回復し，知覚を再統合する能力が減弱しているが残存しているため，診断は複雑であるが，治療のチャンスは与えられている．

診断の重要点

- 解離症群は，同一性，記憶，知覚，意識を含む，正常な精神機能の統合における不連続性や破綻を表している．
- 解離症状は，同一性の破壊といった通常は統合されている機能への侵入，または健忘や離人症といった統合機能の破綻に相当する可能性がある．
- 解離は，情動的虐待やネグレクトのみならず，小児期の身体的および性的虐待を含めた心的外傷歴としばしば関連する．
- 健忘，フラッシュバック，離人症・現実感消失などの解離症状は，心的外傷後ストレス障

害（新しい解離性型を含めて）や急性ストレス障害の部分症状としても生じうる．
- 病的な憑依やトランスを含めた解離症状は，世界中の多くの文化において生じる．
- 解離症状は往々にして隠され，または認識されていないので，注意深くかつ確かな情報に基づいた評価が求められる．これらの症状は過小診断あるいは誤診されがちである．

自己評価

鍵となる概念：知識をダブルチェックしよう

以下の概念は，種々の解離症群に対してどう関連しているか．
- 解離と心的外傷
- 同一性の崩壊
- 記憶へのアクセス制限
- 感情の統制不全
- 感情の過剰調節

同僚や指導者への質問

1. 幼少期の心的外傷と解離症群の発現との関係性はどのようなものか．
2. その人が十分気づいてない解離症状を，臨床家はどのようにして知ることができるか．
3. 同一性の断片化の原因は何か．
4. 解離性同一症はパーソナリティ障害群とどのような違いがあるか．
5. 解離症群における感情の調節障害は，気分障害やパーソナリティ障害群における感情の調節障害とどのように異なっているか．
6. 切迫した医学的問題や物質による影響など，臨床症状像に及ぼす他の影響の潜在的な役割を明らかにする最良の方法は何か．

ケースに基づく質問

Part A

29歳のパウエルさんは，明らかに自傷による深い裂傷を前腕に負って，救急診療部に運び込まれる．彼女はどのようにして傷が生じたのか記憶がないと訴え，怯えて涙ぐむ様子を示す．彼女は，暗闇を走り，つまずいて倒れ，金属片で腕を切ったと思っている．この言い分は，感情的であるがあいまいで，傷の性状に一致しない．彼女は以前，双極性障害と反社会性パーソナリティ障害と診断されている．救急診療部での彼女の所見はなんらかの抑うつを示しており，躁病や軽躁病の徴候はなく，そして怒りは認めない．尿薬物中毒スクリーニング検査は陰性である．

■この時点で鑑別診断に何を考慮すべきか

パウエルさんは，自傷行為による結果に直面することを避けるため，あるいは加害者である家族またはその他の誰かを告発することによる法的および人間関係上のかかわり合いを避けるため，受傷歴を故意に隠そうとしているかもしれない．この隠匿は，災難を最小化するという躁病の特徴を示していることもあり，この場合，高揚した感情や会話心迫が伴うはずである．怒りの出現，見捨てられる恐怖，および操作性は，援助への要求と援助を受けることへの妨害を示しているかもしれず，このことは境界性パーソナリティ障害の人に特徴的である．その女性がその出来事の健忘を呈する場合，健忘は物質使用，なんらかの認知障害，脳振盪後症候群，またはてんかんが原因である可能性がある．その健忘は，解離性健忘あるいは解離性同一症を示唆する可能性もある．現在または過去の心的外傷歴に関して聞くことは，鑑別診断の明確化に役立つであろう．

Part B

パウエルさんは，催眠を用いた診察に同意し，きわめて催眠にかかりやすいことが判明する．彼女は，催眠中に，受傷する直前の時点を思い出すよう求められる．催眠中，彼女の感情と声は著しく変化

し，「私は外に出たかったが，彼女は私にそうさせなかった．だから私は彼女が外に出たいと思わないように，それを感じるように強く切りつけた．とても深い傷なので私は眺めることさえできなかったが，彼女を確実に怖がらせた」と述べる．健忘を伴う，自傷創による解離の状態像は，自殺念慮を伴う抑うつや境界性パーソナリティ障害よりも解離性同一症の診断に一致する．この診断面接は，パウエルさんに自身の解離を制御し，彼女の解離した同一性間の対立に折り合いをつけることを教えるといった，今後の治療作業に対する根拠を提供する．

■この情報はどのようにして診断を明確化するか

催眠のおかげで，より多くの情報を思い出すことができたという事実は，これが解離症に典型的な形式の健忘であることを明示している．解離性同一症に典型的な感情と同一性の急激な変化が起こるにつれて，パウエルさんの傷のもっともらしい説明が導き出された．

Short-Answer Questions

1. 最近の神経画像研究により，解離性型の心的外傷後ストレス障害における心的外傷関連刺激へ反応中の脳活動に及ぼす2つの影響を述べよ．
2. 催眠と解離性精神状態との関係性は何か．
3. 診断面接中に解離性同一症の診断を裏づける可能性のあるものは何か．
4. 解離性同一症の人は，どのような種類の出来事により健忘を体験するか．
5. 離人症は何から離脱する心理的感覚体験と関連するか．
6. 現実感消失は何から離脱する心理的感覚体験と関連するか．
7. 解離性とん走と関連する2つの事柄は何か．
8. 解離性同一症の人は，どのような生活史をしばしば有しているか．
9. 解離症状と物質使用障害はどのような状況下で併存診断されうるか．
10. 幻聴は解離性同一症の症状となりうるか．

Answers

1. 神経画像データは，心的外傷後ストレス障害における解離症状は，前頭葉の活動亢進および辺縁系の活動抑制を伴う，ということを示唆する．
2. 催眠状態と解離性の精神状態は類似している．
3. 診断面接中に生じる解離性の交代が，解離性同一症の診断を裏づけるであろう．
4. 解離性同一症の人は，日常あるいは心的外傷体験の際に健忘を経験する可能性がある．
5. 離人症は，自身あるいは身体から離脱する心理的感覚体験に関連する．
6. 現実感消失は，周囲の世界から離脱する心理的感覚体験に関連する．
7. 解離性とん走は，解離性健忘と道に迷った放浪に関連する．
8. 解離性同一症の人々は，しばしば身体および性的虐待の生活史を有する．
9. 解離症状が物質乱用でうまく説明できない場合，解離症状と物質使用障害の併存診断の可能性がある．
10. 幻聴は解離性同一症の一症状であるかもしれない．

12 身体症状症および関連症群

Somatic Symptom and Related Disorders

「人は私のことを元気だと言うが，そんなことはない」
「なぜこんなに多く具合の悪いことがあるのか，どの医者もわからない」

　DSM-5では身体症状症および関連症群という診断分類が，DSM-IVの身体表現性障害に取って代わった．身体症状症および関連症群のすべてが共通の特徴を有している．それは，意味のある苦痛と関連する顕著な身体症状と，引き続き起こる機能障害という特徴である．この診断分類の障害群は，身体症状症，病気不安症，変換症（機能性神経症状症），他の医学的疾患に影響する心理的要因，作為症，他の特定される身体症状症および関連症，特定不能の身体症状症および関連症である．

　身体症状のある人にはほとんどの場合，精神保健の現場よりもまず一般医療現場で遭遇する．DSM-5の身体症状症および関連症群は，医学的に説明不能な身体症状の存在に焦点を合わせるよりも，むしろ苦痛を伴う身体的愁訴とそれに結びついた異常な思考・行動の存在を強調している点で，DSM-IVの身体表現性障害とは異なっている．身体症状症および関連症群の人は，不適応な認知，行動，および/または感情価を身体的愁訴と結びつける．身体症状症および関連症群の焦点は，その人の身体的愁訴の特定された医学的病因の欠如ではなく，むしろその人がそれらの身体的愁訴をいかに解釈し，それらの愁訴とともにいかに機能するかである．実際に，ある人は診断がなされた医学的疾患に加えて，その同定された疾患とそれに関連する身体症状に関する異常な行動と思考を示すことがある．これらの疾患に関連する個人の苦痛と機能の減損は有意に大きい量であり，医療の利用の増大が伴っている．

　身体症状症および関連症群の人々には，身体的症状に関連した多くの不適応な感情や思考，行動をもつ人が含まれる．時に1つの重篤で持続的な症状のみのこともあるが，典型的にはこれらの人々には多数の積極的な苦痛のある身体的愁訴がある．身体的症状とそれに関連した不適応な感情，認知，行動は，医学的疾患に関連しているかもしれないしそうでないかもしれない．感情的には，症状および/または疾患について，彼らは意味のある心配と苦痛を経験している．認知の特徴としては，身体的症状に対する異常な集中と，正常の身体感覚を疾患の存在に起因するとしている点が含まれる．身体症状症および関連症群の人々の行動の特徴としては，医学的援助と保証を繰り返し求めることが含まれるかもしれない．その人の身体的症状を説明できる医学的疾患が同時に存在しても，身体症状症および関連症群の診断は除外されない．身体症状症および関連症群の人は，たいてい自分の身体的愁訴について非常に心配している．これらの人々は自身の健康について最悪のことを考えがちであり，自分達の身体的愁訴を過剰に心配なもの，または支障のあるものと解釈する傾向にある．

　病気不安症の人は，まだ診断されていない重大な医学的疾患に罹患することへの過剰な心配，またはその病気をもっていることにとらわれて苦し

む．このとらわれは，徹底した医学的評価をもってしてもその人の心配を説明できる深刻な医学的疾患を特定できなかったことによって生じている．その心配は身体徴候または感覚から由来するかもしれないが，その人の過剰な反応は，主として身体的愁訴からではなく，むしろその症状の重大な意味やその愁訴の有害な病因の可能性についての不安から発生する．

変換症（機能性神経症状症）の人は，"機能的な"症状の存在または随意運動や感覚の神経系に影響を及ぼす主観的な欠陥を経験する．加えてこれらの欠陥や症状は，これまで認知されている神経学的または医学的疾患と矛盾しているという証拠がある．もしこれまでに認知されている神経学的，医学的あるいは精神医学的疾患の根拠があるならば，その症状がその疾患によってよりよく説明されることがあってはならない．変換症は，医学的に説明できない症状がこの診断の鍵となる特徴として残っている点で，他の身体症状症および関連症群とは異なる．しかし，単に病因探索により明確な異常所見を明らかにできなかったからといって，その診断がなされるべきではない．すなわち，既知の疾患の過程と本質的に一貫していない，または矛盾することによって証明されているように，その症状が病因においては機能的であるという根拠もなければならない．

他の医学的疾患に影響する心理的要因という障害は，これまで DSM-IV で「臨床的関与の対象となることのある他の状態」（身体疾患に影響を与えている心理的要因として）の章に記載されていたが，現在は身体症状症および関連症群に含まれる．この疾患の本質的な特徴は，併存する医学的状態の管理に悪影響を与える臨床的に意味のある行動的または心理的要因が存在することであり，それは医学的・心理学的により好ましくない結果をもたらす危険性を増大させる．

診断を深める

身体症状症
Somatic Symptom Disorder

マニュアル ➔ p.307
手引 ➔ p.155

スミスさんは 32 歳の女性で，同じ医療グループのかかりつけ医から，"セカンドオピニオン"のために精神科外来に紹介された．スミスさんは，何年にもわたる慢性頭痛や，体中の関節の痛み，吐き気に合併して時折起こる間欠的な腹痛のあることは肯定した．彼女は，症状の原因を見つけようと，これまで数多くの検査を受け，多数の専門家に診察してもらったが，不幸なことにこれまではっきりと病因がわからなかったと言う．彼女のやることはどれも，これらの慢性的でよくなったり悪くなったりする症状を改善させていない．彼女は吐き気のため頻繁にしかもしばしば長期で入院したため，どんな期間であれ職をもつことができなかった．さらに，症状に対する彼女の強い過度の集中を伴った身体的愁訴に，彼女の肉親が疲れてしまったと説明した．これまできわめて徹底した医学的評価がなされてきたようだが，スミスさんはさらに 2, 3 の検査を追加すればその苦しみの医学的原因を見つけるのに役立つかもしれないと感じている（彼女はその一覧を持参した）．精密検査では異常なしであるにもかかわらず，彼女はこれらの症状が不吉な医学的疾患の前兆かもしれないと非常に心配している．彼女は身体的愁訴に対する説明が不足しいることに失望しているが，抑うつや重大な不安は健康に対する懸念に関係しないものと否定した．注意深く彼女の病歴を見直すと，多数の否定的な検査や，あいまいな退院要約，多くの医薬品 "過敏性" を伴う多数の薬物治療の試みがあり，多数の異なる専門職から多数の診断があることが判明した．

スミスさんは多数の身体的愁訴を示し，それにより彼女は大変な苦痛を感じ，日常生活，すなわち他者との関係の質や仕事をする能力に支障をきたしている．身体症状症の身体的愁訴は，既知の

医学的疾患と関係しているかもしれないが，またはこの症例のように，医学的には説明できないかもしれない．しかし病因のはっきりしない身体症状症という経験それ自体は身体症状症という診断を下すのに十分ではない．これらの身体症状は，過剰に不適応な思考，感情，行動によって複雑化しなければならない．

徹底した医学的評価をもってしても彼女の多数の身体的愁訴の潜在的な病因を明らかにできなかったにもかかわらず，スミスさんはまた，症状の重大さに関する頑固で過剰な心配を示している．彼女は身体症状に関して，慢性的に高度の心配または不安を示している．彼女の家族は，スミスさんがいつも多数の症状に過剰に集中していると報告している．彼女の健康についての問題はその生活を支配しているようであり，機能的および社会的に重大な障害につながっている．

診断へのアプローチ

疼痛，性的な問題，疲労感，または消化器系の問題など多くの身体的な愁訴をもつ人に出くわした際，鋭い臨床家は身体症状症を念頭におくであろう．彼らはしばしば，長く続き混み入った治療歴や手術歴を，劇的に表明する．身体症状症の可能性のある人の評価は，適切な医学的評価を行い，すでになされた医学的診断の裏づけをとるために，診療録を徹底的に見直すことで始まる．症状や機能障害，以前の評価または診断（医学的にも心理学的にも）に関する追加の情報を得るべきである．この確証となる情報は，子どもや高齢者を評価する際に特に重要である．気分障害または不安症の証拠のために，その人の精神状態に注意することは重要であり，なぜなら，これらの疾患はしばしば身体症状症に併存し，その表現型やその後の治療を複雑にする可能性があるからである．臨床家は，その人の身体的愁訴や疾患に関連した行動についてのその人の態度を注意深く評価するべきである．

身体症状症の人は，1つまたはそれ以上の身体的症状があり，それにより苦痛を受け，および/または結果的に彼らが機能するための能力は意味のある破綻を被る．症状は，確認された医学的疾患に関連するかもしれないしそうでないかもしれない．その身体的症状に医学的説明がなされてもなされなくても，その人の苦痛は現実である．身体症状症の人は，彼らの症状や重大な意味のある疾患がもたらすものについて過剰な心配を示す．その人達は身体的愁訴とともに経験する不適応な思考，感情，行動により，彼ら自身の健康について最悪のことを考え，極度に心配し，莫大な時間と労力を自身の健康の心配だけに費やす傾向にある．その結果として，身体症状がその人のパーソナリティの中心となり，重要な人間関係（例：家族，専門家，および医療状況での）に悪影響を及ぼすことも珍しくはない．

このような人々が経験する，身体に焦点を絞った高度の苦痛は，結果として健康に関連した生活の質を悪化させる．身体症状に注意を向けることは，しばしば医療資源を高度に活用することにつながるが，高度に活用してもその人の身体的愁訴や健康に関連する心配はほとんど減らない．加えて，身体症状症の人は，特定された病理や関連した症状への対処に役立つ意味のあるさまざまな医薬品や他の治療に対して，しばしば耐えられないことがわかる．結果として，彼らは，医療に失望し，および/または不十分なものとして経験するかもしれない．この失望の結果として，彼らはしばしば数々の紹介や数々の医療提供者からの治療を受けようと探し回る．医原性の健康問題が，この複雑な臨床像の重要な特徴となることもある．

身体症状症の人の経験する問題は，過剰な不適応な認知や行動によってより高度なものとなる．この疾患の認知的特徴は，身体症状への集中を含むが，しばしばそれと関連した誤った解釈を伴っており，彼らの正常な身体的感覚が何か病理的で本質的に危険なものを示しており，それは不利な医学的結果を防ぐためにただちに対応されなければならないものである．行動的には，身体的愁訴に関する医学的配慮を頻繁に求めたり，健康の指標（例：血圧）を過剰に記録したり，または家族や友人に対して健康状況に関する保証を求めたりする．

身体症状に関心が集中することで，最初，人は治療を求めて医療機関に来るようになる．身体症状症の人が精神科治療提供者への紹介を疑問に思うのは珍しいことではなく，それは彼らの経験する主要な症状は身体的なものであって，心理学的なものではないからである．身体症状症の人の中には，かかえる問題に心理学的な構成要素があることを受け入れるのを拒絶する人もいる．これらの理由から，身体症状症の患者は身体医療現場でよくみられ，そこだけで遭遇するのである．

身体症状症の診断に関連する特定用語には，疾患の現在の重症度（軽度，中等度または重度）やその障害の経過（持続性）を含む．加えて，その人の身体的関心が主に疼痛であれば，しばしば「疼痛が主症状のもの」（DSM-IV では疼痛性障害として診断された）という特定用語でコードされるのが最も適切である．

DSM-5 で述べられているように，「身体症状症は抑うつ障害と関連しているので，自殺の危険性が高まる．身体症状症が抑うつ障害とは関係なく自殺の危険性と関連があるのかどうかはわかっていない」(p.308)．

病歴聴取

アダムスさんは 27 歳の女性で，かかりつけ医から多様な身体症状があることで紹介された．かかりつけ医に精神科に行くよう紹介されたことを彼女は喜んでいなかったが，それは，彼女は自分の問題が本質的に身体的なものであると信じていたからである．患者側の防衛の程度にかかわらず，臨床家は，アダムスさんがこれらの症状を"非常に苦痛"に感じており，それによって，意味のある機能低下をきたしていると確信する．彼女の身体的症状は面接中ほとんど"舞台の中央"を占領しており，返答のほとんどは少なくとも身体的愁訴に関するものである．

面接者はアダムスさんに「あなたの症状に対する考えと，何がそれらを引き起こしているかについて教えてください」と尋ねる．彼女は，これらの症状は何かとても不吉なことの前触れであり，かかりつけ医が彼女のことを真剣に扱わなかったと感じているとすばやく確信をもって答える．さらに彼女は，不適切な医学的治療や対応の悪い医療体制と彼女が認識したことについて，きわめて不満に思っていると付け加えた．臨床家は，その厄介な考えが彼女の身体症状に対して過剰なものかどうかを判断するために質問する．アダムスさんは，入院と外来の両方で多数の医学的評価を受け，医師から保証されたことが数えきれないのに，身体的な心配と健康に関連した憂慮が持続すると答える．これらの問題が自分の健康状態に関する重大な意味のある不安を生じるのだと，彼女は説明を続ける．彼女の身体的愁訴によって行動がどのように変わるのかについて聞きただすために，臨床家が関連の質問を続けると，アダムスさんは自分の症状がより悪くなるのではないかという恐怖から特定の身体的活動に従事することが怖いと返答する．面接者が彼女の訴えの持続期間を確かめると，アダムスさんは症状は質的にも量的にも変化する傾向にあったが，6 年以上も続いていると続ける．彼女が過去の治療歴を詳細に述べる際，多数の医療機関を受診したことや，多数の医学的検査を受けたこと，いくつも医薬品を試したこと，数えきれないあいまいな診断を受け医薬品に敏感であったという経歴の概略を述べる．

アダムスさんの病歴から最も考えらえる診断は，身体症状症である．彼女は非常に苦痛を受けていることがわかっており，生活の質を悪化させる身体的症状が 6 カ月以上続く病歴を示している．これらの病歴はまた，彼女が，身体的愁訴に関連して，不適応な思考（例：症状に対する破局的な解釈）や異常な行動（例：ある行動を避ける）をしていることをということを明らかにしている．アダムスさんの関心が無数の身体的症状に持続して集中していることは，彼女の現在症の主要な特徴である．彼女の身体的症状や病気不安に対する強烈な集中は，面接を支配するほどであるが，さらに，おそらくは彼女の社会的・職業的関係をも支配しているであろう．

身体症状症患者の多くは，疑念をもちながら精神科の臨床家に紹介されてくることがあるが，そ

れは，彼らは根底に心理的問題があることを受け入れることに抵抗しているかもしれないからである．彼らの経験する身体的症状は医学的疾患に関連するかもしれないし，この症例のように関連しないかもしれない．しかしその身体的愁訴の病因にかかわらず，その人達は真に苦痛を感じており，しばしば健康に対する高度の不安や障害をかかえている．

診断を明確にするヒント

- 臓器系の関連や症状の持続期間も含め，増悪要因や軽快要因と合わせて，身体的愁訴についてその人に陳述させること．
- 身体的愁訴に関連した思考や感情も含め，その人の身体症状についての知覚を調査すること．
- その人が身体的愁訴に関連した不適応な行動や認知を示しているかどうかを考慮すること．
- 精神保健利用の程度を評価すること．これには一般科医師からの紹介や救急受診，一般科の入院の数と，外来予約の頻度も含まれるかもしれない．
- 過去に保証，医学的介入，薬物治療に対してその人がどのような反応をしたか，理解すること．
- これまでにどのような医学的評価がなされてきたのか確定すること．

症例検討

ナイトさんは42歳の男性で，良好に調整されている高血圧と脂質異常症が特に目立つ病歴があり，また冠動脈疾患と心筋梗塞の既往もある．彼は最近の胸痛による入院の後，循環器科医から抑うつの評価のために精神科の外来に紹介され受診した．彼は精神科医療機関に紹介されたことに対していくらか不満げであった．彼は，新たに別の"心臓発作"が起こったのではないかと心配になって，最近8カ月間で何度か救急科を受診したことを述べた．彼は最近心臓カテーテル検査を受けたが，臨床的に意味のある閉塞は認められなかった．彼の父は"40歳代半ば"で心筋梗塞により亡くなっていた．ナイトさんは自分のもつ心疾患の危険要因に"非常に注意が集中してしまって"おり，1日に何度も血圧を測り，もし彼が降圧薬やスタチンを1回でも飲み忘れたら非常に"落ち着かない"と彼の妻は述べる．どんな胸部不快感でも感じようものなら，そうしないと"手遅れになるかもしれない"から，救急科に駆けつけることを彼は認める．彼はうつ病を示唆する感情症状はいずれも否定する．彼はこれ以上"心筋が死んで"いないことを示す検査を連続して受け，毎回内科医が安全を保証して初めて不安が取り除かれるが，心臓疾患が進行したのではないかという過剰な不安が徐々に戻ってくるという．

身体症状症の人々はしばしば多数の身体症状を有するが，ナイトさんの胸痛のように，たった1つの重大な身体的愁訴を経験する人もいる．例えば冠動脈疾患のように，特定された医学的疾患が同時に存在しても，身体症状症の診断は除外されない．DSM-IVの身体表現性障害とは異なり，身体症状症では症状が医学的に説明できないということは必要とされない．もし身体症状や健康に関連した不安を説明できる医学的疾患が存在しているなら，関連する異常な感情や思考，行動は過剰でなければならない．身体症状症は女性により多くみられるが，この症例は男性に生じた身体症状症である．ナイトさんは，胸痛という彼の愁訴と，また新たに心筋梗塞になるのではないかという健康に関する彼の懸念に関連する過剰で不適応な思考や感情，行動を示した．彼の愁訴と懸念は持続的であり不安を誘発するもので，彼はこれらの健康に対する懸念に取り組むために過剰な時間を費やしている．認知のゆがみには正常な身体感覚に対する破局的な解釈が含まれるかもしれない．健康への懸念は，身体的愁訴を巡るものが最も多いが，対人関係を支配し心理社会的機能を混乱させるなど，その人の生活において中心的な役割をとることがある．身体症状症の人々は，典型的には精神医療の現場よりもまず最初に一般内科医の前に現れるが，それは彼らの症状の焦点が身体的なものであって，心理的なものではないからである．

鑑別診断

身体症状症の鑑別診断は広範囲にわたり，他の精神疾患や，非特異的で，一時的で，しばしば多系統を巻き込むような医学的疾患（例：全身性エリテマトーデスのような自己免疫性疾患）の両者を含む．もしその人の身体症状が，他の精神疾患（例：うつ病の自律神経症状や，パニック症に関連した自律神経系の亢進）によってうまく説明できたり，またはその疾患の診断基準が完全に満たされるなら，その精神疾患は別の診断または併存症として考慮されるべきである．

身体症状症の鑑別診断で考慮すべき精神疾患に，全般不安症やパニック症などの不安症が含まれるが，それは，身体症状症に存在する心配や不安に支配されているという点で，これらは共通しているからである．身体症状症ではパニック発作は珍しく，身体症状症における不安は，全般的な不安あるいは環境的な原因による不安の源に関するものというより，むしろ健康に関心をもつことに関連している．悲しみや絶望，罪悪感や自殺念慮，否定的な認知のような気分症状は，身体症状症ではないので，抑うつ障害群とは異なる．病気不安症を経験する人々は，彼らの健康についての不適応な不安を呈するが，意味のある関連身体症状はない．変換症（機能性神経症状症）は機能の喪失によって定義されているが，身体症状症の診断の焦点は，身体症状と関連する苦痛である．身体症状症は身体症状に関する信念が通常は現実的なものであり，妄想ほど強固に保持されていないという事実により，妄想性障害と区別される．身体症状症では，疾患や身体症状に関して繰り返される思考は，不安を軽減させることを目的とした関連反復行動がなく，このような反復行動は，強迫症の目立った特徴である．醜形恐怖症では，その人は自己の身体的特徴の欠陥を見られることについて過度に心配するが，根底に医学的疾患が潜んでいるかもしれないという恐れと関連した身体的愁訴は訴えない．

身体症状症は，抑うつ障害群や不安症群などの他の精神疾患と高頻度で併存する．もしある人に身体症状症と他の精神疾患の両方の基準が満たされるなら，両疾患がコードされるべきであるし，適切に治療されるべきである．

鑑別疾患において考慮すべき追加の疾患については，DSM-5 を見よ．また，DSM-5 のそれぞれの項目における併存症と鑑別疾患の解説も参照せよ．

要約

- 身体症状症の人は 1 つまたはそれ以上の身体症状を経験し，苦痛を感じ，および/またはその結果，日常の機能において意味のある破綻をきたす．
- その身体症状は，関連する，過剰で，不適応な思考や感情，行動と結びついている．
- 身体的症状を説明しうる医学的疾患がある場合もない場合も，身体症状症は起こりうる．しかし，もし身体的愁訴の原因である医学的疾患が存在する場合は，症状に関連する思考や感情，行動は，不釣り合いで過剰である．
- その人は身体的症状の深刻さについて慢性的で過剰な思考を経験する．
- 身体的愁訴や健康に関する懸念は，その人の健康，および/または関連する症状の意味の重大さについての大きな不安の一因となる．
- 身体症状症の人はまた，身体症状または関連する健康に関する懸念に対して，過剰な時間，および/またはエネルギーを費やすかもしれない．
- その人は 6 カ月以上，身体的に過度にとらわれていなければならない．しかしながら，その症状は，疾患の経過を通して変わりうる．

診断を深める

病気不安症
Illness Anxiety Disorder

マニュアル ➡ p.311
手引 ➡ p.156

　ザビエルさんは32歳の既婚女性で，軽度の頭痛と視界の"浮遊物"の愁訴で救命救急室に来る．彼女は不安そうに見え，これらは脳腫瘍の症状ではないかという懸念を示す．頭部画像検査を含むいくつかの検査を受け，その結果彼女の頭痛は緊張性頭痛であろうと説明される．彼女は疼痛はとるに足らないと述べ，鎮痛薬治療はていねいに断る．

　ザビエルさんはめまいや頭痛，視界の浮遊物などのさまざまな身体的症状で，過去2～3カ月に少なくとも6回，救命救急室とかかりつけ医を受診している．多数の医学的評価をもってしても重大な医学的疾患を特定できなかったが，ザビエルさんは，かかりつけ医が保証するにもかかわらず，脳腫瘍であるという心配がぬぐえないでいる．彼女は診察予約や，不安のために業務をこなしたり集中したりすることが困難であるために，何日も仕事を休んでいる．

　不安は主に健康に関する懸念を中心にぐるぐる回っている，と彼女は述べる．彼女の夫から聴取した追加の病歴では，脳腫瘍であるという彼女の"強迫観念"のために，彼らの結婚生活にひずみができてきたという．

　病気不安症の人は何か深刻な病気（例：脳腫瘍）をかかえているのではないかという高度の不安のために，医療現場に現れるかもしれない．ザビエルさんは若く，他の点では健康であるけれども，その身体的愁訴の医学的原因を除外するために，完全な医学的検査が完遂されなければならない．もし医学的疾患が除外されても彼女が保証に反応しないなら，病気不安症が考慮されるべきである．ザビエルさんの年齢（成人期半ば）は，病気不安症の始まりに一致している．彼女の症状は本質的に持続的であり（診断には少なくとも6カ月の持続期間が必要である），彼女の不安は健康に関する問題と心配に大きく関係していた．彼女は，インターネットで脳腫瘍の症状を繰り返し探すことを含めて，病気を調べるために過剰な行動を示しているが，これは，「医療を求める病型」の特定用語と一致しているだろう．「医療を避ける病型」の人は，不安を高める可能性があるために，医療を求めることは滅多にない．

診断へのアプローチ

　病気不安症の人は，重篤な，診断の確定しない医学的疾患にかかっているということにとらわれ，恐怖している．とらわれている状態の期間は少なくとも6カ月である．徹底した医学的評価をもってしても，その人の症状や懸念を説明する重篤な医学的疾患を特定できずに終わる．身体徴候や症状は存在するかもしれないが，それらは存在しても，典型的には重症度は軽度であり，しばしば正常な生理的感覚または一般的には病気を示すとは考えられない身体的な不快感のどちらかである．身体徴候または症状（例：頭痛）が存在する場合，身体的愁訴それ自体よりもむしろ，疑われる身体疾患（例：脳腫瘍）に対する恐怖によって，患者はより苦痛を受けている．医学的疾患が存在する場合，不安やとらわれはその疾患の重症度よりも明らかに過剰である．他人の病気を聞くことで，その人の健康に関する懸念が高まるため，不安が起こる可能性がある．

　病気不安症には2つの特定用語がある．すなわち，医療を求める病型と，医療を避ける病型である．医療を求める病型の人は，過剰な行動（例：自身を細かく調べる，または情報や保証を繰り返し求める）をとり，自分が疑っていて恐れている疾患を過剰に調べる（例：診察予約やインターネット検索）．医療を避ける病型の人は，医療現場が彼らの不安を高めてしまうため，そこには現れないだろう．彼らは健康を危険にさらすと自分達が恐れる状況や活動（例：運動）を回避するだろう．

　医療現場の臨床家は，重篤な医学的疾患にかかっていると信じる病気不安症の人にしばしば遭

遇する．一般的にこれらの患者（特に医療を求める病型）は，医療の利用率がより高い．その人達は医師や家族の保証または陰性の診断結果には反応せず，役に立たないとみなして医療機関に対する不満を表明するかもしれない．生活の中で疾患に対する懸念が突出しており，疾患が彼らの同一性の中心となる．

病歴聴取

ジンマーさんは44歳の男性で，ここ数カ月間腹痛があると言い，繰り返し大腸内視鏡検査を要求している．面接者は，ジンマーさんがこの2～3カ月間，身体診察や血液検査，X線，大腸内視鏡検査，そして腹部CTスキャン検査などの広範囲にわたる医学的精密検査を受けてきたが，そのすべてにおいて特記すべきものはなかったと確信する．彼に「腹痛について詳しく説明してください」と面接者が尋ねると，ジンマーさんは胃が"いっぱい"のように感じて，"過度にゴロゴロ鳴る"ようだということを，さらに詳しく述べる．彼はまた間欠的な下痢があることを述べる．これらの症状の原因は何だと思うかと面接者が聞くと，ジンマーさんは「それは結腸癌だと確信している」と答える．

面接者が，これまでの陰性の医学的精密検査結果に対するジンマーさんの考えを尋ねると，彼は「検査は腫瘍を見逃しているに違いない．私は自分の胃の中にかたまりがあるのを感じるし，それは日々大きくなっている」と答える．面接者は彼に，どれくらいの頻度で"かたまり"に触れるのか，そして何か別の方法で病気について調べたか尋ねる．1日に数回は胃を押さえ，また結腸癌の症状や治療法についてはインターネット検索で数えきれないほど調べてきた，とジンマーさんは答える．面接者は「これらの症状はあなたの日常の活動にどれくらいの影響を与えますか，そしてその症状のために避けていることはありますか」と尋ねる．ジンマーさんは，教師として働き続けられているが診察予約のために数日は仕事を休んだことがあり，近い将来，癌であると診断されたときには，治療を受けるためにさらに多くの休みをとらなければならないだろうと恐れている，と答える．彼はまた，1日の多くの時間，癌に関する考えにとらわれていると感じ，そのことで教師の仕事に悪い影響があると思うと述べる．彼は，そのほかの部分の過剰な心配は否定する．

ジンマーさんは，腹部の膨満感やゴロゴロ鳴ることを含む，身体症状に関する高度の不安を述べている．十分な医学的精密検査は常に行われるべきである．この症例では，広範囲の検査をしても，経験される症状の原因は特定できていない．身体的症状は軽度で，患者の仕事に影響を与え始めている（例：診察予約のために仕事を休んだり，仕事中に病気についての考えにとらわれている）ようである．彼の不安は，腹部の不快感による苦痛よりも，むしろ結腸癌であるという恐怖に関連しており，また，行動や出来事の多くの領域における心配というよりも，むしろ病気に関する懸念についてのとらわれを中心に動いているように見える．ジンマーさんはまた，かたまりのために腹部を頻繁に触診することや，インターネット検索を頻繁に行うことなどで，結腸癌であるという不安に関連した過剰な行動について述べている．加えて，その症状のために頻繁に医療を求めてきている．面接者は，これらの症状はどのくらいの期間存在してきたのか，ということを明らかにしたいだろう．基準では，病気であることにとらわれている状態が少なくとも6カ月続いていることが必要である．

診断を明確にするヒント

- その人は，重大な病気である，あるいは重大な病気になる，ということにとらわれているかどうか評価すること．
- その人の症状や心配を説明しうる医学的疾患を除外すること．
- 少なくとも6カ月間，重大な病気であるという恐怖にとらわれ続けているかどうかを考慮すること．

- 重大な医学的疾患ではないことを，医師や検査によって保証されることにどのように反応するかを判定すること．
- その人が医療や情報を求める傾向があるか，または医学的治療や病気に関連する状況は不安を高めるかもしれないため，それらを避ける傾向があるかどうかを調べること．

症例検討

　ベストさんは，40歳の夫を診察室に連れてきて，彼が"不安"に関して困難をかかえていると言う．面接者は，ベスト氏が"心臓がどんどんする"，呼吸が短くなる，嚥下困難，そして心臓の"脈が飛ぶ"ように感じる，などの経験をするエピソードがあると確認する．そのエピソードはおよそ10分間続く．これらの発作に何かきっかけがあったかを面接者は聞く．ベスト氏は，同僚が心不全で入院していることを聞いたときに発作が始まり，そのため先週救急科に来たことを述べる．ベスト氏は，父が2年前に心筋梗塞で亡くなった．それ以来，自分もまた心臓の問題をかかえていると確信していると述べる．父の死後すぐに，彼は医師のところに定期的に診察に訪れており，彼の心臓の検査は完全に正常であったが，彼は"今にも"心臓発作が起こるのではないかと心配している．ベスト氏は"悪い知らせを聞くことにただ耐えられない"から，かかりつけ医のところには戻らなかった．彼の妻は，夫は「心臓に問題をかかえているという考えに取りつかれている」と述べる．彼は，以前は定期的に運動していたが，心臓に"ストレス"をかけたり，"急死"したりしたくないために，運動をやめた．彼は，特定の同僚と一緒に働くのを避けており，彼は他人の健康問題について聞くのが「耐えられない」と述べる．彼は物質の誤った使用を否定している．

　ベスト氏は病気不安症のようだが，この症例は非典型的である．彼はパニック発作の数々の症状を述べる．しかしながら発作は，彼の心臓に関する懸念により引き起こされているようだった．彼は父親のように心臓病をかかえているということにとらわれているが，これまでの医学的精密検査の結果では，心臓の問題は明らかにされていない．病気不安症の人達は，病気に関する懸念（この症例では，心筋梗塞に関する心配）を引き金にパニック発作を経験するかもしれない．この症例は男性での病気不安症を示している．この疾患の有病率は男女同程度である．病気不安症の人の少なくとも4人に1人には不安症があり，もし発作が健康に関する心配によって引き起こされるものでないなら，パニック症の診断が別につけられる．

　ベスト氏は，「医療を避ける病型」の特徴を有している．運動は生命を危険にさらすかもしれないと恐れているため，彼は運動することを避けている．彼はまた，彼の身体の健康について悪い報告を受けるのを恐れているため，かかりつけ医を受診することを避けている．彼は健康に問題がある他人について聞くと簡単に警戒し，結果的に職場の特定の同僚との交流を避けている．一般的な医学的疾患を除外するために，明らかに，徹底した医学的精密検査が必要である．

鑑別診断

　鑑別疾患で最初に考慮すべきは，臨床像を完全に説明できる医学的疾患が根底にあるかどうかである．根底に医学的疾患が存在することは，病気不安症が並存する可能性を除外しない．しかしもし医学的疾患が存在するなら，病気不安症の診断を満たすためには，健康に関連した懸念や不安が明らかに医学的疾患に対して不釣り合いでなければならない．病気不安症の人は自分が重大な医学的疾患である，またはそうなると恐れている．身体的症状はまた，変換症（機能性神経症状症）や身体症状症では存在するが，これらの疾患の人は，主として症状の除去に集中しており，重大な疾患であることや，症状についてふさわしい診断がつくことに関してあまり心配しない．病気不安症の不安は，健康に関連した懸念に限定されてお

り，このことは全般不安症や強迫症および関連症群のような他の不安症とこの疾患を鑑別するのに役立つ．全般不安症の不安はまた，健康に関する不安を含みうるが，そのような不安は全般不安症の人が心配する領域のうちの1つにすぎない．病気不安症の人は病気に関する懸念を引き金にしてパニック発作を経験するかもしれない．そして健康への懸念がきっかけではないパニック発作を起こす者にはパニック症の診断が考慮されるべきである．病気不安症の人は妄想的ではなく，自分にはその恐れている病気が存在しない可能性を認めることができる．不安は，しばしば医学的疾患に対する一般的な反応である．しかし，その不安が十分に重大であり，医学的疾患の始まりと明確な関係があるならば，臨床家によって適応障害の診断が考慮されるべきである．病気不安症の診断がなされるのは，健康に関連する不安が，関連する医学的疾患に対して不釣り合いになり，適切な期間続く場合のみである．抑うつエピソードをもつ人は病気にとらわれるかもしれないが，病気不安症の診断は，抑うつエピソードのないときに健康懸念へのとらわれが存在する場合，考慮されるべきである．

　病気不安症は新しい疾患であるため，確かな併存症は不明であるが，病気不安症の約3分の2の人々は，他の主要な精神疾患を少なくとも1つ併存している．併存する精神疾患には以下が含まれる．全般不安症やパニック症などの不安症，強迫症，うつ病や持続性抑うつ障害（気分変調症）を含む気分障害．さらに，病気不安症の人にはパーソナリティ障害群が併存するかもしれない．

　鑑別診断において考慮すべき追加の疾患については，DSM-5を見よ．また，DSM-5のそれぞれの項目における併存症と鑑別診断の解説も参照せよ．

- 医学的疾患が診断される場合，その人の不安やとらわれは，その疾患の重大さに対して過剰であり不釣り合いである．
- 身体症状は存在するかもしれない．もし存在するなら，典型的には軽度である．不安の焦点は身体症状ではなく，むしろ重大な医学的診断が潜んでいるのではないかと懸念する点である．
- 徹底した医学的評価をしても，患者の症状を説明する重大な医学的疾患は特定できずに終わる．
- 病気不安症の人は過剰な行動をとる（例：保証や情報を求める），または，適応的でない回避（例：医師の予約を避ける）を示す．
- とらわれは持続的でないかもしれないが，とらわれている状態は慢性的であり，少なくとも6カ月間続く．

診断を深める

変換症/転換性障害（機能性神経症状症）
Conversion Disorder（Functional Neurological Symptom Disorder）

マニュアル ➡ p.314
手引 ➡ p.156

　オムニさんは31歳の女性で，急性発症の右半身脱力のため，救急車で救命救急室を受診した．彼女は大きな法律事務所の管理補助職であり，彼女が右手の麻痺とめまいを経験したときは職場での会議中であった．頭が軽くなる感じとめまいを感じ，会議から離れて体を休めていたと彼女は述べる．それから1時間のうちに，右手の筋力は弱まり，コーヒーカップを持つことができなくなった．脱力は次第に彼女の下肢まで広がっていった．やってきたとき，右下肢を動かすことができなかった．身体診察では，彼女は不安そうな様子であり，会議では締め切りが迫っている仕事を完成させるために働いていたと述べる．筋力検査では，オムニさんは右下肢を上げることができなかった．深部腱反射は正常であった．仰臥位で，

要約

- 病気不安症では，主要な特徴として，重大な病気であること，または重大な病気になることに関してのとらわれや，高度の不安を含む．

> 医師はオムニさんの右踵を手で受けながら，彼女に抵抗に逆らって左下肢を挙げるよう言った．この手技で，医師は彼女の右踵に当てた手に下向きの圧力を感じたが，右下肢は，その前に彼女が挙上できなかった箇所である（フーバー徴候陽性）．脳のCTスキャンを終え，急性病変は認められない．オムニさんはアルコールや他の物質は使用していないと述べている．

変換症（機能性神経症状症）の患者は，特に急性発症のときは，しばしば救命救急室を受診する．症状は医学的・神経学的疾患とは一致しないように見えても，徹底した医学的検査は行われなければならない．もし医学的疾患が除外されたなら，変換症が考慮されるべきである．この症例では，オムニさんの脱力は神経障害をもたらす原因がなく症状が本質的に矛盾している（例：フーバー徴候陽性は，股関節の伸展の強さと矛盾している）という点で，身体的でなく心理的であるように思われた．ストレスの多い職場環境は，急激な症状発症をまねいたように思われるが，同定可能な葛藤またはストレス因の存在は，診断を下すにあたって必要とされない．運動症状発症のピークは典型的には30歳代であり，症状は女性により多い．これらの人々に，物質乱用は珍しい．

診断へのアプローチ

DSM-5における変換症の本質的な特徴は，運動や感覚機能に影響を与える症状と欠損が存在するが，その症状や欠損は認識されている神経学的または医学的疾患とは矛盾した，あるいは一致しないという証拠をもっていることである．現れている症状は変化しうるし，運動症状，感覚症状，発語量の減少または欠如，または，てんかん発作に似たエピソードを含むかもしれない．症状が生理学的でない，あるいは心理的なものであるということは，認められる医学的または神経学的原因と相応するものがないということを意味する．1つの例は，その人が他の仕事をするように言われたときに，気が紛れるとともに消失する振戦である．神経学的，医学的疾患は，症状の原因としては除外されなければならない．

DSM-IVでは，心理的要因は症状または欠損と関連のあるものとして判断されていた．DSM-5では，そのような症状または葛藤は，症状の発展と関連して存在したり出現したりするのかもしれない（例：ある人が感情的に心的外傷を受ける場面を目撃した後に，発声障害を発症するなど）．しかしながら，このことは診断にあたっては必要とされない．なぜなら，これらのストレス因は初めて診断を下す際には必ずしも明白であるとは限らないからである．

DSM-IVでは，変換症の診断には，症状または欠損は意図的に生み出されたり見せかけられたりするものではないということが必要であった．この基準は，DSM-5には存在しない．なぜなら，臨床家が神経学的症状を生み出す背景にある動機に対して信頼性のある評価をするのは難しいからである．しかし，もし症状が意図的に生み出されたものだという証拠があるならば，変換症の診断はなされるべきではなく，作為症または詐病が考慮されるべきである．明らかな二次的利得の存在も変換症の診断を下すために使用すべきではない．

特定用語には，症状の型，経過，ストレス因の存在が含まれる．症状の特定用語には，脱力または麻痺，異常運動，嚥下症状，発語症状，発作またはけいれん，知覚麻痺または感覚脱失，特別な感覚症状，または混合症状が含まれる．経過は，急性または持続性として記述される．心理的ストレス因の有無は，付加的な特定用語である．

病歴聴取

> ヘンリーさんは24歳の男性で，かかりつけ医のもとを訪れ，両手に振戦が新たに発症したと言う．医師は，その症状の発症や重症度，持続時間について尋ねる．ヘンリーさんは，振戦は2カ月前に突然始まったと述べる．食事や飲水をするのも困難であるという点で，振戦は厄介である．彼はまた職場で字を書いたりタイプを打ったりするのも困難であり，ただ「みっともない」と感じて

いる．医師は最近の医薬品について尋ねたが，ヘンリーさんは何も服用している薬はないと言う．医師が家族歴について尋ねると，ヘンリーさんは運動疾患の家族歴を否定する．医師が飲酒について尋ねると，ヘンリーさんは「以前は週末に1〜2杯ビールを飲んでいたが，1ヵ月以上にわたって飲酒していない」と述べる．医師は身体診察を終え，それによると両手の振戦と右腕に時折れん縮運動があることを除いては，基本的には正常である．振戦は典型的ではなかったので，医師はヘンリーさんにつま先を軽くとんとんと動かすように言い，他の筋力を測定する手技を行った．患者がこれらの活動に集中している間，振戦は減弱し一時的に消失することさえある．医師は，「これらの振戦をまねいたかもしれない，特定のストレス因や出来事に思いあたることはありますか」と尋ねる．ヘンリーさんは，どんな誘因となる出来事やストレス因も思い出さない．医師は，その症状の医学的原因を除外するために，引き続き医学的疾患を確認しようと，さまざまな血液検査を行った．

この医師は，医薬品の副作用や，遺伝的運動疾患の可能性や，物質の影響の可能性も含めて，患者の振戦の医学的原因を注意深く探索した．根底には医学的原因はないように思われた．医師は，その振戦は認められる神経学的振戦と一致しておらず，患者の注意がそれた際に振戦が減弱したことを観察した．その後医師は，この症状をまねいたかもしれない潜在するストレス因や葛藤について探索し，その症状から患者が機能的障害を有していると結論した．医師はまた，症状が意図的に生み出されたものであるかどうかの手がかりに関して敏感であるべきである．もしそうなら，変換症の診断は除外されるからである．

診断を明確にするヒント

- 随意運動や感覚機能に影響を与える，1つまたはそれ以上の症状または欠損を有するかどうかを評価すること．
- 症状は，既知の医学的または神経学的疾患と矛盾するかどうかを考慮すること．
- 症状の医学的または神経学的原因を除外すること．
- 症状に対する明白な心理的要因があったかどうかを決定すること．
- 症状または欠損が目的をもって生み出されたという証拠があるかどうか，調べること．

症例検討

アーロンさんは46歳の男性で，6ヵ月間増加する発作の病歴のために，神経科外来から精神科外来に紹介されている．彼は20歳代のころよりてんかん疾患の病歴があるが，発作エピソードは週に1〜2度まで増加してきている．彼は，処方されている薬は服用していると述べている．彼の妻は発作エピソードを目撃しており，最近の発作は本来のものとは異なるように見えると述べた．"新しい"発作では，彼はまず硬直し，地面に倒れ，その後，四肢を打ちつける動作をする．時には叫ぶこともある．それらは週に1〜2度起こり，これまで起こしてきた発作のように失禁とは関連がない．最後の発作は，夫婦の10歳代の娘が未成年飲酒で逮捕されたときに，娘と口論した後で起こったと妻は述べる．妻は，アーロンさんは運転できないことが心配であると述べるが，彼はこのことや症状が増悪していることに関して無関心であるように見える．神経科医は彼を評価し，患者は発作の病歴を有しているが，彼は抗てんかん薬で治療されており，ビデオ脳波記録では彼の典型的な発作エピソードの1つをとらえることに成功し，てんかん性活動は認めなかったということを述べる．アーロンさんはそれ以外の点では健康であり，飲酒はせず，違法薬物の使用もない．彼は19年前に結婚し，12歳と17歳の娘がいる．

アーロンさんはてんかんの既知の病歴を有し，服薬を遵守していたにもかかわらず，発作の頻度が増えたために受診した．最近の発作は過去の彼の発作とは異なり，発作中に打ちつける動作をし，

言語を発することは，既知の発作の現象と関連する型式とは矛盾している．神経科医による徹底した検査は，新しい発作を理解する神経学的原因を見つけることができない．アーロンさんは男性で46歳であり，これは変換症としては非典型的である．それは，変換症は女性に多く発生し，非てんかん性発作の発症は20歳代にピークがあるからである．アーロンさんは彼の既知の発作性疾患の病歴とも合わせると，変換症と診断することができる．彼の10歳代の娘との葛藤は，彼の非てんかん性発作を発症させ増悪させる要因となったかもしれない．症状が増悪しているにもかかわらず比較的不安が欠如していること（美しき無関心；la belle indifférence）はあるかもしれないが，この疾患をもつ人に特異的なわけではない．

鑑別診断

変換症の人は医学的症状や欠損を有するために，その主な鑑別診断には，症状を説明しうる神経学的・医学的疾患が含まれる．これらの人々には徹底して医学的検査を行わなければならず，特に症状が進行するように見える場合は繰り返し評価する必要がある．変換症は他の医学的疾患と併存しうるが，症状が根底にある医学的疾患ではうまく説明できない場合にのみ，変換症の診断がなされるべきである．考慮されるべき他の精神疾患には，他の身体症状症および関連症，解離症群，醜形恐怖症，抑うつ障害群，パニック症が含まれる．もし変換症と他の疾患の症状が存在する場合，両方の診断がなされるべきである．症状が意図的に生み出されたかどうかを区別することは難しいだろう．作為症や詐病の人は故意に目的をもって症状のふりをするが，機能的神経症状症の人は症状を生み出していることに気づいていない．

不安症群や抑うつ障害群との併存は，神経学的疾患の人でよくみられる．パーソナリティ障害は，一般人口よりも変換症の人で多くみられる．加えて，神経学的または医学的疾患は併存しうる．精神病と物質乱用は珍しい．

鑑別診断において考慮すべき追加の疾患については，DSM-5を見よ．また，DSM-5のそれぞれの項目における併存症と鑑別診断の解説も参照せよ．

要約

- 変換症の人には，随意運動または感覚機能に影響を与える，1つまたはそれ以上の症状または欠損がある．
- 症状は認められる神経学的または医学的疾患とは矛盾するという，直接的証拠がある．
- 医学的または神経学的疾患は除外されており，それらはその症状または欠損を説明できない．
- 症状を発症させたり増悪させたりする特定可能な心理的要因があるかもしれない．もっとも，明確なストレス因や心的外傷が特定できないかもしれないため，そのような要因は診断にあたっては必要とされない．
- 症状が意図的に生み出されている，あるいはふりをしているという積極的な証拠があるなら，変換症の診断は除かれる．しかし意図を評価するのは困難であるため，症状が意図的に生み出されたかどうかという判断は必要とされない．
- 症状と欠損はごくわずかな程度から重症であるものまで重症度はさまざまであり，急性のものから持続性のものまで経過はさまざまである．身体的および精神的障害は，医学的疾患と比較すると，その人の経験した障害に似ているかもしれない．
- 変換症は，神経学的疾患・医学的疾患，他の身体症状症および関連症と区別されなければならない．

本章の要約

身体症状症および関連症群

身体症状症および関連症群はすべて，身体症状に対して集中していること，精神医療現場というよりも，本来，一般医療現場で生じることが共通

している．DSM-5 では，それらは新しい疾患分類として示され，以前の版の DSM にあった身体表現性障害と置き換わるものである．DSM-5 のこの章に含まれる疾患の目立った特徴は，機能障害に関連した苦痛となる身体症状が優位であることである．身体症状を示すこの疾患への新しい方法は，身体的愁訴が医学的に説明できないというよりも，むしろ身体症状の問題に基づいて，それと関連した適応的でない思考，感情，行動とともに診断をするように強調していることである．多数の生物学的，社会的，および心理学的要因が，身体症状症および関連症群の発展の一因となっている．これらの障害の症状発現の多様性は，こうした要因の非生理学的な相互作用に関連しているようである．この診断分類では，その人がどのように身体症状の体験を解釈し，適応するかといったことが，身体症状そのものと同様に重要であることを認めている．身体症状症および関連症群の診断基準のほとんどにおいて，医学的に説明できない症状というのはもはや優勢な特徴ではないが，これは診断された医学的疾患による身体症状に対して，その人が認知的にも行動的にも不適応な反応を起こすことがあるためである．

診断の重要点

- 身体症状のある人々は，身体的愁訴の存在や健康上の懸念に対して，過度な，不適応な思考，感情，および/または行動で反応する．
- これらの疾患は，明らかに不良な，患者自身が行う健康状態への自己評価と関連することが一般的である．
- 身体症状症および関連症群の人の中で医療機関の利用が有意に増えている．
- 身体症状症および関連症群の人々は，一般医療現場で最も頻繁に認められるが，精神医療現場ではそれほど頻繁に遭遇することはない．
- 身体症状症および関連症群において注目すべき点は，身体症状の焦点となっている身体的愁訴に対する特定された医学的病因がないということではなく，むしろその人がその症状をどのように解釈し適応しようとしているかということである．
- 変換症（機能性神経症状症）が他の身体症状症および関連症群と異なるのは，医学的に説明不可能な自発性運動あるいは感覚神経系の症状が診断の鍵となる特徴として残っているという点である．
- 病気不安症では，その人は診断が下されていない医学的疾患について，それにかかることを強く心配すること，あるいはすでにかかっているというとらわれを経験する．
- 他の医学的疾患に影響を与える心理学的要因の重要な特徴は，共存する医学的疾患の管理に悪影響を与えるような，臨床的に意味のある行動的あるいは心理学的要因が存在することである．

自己評価

鍵となる概念：
知識をダブルチェックしよう

以下の概念は，種々の身体症状症および関連症群に対してどう関連しているか．

- 身体症状または病気に関する懸念へのとらわれ
- 一般医療現場での受診と精神医療現場での受診
- 身体症状に関する認知的解釈の誤り
- 不安症と抑うつ障害との併存
- 医学的に説明不可能な症状
- 職業的，個人的生活の質の低下
- 健康状態の自己評価の際立った低下
- 医療機関利用率の増加
- 病気に対する不安の高さ
- 医原性に害を及ぼす危険性

同僚や指導者への質問

1. 身体症状症および関連症群という診断を患者に伝える際の，最良の方法は何か．
2. 身体症状症および関連症群の患者の治療に関

して，他科の同僚に対する効果的な相談者として，精神医療の提供者はどのように接することができるか．
3. 患者の実際の健康状態に対して，または病気があった場合，その人の健康に関する思考，感情，および行動が過剰であると，医師はどのように判断すればよいか．
4. 身体診察におけるどのような徴候が変換症（機能性神経症状症）を示唆するか．
5. どのようにして，病気不安症と身体症状症および関連症群を臨床的に鑑別するか．
6. 精神医療において，仮に患者が精神的健康というよりも身体的健康に本来の注意が向いている場合，身体症状症および関連症群を経験している人への最良のかかわり方はどのようなものか．

ケースに基づく質問

Part A

リードさんは36歳の女性で，最近甲状腺機能低下症の診断を受けたが，不安に対する評価のため，かかりつけの内科医から精神科外来を紹介されている．紹介状によれば，彼女は過去3年間にわたって身体的愁訴（例：倦怠感，めまい，動悸）を繰り返していた．この症状についての精密検査の結果，彼女には臨床的に甲状腺機能低下症が発見された．甲状腺機能低下症の治療は成功したが，残念なことにその症状は続き，ほとんど変化がなかった．さらなる医学的評価が行われたが，これらの継続する症状の病因は明らかにならなかった．しかし，かかりつけの内科医は，彼女の症状のいくつかは甲状腺機能低下症の過剰あるいは不十分な治療によるものかもしれないという懸念から，彼女を内分泌科医に紹介した．内分泌科医は，臨床的にも生理学的にも彼女の甲状腺機能が正常であると結論づけた．リードさんは，2週間前の精神科初診の予約に"姿を見せなかった"が，今回の予約には時刻どおりに到着した．彼女は，精神科への紹介に同意していなかった．

■彼女の病歴のうちどの側面が，身体症状症および関連症群に一致するか

身体症状症および関連症群と考えられる人々によくあるように，リードさんは当初かかりつけ医を受診した．さらに，身体症状の可能性のある病因を探るために，彼女は一連の検査を受けており専門医への紹介も受けている．医療資源の利用が増えることは，身体症状症および関連症群の人々で頻繁にみられるものである．彼女が予約に姿を見せなかったことは，精神科を受診することに対するためらいを意味する．身体症状症および関連症群の人々は，自分の症状について心理的というよりもむしろ身体的なことに意識を集中しているため，精神科への紹介を拒否することがある．

Part B

リードさんは，身体症状が非常に厄介で，そのために彼女がかつて楽しめていた活動の多くを行うのを避けていると述べる．彼女は，自分の症状の病因の可能性や自然療法について一般の出版物を探すことに，非常に長い時間をかけていることに気づいている．彼女は自分の症状に対する医療行為や注意が標準以下だと考えていて，そのため医療体制に対して非常に強い不満といくぶんか怒りをもっている．彼女はまた，自分の症状がこれまでに知られていない，悪い病気の徴候を意味するものではないかと不安に思い心配している．リードさんは，面接の間中，彼女の身体的愁訴に非常に集中している．彼女は精神科医が，"明らかに身体的な"問題に関して，どのような手助けをしようとしているのかを知りたがっている．

■リードさんの示すどの側面が，身体症状症および関連症群という診断をさらに支持するか

リードさんは，1つ以上の身体症状を6カ月以上経験しているという点で，身体症状症の基準を満たす．これらの症状は苦痛をもたらし，彼女の日常生活を破綻させている．彼女はまた自分の身体症状に関連して，不適応で過剰な思考と行動を示している．彼女の症状を説明するかもしれない根底にある医学的疾患の存在（すなわち，甲状腺機能低下症）は，身体症状症を除外しない．彼女

には，健康に関して有意に強い不安があり，彼女の症状がいまだ診断に至っていない，しかも危険な可能性のある病気を示していると彼女は信じている．こういった信念の結果，彼女は身体症状に対する回答を得るのに多くの時間を割いていることに気づいている．身体症状は，彼女のパーソナリティの中心的な特徴，および決定的な側面となっているかもしれない．

Short-Answer Questions

1. ある人に身体症状を説明しうる医学的疾患があった場合，身体症状症における身体症状に関しては，その人の思考，感情，および信念についてどのようなことが必要となるか．
2. 身体症状症での症状の持続，あるいは病気不安症における健康へのとらわれの期間について，診断に必要な最短期間はどれほどか．
3. 身体症状症でみられる身体症状の焦点に関連して，不適応な思考，感情の例にはどのようなものがあるか．
4. 精神科医は，病気不安症から身体症状症をどのように鑑別するか．
5. 身体症状症の人にみられることのある，健康に関連した異常あるいは過剰な行動にはどのようなものがあるか．
6. 変換症（機能性神経症状症）の人は，神経系のどの部分に関連した1つかそれ以上の症状があるか．
7. 他の医学的疾患に影響を与える心理的要因とみなすために，心理的要因はどのように医学的疾患に影響を与えていなければならないか．
8. DSM-IV診断における，身体化障害，心気症，疼痛性障害，鑑別不能な身体表現性障害は，身体症状症および関連症群の中のどれに大きくまとめられているか．
9. 身体症状症および関連症群のうち，意図的な見せかけや，症状や病気の状態を作り出すことを必要とするものはどれか．
10. 変換症（機能性神経症状症）の鑑別診断にあたって，主に考慮すべきものは何か．

Answers

1. 身体症状症では，関連した不適応な思考，感情，および行動が過剰でなければならない．
2. 身体症状症における症状，病気不安症の健康へのとらわれは，最低6ヵ月の持続期間が必要である．
3. 身体症状症および関連症群における認知的特徴には，身体症状への過度の集中や，正常な身体感覚の病理学的な疾患状態への転帰，身体的健康状態へのしばしば強い心配などがある．
4. 病気不安症の人は健康についての強い不安を感じているが，共存する身体症状には最低限の注意しか払わないことを知ることにより，精神科医は病気不安症を身体症状症から鑑別できる．
5. 身体症状症の人でみられることのある，異常あるいは過剰な健康に関連した行動には，健康に関連した異常を繰り返し確認すること，医療機関の頻回の利用，健康状態を悪化させるかもしれないと感じる活動の回避，などがある．
6. 変換症の人々では，自発的運動または感覚の神経系に機能的欠損がみられる．
7. 心理的あるいは行動的要因は，根底にあるその人の一般医学的疾患に対して，よくない影響を与えなければならない．
8. DSM-IVの，身体化障害，心気症，疼痛性障害，鑑別不能な身体表現性障害の各診断は，DSM-5の身体症状症に大きくまとめられた．
9. 作為症では，その人は病者の役割を求める目的で，病気の症状と徴候を意図的に見せかけたり引き起こしたりする．
10. 変換症において主要な鑑別診断として考慮するものは神経学的疾患または他の医学的疾患である．

13

食行動障害および摂食障害群

Feeding and Eating Disorders

「まだ太っていると思う」
「食べるのを抑えられない」

　食行動障害および摂食障害群は，食物の摂取または吸収が変化してしまうことにより，身体的健康や精神的に健康な状態，またはその両方に問題が生じてしまうことで特徴づけられる．この診断分類は，以前のDSM-IV診断分類の摂食障害と，幼児期または小児期早期の哺育障害（これは回避・制限性食物摂取症として再定義される），異食症，反芻症を含む小児期の障害群を合わせたものである．さらに，これまでDSM-IVでは特定不能の摂食障害とし，今後の研究のためのカテゴリーに含まれていた「むちゃ食い障害」が，今回は実際の診断として含まれている．神経性やせ症や神経性過食症と同様，これらの診断は生涯を通じて広く認められる摂食の障害様式をとらえている．

　異食症は，発達的にみて不適切で文化的規範にも従わない，非栄養的あるいは非食用物質を，少なくとも1カ月間以上の期間，持続的に摂取することで特徴づけられる．この診断は，この診断分類の中の他の診断に付加することが可能な唯一のものであり，その結果，異食症とは別の食行動障害や摂食障害を同時に診断される人がいることになるかもしれない．異食症における摂食障害は食物制限や体重減少を伴うこともあるが，必ずしもそうではなく，身体心像や体形，体重とは関連しない．異食症の人の多くは知的能力障害や発達の遅れがあり，知的に問題がない場合はおそらく自身の摂食についての困惑または恥ずかしさを感じていることもあろう．

　反芻症は，少なくとも1カ月の期間にわたり，いかなる消化器系または医学的疾患でもうまく説明することができない，食物の吐き戻しを繰り返すことによって特徴づけられる．異食症を除くすべての食行動障害および摂食障害群は，反芻症よりも診断的に優先されるので，神経性やせ症，神経性過食症，過食性障害，回避・制限性食物摂取症の経過中にのみ反芻が生じる場合は，反芻症に代わってそれらの障害として診断されることを意味する．反芻症は最も一般的には子どもで診断されるが，あらゆる年齢でも発症しうる．他の食行動障害および摂食障害の人々と同じように，反芻症の人は，この障害について恥ずかしさを感じていたり，隠したがったりするために，それを確認することは難しいであろう．

　回避・制限性食物摂取症は，DSM-IV診断の幼児期または小児期早期の哺育障害の診断が拡大された診断用語である．この変更は，一部は，似たような摂食障害や食物制限を呈するが他の食行動障害および摂食障害の基準に合わなかった，年長の子どもや青年での有病率の高さの結果である．この障害は，栄養や体力的必要性を満たすことができないという特徴があり，その結果として有意の体重減少や栄養不足，経口栄養補助食品や経腸栄養への依存，または心理社会的機能の障害が生じる．この摂食障害は，体形や体重を制限する努力の一部ではなく，身体心像の障害も存在しない．食物制限は，とりわけ食物への全般的な興味のな

さや，感触や臭いといった食物の特殊な感覚的特徴に基づいていることもある．また，摂食によって，お腹を壊すといった嫌悪すべき結果になることを恐れている人もいる．やせ症や過食症の基準を満たす場合には，それらの診断が回避・制限性食物摂取症よりも優先される．回避・制限性食物摂取症は，しばしば発達的遅れがある人々に認められるが，典型的な発達を遂げている子どもや大人に生じることもある．

　神経性やせ症は，食物制限による有意低体重，体重増加に対する強い恐怖，危機的な低体重の事実にもかかわらず太っているという信念をもつなどの身体心像の障害によって特徴づけられる．体重増加の恐怖は，はっきりと言語化される必要はなく，体重増加を妨げる持続的行動に基づいて推測しうるものかもしれない．神経性やせ症の人々は，過食や排出行動をしていることもしていないこともある．神経性やせ症の診断は，早急な介入の必要があるため，あらゆる他の摂食障害よりも優先される．DSM-IV と DSM-5 の基準の主な違いは，後者で初潮後の女性の場合に3周期にわたる無月経があることの必要性が削除されたことである．この基準は，ホルモンによる経口避妊をしている女性にその基準を適用する困難があり，同様に，無月経期間がない女性でも，同程度の障害をきたすという証拠が存在したため，削除された．加えて，DSM-5 基準はもはや低体重を構成している要因を示唆することではなく，それにより予期される最低体重を決定するために，体重や病歴など，その人にうまく適合する医療データを使うことを専門家に認めている．

　神経性過食症を呈する人では，平均して3カ月にわたって少なくとも週1回，過食と代償行動が起こっている．加えて，体重や体型を過度に重要視する．過食とは，他とはっきり区別される時間帯に（通常は2時間以内），ほとんどの人が同様の状況では多いとみなす大量の食物を食べることである．さらに，その食事は自己制御できないという感覚によって特徴づけられる．この食物摂取の増加への反応として，過食エピソードの体重増加への影響をなくすための努力として代償行動が起こる．代償行動には，自己誘発性嘔吐，緩下剤あるいは利尿薬の誤用，絶食，または過剰な運動があるかもしれない．DSM-IV からの主な変更は，診断を満たすために必要な過食と代償行動の頻度が減らされたことである．それまでの診断基準にあった週に2回の頻度よりも少ない週に1回でも，これらの行動が生じると有意な障害となることが研究で示された．

　過食性障害は，以前の DSM-IV では，追加の研究が行われるまで特定不能の摂食障害に含まれていた．その後，この疾患についての臨床有用性や診断の妥当性が確立されてきた．この診断は，3カ月にわたって少なくとも週1回，代償行動のない繰り返される過食によって特徴づけられる．身体心像の障害がある場合もない場合もある．神経性やせ症や神経性過食症とは異なり，過食性障害は男性と女性とにほとんど同じ割合で起こり，発症年齢が遅い傾向にあり，通常は成人期早期に始まる．過食性障害の人はしばしば過体重あるいは肥満であり，直接の過食性障害に向けた治療を除けばほとんど成功の見込みのない減量治療を過去に受けた可能性がある．

　DSM-5 には DSM-IV の特定不能の摂食障害に取って代わる2つの新しいカテゴリーがある．

- 他の特定される食行動障害または摂食障害は，この診断分類におけるどの障害の基準にも適合しない症状型の特殊な変異型を含んでいる．これらには以下のものが含まれる：非定型神経性やせ症（正常範囲の体重である神経性やせ症）；頻度が低い，および/または期間が短い神経性過食症（過食と代償行動が週1回未満および/または3カ月未満の期間である神経性過食症）；頻度が低い，および/または期間限定の過食性障害（過食が週1回未満および/または3カ月未満の期間である過食性障害）；排出性障害（過食なく繰り返される排出行動）；夜間食行動異常症候群（睡眠から覚醒後あるいは夕食後に繰り返される過剰な摂食）．

- 特定不能の食行動障害または摂食障害は，臨床的に意味のある苦痛や障害を引き起こす食行動障害または摂食障害の症状が診断分類におけるどの障害の基準も完全には満たさない場合の診断として与えられる．これは，もしその障害が

他の診断の基準を完全に満たさないとする理由が与えられない場合、あるいは十分に有用な情報がない場合につけられる．

摂食障害診断の全体的優先順位は，異食症を除くすべての診断で定められている．優先順位は，神経性やせ症，神経性過食症，回避・制限性食物摂取症，過食性障害，反芻症の順である．この優先順位により，適切な治療が異なった診断の経過や転帰に基づいて実施されることを保証する．神経性やせ症は最も高い死亡率と大きな医学的危険性があるため，順位の最上位に位置づけられる．すなわち，他の食行動障害または摂食障害に加えて神経性やせ症の基準が満たされるならば，やせ症の診断のみが下され，治療の必要性が強調される．同様の手順が優先順位に従ってそれぞれの診断にも行われる．

診断を深める

異食症
Pica

マニュアル ➡ p.323
手引 ➡ p.161

ペーターは6歳の少年で，すべての鉛筆から消しゴムが消えていることに母親がまず気づいた．母親はペーターが消しゴムを食べているところを見たことはなかったが，彼の姉がその行動を母親に伝えた．ペーターは3歳のときに自閉スペクトラム症と診断されており，母親は消しゴムを食べることは彼の発達の遅れと関連しているのではないかと考えた．母親は彼が食べないように消しゴムを隠そうと努めたが，その後本の端に噛み跡があることに気づき，またアクション人形のおもちゃから足がなくなっており，その端に沿って歯形があることに気づいた．彼の自閉症と関連したコミュニケーションの困難さゆえに，母親はペーターにそれらのものを食べてはいけないと説明することが難しく，母親がいろいろなものを遠ざけておいたときは，彼は代わりの新たな食べ物を見つけたようであった．物品をしきりに強迫的に食

べることが破壊的になりつつあること，食事を食べることへの興味の喪失と関連しているよう見えること，それが彼の栄養状態に影響するであろうと母親が認識して，その数カ月後母親が彼の治療を求めてきた．

異食症はしばしば自閉スペクトラム症または知的能力障害の診断がつく子どもに報告される．これらの子ども達はコミュニケーションをとることが難しいため，しばしば自身の摂食行動についての心配を表現することはなく，両親がその行動についての情報を提供する．きょうだいは，遊んでいる間近くにいることが多いことや，子ども達はしつけが怖いため両親から摂食行動を隠すことがあるという事実から，実際の行動についてより多くの情報をもっているかもしれない．非食品摂取は自閉スペクトラム症の文脈の中では普通であるかもしれないが，異食症の診断や治療は，摂食行動が適切な栄養の欠如，中毒，腸閉塞などの潜在的な医学的問題につながる場合には重要である．

診断へのアプローチ

異食症のある多くの人は，非食品摂取から胃腸の合併症を起こした後にプライマリケアの内科医から紹介され治療を受けに現れる．彼らが罪悪感や羞恥心を感じているか，あるいは（子どものために）非食用物品の摂食により過去にしつけを受けたことがあるために，彼らは一般的に非食用物品の摂食を隠しているであろう．障害を隠すという性質のために，評価には，可能ならば，両親や家人からの追加の情報を含むべきであり，すべての診断面接の質問は注意深く，しかも判断をすることなしに行われるべきであろう．

異食症は非栄養の非食用の物質（例：氷，泥，チョーク，紙，絵の具，毛髪）を少なくとも1カ月間にわたって摂取したことが報告されたときに診断される．多数の人が通常非食用物品の典型的な種類を摂取することを報告しているが，さまざまな物質を摂取する人もいる．種類のいかんにかかわらず，非食品摂食の期間と頻度を聞くことは

重要である．個人の発達水準は評価のためには重要である．結果として，異食症はしばしば2歳以前には診断されない．なぜなら幼児はしばしば口の中に物品や非食用の物品を入れるため，歯が生えて口での探索行動が終わるまでは，非食用摂取は異食症とみなされない．加えて，異食症の潜在的な診断を評価する際に，臨床家は文化的習慣についての深い理解が必要である．もし摂食行動が霊的，民間療法的な慣習といった文化の規範によって支持されるならば，異食症の診断は満たさない．

最後に，異食症の評価の際には，自閉スペクトラム症や統合失調症などの他の精神疾患の存在を考えるべきである．摂食行動が他の疾患でみられる程度を超えて集中的治療の関与が必要なほどに重篤であれば，そのときに異食症が診断される．この診断は一般に非食品摂取の重症度と頻度に関連し，十分な栄養の獲得といった他の機能の側面に影響を与える．

病歴聴取

ジュリアは5歳の少女で，スポンジを飲み込んだことで閉塞した腸をかかりつけ医が診察した後に紹介された．慎重かつ非断定的な聞き方で，面接者は彼女がしばしばスポンジを食べるかどうか，彼女が食べ物のほかに何か食べているものがあるかどうか質問する．彼女が恥ずかしがって母親を見ると，母親はこの数週間でスポンジがなくなっていることに気づいたと答える．また，洗濯をした後，彼女はジュリアの毛布の端がすり切れており，その切れ端がなくなっていることに気づいたと述べる．食べたものについて話しても何も問題はないよと念を押されて，彼女は紛失したスポンジを食べたことや毛布の端を噛み切って口の中で噛んでいたことを認めた．子ども達はしばしば問題の持続期間について話すのが下手であるため，面接者は母親にスポンジや毛布の一部がなくなっていることに最初に気づいたのはいつか，その他ジュリアの摂食行動について疑いをもったのはいつかを特定するために尋ねる．面接者は，通常異食症に併存する発達の遅れや知的能力障害を評価するために，言語発達や社会的発達を含んだ，総合的な発達について質問する．母親はジュリアには発語の遅れがあったし，うまく視線を合わさなかったと伝える．ジュリアは自閉スペクトラム症についての評価を受けたことはない．非食用摂取が発達的に適切かどうか決定するために，面接者はおもちゃを口にすることなどの関連行動について質問する．母親はジュリアがおよそ2年前に口の中に何かを入れることはやめたことを述べる．このことは現在の食行動が発達的に不適切であることを示唆する．最後に，面接者はこのような型の食べ方を含むことのある家族の文化的慣習について尋ねる．母親はこのような慣習はないと答える．

異食症の人は知的障害のために，彼らの摂食行動について話し合うのは好きではなく，身体的にも可能でないこともあるので，両親や他の養育者から得られた情報は特に重要である．加えて，子ども達がたえず観察されていない可能性もあり，非食品摂取が他者に目撃されないこともあるかもしれない．したがって，行動についての他の証拠に頼ることが重要になる．例えば，なくなっている物や，便の中の物，または専門家が胃腸の異常を検査して発見する物体などである．ある子どもは過去に物品を食べたことで叱られたことがあるかもしれないので，彼らの行動を話しても叱られないと励ましたり安心させたりすることが，正確な情報を得るために重要である．

診断を明確にするヒント

- 診療録や養育者の報告を通して必要とされる付随情報を集めるなど，慎重な方法で非食用物品を食べる頻度と期間を評価すること．
- 非食品の摂取は，幼児やごく小さい子どもによくみられる口唇探索や歯生によるものではないということを確認するために，その人の発達水準を評価すること．
- 非食用物品の摂取に関する文化的規範の影響を

- 非食品の摂取における他の精神疾患の影響を調べること，およびその摂食の障害に，健康と十分な栄養を確保するための追加的集中的治療が必要かどうかを評価すること．

症例検討

　ハリントンさんは25歳の妊婦である．彼女は過去に摂食における障害を経験したことはなかったが，妊娠期に氷を食べたいという強い衝動をもち始めた．彼女は妊娠初期の2～3カ月間，カップを氷でいっぱいにし，定期的に氷を噛み砕き始めた．彼女は持続的にぼりぼりと噛むために歯について心配するようになり，冷たさの感覚から痛みを感じた．しかし，彼女は氷を食べたい衝動を自分で抑制できるとは思えなかった．彼女はまた，泥や砂，または歯に対してじゃりじゃりするものは何でも欲しくてたまらないという．ハリントンさんの発達は定型的で知的機能も平均的であった．彼女は他のいかなる精神疾患もないと言う．彼女は非食用の物品の摂取に関するいかなる文化的慣習も否定する．

　異食症の成人のほとんどは知的能力障害を有するが，平均的な知能の妊婦もまた非栄養，非食用物品の摂取をすることがある．なぜ妊婦が非栄養物の摂取をするかは明らかでないが，ある研究者達はその行動が妊娠中のビタミン欠乏と関連しているという学説を立てている．異なる民族的背景の人における異食症の有病率についてはほとんど知られていない．ある人が非食品の摂取の宗教的慣習をもつ文化に由来している場合でも，本人がその摂食行動を文化的慣習と等価とみなさないのであれば，その行動は異食症の診断に当てはまるであろう．

鑑別診断

　異食症は，主に以下の3つの相容れない診断を除いて，他の診断と同時に診断することができる．3つの診断とは，神経性やせ症（非食品摂取が食欲を抑制するために使われる場合），作為症（非食品摂取が病気の症状を偽る手段の場合），非自殺的な自傷行為（針のような物質を飲み込む場合）である．

　異食症は胃腸の疾患が存在する場合に診断されるかもしれない，なぜなら非食品摂取が腸閉塞あるいは機械的な腸の問題などの合併症をまねく可能性があるからである．実際，医学的合併症が時に障害された摂食行動を発見する道となることがある．異食症は時にネグレクトや管理の欠如と関連しており，知的能力障害や自閉スペクトラム症とは広く関連している．また，時に統合失調症や強迫症の人でみられることもある．抜毛症や皮膚むしり症の人は，髪の毛や皮膚を食べるかもしれず，非食品の摂取が臨床上関与に値するほど十分重篤であるなら異食症になる．最後に，女性は妊娠中に奇妙な強い欲求に反応して異食症を発症させるかもしれない．

　鑑別診断において考慮すべき追加の疾患については，DSM-5を見よ．また，DSM-5のそれぞれの項目における併存症と鑑別診断の解説も参照せよ．

要約

- 異食症は，臨床的関与が必要となるほど重症の非食用物品を食べることによって特徴づけられる．
- 2歳以前の幼児は異食症と診断されないが，それは非食品を食べることが発達的に妥当であるかもしれないからである．
- 異食症の人は，もし摂食行動が直接に臨床的関与が必要となるほど重症の場合，もう1つ別の診断がつくかもしれない．
- 異食症はしばしば自閉スペクトラム症や知的能力障害（知的発達症）と併存する．

診断を深める

神経性やせ症/神経性無食欲症
Anorexia Nervosa

マニュアル ➔ p.332
手引 ➔ p.163

アンジェラは過去3カ月の間に20ポンド〔訳注:約9.1kg〕の体重減少が認められた14歳のアジア系アメリカ人の少女である．彼女は子ども時代のほとんどを通して体格指数（BMI）のパーセント値が25であったにもかかわらず，現在はBMIパーセント値が4である．彼女は摂食の問題があることを否定し，摂食の変化は単に健康になるための努力であったと言う．彼女は胃を壊すと言って乳製品を断ち，不健康であると信じるがゆえに，肉の摂取を減らした．彼女は"むかつく"，"脂っこい"という理由で，母親が夕食に用意した食事を食べることを拒否する．彼女の日々の食事摂取はしばしば小さな皿に入ったオートミール，フルーツ，ドレッシングなしの少量のサラダに制限されている．彼女は学校でクロスカントリーをやるが，最近では疲労感を感じやすく，みんなについていけないことを報告する．太ることへの恐怖について尋ねたとき，彼女はそれを否定したが，彼女は"健康的な食べ物"でさえ摂取量を増やすことを拒み，体重増加が見込まれることに不安があると示唆している．

神経性やせ症に広くみられることは，自分の行動のいかなる問題も否認する若者である．彼らはしばしば心配している両親とともに治療に現れる．その人の現在の体重について情報があり，さらに子ども時代の体重曲線があれば，低体重の基準を満たすことを決定するのに役立ちうる．体重増加の恐怖についてのDSM-5の基準は，その人が言語でそのような恐怖を表現することを必要としない．代わりに行動や健康体重まで増加することへの拒否によって恐怖の証拠が示されうる．神経性やせ症の人の中には食事制限の理由とされる胃腸の問題を報告する者もいるかもしれないが，"安全な"食べ物の摂取を増やすことへの拒否は体重増加の恐怖が実際に存在していることを示す．胃腸の問題は食事制限を説明するアジア系の人達に共通して引用される．さらに，食事摂取増加への拒否は，その人が低体重の重大さを理解していないことの証拠である．

診断へのアプローチ

神経性やせ症の人はしばしば自ら同意してというより，むしろ両親や愛する人の熱心なすすめで評価に現れる．この理由によって，前歴についての相談や家族あるいは重要な他者との面接は表れている症状の正確な再現として重要である．この人達は3つの特定の診断基準を満たしていなければならず，下位分類や重症度の特定用語は付加的な情報を必要とする．

低体重という第一の基準の評価をするためには，その人の現在の体重と身長，現在の身長での最も低い体重，そして現在の身長での最も重い体重を知ることが重要である．これらの体重であったおおよその日付を知ることもまた役に立つ．もしまだ身長が伸びているのであれば，その型が有意に変化したかどうか決定するために，その人の典型的な成長曲線を知ることが重要である．成人では，低体重の一般的標準はBMI $< 18.5 \, \text{kg/m}^2$ であるが，例外があることもある．子どもや青年では，年齢や性別でみたBMIが5パーセント値より下で通常低体重とみなされる．成人の重症度の特定は体重に基づいており，以下のとおりである．軽度，BMI $\geq 17 \, \text{kg/m}^2$ 未満；中等度，BMI $16\sim16.99 \, \text{kg/m}^2$；重度，BMI $15\sim15.99 \, \text{kg/m}^2$；最重度，BMI $< 15 \, \text{kg/m}^2$．

第二の基準は，体重増加の恐怖であり，これはその恐怖についての質問を通して言語的，直接的に引き出しうるであろうし，あるいは体重増加を妨げる持続的な行動の現れを通して，つまりその行動を通して緩和される恐怖が示唆されるために，評価されうるものである．その人が治療中に体重が増加することについてどのように感じるのか尋ねることは有用である．神経性やせ症の大半の人は，彼らが体重増加の恐怖を認めるかどうか

にかかわらず，体重増加への抵抗を示すだろう．

第三の基準である，体形や体重の過大評価は，労働倫理や友情などのような，彼らが自らを評価するために用いる重要な側面の順位づけの中で，体形や体重をどこに位置づけるかという質問をすることによって評価することができる．体形や体重の過大評価をする人は，この順位づけの上位にこれらの項目を位置づける．身体心像の障害，あるいは現在の体重の深刻さの認識の欠如は，その人が現在の体重を受け入れられるかどうか，その人の理想体重はどのくらいかという質問を通して評価することができる．その人が全体的に低体重であるにもかかわらず，太っていると信じている体の部分について聞くこともまた役立ちうる．下位分類を決定するために，面接者は排出行動（自己誘発性嘔吐，または緩下剤・利尿薬・浣腸の誤使用），あるいは過食の有無を確かめるために質問するべきである．もし返答に躊躇するのであれば，食後にトイレに駆け込んだりごみ箱に大量の食べ物の包み紙があるのに気づいたことがあるかどうか，家族に質問するべきである．

DSM-5に述べられているように，「神経性やせ症における自殺の危険は高く，年間10万人あたり12人と報告されている．神経性やせ症のある人を包括的に評価する際には，自殺に関連した観念および行動，並びに自殺企図歴などを含むその他の自殺の危険要因の評価を含めるべきである」(p.337)．

病歴聴取

ジェシカは15歳の少女で，体重減少を報告するが，摂食に対する変化についてはふれない．面接者はあらゆる変化についてはっきりと質問する．患者は「本当に期末試験でストレスがあって，食べることを忘れていたの」と返答した．面接者は，ジェシカが食べることを忘れていたかどうか確認するために，忘れた食事を埋め合わせるためにほかの時間にはもっと食べるのかどうか質問する．彼女は「いいえ，私は少ししか食べられないというのがなんだか好きでした．ほかの人と違って，私は自分の空腹を抑えられると感じていたし，それを克服できたの」と答える．面接者は再びはっきりと，「それで，あなたの摂食の変化はストレスのせいに見えるのだけれども，自分自身が気持ちよく感じるので食物摂取を制限し続けているの？」さらに，面接者は体重や体形についてジェシカの気持ちを知る必要があるため質問する．「体重減少は重要だった？」ジェシカは「はじめはそんな風ではなかったようだけれど，でも私は体重が減ったことが好きだったと思う」と返答する．面接者は体重の重要性について直接的に質問する．「あなた自身について1人の人としてどう感じるか言うとしたら，あなたの体重はどれくらい重要ですか．もしあなたが，学校でどれくらいよい学生なのか，どれくらいよい友達なのかといったように，あなた自身を評価するために使うものごとすべてに順位づけしなければいけないとしたら，その中で体重や体形はどこにきますか」．ジェシカは「そうね，私はよい友達であることがより重要と言いたいところだけど，正直なところ，体重や体形はすごく重要．みんなそうじゃないかな？」と答える．面接者はさらに再び明らかにしていく．「つまり，あなたは体重や体形を最も上位に位置づけているということですか．もし0から6の尺度があるとして，0がまったく重要でない，6があなたの最も重要なものとしたら，体重や体形はどこにきますか」．ジェシカは「そうね，最も重要なものではないでしょう．けれども，確かに主要な側面だから，私は5と言うわ」と答える．

ある人の当初の食事制限が体重を減らすことへの願望とはっきり関連していないとき，体重減少や身体心像についての潜在的感情を評価することは重要である．はじめの体重減少は健康的であるかもしれないしストレスからきているかもしれない．鍵となるのは，現在みられる低体重の程度や体重や体形を患者の価値のどこに位置づけるかという，体重減少の最終的な意図を評価することである．もし患者が体重や体形が自己評価の主要な側面であると報告するならば，それは過度の影響を示している．さらに，当初の食事制限がストレ

スなどの別の理由であっても，続いて起こる食事制限は体重減少を持続させるための努力であれば，それは，なお神経性やせ症の基準に当てはまる．

診断を明確にするヒント

- 標準成長曲線とその人のそれまでの成長曲線の両方を照合することで，低体重の基準が満たされることを確実にすること．
- 直接的に体重増加の恐怖を評価する，および/または質問を通して，治療で体重増加することを望んでいるかどうかを評価すること．
- 望ましい体重，現在の体重についての考え，自己評価における体形や体重の重要性の程度についての質問を通して，身体心像の障害について評価すること．
- 体形や体重の過大評価のために，その人に自身を評価するために使う自己の側面の順位づけについて質問すること．体形や体重がそのどこに位置づけられるかをみること．もし体形や体重が主要な側面の1つであるならば，そのときにはこの基準が満たされる．
- 重要な他者や過去の病歴から追加情報を入手すること．

症例検討

ミラーさんは26歳の男性で，過去6カ月の間に30ポンド〔訳注：13.6 kg〕の体重減少があった後に治療のためにやってきた．彼は食物についての強迫観念，身体心像の障害，不安があったことを否定する．彼は，ガールフレンドが完全菜食主義者であり，彼が食べ方を変えれば一緒に食事をするのが容易になるため，完全菜食主義の食事に変わったという．彼は蛋白質をとるために多くの完全菜食主義者が選択できるものを好きではないし，そのため彼の食事は主に蒸した野菜や米であったと述べる．彼はすぐに体重が減り，スポーツを含めた普段の趣味を続ける活力を失った．ミラーさんははじめは彼の体重減少について褒められたので，それが彼の食事変化をさらに強化したと述べた．時間とともに，彼の摂食はより制限されるようになり，食物やカロリー計算に強迫的になり，ほかのことに集中することが難しくなった．

この症例はいくつかの理由で非典型的である．ミラーさんは男性であり，発症年齢は青年期の盛りを過ぎている．より年長の男性で神経性やせ症をもつ者は多くはないが，彼らは治療のために現れて，障害の基準を満たしうる．さらに，この男性の体格への心配や全般的不安は障害の発症に先行しておらず，これは出来事の順序が定型的でない．しかし，抑うつ，ストレス，食事の好みにおける変化のような，体格に関連しない理由で生じた食事制限は，しばしば当初の体重減少に対する他者の強化条件づけする言葉により，体格を意識する結果となる．この人々は，しばしばはじめは食物への強迫観念を否定するが，次第に彼らは他のことに集中するのが困難だと気づき，次回の食事やどれくらいのカロリーを食べることが許されるのかについて絶えず考えるようになると報告する．

鑑別診断

低体重そのものは，一般的な医学的疾患を含む多くの診断を示すであろう．しかし，医学的疾患によって低体重となる人は，典型的には低体重の深刻さに気づき，できるのであれば喜んで体重を増やそうとするであろう．うつ病は食欲不振や続いて生じる体重減少に関連しうるが，これらの人々は，やはり，しばしば体重を取り戻すことを望み，低体重を問題として認める．統合失調症や物質使用障害群は時に摂食行動の変化や低栄養と関連しうるが，これらの障害の人々は体重増加の恐怖をもたない．社交不安症（社会恐怖），強迫症，醜形恐怖症は食物や体格に関連した症状を呈するかもしれない．もしある人が神経性やせ症の基準を満たして，社交不安症または強迫症の摂食に関連した症状が示されるだけであれば，2つ目

の診断はつけられない．醜形恐怖症における体への関心が体形や体重に関連していないのであれば（例：その人が自分の鼻が大きすぎると感じている），追加の診断がつけられるべきであろう．神経性過食症は，過食や排出があり体重が低くない場合に適切な診断となるだろう．回避・制限性食物摂取症は，食事制限が身体心像の障害を伴わない場合に適切な診断となる．

　神経性やせ症の人は低栄養で反応の遅さや引きこもりが表れるかもしれないし，食べ物のある社会的状況から遠ざかることを望むかもしれない．食物や体重に関する強迫的思考は広くみられ，他人のために調理することを望むこともよくある．神経性やせ症の人はまた厳格で，規則に縛られ，危害を回避する傾向がある．ある人は過活動を示し，それが障害の前に起こっているかもしれない．家族が強く促したときに早期に治療に現れないなら，徐脈，起立性低血圧，あるいは骨密度の低下による頻繁な骨折により医療機関を訪れるだろう．

　鑑別診断において考慮すべき追加の疾患については，DSM-5 を見よ．また，DSM-5 のそれぞれの項目における併存症と鑑別診断の解説も参照せよ．

要約

- 神経性やせ症は，食物摂取の制限による正常体重を維持する能力の欠如によって特徴づけられる．
- また，強い体重増加の恐怖があったり，たとえその人が体重増加の恐怖を言語化しなくても，健康な体重範囲に達するための努力を怠ろうとするような，隠された体重増加の恐怖が示唆される行動もある．
- 神経性やせ症の診断には体重や体形の過大評価があることが必要で，自己価値を決定する際に，体重や体形を強調する位置づけをすることになる．
- 神経性やせ症における体重減少は単なる医学的疾患の結果ではない．

- 神経性やせ症の人は頻繁な過食や排出を行うかもしれないし，しないかもしれない．

診断を深める

神経性過食症/神経性大食症
Bulimia Nervosa

マニュアル ◉ p.338
手引 ◉ p.164

　サマンサは，毎日過食をして自己誘発性嘔吐を伴うとともに，食べ物や食べることについての強迫観念があるという 16 歳の少女である．彼女は朝食をとって，母親が仕事へ出かけた後にもっと多くの物を食べるという．例えば，彼女はメープルシロップのかかった厚いフレンチトーストを 5 切れ食べる．彼女はどんなにたくさん食べたかについての罪悪感や体重増加の恐怖から，後で嘔吐するという．彼女はその後昼食を食べるが，1 パイント〔訳注：約 473 mL〕のアイスクリームと一緒にヘルシーサンドイッチを食べ，その後で嘔吐する．彼女は時折嘔吐時に出血するという．

　典型的に，サマンサの神経性過食症は青年期後期に始まった．彼女は繰り返しの過食と代償行動，この場合は自己誘発性嘔吐を報告する．彼女は食べることについての恥ずかしさをはっきりとは報告していないが，彼女が過食の前に母親の出勤を待つという事実は，彼女がそのことについていくぶんか恥ずかしい感情をもっており，食べているところを見られたくないということを示唆している．多くの人は隠れて，あるいは 1 人で過食する．過食後の罪悪感は，過食による体重増加の恐怖のように，しばしば排出への動機づけとしてあげられる．嘔吐時の出血の現象は，食道裂傷のような医学的合併症の深刻な可能性を示唆しており，ただちに医学的評価のための紹介のきっかけとなるべきである．

診断へのアプローチ

　神経性過食症の人は，身体心像に関連したものを含むいくつかの点で，自己批判的な傾向にある．西洋文化によって示される痩身理想の内面化がしばしば認められ，それが体形への不満や否定的な感情を駆り立てるであろう．人々はしばしば過食を引き起こす高水準の陰性感情を報告する．自己批判的な性質のために，彼らはまた食べることについて秘密主義であったり恥ずかしさを感じたりする傾向にある．彼らはしばしば過食中に陰性感情から一時的に免れて安心すると報告するが，その安心は彼らがどんなに大量に食べたかということへの罪悪感や恥ずかしさに置き換えられる．罪悪感や恥ずかしさは，その後，いくつかの方法によって摂食の代償行動への強い衝動を駆り立てる．報告された過食エピソードが，状況を描写するにあたって客観的に大きいかどうかを決めることは難しいであろう．加えて，その人々は摂食について恥ずかしいと感じたり，および/または戸惑いを感じたりする傾向があるため，すべての過食エピソードが十分大きいかどうかを決めることは難しいであろう．

　代償行動には，嘔吐，緩下剤や利尿薬の誤使用，絶食，過剰な運動などがあることがある．嘔吐を誘発するための指を使用することで，結果として繰り返し歯が手にこすれて瘢痕になることがある．神経性やせ症のように，神経性過食症の人は体形や体重に過度な重点をおく．神経性やせ症とは違い，彼らの体重は正常か体重が多い範囲にある傾向にある．過食でないとき，彼らは食物摂取や脂質食品の摂取を制限する傾向にあるため，彼らはさほど肥満にならないが，肥満が生じることもありうる．

　医学的合併症は神経性過食症と関連しており，特に嘔吐や下剤乱用と関連している．耳下腺が肥大したり，明らかな歯の損傷をもたらすかもしれない．月経不順や無月経が生じるかもしれない．食道裂傷，胃破裂，不整脈はまれであるが，致命的になる可能性がある合併症である．胃腸問題はよくみられており，特に下剤を乱用する人に多い．神経性やせ症から過食症に変わる人々もいるかもしれない．過食・排出型のやせ症の体重増加が続く人は神経性過食症の基準を満たすかもしれない．加えて，神経性やせ症の制限型の中には体重の再増加があるとその後の過食と排出行動を発展させ，神経性過食症の基準を満たす人もいるかもしれない．

　DSM-5の記述にあるように，「神経性過食症では自殺の危険が高い．この障害をもつ人を包括的に評価するためには，自殺に関連した観念および行動，さらに自殺企図歴など，自殺に対するその他の危険要因を調べるべきである」(p.342).

病歴聴取

　オードリーは17歳の少女で，初めて過食を報告するときに，彼女はあいまいに言う．「そうね，私は2～3回はそれをしたわ」．面接者は最近起こった典型的な過食について彼女に質問することで，典型的なエピソードの概観をまず得ようとするかもしれない．患者は返答する，「ああ，私はシリアルをお椀1杯を食べた，そしてポテトチップスを1袋，リンゴ2個，クッキー数枚を食べたわ」．食べた量を明らかにしてそれが過食であることを確かめるため，面接者はポテトチップスの袋やクッキーの大きさについて質問する．オードリーは答える，「チップスはレギュラーサイズの袋だった――ファミリーサイズではなかったけれども，1人用の小さな袋じゃない．クッキーはチョコレートチップだった．私はその8枚を食べたと思う――箱の1列目を全部」．「食べている間，やめられない感じがする？」と質問すると，「ええ，ただやめられないだけ．特にチップスやクッキーのときはね」と患者は答える．ここで面接者は典型的な過食を確認し，それが基準を満たすことを実証するため，焦点を頻度に移す．「前の月は何度ぐらいこのような過食をした？」オードリーは答える，「おそらく週に1回か2回…そうね，たぶん先月は6回くらいかしら？」．面接者は以下の質問を続ける「それで2カ月前についてはどう？　その月も1週間に1回か2回過食を

した？」オードリーは答える，「ええ，ここしばらくそうだったと思う．たぶん 6 カ月間．はじめはほんの時々だったのだけれども，そのときからいつもそうなったようなの」．代償行動を評価するため，面接者はオードリーに体形や体重を保つために，または過食分のカロリーを減らそうとするために，自己誘発性嘔吐あるいは緩下剤や利尿薬の使用をしたかどうかについて直接的な質問をする．オードリーは答える，「私は何度か吐こうとした，けれどもそれがうまくできなかった．だから私は，たくさん食べた日にはもっと運動しようとだけ考えたの」．そのとき面接者は彼女の運動が過剰かどうかを，頻度，期間，強度について質問することではっきりさせ始め，運動が理由でオードリーがしないことが何かあるかを調査する．患者は「そうね，私は過食をする日に，友達との遊びの誘いを受け入れることができないと思います．そうしないと私はトレーニングして課題をこなすことができないだろうということがわかっているから」と答える．

　神経性過食症の患者を評価するときに，面接者ははじめにその行動が DSM-5 で記述されている十分なエピソードとなるかどうかを評価する必要がある．これが意味することは，過食では，食べ物の量が多くの人が同様の状況で普通に食べるよりも多いことや，その人が食べている間に制御できないと感じることを確かめるということである．代償行動としての方法が運動であるならば，面接者は，それが過剰であること，また食べつくされた物を代償する努力や体重増加を防ぐ努力であることを確実にしなければならない．多くの人々は一般的に体重を減らすために運動すると報告するが，神経性過食症と診断するには，この運動は過剰なものであり，不適切であり，または医学的助言に反するものでなければならず，その運動に駆り立てられ，強迫的であるという性質を示すものでなければならない．最後に，面接者はその行動が過去 3 カ月間にわたって少なくとも週に 1 回起こっていることを確かめなければならない．

診断を明確にするヒント

- 1 週間に 1 回の頻度の基準を満たすと報告された過食が，個人的な信念は極端だが実際の摂食量は普通というのではなく，客観的な過食であることを確実にすること．
- 頻度の基準を満たすすべての過食は抑制できないという感覚と関連していることを確認すること．
- 代償行動としての過剰な運動と見なすために，それが消費したカロリーを代償するための努力であり，さらに他の活動を中止したり喪失したり，および/または怪我をしてでも続けたりするなど，生活を意味のあるほど障害するものであることを確定すること．
- 過食や排出行動を報告する際に，患者はしばしばそれを恥ずかしいと思っており，彼らがもっと正直に話せるように評価中に共感を示すこと．さらに，他人が隠れた行動に気づいていたかどうかによって，追加の情報が役に立つことも立たないこともあるということを心にとめておくこと．

症例検討

　ウッズさんは最近離婚した 40 歳の黒人女性である．感情的になる夜中に，彼女は自分自身が食べ物で安心を追い求めていることに気づいた．"まわりにあるものは何であれ"食べると言い，一晩でパンの一塊全部を食べることもある．彼女は十分すぎるほど満腹したと感じた後，胃の具合の悪さを和らげるために吐き始める．彼女は最初過食でとったカロリーを帳消しにするために嘔吐することを否定したが，体重増加を経験せずにさらに食べたいだけ食べられるとわかると，定期的に排出行動をし始めた．頻繁な嘔吐に関連した歯科的問題について読んだ後は，嘔吐から下剤の誤使用に切り替えた．彼女は現在 1 週間におよそ 1 回過食をしており，それはたいてい週末に孤独を感じたときであり，その後に体を"空にする"た

め10錠の下剤を服用している．

　ウッズさんの症例では，障害の発症は青年期後期か成人期早期という典型的な発症よりもずっと遅かった．しかしながら，ストレスの強い出来事は障害の発症の引き金となりうる．嘔吐は代償行動として始まったわけではなかったが，月日の経つうちにそうなったことも注目される．成人期に発症した人は，それまで体重とずっと格闘してきたとすれば，体重が増加してしまうことをより恐れるだろう．加えて，おそらく自分のとる行動の否定的結果に気づいてしまうため虫歯などにならないようこの疾患中に現れる代償行動を変えようとするかもしれない．最後に，神経性過食症は白人女性でより多くみられるが，黒人を含む民族的少数集団でも起こる．

鑑別診断

　神経性過食症は，神経性やせ症の過食・排出型や過食性障害を含む他の食行動障害および摂食障害群と鑑別されなければならない．神経性過食症と神経性やせ症の過食・排出型の鍵となる違いは，現在の体重である．体重によって1つの診断から他の診断に移ることは一般的で，そのため現在の体重や行動を評価することは重要である．もし過食や排出行動が低体重の期間中にのみ起こるのであれば，神経性過食症の基準は満たされない．定期的な代償行動がない場合には，過食性障害の診断が与えられるかもしれない．いくつかの神経学的疾患または医学的疾患，例えばクライネ-レヴィン症候群のような疾患では，摂食行動への影響がありうるが，体形や体重への過度の関心は認められない．抑うつ気分は神経性過食症によくみられ，食べすぎの状態は非定型の特徴を伴ううつ病によくみられる．しかし，体形や体重への過度の関心や代償行動は神経性過食症の追加診断の外にあるうつ病ではよくみられるものではない．過食は境界性パーソナリティ障害の衝動行為として現れるかもしれないが，ここでもまた，体形や体重への過度な関心は認められない．

　神経性過食症の人はしばしば，健康的な人よりも高水準の陰性感情や抑うつ気分を報告する．彼らはたびたび体形への不満を述べ，彼らの体形や体重を調節するためにダイエットを試みた過去を報告するかもしれない．このダイエットが成功しないことがしばしば，食物制限の期間に続く過食や排出行動を含む，障害された摂食様式を導く．ある人々にとっては，過食が彼らの気分に密接に関連しているようであり，過食と排出行動の両方が彼らの気分を改善するために行われるかもしれない．他の人にとっては，食物への強い渇望や，摂食についての強迫観念があるかもしれず，それは摂食についての罪悪感や恥ずかしさと体重増加の恐怖を伴っている．このような罪悪感や恥ずかしさ，恐怖などは，代償行動に走る動機づけを高める．

　鑑別診断において考慮すべき追加の疾患については，DSM-5を見よ．また，DSM-5のそれぞれの項目における併存症と鑑別診断の解説も参照せよ．

要約

- 神経性過食症の人は，（平均して，1週間に1回の）反復する過食や代償行動がある．
- 過食エピソードは他とはっきり区別される時間帯に（例：2時間），大量の食物を摂食し，抑制できない感覚を伴っていなければならない．
- 体重や体形への過度の関心が存在しなければならず，それは自己価値の決定において体重や体形に重点がおかれていることを含んでいる．
- 代償行動は排出行動のことがある．それは自己誘発性嘔吐や過度の緩下剤や利尿薬の使用，絶食，過剰な運動を含んでいる．他の社会的活動あるいは仕事や学校での活動を障害しているか，または医学的な結果を起こして，機能的な欠陥があるときに，運動は過剰であるとみなされる．
- すべての症状は平均して3カ月にわたって少なくとも週1回起こっている．
- 神経性過食症の症状は神経性やせ症のエピソー

ド中に単独では現れない．言い換えると，その人が低体重ではなくやせ症の基準を満たさないときでさえ，過食や代償行動が存在しなければならない．

本章の要約

食行動障害および摂食障害群

食行動障害および摂食障害群のカテゴリーは，典型的な摂食様式における障害という特徴をもつ症状呈示を含んでいる．この障害は，異食症のような非栄養物質の摂取，回避・制限性食物摂取症や神経性やせ症のような食物摂取の全般的制限，反芻症のような反復的で異常な食物の吐き戻し，神経性過食症や過食性障害のような過食で構成されるだろう．すべてではないが，主として女性に生じ，身体心像の障害や体重や体形への過度な関心を含む障害もある．障害の大部分は小児期や青年期に発症するが，成人でも発症しうる．摂食障害による栄養的影響があるので，医学的評価は，医学的結果を評価し，障害された摂食の他の医学的原因がないことを確実にするために重要である．加えて，医学的合併症は非常に重症となりうるし，場合によっては死に至ることもある．実際に，神経性やせ症はすべての精神疾患の中で最も高い死亡率を示す．すなわち，迅速な診断と治療が重要である．

診断の重要点

- 摂食障害は一般に，主に女性に影響を与えると考えられるが，この優位性は神経性やせ症や神経性過食症にのみ当てはまる．過食性障害は女性でわずかに多いだけである．異食症，反芻症，回避・制限性食物摂取症は男性と女性に等しくみられる．
- 神経性やせ症や神経性過食症はともに，身体心像の障害や自己評価における体形や体重の過大評価を含んでいる．この障害は回避・制限性食物摂取症では認められず，その他の診断では存在したりしなかったりするかもしれない．
- 例外は存在するが，すべての食行動障害および摂食障害群の発症年齢は一般的に成人期以前である．神経性過食症や過食性障害の発症は典型的には青年期後期や成人期早期である．神経性やせ症の発症は青年期後期までと早い．異食症，反芻症，回避・制限性食物摂取症の発症はしばしばもっと若年である．
- 神経性やせ症はすべての精神疾患の中で最も高い死亡率を示す．それゆえ，神経性やせ症の診断は，十分な治療を保証するために，他の食行動障害および摂食障害群の診断に優先して下される．
- 青年期はしばしば摂食を隠したがり，自分の行動をなかなか報告しないかもしれない．加えて，過食や代償行動は人目を避けて行われるかもしれず，そのため両親や重要な他者は気づかないかもしれない．利用できるいかなる追加の情報でも得ることが重要であり，行動についての恥ずかしさや罪悪感を減らせるように，評価する際に批判せずに共感的でいるよう試みることもまた重要である．

自己評価

鍵となる概念：知識をダブルチェックしよう

以下の概念は，種々の食行動障害および摂食障害群に対してどう関連しているか．

- 体形や体重の過大評価
- 有意な低体重
- 体重増加の恐怖
- 過食エピソード
- 過剰な運動

同僚や指導者への質問

1. 摂食障害における医学的合併症を評価するときに，あなたはどの臨床検査を行うか．
2. 他の情報が持続的な食物拒否を示唆しているにもかかわらず，その人が障害された摂食行動を明らかにすることを拒否する際に，あなたはどのように診断を明らかにするか．

ケースに基づく質問

Part A

ジェニファーは胃部不快感のため，過去数カ月にわたって食物の摂取を制限していると報告する14歳のヒスパニック系の少女である．彼女はとても調子が悪いと感じるので，痛みを和らげられると期待して自分自身で吐こうとする．加えて，彼女は時々食事制限の期間の後にひどく空腹を感じ，過食を抑制できないようになり，続いて腹痛を防ぐための自己誘発性嘔吐をする．彼女は過去2カ月で20ポンド〔訳注：約9.1 kg〕体重が減少し，全体重が年齢，性別，身長に対して3パーセント値になってしまった．彼女は徐脈のために入院しており，持続的な食物拒否のため経腸栄養が必要である．

■この時点でどの診断を考慮すべきか

この時点で，ジェニファーは回避・制限性食物摂取症，神経性やせ症の過食・排出型，あるいは胃腸の問題の基準を満たすかもしれない．さらなる情報がこれら診断間の区別をつけるために必要とされる．

Part B

ジェニファーの医師らは腹痛のいかなるはっきりとした医学的基礎も見つけることができない．彼らは彼女が過敏性腸症候群であると信じている．医師らは不快感を減らすためにできることを提言したが，彼女は食物を拒否し続ける．経腸栄養を通して体重が増加した（10パーセント値まで）後，彼女は退院すると同時に，食物制限や時折の過食や排出をするという行動様式を再開させる．

■彼女は神経性やせ症や神経性過食症の基準を満たすだろうか

退院時には，ジェニファーはもはや神経性やせ症の診断としての低体重の基準を満たしていない．彼女は過食や排出行動を行っているが，頻度や期間が神経性過食症の診断基準を満たしているかははっきりしない．さらに，神経性やせ症と神経性過食症に関連する，身体心像の障害や身体心像重視の報告がない．

Part C

退院して経腸栄養が中止された後，ジェニファーの体重は再び減少する．彼女は体形や体重への関心を否定し，彼女の摂食様式はすべて腹痛によるものであることを報告する．しかし医師らは，過敏性腸症候群の大半の人は，いくぶんか不快感があるときでさえも，普通に食べることができることを報告する．

■どの診断が最も当てはまるであろうか

この持続的な食物制限は，ジェニファーの医学的状態からみて無理なく予測されるものを超えているようであり，経腸栄養を必要とし続けているので，ジェニファーは回避・制限性食物摂取症の基準を満たす．

Short-Answer Questions

1. 身体心像の障害または自己評価において体重や体形の過大評価を必要とするのは，食行動障害および摂食障害群のうちのどの2つの疾患か．
2. 過食とみなされる摂食エピソードに対し，必要な2つの特徴は何か．
3. 神経性やせ症と回避・制限性食物摂取症を区別する最良の方法は何か．
4. （異食症を除く）食行動障害および摂食障害群の診断の際の優先順位を書き記すこと．
5. 青年期早期から後期に発症し，しばしば過度な不安や危険回避の性質が先行している食行動障害および摂食障害はどれか．
6. 女性により多くみられるのは，食行動障害お

および摂食障害群のうちのどれか．
7. 異食症や反芻症の診断基準を満たすために症状が現れていなければならない期間はどれくらいか．
8. カテゴリー内で他の診断を付加的に診断することができる食行動障害および摂食障害群はどれか．
9. 回避・制限性食物摂取症は胃腸の問題とどのように異なるか．
10. 神経性やせ症と強迫症の両方はどんなときに診断することができるか．

Answers

1. 神経性やせ症と神経性過食症が，身体心像の障害または自己評価において体重や体形の過大評価を必要とする．
2. 過食は大量の食物と抑制を失う感情と関連する．
3. 神経性やせ症の人は体重や体形を過度に重要視し，身体心像においても障害がある．
4. (異食症を除く) 食行動障害および摂食障害群の診断の優先順位は以下のとおりである．神経性やせ症，神経性過食症，回避・制限性食物摂取症，過食性障害，反芻症
5. 神経性やせ症は青年期早期から後期に発症し，しばしば過度な不安や危険回避の性質が先行している．
6. 神経性やせ症と神経性過食症，およびより程度は低いが過食性障害が，女性により優位に生じる．
7. 異食症や反芻症の診断基準を満たすために，1カ月間症状が現れていなければならない．
8. 異食症は他の食行動障害および摂食障害群に追加して診断することができる．
9. 回避・制限性食物摂取症は胃腸障害が出現している際に診断することができるが，その摂取障害は直接的に医学的疾患によって説明できる以上のものでなければならない．さらに，身体症状を管理しているにもかかわらず，食物を摂取することに関する困難が長引く人がいる．
10. 神経性やせ症の診断基準が満たされており，意味のある強迫観念や強迫行為が食物や身体心像に関連していないものが存在する場合，強迫症の追加診断が考慮される．

14

排泄症群

Elimination Disorders

「娘がまだおねしょをするんです」
「息子が学校で下着を汚してきます」

　排泄症群は典型的には小児期早期に明らかとなり，しばしばその子ども自身と家族の重大な苦痛や挫折感と関連している．排泄症は小児科領域の最も一般的な関心事のうちの1つであるが，両親がその症状をしばしば報告しないのは，何もしてやれないと思い込んでいるためである．

　遺尿症，一般には"おもらし"といわれるものは，膀胱の排尿抑制能力が一般的に期待されるようになった後に生じる，制御不能な尿のもれである．その症状が**原発性**の場合，5歳（または，それと同等の発達水準）を超えてもトイレットトレーニングができていないもの，**続発性**の場合，6カ月間の完全に遺尿のない期間の後に起こる新しいおもらしエピソードである．尿失禁は持続的または間欠的であり，症状は夜間のみに起こるか，あるいは昼間にも起こる．

　遺糞症は意図的または意図せずに起こる便汚染であり，症状発現までに排便抑制能力を獲得していた（または獲得しているものと考えられた）子どもによるものである．遺尿症と同様，遺糞症の診断は，排便抑制能力が期待される時期以降にのみなされ，それは典型的に定型発達の子どもの4歳以上であり，原発性（トイレットトレーニングの失敗）あるいは続発性（排便抑制能力のある期間の後に症状が起こる）に分けられる．排便抑制能力は排尿抑制能力よりも低年齢で発達することが期待され，診断はしばしば4歳以後になされる．

　両疾患は生物学的要因と心理学的要因の複雑な相互作用と関連する．解剖学的異常や生理学的要因，例えば，慢性便秘，膀胱機能障害，糖尿病や尿崩症，大腸運動の機能不全（ヒルシュスプルング病など），尿路感染症などが鑑別診断として考慮されなければならない．明らかな解剖学的・生理学的な病理が認められない場合に，心理学的な要因，例えば，ストレス，児童虐待，抑うつ，不安が考慮されなければならない．この問題を友人やきょうだいに気づかれると，からかわれたりいじめられたりすることで，その子どもにとってはその症状は著しい苦痛の原因となりうる．排泄症群をもつ子どもは，友人達の前で"不慮の災難"が起こることを恐れて，しばしば夜間の社会的活動，例えば外泊を回避する．

　遺尿症と遺糞症の診断基準は，DSM-5においてもDSM-IVと同一のままである．主要な変更点は，両診断が「通常，幼児期，小児期または青年期に初めて診断される障害」という章から，「排泄症群」という診断分類のカテゴリーの一部に移されていることである．加えて，重大な苦痛の原因になるが，遺尿症や遺糞症の診断基準を完全には満たさない排泄症の症状特徴のために，「他の特定される排泄症」と「特定不能の排泄症」という診断が追加された．

診断を深める

遺糞症
Encopresis

マニュアル ➔ p.351
手引 ➔ p.169

　マイロは10歳の男の子で，便で下着を汚すという病歴のために地域の小児消化器専門医から紹介されてきた．その専門医はすでにそれらの問題に関する医学的原因は除外していた．現在は，完全な硬い便の排便エピソードが，ほとんどの場合は学校が終わったころの午後，およそ週に2回ある．さらに，彼はたびたび便をもらし，下着を汚す．彼は，"臭う"ことでいじめられるし，スクールバスの中や授業の終わりに便をもらすことが怖くて，学校を避けようとしていたと述べた．マイロは最初のトイレットトレーニングの里程標は正常範囲内であった．夜間の排便抑制は2歳半までに，昼間の排便抑制や排尿抑制は3歳でできるようになった．彼は夜間の遺尿は多くはなく，せいぜい1週間に1回程度であった．重篤なインフルエンザ性胃腸炎に罹患したあと，マイロは特に強く食事を制限して，その後便秘を生じた．マイロは排便習慣を維持しようと，下剤を飲んだり食事に気をつけたり（例：食物繊維を増やす）していたが，マイロの母親は，彼が肛門括約筋を締めたりつま先歩きをしたりすることから，故意に便を貯めているように見えたと述べる．母親は，マイロはトイレに行く必要性に気づいていないように見え，いろいろな知らせがあるのに排便の必要性をたびたび否定することに何度も気がついた．マイロは，強烈に排便したくなるか，便がもれ出てくるまで，トイレに"行く"必要性を感じないと言う．医学的評価で身体的な原因は除外されていたが，腹部の検査から大量の便が残っていることが明らかになり，排便は1週間に2回しかない．家族は，食事やサプリメントから規則的に食物繊維をとるようにさせていたがそれにはむらがあり，またマイロは野菜の摂取を増やすことに抵抗したと認めた．この他，マイロがトイレに便を出して汚れた下着を洗濯室の洗い物の袋の中に入れるよう期待して，マイロに恥をかかせたりこの問題を話題にするのを避けようとしてきた．

　両親と教師によると，マイロは内気で多少引っ込み思案な少年であり，同級生を避け，消化器症状を訴えて学校に行かなかったことがあるという．もっと小さいころ，彼には分離不安があったが，小学校の入学とともに解決したと母親が報告した．秩序破壊的または攻撃的行動を示したことはこれまでにはなかった．

　マイロが示す症状は，正常な排便に続いて起こる便秘の結果，合併症が生じたという病歴があり，かなり典型的である．正常な排便抑制の確立は重要である．なぜなら，それは現在の症状が便秘に続く二次的なものであり，排便を控えること，その後の直腸への便塊貯留，およびより大きなより痛みを伴う便塊を出すことへの恐怖による相乗効果を示すからである．より幼いときには普通に排便する能力があったことからこの困難の身体的原因を除外できるので，トイレ以外の場所に排便する頻度（月に1回以上）は，明らかに遺糞症の診断根拠となる．マイロには解剖学的，代謝的，内分泌的，神経学的異常を示唆する検査所見はなく，便失禁に関連する医薬品も服用していない．内気で，分離不安の恐怖があり，身体的愁訴があり，軽い登校拒否があることはすべて，高い水準の症状内面化と身体症状への注意がより痛みを伴う便通についての心配を悪化させていることに一致している．高繊維食や排便についての習慣をつける試みを継続するような発達的，家族内での課題が，しばしばより典型的な排便習慣を確立する努力を妨害し，これはマイロとその家族にも当てはまりそうである．

　小児消化器専門医への相談は，現在の便秘が薬物で対応可能なのか，さらに便をより安全に排泄させるために浣腸の使用がすすめられるのかを確立するために推奨される．直腸拡張の評価もまた，肛門バイオフィードバックなどのより積極的な対応が有用かどうか判断することに役立つし，マイロが排便の必要性を理解したり，下剤の使用で対処可能かどうかを理解したりすることを援助するうえで有用である．便失禁のある子どものほ

とんどは虐待を受けているわけではないことに留意したうえで，現在の虐待の有無を評価しておくことが重要である．

診断へのアプローチ

遺糞症の診断は，病歴，身体診察，検査データ，場合によっては画像診断に基づいてなされる．便失禁の身体的要因を除外するための徹底した評価がこの診断には必須であり，診断を確定するために不可欠である．一度も排便習慣が確立したことのない場合（原発性遺糞症）は，専門的な医学的評価が特に重要となる．遺糞症は，解剖学，代謝，内分泌，神経学的な要因，さらに物質の使用や乱用と関連する可能性がある．除外すべき最も重要な疾患はヒルシュスプルング病であって，これは腸管で適切な神経の働きが欠損していることと，便を通過させる必要性を認識し，適切に排便する能力がともに欠如した病気である．その他の症例では，炎症性腸疾患は重篤な便秘の原因となるかもしれない．慢性的かつ長期的便秘は，腸管の宿便を引き起こし，それが排出するのに痛みを伴わせるという点で，その影響は相互的に作用することがある．この疼痛を避けようと，子ども達は便を貯留する行動をとり，最も多いのは排便しないように外肛門括約筋を絞めたり，臀部や骨盤の筋肉を絞めたりすることである．結局，この便の貯留により便の結腸全通過時間を遅らせて，便秘を悪化させる．結腸が便塊で満たされる（巨大結腸）と，排便反射機構が障害され，その子どもに排便の必要を同定することをなくさせてしまう．遺糞症の子どもの大多数は排便衝動を感じることを否定する．より長時間，便が結腸の中に貯められると，便から吸収される水分はより多くなり，便はより硬くなり，排便はより疼痛を伴うものとなり，排便しない状況をさらに悪化させる可能性がある．遺糞症の診断は，便失禁の身体的原因が明らかになった場合にはなされない．

その他の問題があって，臨床家への紹介のきっかけとなることもしばしばで，また排泄に関するスクリーニングのための質問でさらに評価が必要となる問題が明らかになることがある．規則的な排泄習慣が確立された年齢と，なんらかの"不慮の災難"，つまり失禁の存在を尋ねることは重要である．注意深い問診で，期間，時間的関係，症状の重症度，寛解増悪要因，長期間排便が自立していたことがあったか（例：子どもは学校ではトイレに行くことを避けるかもしれないが，夏休みの間は正常な排便があると思われる）を引き出す．さらなる質問で，便秘症状の程度を評価すべきである．遺糞症の特定用語として「便秘と溢流性失禁を伴う」と「便秘と溢流性失禁を伴わない」がある．DSM-5 では便秘の定義をしていないが，身体診察と以下の質問で評価できる．あなたのお子さんは，まれに大きく，とても硬い便をしますか．あなたのお子さんは便が貯まっているようですか（便を我慢するような姿勢をとる）．あなたのお子さんはトイレを詰まらせるような大きな便をしますか．あなたのお子さんはどのくらいの頻度でトイレで便をしますか．あなたのお子さんはどのくらいの頻度で他の場所（ほとんど下着）に便をしますか．

適切な場所以外に便をする頻度や，それが起こる時間的関係を特定しておくことは重要である．ほとんどの場合，小児期と青年期の子どもは，日中の多くの時間にわたり便を貯めた後，午後の遅い時間に腸管が動く．体育の時間やスポーツ活動のようなより激しい運動をしている最中に，排便欲求を自覚する子どももいる．便失禁が間欠的か持続的か，また，特に便秘の状態であるにしても規則正しい便通がある状態かを判定しておくことは重要である．便秘それ自体の解消は，その努力が 6〜12 カ月の間維持されれば，しばしば遺糞症の有効な治療となる．重要な質問には以下が含まれる．トイレ以外で，あなたのお子さんはどこで排便をしますか．あなたのお子さんはどのくらいの頻度で下着に便をもらしますか（溢流性失禁）．夜間の遺糞症があるという証拠は何かありますか．あなたのお子さんはこれまでに便秘やその他の消化器疾患に対する治療を受けたことはありますか．あなたのお子さんは消化器科医に診てもらったことはありますか．もしそうなら，規則的な排便習慣の維持方法は何ですか．あなたのお

子さんはどれくらいそれらの習慣を守っていますか．どのくらいの期間それらの習慣は維持できていますか．あなたのお子さんが規則的に排便できた期間はありましたか．それらの期間はどのくらい続きましたか．遺尿症（夜間および/または日中の）の問題が重なっていますか．

別の重要な問題は，子どもがなんらかの薬を飲んでいるかどうかである．便秘がない場合，下剤の使用は遺糞症の行動の原因となりうるし，摂食障害の行動と関係しているかもしれない．養育者に対してトイレットトレーニングに対する方法と態度や便をもらしたときの反応について，さらに最近家族に変化やストレスがあったかどうかについて質問するべきである．子どもが社会的に，また学業的にうまくやれているのか．他に発達上の問題はないか（粗大なまたは細かい運動機能，学習，言語，成長）．ネグレクトや適切なトイレ設備を利用できないことに関する心配はないか．攻撃的，暴力的，あるいは退行的行動に関する心配はないか．問診者は注意深く，しかし直接的に，冷遇や虐待について尋ねるべきである．この診断には広範囲の併存症があるので，一般的な精神病理に関する質問は重要である．不安症群，気分症群，秩序破壊的行動症群に対しては特別な質問をするべきである．

病歴聴取

ある母親が，8歳の息子のコディが日中に便をもらすエピソードがあると述べた．問診者は，その期間，頻度，症状の性質を特定するために自由回答型の質問から開始した．最初の質問は母親に向けられたものだった．「その問題はどのくらい長く続いていますか．コディは便をトイレ以外のところでしますか，あるいは下着が汚れるように見えるだけですか．これまでに胃の不調，嘔吐，便秘，あるいは下痢を含む消化器の問題はありましたか．コディはどのくらいの頻度で排便をしますか，毎日ですか，あるいはもっと少ない頻度ですか．便は大きい，あるいは硬いですか．それらは排便時の重大な痛みの原因になっていますか．

問診者は続いてコディに向けて質問をした．「便秘があるといわれたことはある？ もしそうなら，それについて何をしたの？ 君は，今，便秘は問題だと思っている？ それにどのように対処してきたの？ 食事を変えたことはある？ 下剤や便を軟らかくする薬を飲んだことはある？ どのくらいの頻度でトイレで排便をする？ ほかにはどんな場所（例：下着，寝室のどこか）で排便をする？ 君がトイレに行きたくない場所（例：公共の場所，学校，特定のトイレ）はある？ どうしてそうなの，あるいは，どうしてそうではないの？ たまたまそれが起こったらどうなる？ トイレを使う必要性は知っているの？ それとも排便はただ"起こる"の？」．問診者は親にも尋ねる．「あなたのお子さんは彼がトイレを使う必要性を知っているようですか」．便をもらすエピソードの頻度は変異が大きいが，DSM-5 の診断基準を満たすには，連続した3カ月において少なくとも月に1回は生じている必要がある．

問診者は一般的な機能についても聴取すべきである．コディと彼の母親の両方に質問することは，その子とラポールを形成するためだが，同様に関連する問題についてより包括的な意味を得るためにも重要である．特に会話が苦痛を引き起こしているように見えるときは，親と子一緒の面接と，親と子それぞれ単独での面接とに分けることがしばしば有用である．判断を下さない共感的な態度が重要であって，それは便をもらしたことについて話すのはほとんどの子どもにとって非常に恥ずかしいことだからである．問診者は親に尋ねる．「コディは全般的にどのようにしていますか．学校ではどうですか．息子さんの教師は彼についてどのように述べていますか．彼の成績はどうですか」．問診者はコディに尋ねる．「一番の友達はいる？ 友達と一緒にどんなことをするのが好き？ 外泊したことはある？ 外に遊びに行く？ スポーツはする？ 何をする？ 家ではどう——両親やきょうだいと喧嘩するの？ ほかに心配していることはある？」．

この節で繰り返し述べているとおり，身体的原因を除外することはきわめて重要である．いくつ

かの重要な質問は前述したが，他にも次のような質問がある．「あなたの息子さんはこれまでに何か大きな医学的疾患に罹患したことや，頭部外傷あるいは脊髄外傷のような外傷を負ったことはありますか．何か医薬品や市販のサプリメントを飲んでいますか．彼は水をどのくらい飲みますか」．

DSM-5における遺糞症の診断は，便失禁の身体的原因を除外する必要があるにもかかわらず，比較的単純である．問診者はその子どもが4歳（または，それと同等の発達水準）以上かどうかを確認する必要があり，また症状が少なくとも3カ月にわたり月に1回以上出現していることを確認しておかねばならない．遺尿症とは異なり，遺糞症の診断基準は症状の頻度や意味のある苦痛または機能障害の存在を特定していない．最終的に，面接者は便失禁の症状をうまく説明するかもしれない医学的疾患や物質への曝露がないことを確認せねばならない．この疾患は便秘の有無がコードされるが，それはこの特定が治療に直接影響するからである．

診断を明確にするヒント

- 便失禁の身体的原因を除外するために消化器内科医に紹介すること．
- 便失禁の身体的原因がないことを前提に，便秘の病歴がいつから始まりどの程度持続しているか特定することに焦点を合わせること．
- 便秘および排便の規則性を維持する習慣について評価すること．家族が適切な食物繊維，水分，（必要な場合には）便の詰まりを減らす緩下法を継続しているかどうか確認すること．多くの症例では以下のことを助言すること．6〜12カ月の期間便秘を緩和するだけで遺糞症は解決できる．
- 便秘がない場合，行動の問題および/または不潔，または不適切なトイレ設備のような規則的な排便の負担となる環境を考慮すること．現在または過去の虐待について注意深く調べること．
- 微妙で議論しにくいことかもしれないが，子どもの養育には重要となる情報を得るため，家族に対しては注意深く共感的な接し方をすること．子どものほとんど，特に年長の子どもでは，便失禁に関することは特に目立った恥ずかしいものと経験している．

症例検討

コナーは反抗挑発症と秩序破壊的行動歴のある14歳の男の子で，非定型抗精神病薬の試行によって二次的に生じた有意な体重増加について心配して，児童精神科クリニックの外来を受診した．薬物の中断の後，コナーの増加した分の体重の大半は落ちたが，より反抗的で秩序破壊的行動と怒りの爆発の再燃を経験している．診察で，コナーはこれまで一度も規則的排便も夜間の排尿抑制能力も獲得していないことも明らかになった．彼は夜間の便失禁は経験がない．彼の両親は今回の診察の3年前に小児消化器専門医を受診させており，コナーの排泄は期待される標準値に達していないが，彼の排泄に関する困難は，広い視野でみると彼の"挑戦的"行動の一部であるとみなされると気づいた．彼は過去の診察の際に便秘症と診断されたが，彼の両親は失禁の身体的原因を除外するためのより意味のある検査が実施されたのかどうかについては確かでなかった．両親は便を軟らかくするため市販の緩下薬の使用を指示され，専門医を受診した後の1カ月間それに従った．両親はコナーに対し強いいらだちを示し，排泄の問題が生じると罰として汚れた下着を履かせておくなど，怒りをもって応じ，権利を剥奪した．この罰は皮膚に発疹ができるまで続いた．彼は最近は夜間の失禁のない期間が長くなってきて，最近は10日間近くは夜間にもらしていないが，この期間は何か毎日の日課や予定に変化があると乱されている．両親は目覚まし時計を用いたが，彼の夜尿の治療教育には奏効していないと感じていた．彼らは，これまで一度も便失禁に対する治療に取り組んだことはなく，これまでの治療関係において，それらの症状については評価や議論がされてこなかったと述べた．問診の中で，両親は家庭内

でのいさかいの少なくとも3分の1はコナーの失禁に端を発するものだったと述べた．いさかいは，これらの行動に対する両親の怒りか，または罰や権利の剥奪に対するコナーの反応かのいずれかであった．

診察のときには，コナーは彼の行動と排泄についての両方で，自分のことを説明することをとても恥ずかしいと表現する．活動的で，注意散漫な若い男の子であった．トイレは"嫌悪すべき"もので，または彼がトイレの個室に入ると他の生徒が彼をからかう（例：ドアの向こうからトイレットペーパーを投げこんだり，ドアをノックしたり，叩いたり，彼の名前を呼んだりする）ため，彼は学校でトイレに行くことを避けていると述べた．また，彼は常に便意に気がつくわけではないと述べ，母親は彼が便通があるときに，"ボーっとしている"あるいは"恍惚としている"と述べた．それ以外，彼は気分は良好で，吐き気，嘔吐，急な腹痛，疼痛を伴う排便はないという．家族はコナーを身体診察に連れて行くよう指示され，便秘や直腸の宿便はないことが明らかになった．彼らはまた，遺糞症や夜間の遺尿症の身体的原因を除外する徹底的な評価のため，小児消化器医の精密診察を受けるよう紹介され，その結果身体的には正常所見であった

コナーの示す症状は複雑であるが，非典型例ではない．というのは，彼の症状が一般精神科的評価の一部分として明らかとなる一方，それまでの治療の焦点とはならなかったからである．排便または排尿の抑制能力についての一般的な病歴がなかったことが特に懸念され，それはさらに排泄に関する問題の身体的原因，特にヒルシュスプルング病，炎症性腸疾患，代謝または吸収障害を除外するためのより深い評価を行う理由となる．

鑑別診断

遺糞症の鑑別診断は，便失禁の原因となりうる医学的疾患または物質の存在を除外することが中心となる．ヒルシュスプルング病，炎症性腸疾患，多様な消化器的問題，神経学的障害，直腸領域の感覚あるいは腸の排出制御を障害する脊髄損傷，下剤乱用や過量使用，代謝性疾患がある．医薬品への曝露は遺糞症に影響し，ほとんどは便秘の増加である．このように多くの医薬品が遺糞症の悪化と関係があるかもしれない．

遺糞症の子どもはまた，そうでない子どもよりも高率に医学的問題や行動上の問題を呈するかもしれない．限局性学習症，不安症群，抑うつ障害群，注意欠如・多動症（ADHD），心的外傷およびストレス関連障害群，これらはすべて遺糞症との併存症が高率である．病院環境では特に，他の医学的問題に対する治療を受けている子どもに遺糞症の評価がなされるべきである．

鑑別診断において考慮すべき追加の疾患については，DSM-5を見よ．また，DSM-5のそれぞれの項目における併存症と鑑別診断の解説も参照せよ．

要約

- 遺糞症の診断は4歳（または，それと同等の発達水準）以上の子どもになされるべきである．
- 遺糞症は，便失禁を引き起こしうる医学的疾患や薬物の使用がある場合には診断されない．
- 遺糞症には治療方針に重要な2つの特定用語：「便秘と溢流性失禁を伴う」「便秘と溢流性失禁を伴わない」がある．
- 遺糞症は，子どもの学業的，社会的，家庭での機能に意味のある困難をもたらしうる．

診断を深める

遺尿症
Enuresis

マニュアル ◆p.349
手引 ◆p.169

サリーは8歳の女の子で，夜間のおねしょの評価のため，小児科医のところに連れてこられた．

彼女は最近親戚を訪問して泊まったときのことをひどく苦痛に感じていた．いとこが，彼女がおねしょしたことに気づき，からかい始めた．サリーは3歳のときにトイレットトレーニングを開始し，彼女のお気に入りのマンガのキャラクターの入った"おねえさんパンツ"を履くことを面白がっていたようだった．彼女は昼間はおもらしをすることなく，一晩や二晩はおねしょをせずに過ごすことができるが，ほとんどの夜はもらしてしまう．夜間ずっと続けておねしょをせずに過ごした期間がなかった．サリーの両親は我慢強くいようと努力したが，仕事と家計にストレスを感じており，彼女がもらしたときには大声で怒鳴ることがあったと認めた．彼らは体罰は否定した．使い捨ての下着は高価であり，洗濯はほとんどサリーの母親が担っているが，最近仕事に復帰して，毎日シーツを洗濯する時間も気力もない．両親は夕方の水分制限はしておらず，サリーはフルーツジュースを飲むのが好きである．彼女は夕飯の際に大きなコップで牛乳を得意げに飲むが，それはいつも就寝2～3時間前である．家族らは夜間におねしょをしなかった日の報酬として，シールを貼る表とポイント制を導入したが，"効果がないようなので"数日で諦めた．サリーの身体所見は正常であり，スクリーニング尿検査も正常範囲であった．

サリーの症例はきわめて典型的である．つまり，彼女には昼間の遺尿はなく，何日かは夜間の遺尿もない．しかし，彼女は5歳以上で，完全に遺尿がない期間がこれまでなかった．すなわち，彼女は原発性の「遺尿症，夜間のみ」である．検査でも泌尿生殖器系，消化器系，神経系の異常は認められなかった．同様にスクリーニング尿検査においても尿崩症，糖尿病，あるいは尿路感染症の証拠はなかった．彼女の母親が仕事に復帰して，家族全体のストレスが強くなってサリーに影響しているようであり，両親は中立的で穏やかでいることや，時間があれば効果的であったと考えられる行動計画を一貫して行うことも困難であったようである．両親の欲求不満がある種の虐待を導いていないかどうかを評価することは重要であ

るが，遺尿症の子どものほとんどが虐待を受けていないことを強調しておくことは非常に重要である．

診断へのアプローチ

遺尿症の診断は，病歴，身体診察，検体検査結果，画像検査に基づいてなされる．注意深い病歴聴取によって，その期間，時間的関係，症状の重症度，増悪と軽快の要因，失禁のなかった期間がどれくらい続いたことがあるかを聞き出すことになる．日中に何回排尿するか．その子どもの腸管機能はどうか．遺尿症が夜間のみなのか昼間もあるのかどうか，失禁が間欠的であるか持続的であるか，そして何か他の泌尿生殖系，消化系，神経系の症状があるかどうかを確認しておくことは重要である．尿路感染症や他の医学的疾患の病歴はないか．その子どもが何か他の医薬品を内服していないか，または家にある医薬品を使用していないか，例えば利尿薬，リチウム，非定型抗精神病薬などの薬物である．養育者にはトイレットトレーニングに取り組む方法や態度，失禁が起こったときの反応，さらに最近家族に何か変わったことやストレスがなかったかについて尋ねるべきである．その子どもは社会的，学業的にどれくらいよくやっているか．何か他の発達の問題（粗大なまたは細かい運動機能，学習，言語，成長）はないか．医療者は注意深く，しかしはっきりと，冷遇や虐待がないかを尋ねるべきである．

身体診察は通常は精神科医よりも小児科医によってなされるべきであり，泌尿生殖器系，消化器系，神経系に焦点を合わせられるべきである．脊髄に関する隠れた病変を示すことがある背中の母斑や体毛を見るために背部も診察するべきである．膀胱の拡張や過剰な便塊を知るために腹部診察もなされるべきであるが，それは便秘を示唆し，しばしば遺尿症と関連する．

原発性の夜間の遺尿症の場合は，スクリーニング尿検査がしばしば唯一診断に必要な検査となる．結果に異常がなければ，さらなる検査は必要とならない．しかし，男児で尿路感染症がある場

合，女児で発熱性尿路感染症がある場合，または反復性の非熱性尿路感染症がある場合は，腎臓と膀胱の超音波検査が施行される．異常があれば，さらに排泄性膀胱尿道造影のような検査が必要となる．

昼間の遺尿の場合は，貯留や排泄の問題が隠されていないかを確認するために，もう少し検査を必要とする．臨床医は排泄後の残尿を評価するための膀胱超音波検査や，尿流出の質的・量的評価をするための尿流検査だけでなく，尿検査と尿培養を行うべきである．また，病歴や身体診察でのある種の特徴は，MRI 検査，経静脈的尿路造影，CT スキャンの必要性を意味するかもしれない．例えば，いつも"したたっている"状態は，異所性尿管を示唆するかもしれない一方で，係留脊髄症候群を示すことを疑わせる身体的特徴のあることがある．

病歴聴取

10 歳の息子のダニーが日中におもらしをすると母親が報告した．臨床医は，期間，頻度，症状の質を確認するために，自由回答型質問を始めた．「おもらしが問題となっているのはどのくらいの期間ですか．おもらしのない期間はありましたか．おもらしをしてしまうときには何が起こりますか」．遺尿症の子どもと両親は，典型的な場合には，完全に排尿の自立を獲得したことはなく，昼間はおもらしをしないが夜間におねしょをし続けていると述べるだろう．おもらしエピソードの正確な頻度はさまざまであるが，DSM-5 の基準を満たすには，それらは連続した 3 カ月間において週に少なくとも 2 回起こるか，**または**臨床的に意味のある苦痛，または社会的，学業的，家庭生活の領域における機能に障害を引き起こしていなければならない．

面接者はダニーとラポールを築くためだけではなく，この問題に関してより包括的な内容を得るために，彼と彼の母親の両方を質問に巻き込んだ．面接者は尋ねる．「ダニーは全般的にどのようにやっていますか．ダニー，学校はどうだい？ ダニーの先生は彼のことを何と言っていますか．ダニー，友達は何人いるんだい？ 親友はいるかい？ 友達とはどんなことをするのが好きかな？ お泊まりしたことはあるかい？ そうするかい？ 家ではどうだい？ 両親やきょうだいとなにか喧嘩する？ ほかのことで何か心配事はあるかい？」．面接の一部で子どもと親同席で話を聞くことは，子どもと親別々に話を聞くことと同様，しばしば有用であり，問診が苦痛になりそうなときは特に役に立つ．

面接者はまた尿失禁の原因になるかもしれない医学的疾患や医薬品に関して特定するための質問を行う必要もあるであろう．「ダニーは何か医学的疾患がありますか．けいれんはどうですか．糖尿病は？ 脊髄損傷は？ ダニー，何か毎日薬を飲んでいますか」．臨床医はその子どもが利尿薬，リチウム，または抗精神病薬を飲んでいないこと（または使用していること）を両親に確かめるべきである．

遺尿症の DSM-5 診断は比較的わかりやすい．面接者はその子どもが 5 歳（または，それと同等の発達水準）以上かどうかを確かめ，その症状が少なくとも週に 2 回，3 カ月間以上存在すること，**または**重大な苦痛や機能の障害の原因になっていることを確かめなければならない．最終的に，面接者は尿失禁の症状をうまく説明するような医学的疾患や物質への曝露がないことを確かめなければならない．しかし，急性尿路感染症の子どもや利尿薬を内服している子どもが，内服開始前や病気の存在前から遺尿症の症状がある場合には，遺尿症と診断される可能性があることは重要である．

診断を明確にするヒント

- 症状が原発性か続発性か，夜間のみか昼間のみか，持続的か間欠的かを特定すること．
- 尿崩症の除外のために有用な尿比重，糖尿病の除外に有用な尿糖，感染症の除外のための培養の必要性を確認するための細菌検査などの情報

を得るために，スクリーニング尿検査を指示すること．これらの疾患はいずれも遺尿症と関連する．

- 夜間の遺尿症よりも昼間の遺尿症のほうがまれであること，男性よりも女性により多いこと，隠された解剖学的または生理学的な原因と関連していることが多いことを念頭におくようにすること．
- 情報を得るために家族に対する繊細で共感的な取り組み方を維持すること．情報について家族と議論することは難しいかもしれないが，患者を治療するためには重要である．あたかも臨床家は完璧であって，原因となる要因としてストレスだけに焦点を合わせるのではなく，潜在的な身体要因を除外しようとしているのだ，と家族が感じていることが重要であることを考慮に入れること．

症例検討

ジョニーは13歳の男の子で，コントロール良好なインスリン依存性1型糖尿病と「注意欠如・多動症，不注意優勢に存在」があるが，小児科医に新しく始まった夜間の遺尿症について心配していることを告げた．彼はあまりに恥ずかしくて，どうして医者に診てほしいのか両親に言うことができなかった．彼はそれ以前は完全に失禁のない状態であったが，トイレットトレーニングにはいくらか困難があり，10歳まで完全ではなかったことを認めた．両親はアラームシステムを使い，効果が現れるには2カ月を要した．症状の再燃で彼は非常に困惑しており，もらしたことを隠すようになってから，かなりの長期間になる．彼はシーツ一式をもう一組購入することまでしており，両親が外出して自分でこっそり洗えるときまで，汚れたシーツを時々自分のクローゼットの中に隠しておく．彼は夕方水分をとることを積極的に避けるよう努力しており，昼間に排尿する必要が増えることがわかったので，カフェイン入りのダイエットソーダを飲むことも自発的にやめた．彼は家族で新しい街に引っ越そうとしていることが大きなストレスになっていると述べる．彼は自分自身のことを恥ずかしがり屋でインターネットゲームに興味があると述べ，中学校では友人作りに悩んでいるという．その他の点では，気分はよいと言い，最近の体重減少，多尿，食欲過多，口渇は否定する．彼はインスリンを全量きちんと使用しており，毎回の食事で炭水化物の点数を計算して，言われたとおりに血糖値を測定していると述べる．身体診察では特記すべき所見はなく，尿検査も正常の範囲内である．HbA1cは6.5%である．

ジョニーの症例は8歳を超えており，完全に排尿が自立した時期があったという点でわずかに非定型的であるが，これは続発性の夜間遺尿症の診断であることを示唆する．しかし彼は当初，原発性の夜間遺尿症であり，これはアラーム治療で解決した．遺尿症は小児期と青年期において注意欠如・多動症と合併することはよくある．インスリン依存性の糖尿病があるため，小児科医はジョニーの症例には，より注意深くかかわるのがよい．青年でそれまで血糖値がコントロール良好であった場合，10歳代で時々治療遵守不良となることがある．それは，彼らがより自立し，また自分達の仲間と"違う"ことについて葛藤するからである．尿への糖の流出は多尿として出現し，特に夜間に困難を伴う．この年齢では，民族や人種は診断や症状にそれほどの影響を及ぼさないようである．しかし，いくつかの文化圏では，子ども達はより早い時期からトイレットトレーニングを開始することが期待されており，他の文化的背景をもつ子どもよりも，より早期に医療機関を受診するかもしれない．より早期のトイレットトレーニングは，すぐに入手可能なおむつの不足やその費用としばしば関係している．発達的に，ジョニーはより自立した日常生活活動を（適切に）望んでいる．彼は両親が彼に高い期待を寄せていることを感じているのかもしれず，彼らを悩ませたり恥ずかしがらせたりしたくないのかもしれない．

鑑別診断

　遺尿症の鑑別診断では，尿意切迫や尿の産生増加の原因となりうる医学的な疾患または物質の存在を除外することが中心にある．除外すべきものは，例えば，未治療の尿崩症または糖尿病，急性尿路感染症，腟逆流，脊髄病変〔および怠惰膀胱症候群（尿回数減少型排尿症候群），排尿括約筋失調，ヒンマン症候群〕に伴う神経因性膀胱などである．非定型抗精神病薬，炭酸リチウム，利尿薬のような医薬品への曝露も除外しなければならない．

　遺尿症の子どもは他の子どもと比較して高頻度に行動上の問題を示すかもしれない．学習障害，言語発達の遅れ，粗大なまたは細かい運動機能の遅れなどの発達上の困難を示すかもしれない．他の発達の遅れをかかえた子どもの場合，その子の単なる暦年齢よりもむしろ発達年齢を決定しておくことが遺尿症の診断には重要である．

　遺尿症は，神経因性膀胱や多尿（排尿回数の増大）または切迫（例：未治療の糖尿病または尿崩症）を引き起こす一般医学的疾患が存在する場合，急性尿路感染症の最中，または抗精神病薬での治療中には診断されない．しかし，一般医学的疾患の発症前に規則的に尿失禁がみられる場合，あるいは適切な治療開始後に尿失禁が頑固に続く場合には，遺尿症の診断は妥当である．

　鑑別診断において考慮すべき追加の疾患については，DSM-5 を見よ．また，DSM-5 のそれぞれの章における併存症と鑑別診断の解説も参照せよ．

要約

- 遺尿症の診断は 5 歳（または，それと同等の発達水準）以上の子どもになされなければならない．
- 遺尿症は，多尿や切迫尿失禁の原因となりうる医学的疾患や医薬品の使用がある場合には診断されない．
- 遺尿症はその子どもの学業的，社会的，また家庭における機能に意味のある困難をもたらす可能性がある．

本章の要約

排泄症群

　遺尿症と遺糞症は小児期と青年期において特徴的に明らかになり，それを診断し治療することはきわめて困難なものとなりうる．数多くの医学的疾患や医薬品が便失禁や尿失禁の症状を引き起こしうるため，精神保健の臨床家は，全体の臨床像に影響する生物学的，心理学的，そして社会的要因を適切に特定するためには，医療提供者と共同して作業することが不可欠である．排泄症の子どもは，発達の遅れ，発語や言語の困難，学習障害，注意欠如・多動症，他の行動異常を合併しやすい．

診断の重要点

- 排泄症のうち，解剖学的異常，吸収不良症候群，内分泌学的問題，もしくは神経学的疾患が原因であると明らかになる場合はごく少数である．それにもかかわらず，医学的な評価は診断において決定的な要素である．
- 排便調節は排尿調節より以前に起こり，子どもは 4 歳（または，それと同等の発達水準）までに，毎回トイレを使って排便することができるようになるとされている．
- 夜間の遺糞症はめったになく，あるとすれば一般的には便秘による溢流性失禁と関係している．大半の症例では昼間に生じる．
- 注意欠如・多動症の子どもは遺尿症を経験する可能性が 30% 高い．この増加は不注意や衝動性というよりも，神経化学的な影響と関連しているようである．
- 夜間の遺尿症は，病歴，身体診察，スクリーニング尿検査に基づいて診断ができる．異常がなければ追加の検査は必要ないが，再発性

の感染がある場合には追加の検査が必要かもしれない．
- 昼間の失禁または遺尿症は，貯留もしくは排泄の問題として特徴づけられるかもしれない．注意深い病歴聴取と身体診察に加えて，尿検査，尿培養，膀胱超音波，尿流検査を行うべきである．

自己評価

鍵となる概念：知識をダブルチェックしよう

以下の概念は，種々の排泄症群に対してどう関連しているか．
- 便秘を伴う遺糞症と伴わない遺糞症
- 「溢流性」の便失禁
- 併存症との関係
- 便失禁の身体的要因
- 下剤の使用と禁忌
- 行動療法とバイオフィードバック法
- 夜間の遺尿症と昼間の遺尿症
- 原発性の遺尿症と続発性の遺尿症
- 深睡眠と夜間の遺尿症との関係
- 尿失禁の原因となるかもしれない医学的疾患と医薬品

同僚や指導者への質問

1. あなたはすべての小児期と青年期の子どもに，排泄症についてのスクリーニングを行うか．それとも特定の状況があるときにさらに詳細な病歴をとることにしているか．
2. 家族が子どもに出された医師の処方に従うことや，膀胱および/または腸管の衛生習慣を遵守することを，どのように確認するか．
3. ある患者が膀胱や腸管の排泄習慣について話すことに伴う不快感を，どのように乗り越えるか．
4. 遺尿症や遺糞症の診断をする前に，それらの医学的原因を除外するために，小児科医や家庭医と協力的に働く方法があるか．

ケースに基づく質問

Part A

デリアは 11 歳の少女で，便を塗りたくったり，浴室の洗面台の下の棚の中や下着に排便したりするために，養母と一緒に小児科医のところに来た．彼女の早期発達歴は概して不明であるが，彼女はネグレクトや身体的虐待の問題により，生物学的な家族から引き離されていた．身体診察で便失禁の身体的な要因は除外され，肛門の外傷も示唆されるものはない．彼女はこれまで一度も適切にトイレで大便を出したことがなく，しかも当初は遺尿症の状態であったが，彼女の里親家族と一緒になって以降は，昼間におもらしをしないように家族が協力してくれようとすることには応えてきた．彼女が週に何回かおもらしをする状態は続いている．彼女はトイレットトレーニングを行っており，家族はとても辛抱強くかかわっている．彼女は普通の大便を出し，排便の努力もしているが，養母は排便後に拭き取らないと説明している．家族は排便のスケジュールや，それを奨励するプログラムに従ってきたが，それは便失禁に対しては非常に限られた成功しかもたらさなかった．家族は緩下剤や下剤を使用せず，現在デリアは処方薬や薬局で手に入るいかなる薬も飲んでいない．医師は便秘を除外し，また家族はデリアの便は時々，適度に軟らかくて十分な量であると述べた．彼らは，彼女の便に血が混じることは認めていなかったが，便によっては軟らかくて粘液のような質感があったり，またはきれいだが不快な臭いがするときがあると述べた．デリアは時々排便の必要性を認識しているようで，浴室に隠れようとするがトイレは使わず，その代わりに洗面台の下で排泄することを好んでいる．排泄のこと以外では，家の中ではデリアは反抗的かつ攻撃的で，時には頭突きや自分をひっかく行動がみられる．彼女は自室に食べ物をため込んでいるのを見つけられたことがあるが，食べることはせずにただ腐るのを見守っている．彼女は学習に困難を伴い，このことは彼女の小さいこ

ろの教育歴にむらがあることと関係しているかもしれない．なぜなら彼女の家族は頻繁に引っ越しをしていたからだ．彼女はいくらか解離性の症状を示し，時々感情が平板になることがあったが，それ以外のときは反応がある．彼女の養母は明らかに思いやりをもって愛情深く彼女と強固な関係を作っているにもかかわらず，彼女とはラポールを形成するのが難しい可能性がある．例えば，里親家族の生物学的な子ども達が家に戻ってくるという変化があると，デリアは退行した行動をとる．

■デリアの症例の場合，小児科医はどのように診断を進めていくべきか

デリアは4歳以上であり，便秘の既往や便失禁の身体的原因はみられないため，彼女は「遺糞症，便秘を伴わない」といえる．行動を正常化する努力を継続しながら，同時に徹底的に診断評価を行っていくことは妥当である．小児消化器専門医によるさらなる身体的原因の評価が，これらの問題の身体的原因の評価のために妥当である．

Part B

デリアは身体検査で腸の炎症部位の存在が有意であり，これは潰瘍性大腸炎と一致した．さらに，彼女の排便習慣について調べると，彼女が好きな味であるにもかかわらず，ニンニクや刺激の強い香辛料を含んだ調味料に過敏であることが明らかになった．ステロイドを用いて治療したところ，排便調節に意味のある改善を認めた．しかしながら，適切に排便するという課題は継続している．

■小児科医はどのように治療を進めていくべきか

検査の結果により遺糞症の身体的な原因が示唆されるが，彼女の行動はこれらの問題が解決した後も続いた．家族は行動介入を一貫して行い，便で汚れるエピソードが起こったときにも大げさに反応することはなかった．家族は，デリアにも掃除を手伝わせるようにして，より十分な排便管理を実行した．時間とともにデリアは排便時に静かで1人でいることをより強く好むことに気づくことができるようになり，家の中では排便できるようになった．しかし家の外では排便することに困難が続いていたため，学校や公共の場へこれらの技能を広げられるように，さらなる行動療法を必要としている．

Short-Answer Questions

1. 典型的には子どもは何歳までに昼間の便失禁がなくなると考えられているか．
2. 遺糞症を呈している子どもについてはどの専門家に紹介すべきか．
3. どの医学的疾患を除外診断として強く考慮すべきか．特に正常な排便の自立を獲得したことのない子どもの場合にはどうか．
4. 遺糞症と併存する可能性のある精神科疾患を少なくとも3つ述べよ．
5. 典型的には子どもは何歳までにトイレットトレーニングができ，完全に"おもらしをしない"状態になると考えられているか．
6. 夜間の遺尿症を呈している子どもに行わなければならない検査は何か．
7. 尿失禁と関連した医学的疾患を3つあげよ．
8. 遺尿症と併存する可能性のある精神科疾患を3つ述べよ．

Answers

1. 典型的には子どもは4歳までには昼間の便失禁がなくなるものである．
2. 遺糞症を呈している子どもについては小児消化器の専門家に紹介すべきであり，神経内科や内分泌科にも紹介したほうがよいかもしれない．
3. 正常な排便調節機能を獲得したことのない子どもの場合，ヒルシュスプルング病を強く考慮し除外すべきである．
4. 遺糞症と併存する可能性のある精神的問題としては，限局性学習症，不安症群，抑うつ障害群，注意欠如・多動症，心的外傷およびストレス因関連障害群があげられる．
5. 典型的には，子どもはトイレットトレーニングをされて，5歳（または，それと同等の発達水準）までには完全に"おもらしをしない"状態

になるものである.
6. 夜間の遺尿症を呈している子どもに対しては,スクリーニング尿検査は必ず行うべきである.
7. 尿失禁と関連した医学的疾患としては,尿崩症,糖尿病,急性尿路感染症,神経因性膀胱があげられる.
8. 遺尿症と併存する可能性のある精神科疾患としては,遺糞症,注意欠如・多動症,睡眠障害群がある.

15

睡眠–覚醒障害群

Sleep-Wake Disorders

「眠りにつくことができない」
「彼のいびきはうるさい」

　睡眠障害は，満足のできない睡眠や日中の機能低下，またはその両方により明らかとなる．DSM-5の「睡眠–覚醒障害群」の章において，DSM-IVからいくつかの変更があった．これらの変更は，睡眠分断のさまざまな理由をよりはっきりと区別することを可能にし，睡眠専門医への紹介が必要な人を特定するのに役立つよう行われた．

- 以前は，不眠障害は独立した現象（「原発性不眠症」），または，他の疾患に関連したもの（「二次性不眠症」）と考えられることがあった．この原発性と二次性不眠症の区別は DSM-5 では削除された．
- 原発性過眠症の診断名は過眠障害に変更され，現在はその診断基準により高い特異性が含まれている．
- 同様に，「睡眠発作」や**情動脱力発作**（こっけいなことを聞くなどの陽性の体験が引き金となり，意識は保たれたまま筋緊張が消失すること）などの主観的な症状だけでなく，ヒポクレチンや REM 睡眠の発現のあり方などの客観的な生物学的指標も，ナルコレプシーの診断に必要になった．その他の特定用語はナルコレプシー症状と関連する他の医学的疾患に対応している．
- DSM-5 において，DSM-IV における呼吸関連睡眠障害の診断は，3 つの障害群に分割された．すなわち，閉塞性睡眠時無呼吸低呼吸，中枢性睡眠時無呼吸，睡眠関連低換気である．
- 概日リズム睡眠–覚醒障害群では睡眠相前進型

は含まれるが，時差型の特定用語は除かれた．
- 以前は，睡眠時遊行症や睡眠時驚愕症のように個々の睡眠時随伴症群に分割されていた疾患が，ノンレム睡眠からの覚醒障害にまとめられ，臨床的，病因的，疫学的な特徴をよりよく反映するようになっている．悪夢障害（悪夢症）は，期間や重症度だけでなく，合併しうる関連する医学的疾患，精神疾患，睡眠障害などを説明する特定用語を含むよう変更された．
- DSM-5 には，レム睡眠行動障害（睡眠時随伴症群の1つ）とレストレスレッグス症候群（RLS；むずむず脚症候群）の2つの新しい診断が追加された．
- 物質・医薬品誘発性睡眠障害は DSM-5 でもそのまま残されているが，物質としてタバコが追加された．
- 他の精神疾患に関連した睡眠障害群は削除された．
- 最後に，不眠，過眠や他の睡眠–覚醒障害群の診断基準を完全には満たさない患者に対して，臨床的に意味のある苦痛を経験している患者に適用できるよう，他のあるいは特定不能の診断を DSM-5 は含んでいる．

　睡眠の訴えは毎日の生活の中で広くみられる．ほとんどの人は，仕事の面接のようなストレスのかかる出来事があり，その数日前は眠れなかったという経験をしている．しかし，分断された睡眠は，既存の精神科的あるいは他の医学的疾患を引

き起こしたり悪化させたりする隠れた睡眠障害を反映しているかもしれない．睡眠の妨げは，非常に異なった睡眠障害を反映しているかもしれず，それらの多くには治療法が確立している．併発する睡眠障害を診断し対応することは，精神症状の軽減に役立ちうる．

いくつかの睡眠−覚醒障害は睡眠中のみに起こる．実際には，睡眠中に通常ではない行動が起こっていることに気がついていない場合もある．例えば，睡眠時遊行症型や睡眠時驚愕症型などの，ノンレム睡眠からの覚醒障害の子どもは，たとえその行動が両親をひどく不安にさせるものであっても，前の晩の混乱をまったく思い出せないかもしれない．

覚醒中に起こる症状によって特徴づけられる睡眠障害もある．例えば，レストレスレッグス症候群は，じっとしていることで起こり，動かすことによって軽減される下肢の自覚的な不快感という特徴がある．

睡眠障害は，しばしば精神科的疾患に併発して，その人のQOL（生活の質）を低下させる．睡眠−覚醒障害群と精神疾患に重要な相互関係がある場合には，併発している睡眠障害の診断は，慢性で再発する精神疾患の効果的な長期的管理のために非常に重要である．

診断を深める

不眠障害
Insomnia Disorder

マニュアル ➡ p.356
手引 ➡ p.173

アルバースさんは不眠の主訴で来院した32歳の女性である．彼女は以前，状況によるストレス因または旅行に関連した短期間の不眠があり，睡眠薬でよくなっていたが，この6カ月間，毎晩，睡眠薬を服用しても寝つくのに困難を覚えることが増えてきた．9カ月前，夜中に目が覚めて，仕事や間近に迫った結婚について心配するかもしれないと気にし始めていたが，最近では夜になるとはじめから寝つきにくい状況にまで進行した．今では昼間から眠りにつけないことを心配しており，夜を恐れるようになった．彼女は自分の睡眠不足のために，より怒りっぽくなり，集中力が減退し，仕事の能率を落としていると感じている．彼女は自分の睡眠を調整するために，社交的外出や早朝の会議を断り始めている．睡眠についてあまりにとらわれているので，かかりつけ医は不安を緩和するためにベンゾジアゼピン系薬物を処方したが，「私が心配なことは睡眠だけ」であるために，彼女はその薬を服用したがらない．

不眠障害は女性により多く起こり，成人期の初期に出現する傾向がある．しばしば不眠障害に先立って自然に解消した短いエピソードがあったと報告される．しかし，不眠障害の基準を満たすためには，問題のエピソードが少なくとも3カ月間持続しており，少なくとも週に3夜起こっていなければならない．アルバースさんの事例について鍵となる構成要素は，睡眠の確認が昼間の機能に有意の影響をもつものと受け止めており，睡眠についての彼女のとらわれと心配が大きくなったことである．夜半に目を覚ますことは誰にもありふれたことであるが，気に病んだりストレスを感じたり，眠るよう懸命に努力したり，日中の障害にとらわれることなどが，不眠症の人を分けることになる．睡眠の最中に覚醒するのは時には非常にストレスが強いものなので，中途覚醒を気に病み，夜のはじめに入眠困難にまでなる．アルバースさんがひどく不安を示すという事実は，しばしば不眠症の人々にみられる過覚醒の証拠である．しばしば併存する抑うつや不安もあるかもしれず，人によっては睡眠が唯一の心配だと述べる．最後に，不眠障害をもつ人々が催眠鎮静薬を使用することは一般的である．

診断へのアプローチ

睡眠に伴う問題を訴える人は多いが，重要なことは睡眠の問題のすべてが不眠症ではないということである．最初に考慮すべき重要な点は，その

人が睡眠について**訴えている**のか否かということである．例えば，患者の睡眠時間は短いが，それが苦痛になっていると思っていないこともある．その人の訴えが何であるか——入眠困難，睡眠の維持，早朝覚醒，あるいは，それらの複合的な問題なのか——を正確に同定することが重要である．なぜなら，この情報は他の睡眠–覚醒障害群の存在を示すかもしれないからである．その訴えが悪化するとはっきりわかる時間（例：「毎週日曜の晩になると翌週からの仕事が心配で寝つきにくい」）や，睡眠に影響を及ぼす場所（例：「私は休暇のときだけよく眠れる」）を同定できる人もいるが，その一方で，どんな状況であっても毎日睡眠の問題をかかえているという人もいる．

不眠障害の人達は，実際の睡眠時間を短く見積もり，客観的に記録される睡眠時間よりも夜長く起きていたと報告することが多い．一般的に，睡眠潜時あるいは就床後の覚醒時間が30分より長いと異常とみなされるのが通例である．同様に，不眠障害の人達は，昼間の症状の増加を言う．例えば，集中したり，複雑で目的を絞った任務をこなすのが困難になってきたと訴えるが，検査すると正常範囲内であることが多い．同じ結果を維持するためには以前よりも大きな努力をする必要があることを，困難さと認識されていることがあると考えられる．

不眠障害の人達がしばしば"興奮しているが疲れている"と表現するのは，彼らは疲労感を訴えるが，主観的，客観的な眠気の検査でも明らかな眠気がなく，たとえその機会があっても昼寝することができないということを意味している．その人達は心を落ち着けることなどできないと訴えることが多い．睡眠に関連した陰性の認知は，不眠障害をもつ人ではしばしば顕著になっており，それは睡眠の訴えで人々がもつ苦痛を浮き彫りにするのに役立ちうる（例：「もし私が今夜うまく眠れなかったら，明日の会議は悲惨なことになるだろう」）．彼らは眠れないことが行為にもたらす影響にあまりにも注意を払うようになり，その結果だけに注目するようになっているかもしれない．その人は睡眠困難に順応することがある．例えば，ひどい夜の後に寝坊ができるよう早朝の会議を断ったり，それに"間に合わせる"ため早めに就床したりするかもしれない．子どもでは，不眠は，寝室に行く時間への抵抗を示していることかもしれず，何回でも両親を寝室に呼び戻したり，夜中に目を覚ますたびに側についてくれるよう求めたりする．ポリソムノグラフィ検査は，不眠症の診断を行ううえで，臨床所見から呼吸関連睡眠障害群などの不眠症としばしば併存する他の生理学的睡眠障害が疑われる場合でない限り，必須ではない．

病歴聴取

35歳の患者が"不眠"を主訴に来院した．面接者は，その症状があった期間について尋ね，はっきりわかるきっかけは何かと尋ねる．その後，その問題の性質についての特性が得られる．「それは寝つきが困難なのか，睡眠維持の困難か，あるいはその両方ですか．典型的な1週間で，それはどのくらいの頻度で起こりますか」．

問題の正確な像を描くために，面接者はしばしば標的とされることのある睡眠衛生に焦点を合わせて，診断が導かれる質問をする．一晩の時間を追って順次質問していくことは有用である．「就床時刻は何時ですか．テレビと明かりとコンピュータを消して，寝るのが可能になるのは何時ですか．寝つくのにどれぐらい時間がかかると感じますか．一度寝入った後，起きますか．再び寝つくのにどれぐらいかかりますか．最後に目が覚める時刻は何時ですか．いつ寝床から出ますか．週末はその時間に違いがありますか．（意図的に）昼寝をするか，あるいは，（意図せず）うとうとしてしまいますか．睡眠の型でわずらわされていますか．眠りについて厄介なことは何ですか」．

以下の質問への答えは概日リズム睡眠–覚醒障害群を指摘する助けになりうる．「あなたは，自分が"夜型のふくろう"か，あるいは"朝型のひばり"だと思いますか」．いくつかの質問は，カフェインやタバコやアルコールなどの潜在的に睡眠に影響する物質使用の除外に役立ちうる．「眠るために薬を服用しますか．もしそうなら，何を

いつ服用しますか．あなたの睡眠に影響を及ぼすかもしれない物質を何か使いますか」．いくつかの質問は閉塞性睡眠時無呼吸低呼吸のスクリーニングに役立つことがある．「いびきはかきますか．眠っている間の呼吸が止まっているようだと誰かに言われたことがありますか．日中に眠気がありますか」．

不眠症の評価をする際に，睡眠の問題の特性を定量化することが役立つ．面接者が彼らの夜間のあらゆる側面について注意深く質問を行うことに関して，不眠をもつ人々は通常面接者の詳細に及ぶ関心を評価する．なぜなら，彼らはすでに自身の損なわれた睡眠に関与する可能性のあることをすべて精査してきたが，解決策を見いだすことができなかったため，細部にわたって睡眠について話し合いたいからである．夜のどの部分でより睡眠が障害されているかを明らかにすることは，他の疾患を考えに入れたり，除外したりすることについて役立ちうる．例えば，入眠困難はレストレスレッグス症候群（むずむず脚症候群）や概日リズム睡眠–覚醒障害睡眠相後退型によるものかもしれない．各睡眠障害に応じて治療法が非常に異なるため，これらの他の睡眠障害について考慮することが重要である．

診断を明確にするヒント

- 併発する睡眠障害や精神疾患がその人にも存在しているかもしれないことも評価すること．
- なんらかの側面で**昼間の機能の障害**についての訴えをその人がもっているかどうかを理解すること．
- 睡眠のために十分な時間を確保しているか評価すること．
- 睡眠の知識があるか，睡眠不足の悪い影響についてのとらわれがないか，睡眠と関連した不安がないか判断すること．

症例検討

ホールさんは，戦闘後の心的外傷後ストレス障害（PTSD）のある 38 歳の海兵隊員で，残存する睡眠の訴えを評価するために来院した．ホールさんは長時間曝露療法（prolonged exposure）の研究が終了した後の睡眠評価のために紹介された．彼の PTSD 症状はほぼ解決していたが，入眠困難と中途覚醒が続いていた．彼は戦闘配備されるまではまったく睡眠の問題を経験したことがなかったと報告した．しかし，戦闘配備中は夜間見張りに立ち，昼間眠らなければならなかった．そして現在も睡眠型が乱れたままだと彼は感じている．夜の睡眠不足を補うために，彼は頻回に仮眠をとり，日中の覚醒を維持するためにコーヒーを飲みタバコを吸う．睡眠不足が自分の子ども達との関係に影響することに悩んでおり，睡眠がとれないために職場に復帰するのが困難ではないかと心配している．

不眠症は女性により多いが，男性でもよくみられる．精神疾患のある人には不眠の併存も多く，不眠症と診断される人の 40〜50％ は精神疾患を併存している．以前は，不眠は精神疾患で二次的と考えられることがしばしばであったが，最近の研究によると──1 つの疾患が他の疾患に優位であるとか，因果関係があるというのではなく──同時発症するとみなすのがより正確だろうと示されている．うつ病の患者では不眠症は最も多く報告される残存症状であり，睡眠の症状が治療されずにいると次の抑うつのエピソードをきたしうる．

PTSD の人はしばしば断片化した睡眠を伴い，ホールさんには特に不適切な睡眠衛生（例：頻回の仮眠）と中枢刺激性物質の使用があった．さらに綿密な病歴聴取は，彼が物質・医薬品誘発性睡眠障害（彼は覚醒を高めるために大量の精神刺激薬を使用している）や概日リズム睡眠–覚醒障害群などの別の睡眠障害を併発しているかどうかを決めるのに役立ちうる．これらが彼の乱れた睡眠型を説明するかもしれない．不眠は在郷軍人の集団で非常によくみられる．

鑑別診断

不眠障害の鑑別診断には，生理学的に必要な睡眠の少ない人や睡眠の年齢に関連した変化など，正常な睡眠の変異が含まれる．状況に応じた急性の不眠は短期間であり，人生の出来事の変化によって生じる．週に少なくとも3晩起こり，臨床的に意味のある障害をきたしていても，3カ月という目印を満たさない場合は，他の特定される不眠障害と診断されるかもしれない．

ある人の不眠障害を評価する際に，概日リズム睡眠-覚醒障害群の診断が主診断として考慮される．概日リズム睡眠-覚醒障害睡眠相後退型は入眠困難を伴うためにしばしば不眠障害と誤診される．この人達は，典型的とみなされるものよりも遅くまで起きて遅くまで眠っており，彼らの社会的または職業的機能が障害されるようになる傾向がある．睡眠相が前進している人達は，夕方に強い眠気を訴え朝早く目が覚めると言うかもしれない．しかし，本人の自然なリズムにうまく合わせて床につくと，この人達は実際には入眠困難も睡眠維持の困難もない．同様に概日リズム睡眠-覚醒障害睡眠相前進型は，高齢者で朝早く目覚める人にみられることがある．この人達は，希望する時間よりも夕方早い時間から眠り，朝早く目が覚め，再び眠れない傾向がある．概日リズム睡眠-覚醒障害交代勤務型は，最近の交代勤務歴によって不眠障害と区別できる．

レストレスレッグス症候群（むずむず脚症候群）は，普通は下肢にくる不快感のために入眠または再入眠の困難として現れうる．不眠障害の人達は"寝返りをうつ"ことが多いが，レストレスレッグス症候群の人達は，じっと座っておられず，または"ひりひり"とか"虫が這うような"とか"脚がくしゃみをしそう"といった感覚が1日の同じ時間帯に起こるか，またはじっと座っていると起こり，体動によって改善する．

不眠障害の鑑別診断で考慮すべき他の睡眠-覚醒障害群には下記が含まれる．呼吸関連睡眠障害群は病歴のみから診断することは困難であるが，呼吸関連睡眠障害群の危険性を示す指標には肥満，いびき，無呼吸の目撃，日中の過度の眠気がある．ナルコレプシーの人では，その病態を過眠と特徴づけられる傾向があるが，時々不眠が併存することもある．睡眠時随伴症群は，特に本人が眠っている間に起こる出来事で特徴づけられ，当人は通常その症状のために目覚めたり，それを目撃した人から言われなければ，その行動に本人はたいてい気がつかない．物質・医薬品誘発性睡眠障害は，不眠障害と重なって生じることもあるが，これは物質または医薬品の急性中毒や離脱の状況で生じ，物質または医薬品の使用との時間的関係が認められる．

不眠障害は他の睡眠-覚醒障害や抑うつ，不安などの精神疾患に併発することがあり，さらに併存症としてはしばしば不眠障害に重複したり，寄与因子となったりすることがある．

鑑別診断において考慮すべき追加の疾患については，DSM-5を見よ．また，DSM-5のそれぞれの項目における併存症と鑑別診断の解説も参照せよ．

要約

- 不眠はよくある訴えで，その症状は寝ている間だけでなく，昼間の機能にも影響を与える．
- 不眠症は他の医学的疾患および精神疾患にしばしば併存する．
- 症状についての洞察を与え，どのように不眠が夜間に現れたかの詳細な病歴は，その人の問題の本質についての洞察を与え，今後の治療を指示するに役立つ．
- 診断には，概日リズム睡眠-覚醒障害や呼吸関連睡眠障害など，他の睡眠障害の除外が必要である．

診断を深める

ナルコレプシー
Narcolepsy

マニュアル ➡ p.366
手引 ➡ p.175

　アニーは受診歴のない6歳の女の子で，急性の行動変化の評価のために両親に付き添われて来院した．両親によると，3カ月前に扁桃炎にかかるまではいつもの様子だったが，それ以降それまでとは違ってしまったという．彼女は日中に起き続けていることができないようで，何か活動しているときや会話中でさえ，家でも学校でもしょっちゅう眠り込んでしまうと両親は述べる．彼女の夜間の睡眠も妨げられている．鮮やかで恐ろしい夢を見ているようで，その夢のいくつかに体が反応してしまい，彼女は夢で見ている何かから逃げようとしてベッドから落ちて軽い怪我をしてしまった．両親は，彼女が頭を支えきれずに，"だらり"としている――口を開けたままで――ように見えることにも気づいていた．あるとき，父親が夕食時に冗談を言ったとき，ひどく笑ったために食べていたスパゲッティに頭を突っ込んでしまったこともあった．同様の家族歴はなく，きょうだいも健康であった．

　夜間のポリソムノグラフィの結果，無呼吸低呼吸指数（AHI）は0.5回/時で，レム睡眠潜時は15分であった．翌日の睡眠潜時反復検査（MSLT）において，入眠時レム睡眠期は5/5で睡眠潜時は6分であった．古典的症状が認められたため髄液検査は実施されなかったが，アニーのヒト白血球抗原型（HLA）は *HLA-DQB1*60:02* が陽性であった．

　アニーは古典的な突然発症のナルコレプシーを示している．活動していることでも耐えられない短時間の過度の眠気があり，古典的情動脱力発作もあった．子どもでは病初期に筋緊張の低下を示すことが多く，両親はそれを"だらり"と表現するが，舌を突き出すような自動症があるのは子どもでは非定型的である．病気の進展に伴い，情動脱力"発作"がみられることもある．これらは通常，"楽しい"とか"驚き"などの陽性の情動を引き金として起こり，アニーの場合のように劇的なこともあり，またはその人が地面に倒れてしまうことさえある．ナルコレプシーの診断基準に含まれていないが，示唆するものとしてレム睡眠行動障害があり，これは恐ろしい夢体験に対応して動いているように見えるものである．ナルコレプシーの人々によくみられる症状に，睡眠麻痺や入眠時や出眠時の幻覚があり，覚醒にレム睡眠が混入していることを示しており，これはその人にとってきわめて妨げになりうる．

　DSM-5によると，ナルコレプシーと診断するためには正式な検査が必要とされている．夜間のポリソムノグラフィ検査は，呼吸関連睡眠障害群を除外することができるが，これらはナルコレプシーよりもはるかに頻度が高く，しばしばナルコレプシーと併存することもある．夜間のポリソムノグラフィ検査でレム睡眠潜時の短縮（通常90〜120分であるものが，15分以下となる）を示すことがあり，または昼間の睡眠潜時反復検査（MSLT）で2回以上の入眠時レム睡眠期があるとともに，平均睡眠潜時は8分以下を示さなければならない．ナルコレプシーの人の99%は *HLA-DQB1*60:02* が陽性である．しかし，このHLA型はナルコレプシーにあまり特異的ではない．ヒポクレチン−1の濃度低下（ヒポクレチン欠乏を伴うナルコレプシーの場合110 pg/mL以下）は，この診断を確定的にする．腰椎穿刺がヒポクレチン−1濃度測定のために必要である〔訳注：ヒポクレチンはオレキシンの別名〕．

診断へのアプローチ

　ナルコレプシーをもつ人は，正しく診断され適切な治療を受ける前に，うつ病，閉塞性睡眠時無呼吸低呼吸などの他の疾患としばしば誤診されている．ナルコレプシーの子どもの場合は，両親から過度の眠気のはっきりした発症時期を得られることがあり，しばしば発症は病気やワクチン接種に続いてで，幻視，恐ろしい夢の行動化，睡眠麻

痺，情動脱力発作など他の症状を伴う．その子どもは病歴のすべてあるいは一部でよく眠る．成人のナルコレプシーの場合は，特に症状が長年にわたって存在している場合には，発症時点を同定することはより困難であるかもしれない．青年や成人の場合は症状の発症は幼い子どもの場合ほど劇的でない．過度の眠気や睡眠の増加は早期のナルコレプシーの目印であり，その人は睡眠や覚醒状態を維持することが困難となるものの，時間が経つにつれて1日の全睡眠時間は年齢相当となる．成人では"睡眠発作"と表現することもある――その眠りから目覚めるまで寝ていることにさえ気づかない．夜間の睡眠は妨害され，不眠または生き生きとした混乱する夢を見て，それに体が反応して動くこともある．短時間の仮眠で通常は回復するが，これは必ずしもナルコレプシーに特異的なことではない．

　情動脱力発作もみられ，これはナルコレプシーの経過の初期にはより明確だが，ある人達ではあまり明確ではない人もいる（例：アフリカ系の人またはレム睡眠を抑制する医薬品の服用者）．情動脱力発作を伴う人達は，情動反応を抑えるために感情の幅を抑制することを学習し，それによって自分が苦しんでいる情動脱力発作を制限しているとも考えられている．情動脱力発作の人がレム睡眠を抑制する医薬品の服用を中止した場合，情動脱力発作の再発活発化をきたすこともある（**情動脱力発作重積**；status cataplecticus〔訳注：情動脱力発作が何時間も何日も繰り返し起こること〕）．

　ナルコレプシーの診断には検査による確認が必要であり，睡眠検査または腰椎穿刺のいずれかが行われる．終夜ポリソムノグラフィでレム睡眠潜時の短縮（≤ 15分）が認められるか，あるいは，昼間に睡眠潜時反復検査（MSLT）が行われることもある．後者の検査は，向精神薬を使用していない状態で，終夜MSLTに引き続いて行われるべきである．その人にはその日の昼間に，2時間おきに最大20分ずつ，5回の仮眠をとる機会が与えられる．各仮眠において，睡眠およびレム睡眠期の存在が評価される．その人が20分の仮眠の間にレム睡眠に入った場合，その仮眠は入眠時レム睡眠期とみなされる．2回の入眠時レム睡眠期と，平均睡眠潜時が8分以下でナルコレプシーの診断が確定される．代わりに，腰椎穿刺を行い，脳脊髄液中のヒポクレチン-1濃度を測定してもよい．

病歴聴取

　23歳の男性が「いつも疲れている」という訴えで来院している．面接者はその患者が"眠い"のか"疲れている"のかを明らかにすることを望むだろう．患者は眠気を感じており，眠気に完全に耐えられなくなることがたびたびあると答える．面接者は，メモを書いたが思い出せない，書いたものが意味をなさない，運転しているときに覚えていない時間があるといった自動症の行動について質問する．次に面接者は情動脱力発作について尋ねる．「これまで筋肉の力が抜けたり不安定になったりしたときがありますか」．患者が肯定した場合には，さらに「その症状の原因と思われることは何ですか」と尋ねる．情動的なきっかけが起こっている場合，どのような種類の情動か（すなわち，陰性か陽性か），どのくらいその症状が続くのかを聞くことが重要である．

　睡眠麻痺の症状を引き出すために，面接者は「眠りから目覚めて体が麻痺していると感じたことはありますか．それはどのくらいの頻度で起こりますか」と尋ねる．入眠時または覚醒時に関連する幻覚の病歴を引き出すためには，面接者は「他の人が見たり聞いたりできないものを見たり聞いたりしたことがありますか．それらは特別な時間に起こりますか．それは怖かったり混乱するようなものですか」と聞いてもよい．時間経過や症状を引き起こす要因と考えられることも，睡眠時間や使用薬物の徹底的評価と同様に，引き出しておくべきものである．その患者の日中の過度の眠気の原因となることのある他の睡眠障害についても除外すべきである．

　疲れを訴える人はしばしばいるが，この症状は非常に非特異的である．ある人が，眠気がひどい（例：目が乾く，まぶたが重い，あくびが出る，今

にも寝てしまいそうだなど）のか，疲れていると感じている（活力がない，"起きてすぐ動けない"など）のかを明らかにすることは有用である．なぜなら，眠気は睡眠に関連した呼吸や，睡眠不足，ナルコレプシーと関連しており，疲労感は不眠またはうつ病とより多く関連しているからである．過度な眠気がある人では運転中でさえ睡眠発作をきたすこともあるが，疲労感のある人は活動中には眠ってしまうことは少ないため，危険について評価することも有用でありうる．自動症の行動は，その人がうっかり眠り込んでしまうが，そのときに行っていた行動を続けようとしているものとしてみられることがある．情動脱力発作については，焦点を絞った，かつ自由回答型の質問が有用なことがある．ひどく怒ったり不安だったりするときに膝の力が抜けたり手に持っているものを持っていられなくなったりするとしばしば報告する人はいるだろうが，この症状は陽性の情動で引き起こされる情動脱力発作に典型的なものではない．また情動脱力発作の持続時間は典型的には数秒間であり，数時間続く脱力の報告も典型的な情動脱力発作ではない．時間関係について聞くことで，幻覚が入眠時あるいは覚醒時に起こるかが示されることがあり，幻覚に関する病歴が典型的に得られる．しかし，ナルコレプシー患者は睡眠−覚醒時間の不安定さがあり，それゆえ，昼間の眠気に関連した入眠時または出眠時症状もありうることを覚えておくことが重要である．

診断を明確にするヒント

- その人が睡眠と覚醒の維持ができないのかを知ること．
- その人に陽性の情動を引き金とした短時間の筋力低下があるか評価すること．この脱力は，頭を垂れたり，まぶたが重くなったり，またはよりはっきりと下肢の力が抜けてその人は座り込んでしまうことになる．
- これらの症状がどのくらいの頻度で起こるか，睡眠の不安定さがどのくらいの期間続いているのか尋ねること．

- 以下の検査で診断を確定すること．ポリソムノグラフィでレム睡眠潜時 15 分以下，MSLT で平均睡眠潜時 8 分以下および 2 回以上の入眠時レム睡眠期，または脳脊髄液中のヒポクレチン−1 濃度測定

症例検討

　ピッケルさんは 35 歳の黒人男性，元海兵隊員で，持続性の昼間の過度の眠気のために精神科医から睡眠外来へ紹介された．ピッケルさんは長距離トラック運転手として働いており，人が道路の上にいるように見えたり，道路が曲がって見えたりするといった知覚のゆがみを時に経験すると報告したために，まず家庭医から精神科医に紹介されていた．その精神科医はまた，彼の感情の幅が狭くなっており，夜間の睡眠が障害され，昼間に疲労感があることに気づいた．

　ピッケルさんはさまざまな抗うつ薬を処方されたが，昼間の症状の軽減はほとんどなかった．このほか入眠時の他の医薬品はピッケルさんの睡眠をいくらか改善した．しかし，もう幻視を訴えはしなかったが，昼間の過度の眠気は続いていた．そこで，睡眠の評価のために紹介された．

　評価の際に，ピッケルさんはいびきや目撃された無呼吸の病歴はないという．以前仕事をしていた時に睡眠時間が短いことがあったが，この 3 カ月間は短期の休職をしており，その間は少なくとも 8 時間眠り，頻回に仮眠をしているという．情動脱力発作，睡眠麻痺，睡眠時随伴症と一致する症状は否定する．医薬品を漸減してからポリソムノグラフィを行い，その結果，AHI は 7.8 で，レム潜時は 70 分であった．翌日の睡眠潜時反復検査において，平均睡眠潜時は 7 分で陽性あり，最後 2 回の仮眠で入眠時レム睡眠期を 2 回認めた．腰椎穿刺が行われ，ピッケルさんのヒポクレチン値は測定限界以下の非常に低値であった．

　ピッケルさんはナルコレプシーの患者の一例である．彼の職業は長距離トラック運転手であるため，この患者にとって鍵となる重要事項は安全で

ある．ナルコレプシー患者は強い眠気があるだけでなく，運転中でも，行動中に寝てしまっても行動を継続する自動症を伴うこともある．いったん適切に治療されると，ほとんどの患者は仕事に復帰できるが，ピッケルさんの場合は短距離運転手あるいは他の仕事に代わる必要があるかもしれない．ナルコレプシー患者は幻視があるために精神科的評価のために紹介されることがある．情動脱力発作を起こりにくくするために感情の幅を抑制することを身につけているので，時に抑うつを疑われる患者もいる．しかしピッケルさんは，尋ねられたときに情動脱力発作の病歴を否定しているが，これは珍しいことではない．アフリカ系の人々は，他の集団に比べて情動脱力発作の発現が少ないとの報告もある．しかし，病歴の長さやレム睡眠を抑制する医薬品の存在がこの患者の症状に影響しているかもしれない．ピッケルさんが選択的セロトニン再取り込み阻害薬とセロトニン・ノルアドレナリン再取り込み阻害薬を使用していたこともまた，情動脱力症状がない理由を説明できるかもしれない．多くの精神科的薬物はレム睡眠抑制作用があるため，ナルコレプシーの評価のためにポリソムノグラフィや睡眠潜時反復検査を受ける前に向精神薬を漸減することについて，可能ならば他の医療機関と連携することが重要である．ポリソムノグラフィ検査（≤15分）または睡眠潜時反復検査（2回以上の仮眠について）におけるレム睡眠潜時の短縮とともに情動脱力発作またはヒポクレチン欠乏のいずれかを伴う必要がある．ピッケルさんでは髄液検査で極端なヒポクレチン低値があり，これが診断を確定している．

鑑別診断

ナルコレプシーは，まず，オレキシン（ヒポクレチン）欠乏を伴わない過眠症と鑑別すべきである．この疾患の人達は同様に疲労感と眠気を訴えることがあり，しかも睡眠潜時反復検査における睡眠潜時の短縮や2回以上の入眠時レム睡眠期を伴うこともあるかもしれない．*HLA-QDB1*60:02* はこの疾患を区別するのに用いられることがある．

HLA型が陰性なら，その人にナルコレプシーがあることはきわめて否定的である．しかし，陽性の場合には，ヒポクレチン欠乏がある場合もない場合もあるかもしれない．腰椎穿刺により脳脊髄液中のヒポクレチン-1濃度の測定がこの診断を確定するであろう．

睡眠不足や不十分な夜間の睡眠は日中の過度の眠気のありふれた原因である．時には眠気が行動学的要因（例：親が常勤の仕事，学業や子どもの世話などのため忙しく，"十分な時間がない"）または概日リズムの不整合（例：睡眠相後退型の10歳代の人が午前2時まで寝つけないが，午前6時には起きて学校に行かなければならない，夜勤をして昼間眠れない交代勤務者など）によることもある．

呼吸関連睡眠障害群（すなわち，睡眠時無呼吸症候群）はナルコレプシーよりもはるかに頻度が高く，夜間睡眠が分断されるために昼間に過度の眠気を引き起こす．うつ病の人が過眠や疲労感に悩まされていることもあるが，眠気は典型的症状ではなく，情動脱力発作や睡眠麻痺や夢内容の行動化などの他の関連症状のいずれもないようである．変換症（機能性神経症状症）の人は長時間続く劇的な擬似情動脱力発作を示すこともあるが，その発作の間も諸反射は認めうる．これらの疾患の患者は睡眠潜時反復検査時で眠ったと主張するが，脳波所見では睡眠は明らかでない．子どもの場合，過度の眠気が行動学的問題または不注意としてみなされることがあるが，これらの子どもでは多動性は認められない．情動脱力発作，自動症，睡眠発作はてんかん発作と解釈されることもあるが，ある人に情動脱力発作がある場合でも，その人には意識があり，発作によって外傷を負うことはてんかんの人と比べて少ない．また，てんかん発作は感情刺激が引き金となることはない．脳波検査はてんかん性の疾患を除外するために助けとなりうる．舞踏病や連鎖球菌感染症（PANDAS）に関連した小児自己免疫性神経精神学的疾患は，ナルコレプシーを発症した子どもで考慮されることがあるが，それは特に急性の連鎖球菌感染後という状況で発症することがあるからである．統合失調症は，幻覚が存在するためにナルコレプシー

の人で疑われることがあり，ナルコレプシーに併存することがあるが，ナルコレプシーのみをもつ人は統合失調症の特徴である思考障害や陰性症状は示さないだろう．

鑑別診断において考慮すべき追加の疾患については，DSM-5 を見よ．また，DSM-5 のそれぞれの項目における併存症と鑑別診断の解説も参照せよ．

要約

- ナルコレプシーは睡眠と覚醒を維持することができないことで特徴づけられ，他の昼間の眠気をきたす疾患と重畳することがあるために，診断が困難なことがありうる．
- 情動脱力発作――陽性の情動で起こされる短時間の筋力低下は，この疾患の目印であるが，すべてのナルコレプシーの人に存在するわけではない．
- 終夜ポリソムノグラフィで示されるレム睡眠潜時が 15 分以下，または日中の睡眠潜時反復検査において睡眠潜時 8 分以下で，2 回以上の入眠時レム睡眠期が存在すればこの診断に役立ちうるが，これらは医薬品や断眠に影響されるだろう．
- ナルコレプシーの真の確定診断は，その人の脳脊髄液中のヒポクレチン–1 値が得られればなされうる．

診断を深める

閉塞性睡眠時無呼吸低呼吸
Obstructive Sleep Apnea Hypopnea

マニュアル ➡ p.372
手引 ➡ p.177

ジェリーさんは 52 歳の男性で，肥満症，高血圧，糖尿病，逆流性食道炎，勃起機能不全の既往があり，たまたま睡眠検査室がある建物で働いている．彼は昼間の過度の眠気の評価を受けることにした．これまでずっと激務と長時間労働をしてきて過去数年間は責任が大きくなって，コンピュータの前でしばしば眠り込んでしまうために現状を維持するのが困難である．仕事は楽しく退屈ではないが，昼間じっとしているときに覚醒を維持するのが困難だと感じている．ひどく疲れているために，帰宅時の運転中に眠り込んでしまうのではないかと怖れて，帰宅前に車の中で仮眠することもある．長年，一緒に寝るパートナーはいないが過去にいびきをかくといわれたことがあり，いびきで目が覚めることもある．

身体的検査で，血圧 150/90 mmHg，BMI 37，首まわり 19 インチ〔訳注：48.3 cm〕，修正 Mallampati スコア 4 点．ジェリーさんの終夜ポリソムノグラフィの結果，AHI（無呼吸低呼吸指数）は 54 回/時，最長無呼吸時間 69 秒，最低 SpO$_2$ は 70% であった．

ジェリーさんは閉塞性睡眠時無呼吸低呼吸の古典的な一例を示している．この疾患の素因である肥満があり，それと関連する併存症を多数もっている．閉塞性睡眠時無呼吸低呼吸の人の 60% に高血圧が認められうるし，この疾患がインスリン抵抗性の不全をもたらしうる証拠もある．胃逆流は睡眠中の呼吸努力の増大による可能性があり，勃起機能不全が閉塞性睡眠時無呼吸低呼吸と関連づけられている．ジェリーさんには，活動していないと眠り込んでしまうという日中の過度の眠気の症状があり，この人達は認知機能の不全（例：集中力，注意，実行機能の低下）を訴えることもある．いびき，無呼吸の目撃，いびきによる覚醒，（体位性の気道閉塞による）特定の体位での睡眠困難があると訴えることがある．ただし，一緒に寝る人がいない場合には，夜間の症状の聴取が困難なこともある．ジェリーさんの症例のように，身体的検査所見が閉塞性睡眠時無呼吸低呼吸を示唆することもある．ジェリーさんは高血圧，肥満，大きい首まわり，（挿管困難や睡眠時無呼吸の危険の評価に用いられる）Mallampati スコアに基づき口腔内気道の狭小化の証拠を示している．病歴や身体所見がこの診断を示唆しているかもしれないが，最終的な診断は終夜ポリソムノグラフィ検

査によって確定される．ジェリーさんはいわゆる重症閉塞性睡眠時無呼吸低呼吸（> 30 回/時）であり，有意に低下した酸素飽和度を伴っていた．ジェリーさんのような肥満患者の場合には，肥満低換気症候群を考慮すべきであり，二酸化炭素レベルの測定が望ましい．

診断へのアプローチ

　閉塞性睡眠時無呼吸低呼吸の人の評価には，病歴とポリソムノグラフィ検査が必要である．閉塞性睡眠時無呼吸低呼吸は，ポリソムノグラフィ検査による AHI が 5 以上であることに加えて臨床的症状があること，あるいは，臨床的症状に関係なく AHI が 15 以上であることにより診断することが可能である．病歴から引き出す症状としては，昼間の症状と睡眠中に起こる症状の双方がある．過度の眠気，疲労感，注意力の低下などの認知症状などを訴えるかもしれない．睡眠中の症状の報告には一緒に寝る人が助けとなりうる．例えば，いびきをかくことに本人が気づいていないかもしれないし，または睡眠中の呼吸停止があることなどは，他の人からの指摘がないと気がつかないかもしれない．この診断を支持するが，診断基準に入っていない症状には，睡眠中の発汗，睡眠分断，夜間頻尿，起床時の頭痛，口渇がある．併存疾患のうちのあるもの，特に高血圧，心血管疾患，胃食道逆流症，喘息，アレルギーなどは閉塞性睡眠時無呼吸低呼吸を示唆するものもある．呼吸関連睡眠障害群の素因となる身体的特徴とともに遺伝的素因もあるため，閉塞性睡眠時無呼吸低呼吸の家族歴はこの疾患の存在を示唆する．肥満，高血圧，鼻閉の証拠（鼻中隔偏位，鼻甲介肥大），扁桃肥大，Mallampati スコアが 3 点または 4 点，口腔・鼻腔・咽頭の狭小化をきたす顎の異常形態などの身体的検査での特徴は，この疾患の診断には含まれていないが，この疾患を疑わせる．男性は女性よりも閉塞性睡眠時無呼吸低呼吸の有病率が高いので，性別も考慮することが重要である．しかし，閉経後は男女とも有病率は同等となる．
　ポリソムノグラフィは診断に必要である．病院の睡眠検査室において（通常は外来患者として），または自宅において携帯型装置を用いて行われる場合もある．ポリソムノグラフィは，鼻孔または口腔の空気の流れまたは呼吸動作の欠陥とともに，入眠時刻，睡眠段階，いくつかのバイタルサイン（心拍数，酸素飽和度など）を計測できる．睡眠および呼吸の現象には，米国睡眠学会の定めた基準に基づいて得点が与えられる．

病歴聴取

　50 歳の患者が「いつも疲れている」という主訴で来院している．まず，面接者は，患者が経験していることが眠気（寝てしまう間際）なのか疲労感（気力の低下）なのかを評価する．次に，主訴の持続期間や重症度について聞く．一緒に寝る人から追加の情報をとれると助けとなるが，いない場合には，面接者は患者に「誰かにいびきをかくと言われたことはありますか．睡眠中に呼吸が止まっていると誰かに言われたことはありますか．あえぎや窒息感や息苦しさを感じて目覚めたことがありますか．起床時に口が渇いていますか．口を開けたまま寝ていると誰かに言われたことはありますか．夜中に水が欲しいために，ベッドの側に水を置いていますか」といった質問をする．
　典型的な夜を振り返ることも有用である．「就寝時間は？　寝つくまでにかかる時間は？　いったん寝てから，いつも目覚めますか．目覚める理由は？　夜何回目覚めますか．再び寝つくのにどのくらいかかりますか．朝何時に目覚めますか．起きたときに，さっぱりした感じか，あるいはもっと眠りたいような感じですか．起床時に頭痛はありますか．意図的に仮眠をとりますか．寝てはいけないときにうとうとしたことは？　運転中にあまり眠いために寝てしまったことはありますか．運転中の眠気のために事故にあったり，警告信号がなったりしたことは？　運転中に眠気を防ぐためにすることは何ですか．定期的に医療機関を受診する病気は何ですか．高血圧，冠動脈疾患，胃食道逆流症，喘息，アレルギー，抑うつおよび/または不安はありますか．家族で睡眠の問題のある

人はいますか」．

閉塞性睡眠時無呼吸低呼吸の人には眠気や疲労感が認められるが，"疲れた"という通俗的な表現を用いる傾向は非特異的でどちらの症状でも示している可能性がありうる．古典的には，閉塞性睡眠時無呼吸低呼吸患者は疲労感よりも眠気があるのだと考えられていたが，特定の集団（例：女性）では，疲労感をよりしばしば訴えるかもしれない．他の訴えと同様，面接者は持続期間，重症度，機能への影響を評価する必要がある．さらに，その人の眠気の程度を評価することは重要であって，特にそれが運転との関係があるので，いつもより眠気が有意に強いときに運転するのは交通事故の危険性を増し，睡眠障害をもつ人にとっての特別な懸念となっているためである．先に述べたように，睡眠中に観察される症状の報告で一緒に寝る人が助けになりうるが，そういう人がいない場合でも，過去に症状について言われていたかもしれない．1人の人の典型的な夜を見直してみることは，不眠症，概日リズム睡眠-覚醒障害群などの他の可能性のある睡眠障害を除外したり，閉塞性睡眠時無呼吸低呼吸の診断を支持する追加情報を得るために役立ちうる．例えば，ある人が夜5回トイレのために起きるが，すぐにまた眠れるなら，この様式は閉塞性睡眠時無呼吸低呼吸を示唆する．他に疾患を支持する情報としては，医学的疾患や家族歴も含めてよいだろう．

診断を明確にするヒント

- 肥満があれば閉塞性睡眠時無呼吸低呼吸を考慮すること．
- 睡眠維持の困難に加えて難治性の眠気，疲労感，集中や認知の問題の原因の可能性として睡眠で障害される呼吸を調べること．
- その人の睡眠中にいびきまたは睡眠中の呼吸停止が観察されているかを評価すること．これらは，閉塞性睡眠時無呼吸低呼吸を示唆するからである．
- 閉塞性睡眠時無呼吸低呼吸の存在を確認するために，ポリソムノグラフィ検査を使用すること．

症例検討

リッキーは6歳の少年で，両親とともに睡眠時無呼吸の可能性について評価してほしいと来院している．両親はインターネットで注意欠如・多動症について調べ，リッキーの現在の行動の問題が睡眠時無呼吸によって説明できるのではないかと考えた．リッキーは3歳のときに閉塞性睡眠時無呼吸低呼吸と診断され，扁桃を摘除され，約6カ月前までは，睡眠は有意に改善していた．両親は彼が大変寝相が悪く，ひどく動き回っていることに気づいている．また，寝ているときによく汗をかく．いびきはかかないが，大きな音で努力性呼吸をし，寝ている間は口からの呼吸のみのようである．教室で秩序を破壊し落ち着きがないために，他の点では進級できる条件を満たしていたが，幼稚園で進級できずにいた．

診察時にリッキーのバイタルサインは正常である．彼は過度に活動的で，診察中椅子から椅子へ飛び移り，診察台に登って，飛び降りようとする．彼を再び診察に向かわせるために母親の大変な介入が必要である．口呼吸しているのが観察される．鼻腔の評価の結果，肥大した甲介をもつ鼻中隔と高位でアーチ型の口蓋弓があり，Mallampatiスコアは3点である．終夜ポリソムノグラフィ検査の結果，AHIは7.5で，酸素飽和度は92％に低下している．

閉塞性睡眠時無呼吸低呼吸は子どもで認められるものは成人よりも少ないが，子どもでも確かに発症する．成人と異なり，子どもでは眠気は，傾眠よりも活動量の増大として現れる．特に自分の部屋のある幼い子どもの場合には，夜間の症状についての臨床的報告を得ることはしばしば困難である．しかし，子どもがいびきをかくこと，または苦しそうに大きな努力性の呼吸をするのを聞いている両親もいる．この子ども達は，睡眠中に頻回に大きく動き，普通にない姿勢で眠り，寝ている間にひどく汗をかくことがある．彼らは，同年

代の子どもよりも低身長のことがしばしばあり，おもらしをしなくなった後でも夜尿をすることがある．閉塞性睡眠時無呼吸低呼吸を見つけて適切な治療をすることで，夜尿を治療し，身長を伸ばし，症例の中には昼間の行動の問題も改善することができるものもある．リッキーは主に口呼吸をしていたが，これは鼻甲介の肥大（おそらくアレルギーによる二次性のもの）またはアデノイドの増殖による鼻閉があることを示している．まれに，扁桃組織の切除後にそれが再増殖する子どももいる．軟部組織構造を収めるための空間がより狭いことを意味するので，認められた高位のアーチ型の口蓋弓は呼吸関連睡眠障害群を示唆するものである．成人と同様に，子どもにおいてもポリソムノグラフィ検査がこの診断を確定するために必要である．子どもでは相対的重症度は成人とは異なり，成人よりも閉塞性睡眠時無呼吸低呼吸を診断するための呼吸関連事象の数値は低い（≥ 1 回/時）．

鑑別診断

閉塞性睡眠時無呼吸低呼吸は単純性いびきや他の睡眠障害と鑑別されるべきである．最終的には，ポリソムノグラフィが他の疾患から鑑別するうえで最も有用であるが，病歴のいろいろな側面が他の疾患を疑わせるのに役立つこともある．例えば，うっ血性心不全の病歴のある人に閉塞性睡眠時無呼吸低呼吸があることがあるが，中枢性睡眠時無呼吸（チェーンストークス呼吸）もまたあるかもしれない．同様に，大量の長期作用型オピオイドを服用している人は，中枢性睡眠時無呼吸の危険も高い．病的に肥満し，鎮静性催眠薬を服用し，または神経筋疾患や肺疾患を伴う人では睡眠関連低換気を考慮すべきである．ナルコレプシー，概日リズム睡眠－覚醒障害群，または過眠障害など，過剰な眠気をきたしうる他の睡眠障害も考慮すべきである．ただし，閉塞性睡眠時無呼吸低呼吸では，確かにこれらの障害と併存するかもしれない．

不眠障害が閉塞性睡眠時無呼吸低呼吸とともにしばしばみられる．不眠障害のある人は，眠気の客観的尺度では眠気ではなくより疲労感を訴えることが典型的である．彼らは睡眠に関して有意に強い不安を示す傾向もある．夜間パニック発作のある人は，閉塞性睡眠時無呼吸低呼吸患者とかなり重なる自覚症状（目が覚めたときの喘ぎ，窒息感，心拍動）を訴えることがしばしばある．しかし，この発作は昼間のパニック発作でもみられることが普通であり，頻度がより低く，過度の眠気と関連のない傾向があるだろう．上記のリッキーの場合のように，子どもにおいては注意欠如・多動症に似た症状（多動，不注意，学業不振など）を示すことがあるが，これは閉塞性睡眠時無呼吸低呼吸の治療により改善するかもしれない．物質・医薬品による症状が閉塞性睡眠時無呼吸低呼吸に似ていることもある．例えば，就寝前のアルコール摂取は筋緊張をより強く低下させて気道を閉塞させることがある．結局，ポリソムノグラフィ検査がこれらの疾患を鑑別するうえで最も有用であるといえる．

鑑別診断において考慮すべき追加の疾患については，DSM-5 を見よ．また，DSM-5 のそれぞれの項目における併存症と鑑別診断の解説も参照せよ．

要約

- 閉塞性睡眠時無呼吸低呼吸には，いびき，目撃された無呼吸（呼吸停止），睡眠中のいびきや喘ぎ，日中の過度の眠気，疲労感，または回復感のない睡眠などの特徴がある．
- 診断にはポリソムノグラフィ検査が必要である．
- ポリソムノグラフィ検査で AHI が 5 回/時以上であることに加えて，いびき，呼吸停止，過度の眠気，疲労感，回復感のない睡眠などの症状がある場合，または，症状の有無にかかわらず AHI が 15 以上である人の場合には，閉塞性睡眠時無呼吸低呼吸と診断される．
- 過度の眠気がある人では，運転中の眠気を検出することが重要である．

診断を深める

レストレスレッグス症候群（むずむず脚症候群）
Restless Legs Syndrome

マニュアル ● p.403
手引 ● p.184

　サンチェスさんは67歳の閉経後の女性で，冠状動脈疾患，高血圧，重症の睡眠時無呼吸低呼吸，および不安の既往があり，不眠症が悪化したという訴えで来院している．最近消化管出血の検査のため入院し，退院以来ずっと入眠するのが困難となったという．毎日夕方，いつも楽しんでいるテレビ番組を見ているときに，むずむずそわそわを感じ始めて，"じっと座っていられない"．立ち上がって歩き回らなければ，テレビの番組を全部見続けられない．立ち上がった後20分程度は問題ないが，その後またむずむず感じ始めてしまう．この感覚はベッドに入ってからも続き，疲れ果てて最終的にようやく眠り込んでしまうまで続く．この感覚を無視することはできず，痛みはないが，"不快で"，まるで自分の足がくしゃみをしなければという感じである．彼女は，同様なことが2回の妊娠中にもあったが，そのときはずっと軽かったと言って，心配している．体の動き以外に，この感覚を改善・悪化させるものは思い当たらない．同様の症状のある家族はいない．現在の処方薬にはアスピリン，抗うつ薬，利尿薬が含まれており，退院後に検査は受けていない．神経学的所見は正常で，睡眠時無呼吸は持続的陽圧呼吸療法（CPAP）でずっとうまく治療されている．

　レストレスレッグス症候群（RLS）は診断困難なこともあり，サンチェスさんの症例では睡眠病歴を完全にとることの重要性を強調している．彼女は"不眠"を訴えているが，より詳しくみると実際にはRLSに苦しんでいることを示している．この疾患は男性より女性で多く，頻度は妊娠中にしばしば有病率が上昇することのためである．鉄欠乏との関連もある．このことは妊娠との関係を説明するかもしれず，高齢者が新しいRLSを発症する場合，消化管出血のあるサンチェスさんのように，"潜在性"または気づかれていない出血の原因を考慮するべきである．症状の表現は人によってさまざまだが，普通は，じっとしていることで増悪し，動くと解消する不快感として表現される．症状は必ずしも毎日起こるものではないが，起こるときには概日リズムをもつ傾向がある．RLSには遺伝的要素があることが知られているので，家族歴があるかもしれないが，このような家族歴は，特に求めて調べなければしばしば気づかれない．選択的セロトニン再取り込み阻害薬などの医薬品によりRLSが増悪することがあるが，サンチェスさんが，消化管出血が起こる前からしばらくフルオキセチンを内服していたならば，この場合薬物は寄与因子ではないであろう．

診断へのアプローチ

　確定診断をするために検査室における検査が必要な他の睡眠-覚醒障害と違って，DSM-5のRLS診断は病歴のみで得られる．RLSの病歴を得るためには，普通は下肢にある，特徴的な不快な感覚で，その人が抑えきれないと感じられるものを聞くことが必要である．この不快感は，じっとしているときや休んでいるときに起こり，体を動かすことがその感覚を（少なくとも部分的には）軽減するものでなければならない．この症状は，普通は，1日の決まった時間帯に起こり，少なくとも週3回の頻度で生じるものである．不快感が他の医学的疾患によって生じているものかを除外することが重要である．例えば，身体活動の増加のために過剰な痛みを感じる場合もあるが，その場合は身体活動をさらに増加させることにより改善する傾向があり，または末梢神経障害の場合には下肢の不快感があって入眠が妨げられると訴えることがあるが，その不快感は持続的である．また，この症状がなんらかの苦痛や機能障害をきたしていなければならない．RLSのこの症状が入眠するのを妨害しうるし，またはさらに重大であれば，その人は睡眠から覚醒してしまうこともありうる．睡眠の分断のために，その人は眠気，

疲労感，および認知，気分，行動の障害を訴えることもある．

診断を支持する情報は，DSM-5のRLSの基準には含まれていないが，DSM-5で必要とされる病歴の詳細よりもいくらか具体的である．家族歴はRLS診断の確からしさを示し，特定の遺伝子マーカー（*MEIS1, BTBD9, MAP2K5/LBXCOR1*）がこの疾患と関連しているが，これらの遺伝子型は現時点で臨床的には診断に用いられていない．鉄欠乏，特にフェリチンの低値は遺伝的に脆弱な人という文脈で症状を起こすかもしれない．例えば，婦人科的出血と同様，妊娠による二次的な重症貧血になると貯蔵鉄が減少して，症状が生じる人もいる．人によってはRLS症状がまだ認められていない鉄欠乏の警告であるかもしれない．ほとんどの検査室では，フェリチン値が20 μg/L以上を正常限界としているが，脆弱性のある人では50〜75 μg/L以上のレベルであることが望ましい．終夜ポリソムノグラフィ検査での周期性下肢運動の存在もこの診断を支持することに役立つ．ほとんどのRLS患者（70%）で，ポリソムノグラフィ検査において周期性下肢運動も認められる．

病歴聴取

42歳の女性が，不眠で，毎晩寝返りをうつという病歴で来院している．面接者は症状の特異性について尋ねる．「寝つきにくいですか，途中で目が覚めますか，あるいはその両方ですか．この問題はどのくらい続いていますか．このようなことは以前にもありましたか」「日中の機能不全についてはどんな症状がありますか」．

RLSに特有の症状を引き出すために，面接者は質問の内容をはっきりさせる言い方で始めるのが役に立つかもしれない．「睡眠の妨げはさまざまな原因で起こります．そこで，これからあまり関係ないかもしれない質問もいくつかお聞きします」．人によっては，睡眠の妨げに気をとられてしまい，RLSの症状をあまり訴えない場合もある．普段とは違う状況という文脈で，以下のような質問を聞くことは有用かもしれない．「1つの映画の最後まで，あるいは，長い飛行機の飛行中ずっと座っていることができますか」．患者が「いいえ」と言った場合には，質問者は立ち上がった理由について知るために，動かずにいられなかったのかトイレに行くためだったのかなどの質問をさらに追加する．より焦点を絞った以下の質問をすることもある．「不快感を，虫が這うような感覚とか，かゆみとかほてりが脚の深いところに起こっているという人もいます．これまでにそんな感じはありませんでしたか」．患者が肯定した場合には，質問者はさらに他の状況，例えば家にいるときなどで起こるか，および頻度について質問する．質問者はまた，発症の概日リズムの様式の情報を引き出す．「その症状は1日の中で特定の時間帯で起こるようですか，あるいは，何も決まった起こり方はないでしょうか．ずっと続いていたりしますか」．質問者は症状の改善について自由回答型の聞き方で聞く．「何かその症状をよくしたり，なくなるようにしたりするものはありませんか」．患者がよくわかっていなかったり，はっきりしない回答をした場合には，より直接的な質問をすることが重要である．例えば，「体を動かした場合によくなりましたか」．この患者のように，女性の場合，質問者は同様な症状が妊娠中にあったかを聞くこともよいし，また，どの患者に対しても，家族の誰かが同様の症状を経験した人がいなかったかを聞くこともある．健康状態，医薬品や他の物質使用，食事，過去の貧血の診断や明らかな失血があったかどうかついて聞くことも助けになるであろう．

RLSの症状をうまく話せない人がしばしばいる．その人達はしばしば睡眠の困難としてしまい，RLSの症状がその原因であると確認するため注意深く探り出す必要がある．他の疾患と同様に，症状の経過や機能障害の様子を聞き出すべきである．患者の中には，睡眠の妨げによりひどく取り乱しているために，不眠障害の人のように見える人もいる——すなわち，強い不安と睡眠に関連した心配がある．この文脈において，休息中や動かずにいる間の症状の発症について聞くことは（すなわち，必ずしも睡眠に直結しているとは限

らず）有用なものでありうる．患者の中には，概日リズムの型でのみ症状を表現する人もいる．この不快感は表現することが難しいために，「虫が這うような」「かゆい」，または「豆が跳ねるような」といった表現を示すことで，患者から同意が得られることもある．動くことで症状が軽減することもまた必須だが，患者の中には，熱い風呂，マッサージ，さらには自分を傷つけかねない行動など，不快感から逃れるための入眠儀式を作り上げている場合もある．家族歴，健康状態，医薬品や他の物質の使用もこの診断を支持する．

小児の場合には，夜間の"だんだん強くなる痛み"について聞くことが，RLS の存在を同定するために有用なこともある．

診断を明確にするヒント

- その人が下肢の不快感や不愉快な感覚を，典型的には 1 日の同じ時間帯に起こるのを経験しているかどうかを聞くこと．
- 体を動かすとその症状が**改善**するかどうかを明らかにすること（すなわち，必ずしも症状が**解消**しなくてもよい）．
- 症状が夜間に増悪するかどうかを調べること．
- その診断を明らかにするために役立つことのある支持情報を得ること（例：フェリチン値が 50 μg/L 未満，周期性下肢運動の存在，家族歴など）．

症例検討

ハーベイは自閉スペクトラム症の病歴をもつ 13 歳の言葉を発しない少年で，両親により睡眠障害の診察のため睡眠クリニックに連れてこられた．両親は，彼の兄が同じ年のころと比べると寝つきが遅いことを指摘し，睡眠が彼のなんらかの不安の原因となっていないか懸念している．夜，午後 9 時ころに彼は歩き回り始め，ベッドに入って静かにしているように指示すると，以前にはすることはなかった両脚をマッサージする自動運動を行っていることに両親は気づいている．いったん寝入ってからも，時々彼は目覚めて同様の動作を行う．両親は，学業のための十分な睡眠がとれていないのではないかと心配しており，彼の担任教師は日によって学校でかんしゃくや攻撃性を含む行動障害が強まることに気づいていた．

ハーベイは，学校での行動の問題や睡眠障害のためにある非定型抗精神病薬を最近内服し始めた以外に，他の医学的問題はない．睡眠家族歴は，母親に不眠障害とレストレスレッグス症候群（RLS）の両方があり，父親に閉塞性睡眠時無呼吸低呼吸がある．

診察時，ハーベイは発語がなく，視線を合わせなかった．両親の指示には従ったが，身体診察には抵抗した．彼はポリソムノグラフィ検査に協力することができ，その結果，睡眠効率が 50％，AHI は 0.7，周期性下肢運動指数は 25 であった．血清フェリチン値は 18 μg/L であった．

ハーベイは RLS を同定することが例外的に困難な症例である．特に RLS の診断には患者自身の言葉による症状の表現を必要とするが，幼少児や発語障害をもつ人では，談話を得ることは困難であり，その他の補助情報が診断の決め手となることもある．RLS 診断を支持する所見は，症状の概日パターン，母親の RLS 家族歴，睡眠検査における周期性下肢運動所見，および低血清フェリチン値である．自閉スペクトラム症をもつ子どもはしばしば食物の好き嫌いが激しく，このことがハーベイの低フェリチン値を説明できるかもしれない．また，この症例においては，RLS 症状に起因した睡眠不足による日中の行動の増悪も注目すべきである．

鑑別診断

RLS と四肢に原発する他の疼痛性疾患を区別することが，まずはじめに重要な区別である．体位による不快症状は，概日リズムと明確な関係なく間欠的に生じるかもしれないが，体位変換により完全に解消するはずである．下肢のけいれんも同

様に間欠的に生じうるが，それが生じている最中に，患者はしばしば筋肉本体の固い収縮を触知可能である．体動によりけいれんは改善できる．末梢神経障害は，末梢神経障害を示唆する病歴（例：糖尿病や神経毒性物質の使用歴を有する人など）を有する患者において疑われるかもしれず，それはより慢性，持続性の性質を示すだろう．神経遮断薬により誘発されるアカシジアの場合，概日周期性は伴わないはずであり，おそらく投薬の開始あるいは増量と時間的関係があるであろう．他の疼痛症候群は動かさないことにより悪化することで気づかれる可能性もあるが，特定の時間帯と関係することはなく，跛行は末梢血管障害を有する人では活動により促進されるはずである．不安または不眠は睡眠妨害の知覚と直接関連しており，むずむずした感覚を生じうるが，それは体動により解消されないであろう．

小児の症例では，体位による不快症状なのか怪我なのかは鑑別診断に到達する過程で考慮する必要がある．成人と同様，これらの感覚は概日周期性や規則的な眠りの中断を伴うことはないが，間欠的に生じるであろう．

鑑別診断において考慮すべき追加の疾患については，DSM-5 を見よ．また，DSM-5 のそれぞれの項目における併存症と鑑別診断の解説も参照せよ．

要約

- RLS は，不快感や下肢を動かしたいという衝動，無動による増悪，症状出現の概日周期性，体動による改善が**必須**である．
- これらの症状は，なんらかの睡眠または日中の機能障害を生じる．
- 家族歴，併存する医学的疾患，医薬品，フェリチン値，ポリソムノグラフィ検査における周期性下肢運動の存在などの詳細が診断を支持するのに役立つが，DSM-5 の診断基準には含まれない．
- これらの症状が週 3 回起こり，少なくとも 3 カ月以上続いていなければならない．

本章の要約

睡眠–覚醒障害群

睡眠–覚醒障害群は多くの精神疾患を引き起こしたり，合併したり，増悪させたりしうる．睡眠–覚醒障害群の診断は，抑うつ，PTSD，不安症といった精神疾患の評価や治療において重要である．DSM-5 は，レム睡眠行動障害および RLS をそれぞれ独立した診断カテゴリーに昇格させることにより，精神疾患の表現形にとっての睡眠–覚醒障害群の重要性の根拠を与えている．現在の科学的水準では，閉塞性睡眠時無呼吸低呼吸やナルコレプシーなどの特定の睡眠障害には特別な検査が可能となったということである．臨床研究が進んだ結果，DSM-5 における概日リズム睡眠–覚醒障害群や呼吸関連睡眠障害群の下位分類がさらに洗練された．一般に，睡眠–覚醒の問題の訴えのある患者への方法としては，睡眠中（例：いびき，睡眠時遊行症）および覚醒中（例：過度の眠気，物質の使用）の双方において生じる行動歴の詳細な取得を行うべきである．多くの人々は就寝中の症状について自覚していないので，一緒に寝ている人からの追加の情報収集もまた有用でありうる．最終的には，閉塞性睡眠時無呼吸低呼吸のような特定の睡眠–覚醒障害群は特殊な試験や検査を必要とし，睡眠医学の専門医に紹介されることが最良である．どのように睡眠が障害され，どのように睡眠–覚醒障害群が精神科疾患や他の医学的疾患に影響するかを理解すること，および，その人を睡眠医学の専門医にいつ紹介することが重要であるのかを理解することが精神保健の臨床家にとって重要である．

診断の重要点

- 睡眠に関連した訴えをする人は多いが，そのすべてが不眠症をもっているわけではない．さまざまな睡眠–覚醒障害群が考慮されるべきである．
- 睡眠歴を詳細に聴取し，睡眠医学の専門医に

- よる睡眠全体の評価を考慮することが，睡眠の訴えを評価するために重要である．
- 原発性睡眠障害をもつ人の中に，精神疾患様の症状を伴うために，精神科を受診する人もいる．日中の眠気，疲労感，集中力低下，易怒性，不安，幻覚は，睡眠障害群をもつ人々が訴えるかもしれない症状のいくつかにすぎないこともある．
- 一般に，肥満のある人は誰でも呼吸関連睡眠障害群の検査を受けるべきである．睡眠中のいびき，喘ぎ，呼吸停止などの症状と同様，眠気や疲労感のある人々も，十分な睡眠全体の評価のために紹介されるべきである．
- どのような原因であれ，日中の過度の眠気を示す人々は，運転中の安全のために評価されるべきであり，運転中に眠り込んでしまう危険がある人では保護手段が導入されるべきであろう．

自己評価

鍵となる概念：知識をダブルチェックしよう

下記の概念は，種々の睡眠-覚醒障害群に対してどう関連しているか．
- 眠気 対 疲労感
- 日中の機能障害
- 睡眠に関連した不安
- 情動脱力発作
- ヒポクレチン（オレキシン）欠損症
- 睡眠潜時反復検査
- 平均睡眠潜時
- レム睡眠潜時
- 入眠時レム睡眠期
- 無呼吸
- 低呼吸
- ポリソムノグラフィ検査
- 動かしたいという衝動
- 概日リズム

同僚や指導者への質問

1. すべての患者に対して，睡眠で障害される呼吸のスクリーニング検査を行っているか．
2. 呼吸関連睡眠障害群を，不眠障害や他の睡眠-覚醒障害から区別するのに役立つ質問は何か．
3. 不眠障害と概日リズム睡眠障害を対比するためにはどのように評価するか．
4. 患者を睡眠医学の専門医療機関に紹介するべきときをどのように決定するか．

ケースに基づく質問

Part A

シューさんは45歳の男性で，オピオイド依存の治療のために毎日一定量のメサドンを持続的に服用しており，睡眠の分断と日中の眠気の評価のために睡眠クリニックを紹介された．中枢性睡眠時無呼吸と睡眠関連低換気の疑いもあり，ポリソムノグラフィ検査のために紹介された．

■鑑別診断は何か

閉塞性睡眠時無呼吸低呼吸は最も一般的な呼吸関連睡眠障害であるが，特に他の素因となるような要因がある中年男性で，長時間作用型のオピオイドを服用している場合には，他の型の呼吸関連睡眠障害の存在の評価を行うことが重要である．

Part B

ポリソムノグラフィ検査で，シューさんには閉塞性睡眠時無呼吸低呼吸と睡眠関連低換気があり，これらは持続式陽圧呼吸療法（CPAP）でうまく対応される．約1年間CPAPで安定していた後，シューさんはかかりつけ内科医の助けでメサドンを漸減することにする．メサドン減量が完了してから数週間後，これまで彼にとって問題とはならなかった入眠困難が強くなっているのに気づく．仕事の生産性にも影響がある可能性を彼は恐れている．

■彼の新たな入眠困難の潜在的原因は何か

シューさんは「物質・医薬品誘発性睡眠障害，

不眠型」をオピオイド離脱という状況で発症したようである．おそらく，彼にはもはやオピオイド系薬物の鎮静作用はなくなっているか，あるいは，オピオイドがなくなってから呼吸が改善しているので，CPAPが睡眠を障害しているのだろう．さらに病歴を聴取することは診断の助けになるであろう．

Part C

さらに質問すると，シューさんに毎晩同じくらいの時間に下肢の不快感が始まり，じっと座っていられず，テレビを見ることさえもできなくなっている．しばらく足踏みをするとこの症状が改善するが，20分ほどすると再度襲ってくる．この感覚のために寝つくことができない．

■ この追加された詳細は鑑別診断を変えるか

シューさんは現在，これまで顕在化していなかったRLSを発症しているようである．RLSの治療にはさまざまな種類の医薬品が使用可能であるが，その1つがオピオイドである．

この症例は，睡眠-覚醒障害群に限らず，他の精神疾患を伴う場合においても存在する併存症を提示している．この症例は病歴を詳細に聴取することの重要性を強調している．なぜなら，シューさんにRLSの治療ではなく，むしろ不眠障害のみの治療を行うことは，その症状に適切に対処しないことになるであろうし，彼がオピオイドの投薬なしを維持するのを妨げていたかもしれないからである．

Short-Answer Questions

1. 不眠症と診断されるためには入眠困難があることが必須である，というのは正しいか．
2. 10歳代の子どもが学校に行った日の夜に寝つきにくい．いったん寝つくと，眠り続けていることができるが，覚醒することが困難で，日中に非常に疲れており，授業中もしばしば寝てしまう．可能性の高い診断は何か．
3. ナルコレプシーの診断を確定することのできる生化学検査は何か．
4. ポリソムノグラフィ検査を用いてナルコレプシーの診断をする際に，レム睡眠潜時の長さはどれくらいでなければならないか．
5. いびきが閉塞性睡眠時無呼吸低呼吸の存在を示す可能性があるということは正しいか．
6. 閉塞性睡眠時無呼吸低呼吸と関連をもつ医学的併存症は何か．
7. うっ血性心不全の人々にみられる睡眠-覚醒障害群は何か．
8. 72歳の女性がうつ病の診断についてのセカンドオピニオンのために来院した．意味のある気分症状の存在を彼女は否定したが，早朝覚醒の治療のために抗うつ薬内服を開始したが，睡眠や気分を変えることには役立たなかった．彼女の症状を説明できそうな睡眠-覚醒障害群は何か．
9. 32歳の元海兵隊員が頻回で明瞭な悪夢が本人および一緒に寝ている人双方の睡眠を障害していると述べる．彼は夢からすぐに目が覚めるが，再入眠するのが困難である．どんな睡眠-覚醒障害群の診断が考慮されるべきか．
10. 62歳のベトナム戦争時代の在郷軍人が，「寝ている間に妻を殴ってしまう」ことを主訴に来院した．これが起こるときには，戦闘に関係した夢を見ていることが多く，妻を傷つけたことをすまないと感じていると述べる．可能性のある睡眠-覚醒障害群は何か．

Answers

1. いいえ．不眠症のある人々は，入眠困難，睡眠維持の困難，早朝覚醒，回復感のない睡眠，またはこれらの症状の組み合わせをもっているかもしれない．
2. 可能性の高い診断は，概日リズム睡眠-覚醒障害群，睡眠相後退型である．
3. ヒポクレチンの欠損の検査により，ナルコレプシーの診断を確定することができる．
4. ポリソムノグラフィ検査を用いてナルコレプシーを診断するには，レム睡眠潜時が15分以下でなければならない．
5. いびきは閉塞性睡眠時無呼吸低呼吸の存在を

示すことがあるが，日中の症状（例：眠気，疲労感，回復感のない睡眠）と1時間あたりの閉塞性無呼吸および/または低呼吸（無呼吸低呼吸指数）が5以上の組み合わせを伴うときのみである．

6. 閉塞性睡眠時無呼吸低呼吸と関連をもつ医学的併存症として，高血圧，心血管性疾患，脳血管性疾患，糖尿病，肥満，逆流性食道炎，勃起障害があるとされている．

7. うっ血性心不全の人に中枢性睡眠時無呼吸がみられることがある．うっ血性心不全の人は，閉塞性睡眠時無呼吸低呼吸，不眠障害，何かほかの睡眠-覚醒障害群にかかっていることもあるが，中枢性睡眠時無呼吸の存在の可能性を考慮することも重要である．

8. この女性は「概日リズム睡眠-覚醒障害群，睡眠相前進型」の可能性がある．この疾患をもつ人は，希望する時間よりも早く床につき早く目覚める．時々，テレビ番組を見たり社会的活動に参加するために起きていようとして，遅く床についたとしてもまだ早く目が覚めてしまい，そのためにいくらか睡眠不足となり，その結果日中の眠気と機能の障害を伴うかもしれない．

9. 悪夢障害を考慮すべきである．しかし，悪夢を見る在郷軍人の場合には，PTSDは明らかに考慮すべきものである．

10. この人は，レム睡眠行動障害について述べているのであろう．この疾患は典型的には，声を出したり，夢を演じるような行動をしたりして，本人自身または一緒に寝ている人を傷つけてしまう可能性がある．症状はレム睡眠中に起こるが，そのときには随意筋が動かないのが典型である．レム睡眠行動障害は，パーキンソン病，多系統萎縮症，レビー小体型認知症などの特定の神経変性疾患と関連があり，神経学的な評価も同様に必要であることがある．

16

性機能不全群

Sexual Dysfunctions

「彼は，いまだかつて性行為に興味をもったことがありません」
「私は，性行為をすることができません——苦しいです」

　性欲は，食欲と睡眠欲と並ぶ，3つの基本的な欲求の1つである．多くの精神的・身体的な障害および疾患は，人の体の隅々に，そして3つの欲求すべてにも影響を及ぼす．したがって，性欲の障害は，他の重大な精神疾患や身体疾患（例：心血管系疾患）を背景に生じることも，あるいはまったく他の障害や疾患と関連なく生じることもありうる．本書の診断分類において論じる性機能不全群は，他の障害との関連がないものである．性機能不全群は，性的に反応する能力，および/または性的な喜びを体験する能力における臨床的に意味のある障害（後者は，性器−骨盤部痛・挿入障害の症例における痛みによって起こりうるだろう）によって特徴づけられる．性機能不全群は，しばしばパートナー同士に共存し，その1つはもう一方がもっている性機能不全に続いて起こる可能性がある．1人で1つ以上の性機能不全を認める症例では，すべての診断が下されなければならない．

　DSM-5における性機能不全群には，以下のものが含まれている．射精遅延（射精遅延あるいは射精不能）；勃起障害（勃起に至らない，維持できない）；女性オルガズム障害（オルガズムの遅延あるいは欠如）；女性の性的関心・興奮障害（性的関心・興奮の欠如）；性器−骨盤痛・挿入障害（性交・腟挿入ができない，あるいは性交・腟挿入中の外陰腟または骨盤の疼痛）；男性の性欲低下障害（性的空想や欲求の欠如）；早漏（挿入後約1分以内で，その人が望む以前に射精する）；物質・医薬品誘発性性機能不全（性機能不全が，物質・医薬品の開始後，増量後，あるいは乱用物質・医薬品の中止後に生じる．物質と機能不全の度合いはそれぞれ特定されなければならない）；そして，他の特定される性機能不全または特定不能の性機能不全（性機能不全の特徴的な症状を呈し，その人に臨床的に意味のある苦痛を引き起こす症状が優勢であるが，この診断分類のどの診断基準も完全には満たさない）．他の特定される性機能不全では，臨床家は，症状がどの特定の性機能不全の基準も満たしていない理由について言及することが可能である——例えば，「性的嫌悪」．特定不能の性機能不全では，臨床家は，特定の性機能不全の基準を満たさない理由を特定しない．これには，より特定の診断を下すために十分な情報がない場合も含まれる．

　DSM-5では，性機能不全の診断をより特異的で洗練されたものにし，同時に一過性の性的困難と区別するために，DSM-IVからのいくつかの重要な，全体的な変更を取り入れている．1つ目の変更は，少なくとも6カ月の障害のある特定の期間が必須となり，同時にほとんどの障害において，頻度（すなわち，症状は約75〜100%の性的出会いで経験される）も明記されたことである．もう1つの変更は，苦痛の程度を軽度，中等度，重度として評価する重症度の特定の導入である．DSM-5では，性機能不全の可能性のある原因・病因を詳細に記述するのに役立つように，その性機

能不全が生来型(すなわち,その人が性的活動をし始めたときから存在している)か獲得型か,そして全般型(すなわち,ある特定の刺激,状況,または相手に限定されない)か状況型(ある特定の刺激,状況,または相手の場合のみ起こる)か,といった特定用語が採用されている.

相手の要因(例:パートナーの健康状態または性的問題),対人関係の要因(例:コミュニケーション不良,性行為への欲求の不一致),個人の脆弱性の要因(例:貧弱な身体心像,抑うつのような精神疾患の併存,失職のようなストレス因),文化的・宗教的な要因,そして医学的要因(例:心血管疾患)のような多くの要因が,性機能不全の病因と環境を決定するのに役立つ可能性がある.また老化は,通常起こる性的欲求や反応の減退と関連しているかもしれないので,年齢と関連した変化を性機能不全の診断に組み入れることも重要である.さらに性的困難は,性的刺激の欠如と関係しているかもしれない(その場合,性機能不全の診断はなされない).臨床的判断は,年齢に関連した変化と性的刺激の欠如の可能性の両者を考慮したうえでなされなければならない.

またDSM-5では,2つの新しい診断名,女性の性的関心・興奮障害と性器-骨盤痛・挿入障害,を取り入れている.最初の疾患は,女性における性的反応の各相間の区別は少々人為的で,必ずしも直線的ではない可能性があることから,導入された.2番目の疾患は,DSMの以前の版で性交疼痛症と腟けいれんという診断が重複しており,したがって診療時に区別することは困難であることから,出てきたものである.DSM-5では,性機能不全群の診断はすべてジェンダーに特異的である.

最後に,DSM-5では,独立した診断としての性嫌悪障害(まれな疾患)は削除されている.現在では,それは他の特定される性機能不全に分類されるだろう.

性機能について考察することは,臨床現場を含んだいかなる状況や文脈においても,すべてではないが多くの人々にとって困難なことであろう.面接を行う臨床家は,人々は性的困難をかかえていることを認めたがらないという事実に敏感になるべきである.ある人は,守秘義務が心配であり,他の人では,打ち明けるための障壁が,自尊心,恐怖,文化や宗教に関連している.慎重な面接者は,一般的あるいは特定の質問に対するあいまいな回答では満足しないであろう.面接の守秘義務については常に強調されなければならない.質問は一般的な質問から特定の質問へと進行し,性的関心について話し合う際の気配りや親密さを考慮すべきである.性機能不全群は,臨床家が普段認識しているよりもより広範囲な影響をもっている――その人とそのパートナーにも影響を与える.したがって,臨床家は,患者が同意すれば,ほかにパートナーにも面接(さらに教育)を行うことを考慮しなければならない.また面接を行う臨床家は,性機能はさまざまな精神的・身体的障害および疾患によって結びつき,影響を受けていることを思い出すべきだし,したがって,性機能に関連するこれらの状況についても聴取しなければならない.

診断を深める

女性オルガズム障害
Female Orgasmic Disorder

マニュアル ▶ p.421
手引 ▶ p.192

ミッチェルさんは,27歳の健康な既婚女性で,オルガズムに達することができないと訴えている.彼女はオルガズムを経験したことがまったくないという.彼女は20歳ころに性的活動を始め,結婚するまでに3人の性的パートナーがいた.パートナーについて,「典型的な学生時代の性的パートナーで,私達はデートをし,時に性行為をした.実際,私はそれらの関係にのめり込んではいなかったし,これらの男性からオルガズムを得ることは,そんなに重要なことではなかった」と述べている.彼女は性行為をすることに興味があり,異性愛的空想もあった.彼女は,オルガズムは「本物の関係になれば感じるだろう」と思っていた.彼女は2年前"素晴らしい男性"と

結婚した．「彼は本当に性的魅力があったし，今でもそうです」．彼らは週に数回は，性行為をしてきた．彼女は「夫と性行為をするのが大好きです．彼は，思いやりがあり，素晴らしい恋人で，そして私を満足させようと本当に努力してくれます」と語っている．彼女は，オルガズムを感じ始めるだろうと期待していたが，「そうはなりませんでした」．彼らは，口による刺激，性交の間に行う自慰行為，バイブレーターの使用など，さまざまな方法を試したが，「どれも役に立ちません」．夫は自分の能力と，それから彼女の側に何か具合の悪いところがあるのではないかと疑問をもち始めた．オルガズムの欠如は"彼らの関係の泣き所"となっている．彼女は「彼がどこかよそを探し始めるかもしれない」と恐れるようになった．彼女は自ら自慰行為やバイブレーターの使用も試みているが，「でも，何があろうと，私は感じないのです」．彼女は物質乱用について否定しており，いかなる薬物の服用もしていない．

ミッチェルさんは，女性オルガズム障害の基準を満たしている．彼女は決してオルガズムを経験したことがない（すなわち，障害が 6 カ月以上存在している）．彼女はさまざまな刺激方法を試みたが，どれも成功しなかった．彼女には性的空想があり，夫とのときも以前の性的パートナーのときも興奮が得られていた．彼女は他のいかなる性的問題もないと言い，性交中のいかなる痛みも述べていない．彼女は健康であり，いかなる薬物の服用もなく，いかなる物質の使用もない．彼女は幸福な結婚をし，夫には思いやりがあり，彼女を満足させようと努力している．彼らの関係は良好である．彼女は性的に満たされており，週に数回性行為を行っているが，オルガズムに達することができないでいる．彼女は，オルガズムに達することができないことや，そのことで夫との関係での問題点，すなわち"泣き所"となってきたという事実によって，苦痛を感じ始めた．

ミッチェルさんは，オルガズムに達することがこれまで一度もできていない．つまり，人生の早期より彼女の機能不全は始まっていた．彼女のオルガズム障害は，いかなる状況下においてもまったくオルガズムを経験したことがないために，生来型かつ全般型として下位分類されるべきであり，そしておそらく中等度の重症度に当たるであろう．

診断へのアプローチ

この疾患の診断のためには，ある女性がオルガズムに達することができないことで苦痛となっていなければならないし，あるいは重大な対人関係上の困難さがこの性的困難から生じていなければならない（例：彼女のパートナーが狼狽するかもしれない，彼女自身が無力に感じるかもしれない，パートナーが彼女との性行為をやめ，満足できる他の相手を探すことがあるかもしれない）．すべての女性が，オルガズムに達することができないことについて，苦痛に感じるとは限らない．一方で，ある女性では，苦痛に感じていてもオルガズムに達せないことを申告しないかもしれない．それはおそらく，他の方法で満足を得ているか，あるいは性的パートナーを狼狽させたくないからであろう．彼女達が，性的問題について話し合うことは困難かもしれない．したがって，自発的な報告に頼らず，女性がオルガズムに達する能力について直接尋ねることが非常に重要である．オルガズムに達することが可能な女性では，オルガズムの感覚は一貫性があり，性的活動の機会のほとんどにおいて生じるはずである（少なくとも 75％）．したがって，女性オルガズム障害の女性は，機会の 25％ まではオルガズムを経験しているかもしれない．オルガズム障害の診断を下すために考慮すべき 1 つの重要な要因は，十分な刺激である．すべての女性がペニス–腟による性交によって常にオルガズムを経験するとは限らない．多くの女性では，自慰行為またはバイブレーターのようなものによる，より多くの刺激を必要とする可能性がある．また女性とそのパートナーのオルガズムは，通常同時には起こらず，女性自身がオルガズムに達するにはパートナーがオルガズムに至った後に，さらなる刺激が必要となるかもしれない．女性オルガズム障害は，思春期前から成人期後期

までの，どんな年代でも起こる可能性がある．

　オルガズムを経験できない（またはオルガズムが有意に遅延する）ことは，さまざまな問題点を含んだ幅広い文脈の中で評価されなければならない．臨床家は，他の精神疾患（例：抑うつ）の枠組みの中でオルガズムの欠如に説明がつくかどうかを考慮する必要がある．もし説明できれば，女性オルガズム障害の診断は下されないであろう．しかし，他の性機能不全（例：女性の性的関心・興奮障害）の存在は，女性オルガズム障害の診断を除外するものではない．

　DSM-5では，女性オルガズム障害の診断をより明確にし，治療計画をより正確に作成するために役立つ特定用語を用意している．診断では，その女性がいかなる状況下においても，まったくオルガズムを経験することができないかどうか，オルガズム障害が生来型あるいは獲得型かどうか（すなわち，オルガズムがあった期間の後に始まったのか，または遅延や強度の減少のようななんらかのオルガズムの困難がないか），そしてオルガズムの欠如または機能障害が全般型（すなわち，それが複数ある場合，基本的にすべての状況，すべての相手で起こる）か，状況型（すなわち，ある特定の刺激，状況，あるいは相手で起こる）かを，特定しなければならない．また臨床家は，関連した苦痛が軽度，中等度，または重度のいずれにあたるかも特定すべきである．

　臨床家の判断によっては，たとえDSM-5の特定用語には含まれていないとしても，以下の項目について評価し，考察すべきである．

- 対人的要因（例：性行為への欲求の不一致，コミュニケーション不足）
- 相手の要因（例：相手の健康状態，オルガズムに達するための女性の能力への相手の関心，相手が十分な刺激を提供しているかどうか）
- 個人の脆弱性（例：オルガズムに達せないことに関連するかもしれない失職または他のストレス；多人数が狭い空間に住んでいることや，赤ちゃんのいる部屋で一緒に眠ることのような生活環境の変化）
- 身体疾患（例：甲状腺機能低下症，関節炎）
- 文化的・宗教的要因（例：生殖目的のみに限定されている性行為）

病歴聴取

　ある25歳の女性が，「性的な問題があります．感じないのです」と訴えている．面接者は彼女の性的機能をあらゆる角度から十分に評価すべきであり，その後，以下のように一連の質問を尋ねて，徐々に特異度を上げていくことで，彼女のオルガズムに達する能力に焦点を合わせていかなければならない．「あなたは，いつもオルガズムに達することに困難さがありますか．そもそもオルガズムに達しますか．オルガズムに達することが可能だったことがありますか，あるいは一度もなかったですか」．いったんオルガズムを経験することの困難さが明らかになれば，面接者は追加の質問をするべきである．「オルガズムに達することで悩みが生じてから，どれくらい経ちますか．それができないことで動揺していますか．この問題のためにあなたのパートナーはあなたに対して動揺していますか．あなたはオルガズムに達するためにはもっと刺激が必要かもしれないと思いますか．オルガズムに達するために自慰行為を試みたことがありますか．あなたとパートナーはバイブレーターを使用しますか」．相手の要因の可能性をはっきりさせることは重要である．「あなたはパートナーに，もっと自分を刺激することで助けてほしいと頼んだことがありますか．あなたのパートナーは，オルガズムに達するのがあまりに早すぎませんか．あなたのパートナーは，あなたが一緒にオルガズムに達することを求めますか．あなたのパートナーは健康ですか」．

　以下の質問は，より特異的な問題に焦点を絞っている（特定用語を確定するために）．「あなたは常に，オルガズムに達する困難さがありましたか．次のことをはっきり聞きたいのですが――あなたの人生において，オルガズムに達したことが一度もありませんか．どんな状況下でもオルガズムを得ることができませんか．他のパートナーともオルガズムに達することができませんでしたか．こ

のことは，どれくらいストレスになっていますか」．

さらなる質問は診断と問題全体を明確にすることに役立つかもしれない．「あなたがオルガズムに達するのが困難になったころに，何かが起こりましたか．例えば，何か新しい医薬品を服用し始めていませんか（例：選択的セロトニン再取り込み阻害薬），あるいはいずれかの処方薬の用量が増えていませんでしたか．なんらかの違法薬物を使用した経験はありませんか．最後に婦人科的あるいは身体的な検査を受けたのはいつですか．性交時になんらかの痛みはありませんか．あなたはご自分達の関係に満足していますか．あなたとパートナーはなんらかの問題をかかえていませんか．家庭または職場で何か問題がありませんか．ストレスを感じていますか．憂うつに思いませんか．心配なことはありますか．ほかに性的な問題をおもちですか」．

その女性がオルガズムに達することができるかどうか，以前の彼女のオルガズムに達する能力を現在の状況が変えているかどうか，または彼女の最初の性的出会いからずっとオルガズムに達することができないのかどうかを尋ねることで，その人が女性オルガズム障害にかかっているかどうかを明らかにすることが，常に重要である．さらに，面接者は，オルガズムに達することができないことが刺激の欠如によるものではないことを突き止めることが必要となる．したがって，質問では，刺激の適切さ，バイブレーターの使用，そして自慰行為について尋ねることが必要である．いったん，オルガズムに達することができないことがはっきりと確認され，刺激の不適切さが除外されたならば，障害の長さ（例：6カ月の障害と一時的で短い障害）と苦痛（例：オルガズムに到達できないことについての狼狽，不適切感，パートナーの不満）が明らかにならなければならない．パートナーに特有の問題に焦点を合わせることは，治療計画に役立つかもしれない．したがって，面接者は，パートナーの早漏，コミュニケーションの問題，そして性行為への要求の違いについても尋ねるべきである．オルガズムに到達できないことは，精神疾患や身体疾患といった状況の中で，あるいは医薬品の副作用または物質乱用の結果として生じる可能性がある．女性の多くは自身の性的問題を伝えることに困難さがあるため，面接者の質問はデリケートではあるが十分に具体的なものが要求される．

診断を明確にするヒント

- その女性がこれまでにオルガズムを経験したことがあるかどうかについて言及すること．
- その女性が十分に刺激を受けていたか，そして自慰行為によってオルガズムを得ようとしたことがあるか，質問すること．
- その女性がオルガズムを経験できないことについて苦痛を感じているかどうか，どのくらいの苦痛を感じているか，そして性的に満足したことがあるかどうか，明らかにすること．
- その女性がオルガズムに到達しないことをパートナーと話し合ったことがあるか，そして性的問題についてパートナーや治療者と話し合うことができるか，尋ねること．
- オルガズムの欠如が少なくとも6カ月間はずっと続いているかどうか，あるいはその問題が一時的または一過性のものであるか，調べること．
- その女性が健康か，そしてなんらかの医薬品を使用しているか，調べること．

症例検討

クックさんは，51歳の女性で，ここ1～2年の間，オルガズムに達することが徐々に減ってきたと訴えている．「たいていの場合，私はオルガズムを得ることができません．どんなに興奮していても，どんなに濡れていても，オルガズムに達するのは月に1～2回かもしれません」．彼女は，「私達は週に2回性行為を行っています」と言う．彼女は，今のパートナーと3年間付き合っている．彼らは，彼女の夫が亡くなって2年後に一緒になった．「パートナーは努力してくれているけど，私はもはや以前の自分ではない．昔のよう

には気力がないのかもしれない」．彼女は，パートナーは「私の望むことは何でもしてくれたし，時には数時間にわたり私を興奮させようと試みたし，自慰行為さえしましたが，何も起こらないのです」と訴える．クックさんは身体的には健康である．彼女は，成績の問題のために会社で降格となった後から現在までの3カ月間，軽い抑うつ気分にあることを認めている．彼女は，「仕事の問題をかかえ始めてから，よりいっそう夜が困難となっている」けれども，彼女のオルガズム障害は仕事の問題より前から始まっていたことを強調している．

クックさんは，自分がオルガズムに到達できないことに動揺している．「オルガズムを感じることは本当に好きです．でも，そのため大変な努力を一晩中行った後にごくまれにあるのはまったく何も楽しくありません」．

彼女はいかなる物質乱用も否定している．総合ビタミン剤と時々睡眠のためにゾルピデム（非ベンゾジアゼピン系睡眠薬）を内服している．彼女は42歳のときに閉経している．かつてオルガズムの問題のために"ホルモン剤"を試したが，「でも役に立ちませんでした」．

クックさんのオルガズムに達する能力は，50歳ころ，比較的後になって徐々に失われた．通常女性は，自分の体についてより知り，そしてさまざまな刺激をより経験するにつれて，オルガズムを経験することを学ぶ．彼女は今もなおオルガズムに達することは可能だが，きわめてまれで，しかも多くの刺激を受けた後である．性行為のほとんどすべての機会，そのおよそ90%で，無オルガズム症を経験している．彼女は約1～2年間，オルガズムなしになっている．彼女は軽い抑うつ状態にある――無オルガズム症はうつ病やその他の精神疾患の状況下で生じるかもしれない――しかし，彼女の抑うつは彼女がオルガズムに到達できなくなるよりもずっと後に発症した．彼女は閉経しているが，閉経状態はオルガズムに達する困難さとは一貫して関連がない．また，彼女は自身の性的困難さが出現する前に閉経を迎えた．彼女はゾルピデムを時々内服しているが，この医薬品とオルガズムに達する能力の障害との関連性は知られていない．彼女はオルガズムがないことを悲しく思っている．オルガズムに達することができなくなるのがかなり遅いことや，抑うつのようないくつかの症状のために，彼女の症状は少々非定型的である．彼女の性的衝動は減少しているかもしれないが，他の性機能不全の基準には至っていないようである．

鑑別診断

女性オルガズム障害の鑑別診断には，うつ病，重度の不安症，精神病，あるいは物質使用障害のような性関連以外の精神疾患や症候群が含まれる．しかし，もし無オルガズム症の女性に，うつ病または他の主要な精神疾患の病歴があり，それがオルガズムに到達できないことをその症状に含まない場合には，主要な精神疾患（例：うつ病）と女性オルガズム障害の両者の診断が下されるべきである．同様に，オルガズムに達することができないことが主要な精神疾患の症状の発症に先行する場合（例：その女性にはオルガズムに達することができないという長年の病歴があり，最近になって抑うつ的になった）にも，臨床家は女性オルガズム障害と主要な精神疾患の両者を診断すべきである．女性オルガズム障害は，他の性機能不全群と同時に起こることがある（例：女性の性的関心・興奮障害）．したがって，他の性機能障害の存在によって女性オルガズム障害は除外されない．また，女性オルガズム障害の鑑別診断には，他の医学的疾患（例：多発性硬化症，脊髄損傷，線維筋痛症，内分泌疾患）や対人関係上の要因（例：親密なパートナーからの暴力，重篤な対人関係上の苦痛）が含まれる．違法物質（例：オピオイド）や医薬品（例：抗うつ薬，抗精神病薬）の使用による影響は，鑑別診断において評価されるべきである．臨床家は，医薬品の処方用量の増加でさえもオルガズムに達する能力を妨げる可能性があることを考慮すべきである．

女性オルガズム障害の女性では，関連したさまざまな症状が生じることがある．その結果，女性

が性行為を行うことに興味が乏しくなるかもしれない．オルガズムに達することに失敗すること，そしてそれに続いて生じうる，この失敗を取り巻く対人関係上の問題が，性行為に関する不安やオルガズムを得ることができないことについての抑うつに至るかもしれない．オルガズムに達する問題があるにもかかわらずパートナーの要望があること，あるいはパートナーがオルガズムに達するのが早すぎることのような他の要因が，彼女の関連した症状に影響を与えるかもしれない．ある女性がオルガズムに達することができないことに苦痛を感じているのならば，彼女はより不安になり，性行為への興味が減り，性的興奮も減少するだろう．このことは，悪循環となって，さらなる性的な困難やオルガズムに達する能力の減少をもたらし（以前にはそれがあったとしても），そして性交中の痛みさえもたらすようになるかもしれない．

鑑別診断において考慮すべき追加の疾患については，DSM-5 を見よ．また，DSM-5 のそれぞれの項目における併存症と鑑別診断の解説も参照せよ．

要約

- 女性オルガズム障害の中核症状は，オルガズムの著しい遅延，頻度の減少，あるいはオルガズムに達することのないこと，または自慰行為を含む性行為の機会の少なくとも 75% における，オルガズム感覚の著しい強度低下である．
- その障害は少なくとも 6 カ月間は続いていなければならない．
- その女性には，意味のある苦痛または機能障害（例：対人関係上の困難さ，不全感）が示されなくてはならない．
- 性的刺激の妥当性は，常に注意深く調べられるべきである．
- 女性は，オルガズムに関する困難さをかかえ，またはオルガズムに達することができないとしても，性的に満足感を得ることもある．
- 他の精神疾患（例：抑うつ，精神病，不安，物質乱用など）と医薬品の副作用は，女性オルガズム障害の可能性のある原因として除外されなければならない．
- 女性オルガズム障害は，他の性機能不全群の存在下で診断されるかもしれない．

診断を深める

射精遅延
Delayed Ejaculation

マニュアル ➡ p.416
手引 ➡ p.191

ジョーンズさんは，21 歳の身体的には健康な男性で，性交中に性的満足感を得ることに関する問題を訴えている．彼は，射精に至るまでに非常に長い時間を要すると言う．"少なくとも 30 分の重労働"時には，射精に至る努力に疲れ果ててしまうため，とうとう射精に至れないこともある．彼の交際相手は，彼女がオルガズムに達した後，長い時間が経って彼が射精に至ることの不満を訴えている．彼女は彼と性行為を行うことを躊躇する．なぜならば，「それが，時には心地よいものでも楽しいものでもなく，単に疲れる運動にすぎない」からである．彼らは，"多くのオーラルセックス"を伴う前戯，お互いに行う自慰行為，そして一緒にポルノ映画を見ることなど，さまざまな方法を試みたが，いずれも「何の役にも立たないのです」．

その男性は，頻回に性行為を行いたいと述べ，そのことをしばしば考えるが，その困難さについて本当に失望しつつある．「私は子どもをもつことができるようになりたいと願っています」．彼は，勃起することには何の問題もない．彼は，ずっと射精に関する問題をかかえ続けており，「覚えている限りずっとそうです．初めて自慰行為を行ったときでさえもそうでしたが，それは何か訓練をすればよくなるだろうと信じていました」と述べる．

射精ができるかについての不安が生じていることを除いて，彼はいかなる抑うつやその他の精神疾患の症状をも否定する．どんな医薬品も服用せ

ず，違法薬物の使用もないという．「それは私のレパートリーにはありません」．

ジョーンズさんは，早期発症の射精遅延の典型的な特徴を示している．彼は，射精に達する困難さをかかえており，射精に至る時間が非常に長い．時には，彼はまったく射精できない．彼は常にこの困難をかかえている（すなわち，6カ月以上）．時折，射精に達するための努力は，彼に極度の疲労を引き起こす．彼はこの困難を和らげようと試みたが（例：交際相手とともにお互いに自慰行為を実行している），助けにならなかった．射精遅延と射精に至らないことは，彼に苦痛を与えている——彼は不安を感じ，子どもをもつことができるのかさえ疑っている．また彼の機能不全は，恋人との対人関係上の問題まで引き起こしている（例：彼女は彼と性行為を行うことに抵抗を感じている）．その男性の射精遅延は，いかなる身体疾患，精神疾患，またはいかなる物質使用の観点からも説明することはできなかった．

診断へのアプローチ

射精遅延は，男性における性機能不全のうち，最も頻度が低いものである（6カ月以上，射精に関する問題を訴える男性の1%未満）．これはいかなる年代でも発症しうる．しかしながら，射精遅延の有病率は50歳代ころまで相対的に一定であるが，それ以降著明に増加し始める．性に関する病歴を聴取する際は常に，射精する能力とあらゆる射精遅延について詳細に尋ねるべきである．男性，特に高齢者では，勃起障害に関する困難さについて説明しようとするかもしれない．つまり，勃起障害と射精遅延は併存することがあり，両者の診断基準を満たしていた場合には，別々に診断がなされるべきである．射精の機能不全の男性の記述に対しては，慎重に注意が払われなければならない．時に，男性は射精可能かもしれないが，オルガズムの快感については述べないことがある（快感消失性の射精と記述されている）．射精それ自体は"末梢性の"あるいは生殖器の現象であるが，一方でオルガズムを感じることは中枢性の現象である．したがって，これらの2つの現象は，通常同時に起こるが，別々に起こることもありうる．そのような症例では，診断は射精遅延ではなく，むしろ他の特定されない性機能不全となる（射精は起こり，遅延はないため）．

適切な欲求，性的興奮，そして刺激が存在しながら，射精が起こらない場合，明らかに射精遅延の診断が下される．しかし，射精"遅延"が意味するところについては明確な合意はされないで，遅延はあるが射精は起こる場合，射精遅延の診断は臨床判断の問題となる．射精の遅延は，少なくとも6カ月間にわたって一貫して存在し，患者とおそらくその性的パートナーによって訴えられ（DSM-5の基準では，パートナーによる申告は要求されていないけれども），患者および/またはそのパートナーに苦痛を引き起こしていなければならないし，あるいは対人関係上の困難，性交を行うことを避ける，または不妊といった形で，いくつかの障害を引き起こす可能性がある．男性の射精不能のために，パートナーが自分のことを無力あるいは魅力がないと感じたり，自分自身を責めたりすることがあるかもしれない．

他の性機能不全（例：性欲または勃起の欠如），併存する精神疾患（例：重度のうつ病），身体疾患（例：手術中に生殖器の支配神経の遮断，多発性硬化症のような神経学的疾患，糖尿病性神経障害のような疾患の結果），そしてさまざまな医薬品の使用（例：セロトニン作動系抗うつ薬，降圧薬）や物質乱用（例：オピオイド）といった原因は，考慮されるべきで，高齢発症の射精遅延の場合，特にそうである．

したがって，射精遅延の診断に至る過程は，1) 少なくとも6カ月間の，射精とオルガズムの心理的体験の遅延または失敗が評価者の臨床判断で確認され，2) その男性とパートナーの体験において，苦痛および/または機能障害の存在が確定される，という順に進むべきである．このアプローチは，DSM-5の特定用語の枠組みを用いて，可能性のある病因についての質問によってなされるであろう．

病歴聴取

　ある30歳の男性が，「射精に至るまで果てしない時間がかかる」と訴えている．面接者は，患者の性機能と性生活のあらゆる角度から尋ねるべきであり，したがって以下のような全般的な質問を始めなければならない．「ご自身の性生活に満足しているかどうか，教えていただけますか．そうでないのなら，それはどうしてですか．どのくらいの頻度で性行為を行っていますか．あなたのパートナーはあなたとの性体験の頻度と内容に満足していますか」．その後，質問はある特定の側面に焦点を絞ることで，より特異的になる必要がある．例えば，性的欲求（例：「しばしば性行為を行いたい気分になりますか」），勃起障害（例：「あなたが性行為を行う際に十分な硬さになりますか．勃起する能力になんらかの変化がありましたか」），そして射精（例：「オルガズム/射精に達するなんらかの問題がありますか」）について尋ねた後に，その主な性的問題が射精遅延か，あるいは射精不能かがより明らかになるはずである．さらに質問は，以下のようにいっそう特異的になるべきである．「射精に至ることは少しでもありますか．最近，オルガズム/射精に達するまでにより多くの時間がかかっていますか．オルガズムに達するために何か刺激を加えることを試したことがありますか．自慰行為で射精することができますか．他の人と性行為をする際に射精することは可能ですか．性行為や自慰行為をしている最中にどのような性的空想をいだきますか．射精するのに時間がかかること，あるいは射精できないことで動揺しますか．あなたのパートナーもまた動揺しますか．なんらかの医薬品を服用していますか．それは何ですか．なんらかの物質を使用していますか．憂うつな気分ですか．あなたは健康ですか．最近，なんらかの医学的な問題をかかえていますか」．

　その男性の性的問題が明らかになると，射精の遅延，頻度の減少，そして欠如の記述的な診断を確定することは，比較的簡単かもしれない．その人は，すべての情報が内密で，真剣に検討されることを理解しなければならない．というのも，射精ができないということは，男としての機能や受精能力といったその男性の男としての適性に悪影響を及ぼす恐れがあるからである（特に，より若い男性の早期発症の射精遅延において）．その機能障害が，連続性か（つまり，ほとんどいつも），持続性か（つまり，6カ月あるいはそれ以上），そして一時的ではないか（例：対人関係上の問題が原因）を確定することが重要である．またDSM-5の射精遅延の基準を満たすためには，射精遅延/射精不能が苦痛（例：不安，自己不信）や対人関係上の問題（例：パートナーの不幸，口論）を引き起こしていなければならない．射精遅延についての判断は，臨床的なものであり，広い文脈の中で考慮されるべきである．なぜならば，オルガズムに達する妥当かつ全般的に受容される時間を，何をもって設定するかについての同意がないからである．DSM-5の特定用語（生来型と獲得型，全般型と状況型）が，より特異的な質問に関する枠組みとして使用されるべきであって，それが可能性のある原因や影響要因を明らかにするのに役立つであろう．

診断を明確にするヒント

- 射精と同時にオルガズムを得るという観点から，その男性が，かつてオルガズムを得たことがあったかどうか尋ねること．
- 適切な欲求，性的興奮，そして刺激があるにもかかわらず，射精が明らかに遅延している，あるいは意味のある頻度の減少があるかどうか質問すること．
- この機能不全が少なくとも6カ月間は続いていることを確かめること．
- 射精の遅延，頻度の減少，または射精不能が苦痛や個人的問題を引き起こしているかどうか評価すること．
- 射精を遅らせることのあるなんらかの物質を使用していないかどうか尋ねること．
- その男性が男性の性欲低下障害や勃起障害のよ

うな他の性機能不全に罹患していないか調べること．

症例検討

「最近，少なくともここ1～2年，彼は私に性行為をずっと強要するのです．私は彼を満足させることができません」と訴える妻によって，55歳の中国系男性，ウォンさんが連れてこられた．彼は，年をとったために，「射精がより困難になり，勃起もだんだん弱くなってきている」ことを認めている．

ウォンさんは，性的パートナーを満足させることができていることを常に誇りに思っており，「彼女達はたいてい，私が至るよりもずっと早くいったが，いつもいくことを好んでいました」と話す．射精に至る時間はより長くなっていたが，彼はすべての機会で射精できていた．しかし，ここ数年，彼の射精は明らかに遅くなっている．時には，少なくとも月に1～2回，射精することがまったくできない．彼の軽度の勃起障害は，たいてい射精に達しようとしている際，「妻を満足させようと努力を続けた最後のところで，あるいは自慰行為をして射精をしようとした最後のところで」生じている．彼は妻の不満に対して動揺している．最近彼女が彼との性行為を拒み続けているために，彼らは何度も口論をしている．彼はきわめて健康であり，10年間コレステロールを下げる薬と「時々，胸やけの薬」を飲んでいる．違法物質を使用したことは決してない．週末にはワインをグラス1～2杯飲む．

50歳代前半で，ウォンさんは，射精遅延と，時に射精不能を次第に呈するようになった．彼の年齢に加えて，彼には射精遅延が生じるいくつかの素因がある．彼が東アジア系であること（東アジアおよび東南アジア系の男性で，より多くの射精遅延が報告されている），そして彼が常に射精に達するのにより長い時間をかけ続けてきたことである．しかし，若いころ，彼は自身の射精が少々遅いことについて苦痛に感じることはなかったし，それによって取り上げられるような対人関係上の問題が生じることもなかった．ところが，ここ数年の間で射精遅延が射精不能まで進行したことによって，彼は悩まされている．さらに彼の性的な障害は対人関係上の問題を引き起こしている（例：彼と妻はそのことで口論している）．彼はいくらかは関連性のある軽度の勃起障害をかかえているが，きわめて健康であり，彼の内服薬とワインの消費によって，彼の性機能不全を説明することはできないことから，射精遅延の基準を明らかに満たしている．彼の障害は獲得型であり，おそらく全般型と特定されるだろう．彼には少なくとも中等度の苦痛が生じているように思える．

鑑別診断

射精遅延の鑑別診断には非常に多くの要因が含まれており，獲得型の射精遅延の場合，特にそうである．若い健康な男性では，鑑別診断として，主に医薬品の使用（例：選択的セロトニン再取り込み阻害薬），物質乱用，および心理的要因（例：あるパートナーとでは射精することができない一方，別のパートナーとは射精することが可能である場合；パラフィリア的興味；特定の時期，状況で射精するように——という性行為に重圧のかかった長期間の不妊治療の結果）も，含まれる．また鑑別診断には，射精とオルガズム体験との間の隔たり（快感消失性の射精）も含むことができよう．

高齢発症の射精遅延の鑑別診断は，おそらくより広く，多彩な医学的疾患（例：生殖器の支配神経の機能障害をきたす疾患，例えば，多発性硬化症，糖尿病，アルコール性神経障害，または意図的ないし意図的でない手術中の支配神経の損傷），医薬品の使用〔例：降圧薬，抗精神病薬，選択的セロトニン再取り込み阻害薬，鎮痛薬（オピオイド）〕，心理的要因（例：あるパートナーでは射精することができるが，別のパートナーとの性行為ではできない場合，パラフィリア，他の性機能不全群，うつ病），および快感消失性の射精（または，例えば，ある種の薬物に関連した疼痛性の射

精のような他のオルガズム障害）を含む．

射精遅延の臨床像に影響を与える可能性のある要因として，関連した抑うつまたは不安；先行する，または射精遅延の結果として発症した他の性機能不全（例：もはや性行為に対する欲求が欠如していること，勃起不全）；受精不能あるいは受精不能に対する恐怖のみによる苦痛；性的虐待の既往；貧弱な身体心像；文化的・宗教的影響（男性は単に生殖目的のために射精すべきであり，自慰行為は罪であるという宗教上の信仰）；パートナーの要求（性行為をもっとしたい，まったくしたくない）や不満（性行為にあまりに長くかかりすぎて，行為への不安による困難を長引かせうる；性行為が痛い，または疲れる）；または特に身体が用意できていないうちに射精に達するための長い試みで男性自身が疲れ切ってしまう場合，が含まれる．

鑑別診断において考慮すべき追加の疾患については，DSM-5 を見よ．また，DSM-5 のそれぞれの項目における併存症と鑑別診断の解説も参照せよ．

要約

- 射精遅延は，男性の性機能不全としては最も頻度が少ない．
- 射精遅延の診断を確定するためには，臨床家は射精の著明な遅延，または射精の頻度の著しい低下，または射精不能について尋ねるべきである．
- その機能不全は持続的で，性行為または自慰を行うとき，ほとんどいつも，あるいはいつも起こっており，少なくとも 6 カ月持続していなければならない．
- 射精の遅延についての決定は臨床的である．射精遅延の持続時間や頻度の内容については明確に一致したものはない．
- その機能不全は，苦痛や障害を引き起こしている（特に，パートナーとの関係において）．
- 射精遅延の臨床像を説明できる，または修飾するさまざまな要因には，その男性，パートナー，身体疾患，医学的疾患，および医薬品・物質の乱用に関係するものが含まれる．

診断を深める

女性の性的関心・興奮障害と男性の性欲低下障害
Female Sexual Interest/Arousal Disorder and Male Hypoactive Sexual Desire Disorder

マニュアル ➡ p.425, 432
手引 ➡ p.193, 195

女性の性的関心・興奮障害

パーカーさんは，自分が思い出せる限り，性行為をすることに興味をもったことはないと語る 23 歳で健康な女性である．彼女は，概して男性に興味があり，複数のパートナーがいたが，単に「同伴者としてで，明らかに性的な意味で男性について考えたことは一度もありませんし，性的な空想をいだくこともありません」．彼女は，ボーイフレンドが性行為を始めようとすることは受け入れたくないが，「彼を満足させるために，時々は諦めています」．彼女は，最後には性的興奮を得るかもしれないが，「自分が性行為をしているときに，強く感じることはありませんし，誰かにすすめられて自慰を試みたときも同じです」．一度，性的に興奮すれば，オルガズムに達することには問題ない．彼女とボーイフレンドは，彼女の性行為への無関心についていつも口論していた．「彼は，私が彼を愛してないと考えていました．彼は素敵で，思いやりのある男性です．私は彼を愛していました．しかし，私は性行為に関心がないのです」．彼女は，2 人の間の口論で動揺し，「彼が去ってしまうのではないか」と心配している．彼女は，いかなる医薬品も服用していないし，薬物の使用も否定している．

パーカーさんは，最初の性的接触以来ずっと性的欲求を欠いており，女性の性的関心・興奮障害，

生来型・全般型のDSM-5基準に合致する．彼女は，いかなる性的な空想ももたず，ボーイフレンドが性行為をしようとすることに対しても受容的ではない．また，彼女は性行為時における性的感覚の強さが減退したとも述べている．したがって，明らかに彼女は性的欲求の欠如といくらかの興奮障害が併存した状態を示している．場合によっては興奮して，オルガズムに達することもできる．彼女は，ボーイフレンドを愛しており，彼に惹かれているが，それは性的な意味においてではない．彼女の性機能不全は持続的で，6カ月以上続いている．彼女は，自らの"性的問題"のためにパートナーとの間で口論を続けており，彼を失うことについて心配している．したがって，苦痛の基準（おそらく中等度レベル）を満たしている．彼女は健康で，あらゆる問題あるいは物質乱用を否定し，医薬品も飲んでいない．

男性の性欲低下障害

　カールさんは，30歳の既婚男性で，「妻に興味を失い，性行為をしなくなった」ことに対して，彼女が不満をいだいていると医師に語る．2人は，結婚して3年になるが，その間に，性行為をしたのは「12回にも満たない」と言う．妻は，1～2カ月に1回，性行為ができれば満足だが，「彼にはその気がない」と述べる．彼は，浮気を否定し，自分は性行為に興味をもったことがないことを明らかにした．「僕は，実際，それについて考えたことがありません」．妻が男性ホルモンゼリーを買ってきたため，彼は，それを数回試したが，性的欲求には何の変化も現れなかった．「妻が大いに刺激をすると，勃起することは可能で，その後の射精にも問題はありません」と言う．彼は健康で，物質や医薬品の使用もなく，飲酒もせず，抑うつも否定する．妻が離婚すると脅し，彼の性的関心の欠如が妻を愛していないことを「示している」と言うために，彼は，不安をいだいている．

　カールさんは，人生のほとんどにおいて，性行為に関心がなかった．したがって，彼は，男性の性欲低下障害，生来型・全般型の基準に合致する．彼と妻は，その年代としては，性行為の回数が著しく少ない．また，妻は，明らかに性行為の頻度を増やしたいと望んでおり，その要求は過剰なものではない．カールさんは，性的空想をいだくことはなく，彼の性行為への無関心は，男性ホルモンの欠如に由来するようには見えない（男性ホルモンゼリーの服用は，彼の性的欲求の欠如に何の影響も与えなかった）．彼は，性行為の最中，勃起すること，射精することは可能である．彼の性機能不全は，なんらかの対人関係の（軽度）困難に由来している．彼は健康であり，彼の性的欲求の欠如は，他の医学的疾患または精神疾患，あるいは物質や医薬品の使用という点から説明することはできないように思われる．

診断へのアプローチ

女性の性的関心・興奮障害

　女性の性的関心・興奮障害は，DSM-5における新しい診断で，診断するためには，少なくとも3つの症状が，少なくとも6カ月間持続している必要がある．この障害では，性的欲求の低下あるいは欠如と興奮の欠如が症候学的にある程度共存しているために，これら1組の症状を注意深く調べなければならない．さまざまな症状の組み合わせが可能となる．女性の性的関心を評価する際には，臨床家は，患者と彼女のパートナーとの間の性欲の不一致の可能性について考慮する必要があるが，"欲求の不一致"によって説明されうる性欲の欠如が疑わしい場合，臨床家はこれを含めてはならない．加齢による正常の性欲低下も，性欲の欠如を判断するうえで考慮すべきである．パートナーが性行為を開始しようとすることを性的に受け入れることの欠如は，患者およびパートナーの信念や性行為の始め方に対する好みを考慮し，慎重に評価されなければならない．女性では，性的空想は幅広いさまざまな表現がなされ，性的な空想や欲求，そして感覚の詳細は周知のことでも確立されたことでもないので，女性の性的関心・

興奮障害を診断する際には，各個人の表現型を考慮する必要がある．診断については性的関心・興奮障害の症状のうち3つ以上の存在によって，意味のある苦痛または障害が引き起こされるはずである．最後に，臨床家は，性的関心・興奮障害の原因の可能性の1つとして，医学的疾患または精神疾患，物質や医薬品の使用を考慮するべきである．さらに考慮すべきものには，パートナーの要因（例：不健康，適切な刺激を与えることへ関心の欠如），対人関係の問題（例：性行為への欲求の不一致，性行為に対するコミュニケーション不足），個人の脆弱性（例：抑うつ，不安，貧困な身体心像，失業によるストレス），文化的・宗教的要因（宗教による未婚時の性行為の禁止）が含まれる．

男性の性欲低下障害

男性の性欲低下障害の診断を下す場合，臨床家は，性欲の欠如と性的思考または空想の欠如が持続し，少なくとも6カ月間続くことを確認しなければならない．不利な現状に対する適応反応（例：パートナーの妊娠，関係を断ち切りたいという意図）もまた考慮されるべきである．加えて，パートナーとの間の性欲の不一致についての質問がなされるべきである（性欲低下を訴える男性のすべてが，性欲が低いわけではない）．加齢は，性欲減退の明らかな危険要因である．男性ホルモンの減少は常に性欲低下に結びつくわけではないが，明らかな性腺機能低下症は性欲低下と関連しており，男性の性欲低下障害の隠れた原因として除外すべきである．男性の性欲低下障害の診断を下すためには，性欲の低下または欠如が，意味のある苦痛（例：「もはや男として存在していない」）や障害（例：関係の破綻）に関連しなければならない．

性欲低下をきたす危険要因には幅広いスペクトラムがあり，この障害を診断するうえで考慮する必要があるが，それらには，抑うつ，低プロラクチン症，アルコールの使用，男性性に対する当人の気持ち，強い信仰心，パラフィリア的傾向，結婚の疎外感，浮気，家族間の性的虐待，ポルノ依存症，貧困な性教育，そして若い時期の心的外傷が含まれる．したがって，診断の過程においては，性的，そして心理学的機能と私生活の多方面からの非常に注意深い調査がなされるべきである．

病歴聴取

女性の性的関心・興奮障害

35歳の女性は，性的パートナーに対して満足していないという漠然とした不満をもらした．面接者は，その女性の性的活動と性的満足の特徴について質問することから始める．「あなたは，ご自身の性機能について満足していますか．なぜ満足していないのですか．どれくらいの頻度で性行為をしますか．最近，性行為の頻度に何か変化がありましたか．あなたのパートナーはあなたとの性的体験に満足していますか．最近，パートナーはもっと性行為をするように要求していますか」．いったん性機能の障害がおおよそ確認されれば，質問は性的関心と興奮のさまざまな側面に焦点を絞っていくべきである．「あなたは，しばしば性行為をしたいように感じますか．あなたは，しばしば性行為のことを考えていますか．なぜ考えないのでしょうか．あなたは，性行為をすることについての空想をしますか．もし，しないならば，どうしてですか．性的な空想や思考が変わったということはありますか．性行為を始めるのは，あなた，それともパートナー？パートナーが性行為を始めたとき，あなたはどのように反応しますか．パートナーが性行為を始めようと試みたとき，あなたの性欲が出てきたり，増したりしますか．パートナーは，あなたを興奮させますか．あなたは容易に濡れますか．あるいは最近，濡れにくくなっていますか．最近，興奮するのにより多くの性的刺激を必要としていますか．性交中の性器・腟の感じはどうですか．何も起こりませんか．刺激の強さが足りないですか？痛みはありませんか」．引き続き，面接者は尋ねる．「この状態はどれくらい続いていますか．これらの問題の引き金となるかもしれないことはありましたか．

> あなたはご自身の性的問題について動揺していますか．なぜですか．その問題でストレスを感じますか．あなたのパートナーの問題となんらかの関連は？」．また面接者は，健康や物質使用についても質問する．「あなたの健康状態は？ 月経周期はどうですか——変化や困難はありますか．何か医薬品を服用していますか．飲酒は？ なんらかの違法物質を使用していますか」．

　女性の性的関心・興奮障害の診断は，性機能不全群の診断の中で最も症状特異的（すなわち，基準 A は明確な症状数の存在を要求する）で，性欲・性的関心と興奮に関する症状が基本的に併存している．したがって，性欲・性的関心を阻害するあらゆる症状を注意深く評価するべきである．症状は，個人（例：性的思考，空想）やカップル（例：どちらが性行為を始めるか，パートナーの反応はどうか，性的欲求・性的要求の不一致），および主観的な感覚や生理学的反応（例：性器の感覚，心理的興奮，潤滑具合，腟の膨張）に関して評価されなければならない．症状の輪郭がとらえられたら，症状の持続性，期間について確かめる必要がある（性的欲求や興奮の短期的な減退はさまざまな状況で生じ，これは解決されることがある）．他の性的問題（例：オルガズムの欠如，性器痛）の存在も調べるべきである．というのは，これらの問題が女性の性的関心・興奮障害を引き起こす，あるいはそれに影響する可能性があるからである．

男性の性欲低下障害

> 23 歳の男性は，「パートナーから，私は性行為に関心がないと言われています」と語る．どんな性機能不全症の場合であっても，最初に面接者は，一般的な性機能についての返答を導き出す．「ご自身の性機能に満足しているかどうか，お話していただけますか．もし満足していないとすると，なぜでしょうか．性行為をもつ頻度は？ パートナーとの性行為だけでなく，自慰行為もしますか．パートナーは，あなたとの性的体験に満足していますか．パートナーはもっと要求しますか．パートナーの性行為の求めに，何か変化はありましたか」．その後面接者は，「あなたは，しばしば性行為をしたいと思いますか．あなたは，しばしば性行為のことを考えていますか．なぜ考えないのでしょうか．あなたは，いつも性行為に関心が低いか，無関心でしたか．性行為への関心や性欲に何か変化はありましたか．それは，どれくらい続いていますか．ほかに性的な問題をかかえていますか．勃起しますか．射精についてはできますか．射精に，なんらかの困難を伴いますか」というような，より特異的な質問をする．もし必要ならば，性欲の欠如が一次性の性機能不全かどうかを確かめるためのさらなる質問がなされるべきである．「最初に現れたあなたの性的な問題は以下のどれですか．性的衝動の欠如，勃起の問題，あるいは射精の問題」．これらの質問に続いて，その苦痛についても聴取しなければならない．「ご自身の性欲の欠如に動揺しましたか．どうして？ どれくらい？ それによってパートナーとの間に問題が生じましたか」．最後に，この障害に影響する可能性がある要因について聴取する．「あなたには抑うつまたは不安がありましたか．身体的健康はどうでしたか．医薬品を摂取していますか．飲酒量はどのくらいですか．何か他の物質を使用していますか．ほかの誰かと性的関係をもっていますか．その人とも同じような問題がありますか」．

　男性の性欲低下障害を診断するための質問としては，まず性機能不全症の存在を確認することに集中し，次に男性の性機能のすべての側面〔例：性欲，興奮（勃起），そしてオルガズム（射精）〕について尋ね，欲求の欠如が一次的な問題かどうかを質問することでそれがどんな機能不全なのかを決定する．性欲の欠如が勃起不全や射精遅延への反応として起こることはありうる．また苦痛の存在について確かめることも重要である．というのは，性的関係および／またはその他の関係に，本当に興味をもたず，性欲の欠如に対して苦痛を感じない男性は，ほとんどいないからである．最後に，可能性のある心理学的要因（例：抑うつ，夫婦間の問題，パートナーとの感情的な関係性，浮気，ポルノの頻回で強迫的な視聴）や"環境的"

要因(アルコールやその他の物質の乱用,医薬品,宗教的問題,文化的問題)に焦点を合わせた質問も非常に重要である.多くの信じられていることとは裏腹に,性腺機能不全症,および/または男性の"特発性"性欲低下障害は,多くの男性における性欲低下の唯一の原因ではない.DSM-5の枠組みを用いることで,特定用語や危険要因が,その診断をさらに明らかにかつ特異的にするための手助けとなるかもしれない.

診断を明確にするヒント

女性の性的関心・興奮障害

女性の性的関心・興奮障害であるか否かを調べるために,以下の質問事項について探索すること.
- その女性は,性的活動への関心の欠如あるいは低下という形で性欲の低下があるか.性的空想についてはどうか.パートナーと性交について話すとき,あるいは性的に興奮する映画を見ているときに,興味が出る,あるいは興奮するようになるか.自慰をするか.
- カップルのどちらが性的活動を始めるか.その女性は性的活動の始まりをどのように受け入れるか.何か抵抗があるか.
- その女性は,性交中に喜びを経験するか.
- その女性は,性交中に興奮するか.十分に濡れるか.性交中に,性器の感覚は変化するか.
- その女性は,女性の性的関心・興奮の欠如について苦痛を感じているか.彼女の苦痛,あるいは障害の特徴は何か,そしてそれはどの程度か.
- その女性は,健康か.抑うつ,不安,物質乱用の徴候がないか.

男性の性欲低下障害

男性の性欲低下障害であるか否かを調べるために,以下の質問事項について探索すること.
- その男性は,性欲・性的関心についてなんらかの変化を訴えているか.性的空想をいだくことがあるか.今の状況は以前とは異なるのか,あるいは今回の性欲・性的関心の欠如は生涯続いているものなのか.性欲の欠如は,持続的なものか.
- 性欲・性的関心がなくなって,どれくらい経っているか.
- その男性が,自分の性欲の欠如について,動揺したり,苦痛を感じたりしているか.それは彼にとって何か問題を引き起こしているか.
- 性欲の欠如は,特定の人(パートナー)および/または状況に対して起こるものか,あるいは誰とでもどんな状況でも生じるものか.
- その男性は,抑うつや不安になっているか,あるいは自分の身体心像や性的能力について心配しているか.
- その男性は,性腺機能不全症や男性ホルモンの低下のいずれかの徴候があるか.

症例検討

女性の性的関心・興奮障害

ストーンさんは,45歳の既婚女性で,夫と性行為をもつことに対して関心をもてず,そのことに対して夫が不満をもらしていると述べる.「彼が正しいということはわかっています.問題は,私が性交時に濡れないので,時に少しの痛みを感じるのを除けば,何も感じないということなのです.私達は,映画を見たり,オーラルセックス,バイブレーターも試しましたが,何をしても,私は感じないのです.私にとって,性行為はまったく喜ばしいものではありません.いつから,どのようにしてこうなってしまったのかわかりません.しばらく前から,何カ月も前からのことです.私は,もはや性行為に関心がありません.関心がないのは夫に対してではありません——彼は問題ありません.私が関心をもてないのは,性行為なのです.悲しいです——以前は性行為が好きだったのに」.ストーンさんは,夫の振る舞いが,「最近変わってしまったこと」に対して神経質になっている.「夫は,家に帰ってこないことが頻繁にあります.彼が,誰か性行為をもつ相手を見つけた

のではないかと心配しています」．彼女は，抑うつを否定する．実際，彼女は健康そうに見え，月経周期は規則正しく，何の変化も生じない．彼女は，時に睡眠薬を服用し，毎日複合ビタミン剤を飲んでいる．彼女は，"大学時代以来"毎週，少量のマリファナを吸っていることを認めている．

ストーンさんは，性的にまったく良好に機能していた後，数カ月前に性機能不全症を発症した．彼女は，性行為によって興奮したり喜びを感じることが困難で，性的関心を失っている．彼女は，女性の性的関心・興奮障害の診断基準（少なくとも4つの症状）を満たしている．彼女は，自分が夫と性行為をもつことに関心を失ったために，夫が外で浮気をしているかもしれないと疑っており，そのことに苦痛を感じている．彼女は，まだ閉経していない．ストーンさんは，健康で，性機能に影響を与えるような医薬品は摂取していない．彼女は，長年にわたって少量のマリファナを吸っているが，そのことで，数カ月前に生じた性機能の変化を説明することはできないであろう．彼女の性機能不全に関する期間ははっきりしないが（「数カ月」），性機能の障害は現在も持続している（機能障害の期間が明確でない場合には，症状の持続によって女性の性的関心・興奮障害という診断が確認されるかもしれない）．ストーンさんの障害は，獲得型，そしておそらく全般型と下位分類され，意味のある苦痛を感じていることから重度と特定されるであろう．

男性の性欲低下障害

52歳の既婚男性であるカーペンターさんは，時に勃起に問題があり，性欲が「最近消えてしまった」と訴えている．場合によっては，今までどおり完全に勃起することも可能だが，「でも本当は，あまり興味はないのです」．妻との性行為は，徐々に回数が減り，数カ月に1回で，「つい2年ほど前には，私達は週に2～3回，性行為をしていました」．やがて，彼は性行為について考えることがなくなり，そして「他の女性との空想もなくなった．自慰をしなくなった」ことを認めている．彼の男性ホルモンの値は，以前と比較すると低いが，まだ正常範囲内にある．男性ホルモンパッチも"例の青い錠剤（バイアグラ）"も役に立たなかった．カーペンターさんは少し前に友人達にこの件を打ち明けたが，それ以来彼らが頻繁にからかうので，自分の性的関心の欠如と性的能力の低下について非常に動揺している．「自分がもはや男でないように感じます」．彼は定期的に運動を行い，体調もよい．彼は抑うつを否定する．数年前，甲状腺機能低下症と診断され，毎日甲状腺ホルモンを服用して補充している（彼の甲状腺刺激ホルモンとFT_4は正常範囲内である）．彼は，ここ何年，友人とビールを1～2杯飲むことが時々あるが，違法な薬物の使用はない．

カーペンターさんは，比較的晩年になってから性欲を失った．彼の性欲低下は，（性機能不全症に関連した）勃起機能不全と関係しているが，勃起機能不全では，長らく性的にうまくいっていた後に性欲や性行為への関心が失われたことを説明できない．彼の男性ホルモンのレベルは少し低いが，異常に低いわけではないし，男性ホルモンパッチは役に立っていないので，男性ホルモンの低下は，彼の性欲低下の隠れた原因ではないようである（すべての性欲低下で，性腺機能不全症を除外すべきである）．彼の性的活動は，ほとんど完全に止まっており，そのことで彼は苦痛を感じている．アルコールの使用は，男性の性欲低下障害の発症を増加させるかもしれない．彼は時折ビールを飲むが，ずっと以前からであり，そのため飲酒によって彼の最近の性欲低下を説明することはできないであろう．カーペンターさんには性欲低下障害になる2つの危険要因がある．彼は50歳以上であり，身体疾患を有している．彼は甲状腺機能低下症をもっており，それが適切に治療されていなければ，それで性欲低下を説明できたであろう．しかし，この症例では，甲状腺機能の検査結果は正常範囲である．

鑑別診断

女性の性的関心・興奮障害

本症の性機能不全の症状は，欲求と興奮の両領域に広がっているため，女性の性的関心・興奮障害の鑑別診断はかなり広範囲である．他の性機能不全群と同様に，広い範囲のさまざまな精神・身体疾患が性欲と興奮に影響を与えている可能性がある．

性に関連しない精神疾患を考慮する必要がある．例えば，うつ病（症状の1つに，すべて，またはほとんどすべての活動における興味または喜びの著しい減退がある）や持続性抑うつ障害（気分変調症；症状には低活力，疲労感，自尊心の低下を含む）が，その性的関心・興奮の欠如または低下を説明するかもしれない．またいくつかの不安症（例：心的外傷後ストレス障害）や強迫症も，低い関心・興奮の可能性のある原因として除外されるべきである．主な精神病性障害といくつかのパーソナリティ障害もまた，性的関心・興奮の欠如や減退に関係しているかもしれない．同様に，物質使用（例：オピオイド）の影響は急性中毒の時期だけでなく，他の医薬品（例：降圧薬，抗精神病薬，抗うつ薬，化学療法薬，ホルモン剤）と合わせて，性的関心・興奮の主な原因となりうる．

性的関心・興奮の欠如または減退に関連する医学的疾患には，例えば，糖尿病，甲状腺疾患，多発性硬化症や他の神経学的疾患，そして心血管系疾患（例：内皮性の疾患）が含まれる．

また臨床家は，女性の性的関心・興奮障害の症状を説明するものとして，他の性機能不全群（例：慢性的な性器痛）も考慮すべきである．他の性機能不全群（例：女性のオルガズム障害）が本症と共存している可能性もある．

性的興奮は，そして一部の女性では性欲も，パートナーの性行為の始め方や刺激の仕方に応じて増大するかもしれない．性的刺激があるのか，それが適切であるかについての話し合いが，患者面接の一部としてあるべきである．臨床像の一部に性的刺激の不適切さ，または欠如があるならば，性機能不全の診断はなされない．

最後に，対人関係的な苦痛，親密なパートナーの暴力，パートナーの不健康，ストレス（例：失業）のような対人関係の要因もまた，性的関心・興奮の欠如または減退に役割を果たしているかもしれない．これらの要因のいくつかは一時的かもしれないが，性機能において二次的な適応的変化となりうる可能性があるだろう．

女性の性的関心・興奮障害の鑑別診断は，他の性機能不全（例：女性のオルガズム障害）のような，関連要因または合併症の発症によって複雑になるかもしれない——そのような症例では，どの機能不全が一次的なのかを確定することが重要である．さらに，不安，抑うつ，および対人関係の困難さ（例えば，受容的反応がないことで言い争いになり，それがさらに，性的関心の欠如をもたらすかもしれない）のような，性的関心・興奮を欠如あるいは減弱させるさまざまな心理的反応で複雑になっている可能性がある．

鑑別診断において考慮すべき追加の疾患については，DSM-5を見よ．また，DSM-5のそれぞれの項目における併存症と鑑別診断の解説も参照せよ．

男性の性欲低下障害

男性の性欲低下障害の鑑別疾患は，性欲に影響を与える可能性のある広範囲の精神・身体疾患が含まれる．下位分類（すなわち，生来型，獲得型）と特定用語（すなわち，全般型，状況型）の枠組みを用いることは，鑑別疾患を考慮する際の手助けとなるかもしれない．

性に関連しない精神疾患を考慮する必要がある．例えば，うつ病（症状の1つに，すべて，または，ほとんどすべての活動における興味または喜びの著しい減退がある）や持続性抑うつ障害（気分変調症；症状には低活力，疲労感，自尊心の低下を含む）が，その性的関心・興奮の欠如または低下を説明するかもしれない．またいくつかの不安症（例：心的外傷後ストレス障害）も性欲に影響する可能性がある．主な精神病性障害といくつかのパーソナリティ障害（例：シゾイドパーソナ

リティ障害)もまた,性的関心の欠如または減退に関係しているかもしれない.

急性中毒の時期だけでなく,物質使用(例:慢性のアルコール使用,マリファナまたはオピオイドの使用)やいくつかの医薬品(例:抗てんかん薬,降圧薬,抗精神病薬,抗うつ薬,化学療法薬,および泌尿器疾患で用いられる薬物)も,性的関心・性欲欠如の主な原因となるかもしれない.

性腺機能不全症(男性ホルモン値の低下により証明される),甲状腺機能低下症,糖尿病,心血管系疾患,てんかん,慢性腎不全,慢性肝疾患,精巣疾患(例:癌,停留精巣,ムンプス精巣炎など)のような,さまざまな医学的疾患がしばしば性的関心の低下あるいは欠如に関連している.

さまざまなストレス要因(例:失業),対人関係の要因(例:パートナーとの口論,浮気,パートナーの妊娠,暴力),そして個人の要因(例:貧困な身体心像,性的トラウマの既往,ゲイの男性の自己決定同性愛嫌悪)が,性欲の低下や欠如の可能性のある原因として除外される必要がある.

一部の男性(1〜2%)では,自分自身を無性欲的と見なしている可能性がある.彼らに対しては,男性の性欲低下障害と診断すべきではない.

男性の性欲低下障害の鑑別診断は,他の性機能不全(例:勃起障害,射精遅延)のような,関連要因または合併症の発症によって複雑となるかもしれない.男性の性欲低下障害を呈する多くの男性(半数に達する)は,性的関心を欠如あるいは低下させる役割を演じているかもしれない他の性機能不全群を有している可能性がある.これらの機能不全群は,必ずしも男性の性欲低下障害の診断を除外するものではない.そのような症例では,どの機能不全が一次的なのかを確定し,不安,抑うつ,そして対人関係の困難さのような,性的関心・興奮を欠如あるいは減弱させるさまざまな心理的反応を同定することが重要である.

鑑別診断において考慮すべき追加の疾患については,DSM-5を見よ.また,DSM-5のそれぞれの項目における併存症と鑑別診断の解説も参照せよ.

要約

女性の性的関心・興奮障害

- 女性の性的関心・興奮障害は,新しい診断であり,性的関心の減弱・欠如と性的興奮の減弱・欠如の症状が基本的には併存している.
- 性的関心・興奮が障害された症状は,少なくとも6カ月間持続しなければならない.
- その女性は,自分の性的関心・興奮の程度について苦痛を感じ,心理的な健康状態が障害され,その結果から生じる対人関係の困難さを経験していなければならない.
- 鑑別診断においては,さまざまな精神疾患(特にうつ病)や他の医学的疾患,物質・医薬品の使用,そして対人関係の要因や個人的な要因が考慮されるべきである.

男性の性欲低下障害

- 性的・官能的な思考または空想,および性行為の欲求(自慰を含む)の欠如が,本疾患の特徴である.この関心の欠如は,臨床的判断に基づいている.
- 性欲・性的関心の欠如または減退は,少なくとも6カ月間持続していなければならない.
- 性欲・性的関心の欠如または不足は,臨床的に意味のある苦痛を引き起こしているべきである.
- 本疾患の鑑別診断は,さまざまな精神疾患(例:抑うつ),身体状態(例:性腺機能不全症,甲状腺疾患といった内分泌疾患),物質・医薬品の使用,そして個人的な要因と対人関係の要因を含んでいる.
- 男性の性欲低下障害は,他の性機能不全(例:勃起障害,射精遅延)と関与している可能性がある.これら機能不全は,本疾患に先立つか(その場合,男性の性欲低下障害と診断されるべきではない),本疾患の結果として生じることがある.
- 下位分類と特定用語の枠組み(すなわち,生来

型と獲得型，全般型と状況型）は，本疾患の鑑別診断を考えるうえで役に立つだろう．

本章の要約

性機能不全群

　性機能不全群は，かなり広くみられる性機能の障害である．性機能不全群の有病率は，文化や地域の違いによって変わる可能性がある——さまざまな性機能不全群に関して最も高い有病率は，東アジアと東南アジアにおいてみられた．

　性機能不全の診断をより正確に行い，過剰診断の可能性を減らすために，DSM-5 基準では，少なくとも 6 カ月間の機能不全の最小期間が必要とされ，同時により正確な重症度の特定（すなわち，苦痛を軽度，中等度，または重度とする）とより詳細な下位分類（すなわち，生来型と獲得型）および特定用語（すなわち，全般型と状況型）を含んでいる．また臨床家は，これらの障害の診断と鑑別診断を考える中で，対人関係，パートナー，親族関係，文化，宗教，そして個々の脆弱性に関する要因についても考慮するかもしれない．これらを特定することで，真の性機能不全群と，おそらくさまざまな対人関係の問題やストレスに関連する一過性の性機能の障害との区別がしやすくなる．またある性機能不全の診断のためには，性機能の障害が，対人関係とおそらく他の機能においても苦痛を引き起こしていなければならない．すべての診断基準は，臨床家の判断に任されている．性機能不全群の診断は，もはや単にいわゆる性的反応周期〔訳注：興奮期‒高原期‒絶頂期‒後退期〕でなく，現在ではジェンダーに特異的なものとされている．性機能不全群は，他の精神疾患，物質乱用，身体疾患，性機能不全のために服用している薬，個々の脆弱性，パートナーとの問題，ストレス，宗教的・文化的な問題，そして対人関係の要因といった広い文脈において，常に評価され，診断されるべきである．不十分な性的刺激やパートナーとの間での性的要求の不一致は，診断を明らかにするため常に考慮されるべきである．

　DSM-5 では，2 つの新しい診断——女性の性的関心・興奮障害と性器‒骨盤痛・挿入障害——が取り入れられ，性嫌悪障害の診断は個々の診断名としては，もはや含まれていない．

診断の重要点

- 性機能不全群は，一過性の性機能の障害と区別する必要がある．したがって，障害の期間は，少なくとも 6 カ月とするべきである．
- 特に女性における性的困難は，不十分な性的刺激に起因することがある．そのような場合，性機能不全と診断すべきではない．
- 性機能は，加齢とともに衰えるかもしれない．したがって，性機能不全を診断する際には，加齢による変化を考慮すべきである．
- 性機能不全群は，ジェンダーに特異的である．
- 性機能の障害は，さまざまな精神疾患（例：抑うつ）や身体疾患（例：糖尿病，神経学的疾患）と関連する可能性がある．
- 性機能の障害は，さまざまな乱用物質（例：アルコール，ニコチン，オピオイド）や多数の向精神薬（例：抗うつ薬，抗精神病薬），非向精神薬（例：制酸薬，降圧薬，β 遮断薬）によって引き起こされる可能性がある．
- 文化的，対人関係的，および宗教的な要因は，性機能の障害に重要な役割を果たしている可能性があるので，診断を行うときにはそれらを考慮すべきである．
- いくつかの性機能不全が，1 人の人間に同時に起こる，あるいは重複する可能性がある．
- 性機能不全の病因は，通常，わからない．性機能の障害は，しばしば生物学的，心理学的，および社会文化的要因の複雑な相互作用の結果である．

自己評価

鍵となる概念：知識をダブルチェックしよう

以下の概念は，種々の性機能不全群に対してどう関連しているか．

- 性欲の低下
- 性的関心または興奮の障害
- 勃起不全
- オルガズム遅延
- 性器痛
- 性的空想
- 早漏
- 医学的疾患または医薬品による性機能障害
- 物質乱用による性機能障害

同僚や指導者への質問

1. あなたは，性機能や性的な実践，振る舞い，好みについて，患者といつも話しているか．
2. あなたは，患者の性的な習慣，好み，実践について，気楽に質問するか．好みや実践についてのある特定の質問を避けているか．質問できないとすれば，なぜできないのか．
3. あなたは，患者の性機能について質問するときに，どのような質問をするか．
4. あなたは，性機能およびその障害について，どのような考えをもっているか．今や性機能不全群における診断はジェンダーに特異的なものとなっているが，この DSM-5 の変更について，どのように思うか．
5. 一度ある性機能不全の診断が確定したら，あなたは，その患者が他の性機能不全群が併存しているどうか見つけ出すために，他の角度から細かく診察するか．
6. あなたは，他の精神疾患，医学的疾患，服薬，そして物質乱用が性機能に与える影響について，どのようなことを知っているか．

ケースに基づく質問

Part A

35 歳の女性であるゴンザレスさんは，もはや性行為を楽しめないと語る．「実際に，私は長い間性行為をしていません．結婚した 3 年前には，ほとんど毎日私達は性行為をしていたものでした．職場から帰る途中で，よく性行為のことを考えていたくらいです．でも，すっかり変わってしまいました．もう性行為のことを考えたりしません．夫は，私がその気になるよう頑張ってくれますが，私はいつも背を向けて眠ってしまいます．問題の一部は，もはや私が彼に何も感じないということです．かつては，挿入されたとき大変楽しい感覚がありました．その感覚を取り戻すために，私達はバイブレーターを試してみましたが，何の助けにもなりませんでした」．彼女は，最近，オルガズムに至らず悩んでいることを認めているが，それは「性行為は妊娠するために必要なことで，私達は 1 人か 2 人の子どもをもつつもりだった」からである．彼女は，自分達には家を失うかもしれないという事実があり，そのため夫婦でストレスを感じていると述べている．「夫は失業しました．彼は新しい仕事を得ましたが，住宅ローンやその他の請求書を支払うには不十分です．私達は，その問題について，長い時間話し合ってきました」．彼女は，いかなる身体的疾患や問題も否定し，服薬もしていない．彼女は，夕食時に，グラス 1～2 杯のワインを飲むことがある．20 歳代はじめから 1 日 1 箱，タバコを吸っている．違法な物質は使ったことがないという．

■この時点で，あなたはどのような診断を考えているか．物質使用が，彼女の性機能に影響を与えているだろうか

ゴンザレスさんは，女性の性的関心・興奮障害の診断基準を満たしている．つまり，彼女は，性行為への興味を失い，夫からの性的な誘いに応じず，そして性行為中の性器の感覚が欠如している．彼女の性機能不全の正確な期間は不明であるが，それは持続している．おそらく彼女は，性的関心・興奮障害の結果として，たぶんその後に女

性オルガズム障害も発症している．彼女は，まったくの健康体であり，違法な薬物や医薬品の使用はない．彼女が時折飲むグラス1〜2杯のワインでもって彼女の性的問題を説明できないであろうし，長い間彼女は喫煙しているが，それは性機能不全の発症以前からのことである．

Part B
ゴンザレスさんは，先月ころから抑うつ状態になったことを認めており，「実のところ，私は，自分が性行為を楽しめないことや夫と肉体関係がないことで，本当に動揺しています．以前は，とても楽しめていたのですが」．また彼女は，夫が自分と性行為するために行う試みに対して，いくらかの痛みも感じていることも認めている．

■ **性交中に痛みがあることから，ほかに診断的に考慮すべきなんらかの性機能不全の診断はあるか**

既存の複数の性的問題に加えて，ゴンザレスさんは性器痛（性器–骨盤痛・挿入障害）を発症しているかもしれず，同時に抑うつ状態になっている．彼女の症例は，いくつかの性機能不全が同時に起こる，あるいは他の性機能不全の結果として生じる可能性を示している．また，障害された性機能により生じうる性機能不全や精神科的症候（例：抑うつ）の発症に心理的要因が役割を担っている可能性も示している．

Short-Answer Questions

1. 性機能不全の診断基準を満たすためには，障害された性機能による症候がどのくらい持続しなければならないか．
2. 性交中の性的刺激が不十分ならば，性機能不全の診断がなされるべきか．
3. 加齢によって，性機能に何が生じるのか．
4. 女性オルガズム障害の危険要因とは何か．
5. 早漏の診断基準を満たすためには，腟挿入後どれくらい早く射精が起こらなければならないか．
6. 主要な精神疾患のうちどれが，性的関心・欲求の欠如あるいは低下とおそらく最も高頻度に関連しているか．
7. どんな種類の向精神薬が，最も高頻度に射精遅延を引き起こしやすいか．
8. ジェンダーの特異性と性的反応周期に関して，従来の性機能不全の分類とDSM-5の分類における違いは何か．
9. 以下は正しいか：性機能不全を診断するにあたり，苦痛は必要な基準の1つである．
10. DSM-5に含まれる性機能不全のうち，新しい診断名は何か．

Answers

1. 性機能不全の診断基準を満たすためには，障害された性機能による症候が，少なくとも6カ月持続しなければならない．
2. もし性交中の性的刺激が不十分ならば，性機能不全と診断されるべきではない．
3. 加齢によって，通常，性機能は低下し，性的障害の頻度は増加する．
4. 身体的不健康，不安，抑うつ，そして人間関係といった要因は，女性オルガズム障害の危険要因である．
5. 早漏の診断基準を満たすためには，腟挿入後およそ1分以内で射精が起こらなければならない．
6. うつ病は，性的関心・欲求の欠如あるいは低下とおそらく最も高頻度に関連している主要な精神疾患である．
7. セロトニン神経作動性の抗うつ薬は，最も高頻度に射精遅延を引き起こしやすい．
8. DSM-5分類はジェンダーに特異的であり，その診断は，もはやいわゆる性的反応周期には関連しない．
9. 正しい．苦痛は，性機能不全の診断基準において必須である．
10. 女性の性的関心・興奮障害と性器–骨盤痛・挿入障害は，DSM-5で初めて採用されている．

17

性別違和

Gender Dysphoria

「私は，女の子だろうといつもわかっていた」
「私は，今のままの私ではいられない」

　性別違和は，生まれたときに指定されたジェンダー（すなわち，出生時のジェンダー）に関して，それがふさわしくなく，誤りである，あるいは，本当は反対のジェンダーに属しているという内的確信あるいは真実を反映していない，と感じる広汎で主観的な体験と記述される．性別違和の人は，どういうわけか自然が重大な誤りをおかしたせいで，「間違った身体に生まれた」と感じている．DSM-5の「性別違和」とDSM-IVの「性同一性障害」における診断カテゴリーでは，ジェンダーの不一致に対する症候性の反応を強調するDSM-5とジェンダーの状態そのものが病理性をもっているとするDSM-IVとは対照的であるという点で，重大な概念的変更がなされている．

　性別違和は，羞恥心や偏見だけでなく，重大な苦痛や同一性の混乱の原因となりうる．それは，自尊心，同一性，家族構成，そして社会適応に深く影響するかもしれない．性別違和の人は，望むジェンダーへの強い同一性と望むジェンダー側の一員になりたいという願望をもっており，"反対の"ジェンダーに付随する衣服，身振り，全般的な興味，ゲーム，レジャー活動，職業，および社会的反応全体を含むものである——"反対の"ジェンダーとは，「私の真のジェンダー」「それが本当の私である」と感じることができるジェンダーのことを指す．

　性別違和は，異なる年齢層やジェンダーにより異なった形で顕在化する傾向がある．出生時が女性の思春期前の性別違和では，特徴的に，男の子になりたいという願望を表出したり，男の子である，あるいは成長して男性になると主張したりする．彼女達は伝統的な男の子の服装や髪形を好み，伝統的な男の子の遊びをするかもしれない．親がドレスを着せたり他の女の子らしい外見をさせようとすると，彼女達はたいてい強い拒否反応を示す．ごっこ遊びや夢，空想は，首尾一貫して典型的な男の子のテーマである．しばしば彼女達は，お決まりの女の子の玩具や遊びに対してほとんど興味を示さない．成熟した女性になるという見込みについては，深刻な懸念や嫌悪を表すかもしれない．出生時が男性の思春期前の性別違和では，女の子になりたいという願望を表出したり，女の子である，あるいは成長して女性になると主張したりする．彼らは，女の子または女性の服を着がちで，女性的な衣服を即席で作ることがあるかもしれない．彼らはしばしば女性の役割を演じ，しばしば空想の女性像に興味をもつ．彼らはしばしば伝統的な女性の玩具やゲームを好み，伝統的な男性の玩具や遊びには関心をもたないか，いらだちを覚えるかもしれない．ペニスがないと主張し，座って排尿すると言い張ったりする者もいるかもしれない．

　子どもにおいて，性別違和の診断は，子どもが出生時のジェンダーとは異なる反対のジェンダー（「本当の私にふさわしい」と感じられるもの）への強い欲求——あるいは自分は違うジェンダーで

あるという主張を必要とする．またこの欲求は，性別違和の青年および成人にも生じるかもしれないが，子どもの場合のように診断に必須とはならない．さらに性別違和は，臨床的に意味のある苦痛，または社会，学校，または他の重要な領域における機能の障害が基盤にある．苦痛や障害は，出生時のジェンダーの仲間として生きると主張すること，あるいは体験されるジェンダーを他の人々（両親，きょうだい，友達，同僚など）に納得させることが非常に困難であること——そしてこの確信の深刻な社会的帰結，すなわち，拒絶，愚弄，嘲笑，悪口，排斥，侮蔑，脅迫，暴力，そして死にしばしば対処することによって生じることがありうる．

性別違和をもつ若年青年における臨床像は，通常，発達段階に応じて，子どもや成人の臨床像に類似する．青年期，つまり仲間の承認を激しく要求する時期において，異なるジェンダーに属するという自覚の現れは，かなりの疎外感，隠蔽，羞恥心，そして同一性形成における障害を伴っている．異なる性器の形状への要求や欲求は，出生時のジェンダーの身体的属性に対する不快感と同様に，今や十分に発展し，この群において最も激しいものとなる．

性別違和の成人では，体験するジェンダーと出生時のジェンダーの間の不一致にいらだち，しばしば身体の性的特徴を肉体的に変えたくなるくらいにまで至る．性別違和の成人は，しばしば反対のジェンダーの振る舞い，服装，および/または作法を身につける．彼らは，指定されたジェンダーの一員よりも，体験したジェンダーとして社会からみられるのを好む．

性別違和の人は，ホルモン療法，脱毛または植毛，顔面骨再編成術，さまざまな身体部位の形成手術を求め，ついには性器の解剖学的変更（性別適合手術），すなわち，陰茎切除や膣形成（出生時が男性の性別違和），陰茎形成や膣腔閉鎖（出生時が女性の性別違和）まで行きつくかもしれない．

不安，緊張を含めて多大な苦痛，何が本当で，誰を信じるべきか（自身にせよ他人にせよ）という疑問が，家族内力動，学校環境，対人関係を巡って，および親密さへの適応といった場面で生じる．

DSM-5 は，性別違和の 2 つの特定の状態を分けている．すなわち，子どものときに体験したものと青年や成人において体験したものである．定義された診断は，基本的な記述は類似している．両方の診断とも「その人が体験し，または表出するジェンダーと，指定されたジェンダーとの間の著しい不一致が，少なくとも 6 カ月」で始まる．子どもと成人の相違により，それぞれ異なる特異的な基準をもっている一方で，反対のジェンダーへの強い同一性，反対のジェンダーとして認められたいという欲求，そして身体的な性的特徴に対する嫌悪，という共通の主題も共有している．

両方の診断は，疾患が身体的な症候群（例：男性ホルモン不応症候群）と結びついているかどうかの特定を求めている．

また DSM-5 は，非特異的な 2 つの診断カテゴリーを区別する．すなわち，他の特定される性別違和と特定不能の性別違和である．これらの診断は，性的違和の診断基準を完全には満たさないが，主要な臨床上の関心事が性的違和の中に含まれる主題と関連している場合に用いられる．

性別違和は，DSM-5 のパラフィリア障害群の章にある診断と混同すべきではない．例えば，異性装障害の DSM-5 診断は，性別違和の診断の鑑別診断に上がるかもしれないし，反対のジェンダーの衣服を着るのは，性別違和の人の振る舞いの可能性がある．しかし異性装障害は，いかなる性別違和診断からも診断学的に容易に区別されるはずである．

性別違和の有病率は知られていないか，低く見積もられている（1% 以下）．性別違和の女性より男性のほうが多いように思われる．

DSM-IV では，性障害および性同一性障害という診断分類の中に，性別違和と非常によく似た診断が含まれていた．DSM-5 では，性別違和が 1 つの特異的な診断分類として収められている．DSM-IV で特徴づけられる性同一性障害は，DSM-5 の性別違和の特徴に非常によく類似している．

診断を深める

子どもの性別違和
Gender Dysphoria in Children

マニュアル ➡ p.444
手引 ➡ p.203

　ジルは16歳の女の子である．両親が彼女を相談に連れてきたのは，彼女が自分は男の子だ，と数年来主張していることを心配したからである．彼女は男の子の服装を着たがり，男性化するホルモンの治療を始めることを望んでいた．今や両親は，一時の気まぐれだろうと何年も思ってきたことがきわめて断固たる確信であると悟った．病歴が明らかにするところによると，ジルはおよそ3歳で，7歳年長の兄が使ったおもちゃの車，トラック，兵士，武器などで遊ぶことに強い興味を示し始めた．彼女は，人形やままごとの道具，かわいい縫いぐるみのような両親が買い続けた女の子らしいおもちゃには関心を示さなかった．彼女は4歳のときに自分は男の子だと宣言し，そうじゃないと教えようとすると泣いて抗議した．5歳の幼稚園児のころには，男の子の仲間入りをして身体をぶつけ合って争う遊びばかりを好んでやるようになった．女の子の社交的な集まりのほうでは，ゲームや他の活動に参加するよりは，皆から離れて1人になった，「ほかの男の子はどこ？なんでここでは自分1人だけなの？」と尋ねたものである．学校に行く際は男の子っぽい服装を選び，女性に典型的な服装には強い抵抗を示した．7歳ころには，好きな映画やテレビは，若い男性のヒーローが出ているか，男の子中心の物語で彼女が同一視するようなものが含まれるものであった．家では，好きな中世の騎士道映画を見て，おもちゃの剣を持って足を組んで座り，戦いに出るヒーローのように剣を熱心に振り回した．

　ジルは，小児期も後半に入ると身体を活発に動かしたり，サッカーを楽しんだり，かけっこや他のスポーツに取り組んだりした．男の子のグループから，女の子だという理由でチーム入りを拒否されると深く傷つき，声高に「違う，自分は女の子じゃない」と抗議した．このころから，彼女は公然と自分を男の子だとは言わなくなったが，それは彼女の主張によって，からかわれたり馬鹿にされたりした経験があったからである．

　ジルは思春期に入ると，自分がますます孤立していくことに気づいた．彼女はどこにも溶け込まなかった．女の子からは"奇妙だ"と思われているために互いに避けていたし，男の子は彼女を無視して"気味が悪い"とからかったからである．ジルはペニスがないことを"悲劇"だと感じ，胸が膨らむのを嫌って布ひもで抑え付けた．性的にも情動的にも女の子に惹かれ，自分は異性愛者だと思っていた．14歳で初潮がやってくると，彼女は"何日も"泣き，そのとき初めて3カ月間の抑うつエピソードに陥った．

　ジルは人生の早期から，出生時に指定されたジェンダーには属していない，という自覚や確信を示してきた．彼女は一貫して男の子のおもちゃで遊ぶことを好み，女の子に典型的なおもちゃを拒否し，男の子の衣服を着て楽しんだ．彼女の歩き方や姿勢は，非常に男性的なものであった．他の男の子の中に混じりたがり，受け入れられれば彼らの遊びにも参加した．彼女は反対のジェンダー役割を大変心地よく感じ，指定されたジェンダーに典型的な役割を拒否した．彼女は自分が男の子のヒーローか威勢のいい中世の騎士になって，ごっこ遊びや空想遊びに興じた．彼女はペニスがないことを嫌い，乳房から逃れたがった．

診断へのアプローチ

　臨床家が，両親に心配されて受診した子どもの患者と出会ったとき，幼少期から自分のジェンダーの本質への疑いや困惑について重大な苦痛で苦しんでおり，実際に出生時に指定されたものとは異なるジェンダーに属するという揺るぎない確信をもつ人の場合に，性別違和の診断を考慮すべきである．この疑いまたは困惑はそれ自体が苦痛の源であり，家族という構造の中で疎外を生み出し，遊び友達への受け入れに影響を与え，および/または学校での活動や成績を悪化させる．

両親や他の人達はこのような子どもを"変な""気味が悪い""奇妙な""変わっている""ふさわしくない"などと受け止めて，こうした特異性に反応して子どもを拒絶し，からかい，辛らつな言葉でけなし，恥をかかせ，頻繁ではないが暴力をふるう．その結果，子どものほうは，自分を変わっている，異質だと感じ，普通から外れていて，奇異な，傷もので，望まれてはない，といった自己に対する概念を作り上げる．明白なこと——つまり出生時のジェンダーの指定に"間違い"があったこと——をみようとしない他の人達に対してのその人の最初の困惑は，生物学的に自分の身体が心理学的なジェンダーの構造，深い確信，それは"本当の"性同一性，つまり自分がなりたい"現実の"性同一性という主観的体験とは一致していない解剖学的構造で生まれたことの自覚，に対する絶望に陥る．

　ある人達はこの苦境を偽装することができ，多くの注意と生命力を費やして入念な"偽の自己"を発展させるが，一方で隠された"真の自己"はさらに外界から引き離される．人はこの状況におかれると，途方もない苦痛を感じることになる．

　DSM-IV の性同一性障害から DSM-5 の性別違和への診断の変更を強調しておくことは大切である．この精神医学的診断は，異なる性同一性やジェンダーの変更希望の存在にだけ基づくのではなく，個人的な苦しみ，家族生活の崩壊，およびこの特異な人間的変異がその人にもたらす社会領域の中で経験する困難を含んでいる．十分受容的な環境という状況下でも，その人は性器および/または他の解剖部位にそぐわないような自分の真逆な本質の不調和となお格闘している場合，性別違和の診断が下される．

　したがって臨床家は，同一性形成の破綻，外界への適応，上手な対処方法またはその欠如，社会環境への統合の問題，およびその人のかかえている否定的内観が，自己嫌悪，抑うつ，不安，学業や対人関係の領域での低下を生むかもしれないことに焦点を合わせる必要がある．

病歴聴取

　次のような両親への一連の質問は，診断を引き出す助けとなる．「お子さんのことが心配ですね．あなたを悩ませるようなどんなことに気づいていますか．このようなことはどのくらい続いていますか．最初に気づいたことは何ですか．お子さんはどんな種類の衣服が好きですか．お子さんはどんなゲームや活動，おもちゃが好きですか．好みの物を駄目と言ってほかの物を押し付けるとどうなりますか．遊びや仲間づきあいでは，誰と一緒にいることが多いですか．お子さんがしている空想遊びの種類の意味はご存知ですか．お子さんが自分の身体や性器を嫌いだと言ったことはありますか．もう一方のジェンダーになりたいとか，もう一方のジェンダーに属しているという確信を，お子さんが語ったことはありますか．このことはお子さんにとって困ったことですか．悲しみ，孤立，神経質，または，その他お子さんがお困りの徴候に気づいたことがありますか．お子さんは学校でどんな様子ですか．先生や他の親御さんから，何か関連する情報をもらっていますか．お子さんには友達がいますか．どんなお友達ですか．お子さんとのかかわり方に変化がありましたか．この状態は，お子さんについての考え方や，お子さんとの間の親密さを変えましたか」．

　子どもにおいて性別違和の診断を引き出す際に，面接者は少なくとも 2 つの情報源，つまり両親と子どもを用いるであろう．若年者を診察する際，その子どもの体格，外観，癖，表現方法，動作，発語，その他を観察することのほかに，その年齢や発達段階にある若い人物に何と尋ねるのが適切かによって，面接者は先に概説した一連の質問を適当に脚色することができる．

　両親はほとんどの場合，診察の結果に対して緊張し，心配し，恐れているであろう．彼らは次の予約をとるのを数カ月，時には数年先延ばしにすることがあるかもしれない．それは，彼らが観察したジェンダーに非定型的な行動——女の子の"おてんば"や男の子の"女々しさ"——が"一時

的なこと" か "自分達の子どもが成長する際の何か" であろう，と期待しているからである．これらの振る舞いが長期間持続し，その若い子が反対のジェンダーになりたいという断言を伴うときにのみ，両親は本当に驚いて相談を求める．性的指向の変異の範囲と，違和を生み出している反対のジェンダーの病態とを両親が混同していることがあり，そのことで受診や診断が遅れる．

きょうだいや仲間からの情報は，先生や親族と同様に，子どもの性別違和の診断に関連する事柄をはっきりさせるのに役立つ．臨床家は，このような感度で診断していくために，可能な限りの客観性，判断しない態度，理解，支持，および思いやりを結集して示す必要がある．

診断を明確にするヒント

- 苦痛と不快を引き起こすような（彼または彼女の）体験する/表出するジェンダーと，指定されたジェンダーとの著しい不一致を感じているかどうかを確認すること．
- 若年者が全部で8つの基準のうちの6つを満たしているかどうかを考慮すること．診断基準の多くは，指定されたとは反対のジェンダーの一員として振る舞うことへの好みと，その人の指定されたジェンダーの身体的な属性に対する強い嫌悪に関連している．
- その診断基準が，少なくとも6カ月続いて存在していることを確かめること．
- 鑑別診断の概念，特に，ジェンダー役割に調和していないが正常範囲内の変異が，観察された現象のよりよい説明となる場合，除外すること．

症例検討

ポーは中国移民の息子で，14歳のときに紹介されてきた．受診前の2年間は抑うつを感じ，その徴候を呈していた．両親は，ポーが「静かで優しくて素直な」こと以外に，何も異常に気づいていなかった．ポーが6歳で就学すると，教師らは彼が運動場を避けて1人ぼっちでいるのを好むことに気づいた．ポーは学校や家庭で1人でいるとき，自分に向かって優しい調子で歌い，時々音楽に合わせて，母親が言うには "すごく繊細で優雅な動き" で踊っていた．彼は母親の衣裳部屋を探り始め，衣装や靴，レースなどを着て，鏡で自分を見た．またマスカラや口紅，他の化粧品も試した．これらの行動を思いとどまらせようとあらゆることを試みると，彼は消極的な，がっかりした，しょんぼりした態度を見せ，数日間は不機嫌になった．これらの "女の子っぽいこと" をするのを許されると，ポーは "生き生きとし，よくしゃべり，幸せ" になった．彼は男の子のゲームやおもちゃには関心を示さず，女の子のおもちゃにも特には関心を示さなかった．彼が好きなものは，スカート，ブラウス，スカーフを作るための "色の鮮やかな布，かわいいボタン，針とはさみ，きれいな色糸" であった．再びこれらを与えないと，欲しいものが得られるまで "意気消沈して" いた．

ポーが診察医に打ち明けたことによると，彼は自分が女の子なのか男の子なのかとずっと疑っており，それは誰にも打ち明けたことのない気持ちだったが，今や自分が男の子として生まれたのは明白なのに，女の子になりたいというのは「自分が女の子であるかのように内側から感じる．女の子らしいことはなんでも好き．いつも女の子として大きくなって男の子とデートすることを想像してきた」からである．ポーは，子どもを産めないことが悲しかった．自分のペニスが嫌いで，「そこにあるのはまったく間違い」だった．ポーが覚えている限り，自分を「変わっている」と感じ，男の子にも女の子にもかかわらず，馬鹿にされたり拒絶されたりすることの危険より，1人でいることを選んだ．

ポーは自分のことを両性愛だと考えたが「まっすぐに（異性に）向かっています」——つまり男の子のほうに興味をもった．彼の唯一の親しい友達も，自身のジェンダーに疑問をもつもう1人の男の子だった．ポーは，自分だけしか知らない女の子の名前を自分につけた．彼は慢性の抑うつを2年間患っており，それが母親が彼を精神科の診

察に連れていく理由であった．母親が彼のジェンダーの問題を"愚かな，取るに足りない"こととして退けていることを，彼は十分知っていた．

ポーは男の子としてのジェンダーに非定型的な行動，態度，関心を示しており，「自分は男の子なのか女の子なのか」と自分のジェンダーについて確かな感覚を欠いている．彼は後者になろうと努力し，ひそかに母親の衣服や装飾品を身につけ，人目がないときに女の子の姿態をとり，ごっこ遊びを試みる．そして，ひそかに自分に女の子の名前をつけている．これらの行動や根深い疑念は，数年にわたり続いている．ポーは仲間との社会的な交流を避けたが，それは自分に合わないと感じたからで，さらに，もし彼が"本当の女の子の自己"を見せれば自分に降りかかるであろういざこざを避けたいと思っているからだ．彼は自分の性器を拒否し，衛生上必要なときにだけ触る．彼の理想とする女の子としての同一性の社会的役割や外観を担いたい，という広汎な欲求を感じているが，そうはできないということが苦痛と気分の落ち込みのもとにもなる．ポーは，両親の受け入れ欠如の結果，両親との大きな分離と葛藤があると感じている．彼は，自分の性別違和は，いくらかはアメリカ文化の悪い影響によるものだと両親に誤解されているのではないかと心配している．

鑑別診断

DSM-5 は，性別違和の鑑別診断において考慮すべき行動および診断の概念の典型的なことを列挙している．型にはまったジェンダーの役割行動に調和しない若年者は，ジェンダーに典型的な行動や遊びを拒否するかもしれないが，彼らのジェンダーが出生時に指定されたものに合っていることに疑いはない．この不調和は一時的なものであって，その人が成熟したり，あるいは仲間の影響を受けて変化する．性分化疾患は，性別違和と関連する場合もしない場合もあり，除外が必要となる．異性装障害の人において，反対の性の服装を着ることは性的刺激や興奮を引き起こし，青年や成人の異性愛または両性愛の人に最も多くみられる．まれに，子どもにおいて反対の性の服装を着ることが刺激を生み出し，性別違和やトランスジェンダーと関連する場合もあるが，そうでない場合もある．並存する場合は，両方の診断が可能である．

醜形恐怖症の人の関心は，特定の身体部分の変更や除去に集中しているが，それは身体が異常に形成されていると感じるからであって，ジェンダー関連の問題のためではない．

幻覚，パラノイア性の妄想，身体疾患の経過のような別の症候は，統合失調症や他の精神病の青年でもう一方のジェンダーに属するという異常な妄想を呈する人と性別違和の子どもとの鑑別に役立つだろう．もう一方のジェンダーに属するという性別違和の子どもの主張は，精神病性の症状を伴わない場合には，妄想的とはみなされない．

他の臨床的な特徴としては，例えば，審美的理由および/または男性の同一性を変えることなしにアンドロゲンの心理学的効果を取り除くために去勢や陰茎切除を求める男性が含まれるが，こうした特徴は性別違和の基準を満たさない．

臨床家は，先天性副腎性器障害，先天性副腎過形成，男性ホルモン不応症候群，染色体欠陥疾患のような性分化疾患も除外すべきである．

鑑別診断において考慮すべき追加の疾患については，DSM-5 を見よ．また，DSM-5 のそれぞれの項目における併存症と鑑別診断の解説も参照せよ．

要約

- 少なくとも 6 カ月，子どもが自分のジェンダーに深刻な疑問をもっているか，もう一方のジェンダーに属していると信じ，主張して，緊張，苦痛，混乱，全般的な苦痛を起こしている場合，性別違和の診断が考慮される．
- そのような人は，ジェンダーに非定型的なもので遊び，衣服をつけ，空想し，仲間を探し，役割を引き受けることを好む．彼らはそうしたことを続ける中で，家族や友達との間で，または

学校で摩擦を生む.
- 彼らは自分の身体を,特に性器を嫌っている.第二次性徴の出現を恐れ,異なる身体の形——望むジェンダーに一致するもの——を切望する.
- この病態は時間とともに,家族力動の中で,対人関係において,そして全般的な社会生活の中でその人の発達を破壊する.
- 子どもの性別違和の最も目印となる主題は,「体験する/表出するジェンダーと指定されたジェンダーの著しい不調和」で,それが苦痛または不快を引き起こしている.
- 診断するためには,8つの基準のうちの6つを満たさなければならない.
- 診断基準の多くは,指定されたジェンダーとは反対のジェンダーの1人として振る舞うことへの強い好みと関連している.
- (年齢は別として)子どもの性別違和と青年や成人の性別違和の間には,典型的な特徴において顕著な相違がある.
- 子どもの性別違和であると確定する前に,鑑別診断を検討しなければならない.

診断を深める

青年および成人の性別違和
Gender Dysphoria in Adolescents and Adults

マニュアル ➡ p.444
手引 ➡ p.204

　ケンは38歳で男性から女性へのトランスセクシュアルで,初診の2～3カ月前に性転換手術を受けた.ケンは,中西部の田舎に住む白人家庭の一人っ子であった.出生時には男性のジェンダーと指定された.青年期の中ごろまでは,(当時の)自分は"違っている"といった感じで,明らかというよりもまだあいまいな気持ちであり,子ども時代は男の子として期待される方向に育った.ケンはスポーツには熱心でなく,知的な活動や議論を好んだ.15歳ぐらいになると,体毛,性器,低い声,顔の特徴などについての男らしさにだんだんと疎外感が募り,同時に女性の特徴への欲求を伴った.

　彼は自分に対して,これらすべてを認めていなかった.「私はそれを脇においておいた.大変すぎて,難しすぎて,とても対処できなかった.私の地元にいたら家から追い出され,人からぶちのめされ,殺されているところだった」.ケンは,女性に対して情動的にも性的にも惹かれた.ガールフレンドとの短い恋愛が2回あった後,彼は大学の友人と恋に落ち,自分のジェンダーのあいまいさを十分に知りながら,卒業するとすぐに結婚した.ケンと妻は3人の子ども,男の子1人と女の子2人,をもうけた.彼はビジネスの修士号をとり,よい職に就いた.彼は家に1人でいるときは,よく妻の衣服を着て化粧をしていた.自分が女性であると想像し,"本当に女性"であるという自覚が大きくなることに対して,彼が経験していた永遠の緊張感から"大いなる解放"を感じていた.女性であるという幼少期の感覚を否定することについて,自分自身を,つまり"真の本性"をひどく欺いてきたと感じた.

　ケンは職業的に成功し,子どもに関しても満足であったが,他の点で大きな違和を感じており,常時緊張し,抑うつ感,深刻な不安,増大する性行為の困難,およびどうすべきかについての絶望をかかえていた.ケンは3人目の子どもが生まれるとまもなくして,すでに彼の違和とその起源を知っている妻に,女性のジェンダーに性別移行するつもりだと伝えた.「もうこれ以上対処できなくなった.自殺の考えが浮かんだとき,行動すべきときだとわかった」.彼がホルモン治療を始めると,その時点で妻は(彼にとっては残念だったが)離婚の準備を始めた.さらに彼は,のど仏と目の上の骨とあごを削り取る手術を受けた.この時点で"彼"は,性別移行の複雑さに直面しながらも社会において"彼女"となり,名前を女性名のケリーに変えた——彼女は数年間,ひそかに自身のことをそう呼んでいたのである.

　ケリーは,とうとう性別適合手術を受けた.彼女の違和は有意に減少した.より高い音程で声を出すことを覚え,生物学的な女性として大変うまく通用するようになった.それでも女性や男性と

> 親しくなろうとすると，"公言する" かどうかの葛藤が深刻となった．正直さと，拒絶（かそれ以下）に遭う確率の間で，五分五分だったのである．
> 　彼女の年老いた両親は，彼女の変化を受け入れることができなかった．親しい関係も，彼女の体験を十分理解し，かかわってくれるトランスジェンダー社会の人達に限られており，例外は子ども時代から信頼している 2～3 人の友達であった．彼女は素晴らしい仕事を見つけ，そこで彼女の困難な道のりを知るわずかな人達からは，非常に勇敢な人として尊敬されていた．

　指定されたジェンダーからの疎外，というケンの意識は，思春期の後に生じ，最初は男性の身体的特徴に対する嫌悪として現れた．後に異性装をする，化粧品を使う，ひそかに女性として振る舞う欲求，そして結局は性器を作り直したいという欲求として現れた．彼は恋をして，性行為をして，女性と結婚し，主観的にはその関係を妻の片割れの男性としてではなく，身体的，情動的，精神的にも本質的には妻の同類として体験していた．妻との接触は，彼が望んでいるジェンダーへの代償的な同一化を提供した．父であることが，これまでに十分発展してきた反対のジェンダーへの確信を変えることはなかった．この矛盾した両義性に対するケンの違和は強く変わらぬものとなり，結婚，父であること，出身家族，友情，社会的環境や労働環境への配慮に優先し，さらには恐れ，未知の事柄，不確実な将来という重大な適応も乗り越えて，"真のジェンダー" に従い性別適合手術を求めるまでに至った．
　性別移行後の難問（すなわち，性別適合手術後）は，開示の問題，家族力動，性的関係，新しい身体への肉体的な適応に関連する異なった性質の違和を生み出した．続く数年の間にケリーの社会関係は相対的に狭まり，誤解や，大多数の世界観との心のずれをまねいた．最終的にはケリーは有意義な仕事，小さな友達仲間，愛する連れ合いを得て，望むジェンダーにおける居心地のよい同一性を見いだした．

診断へのアプローチ

　青年や若い成人の場合，普通は両親が診察を求めてくる．彼らはわが子の落ち着きのなさ，引きこもり，抑うつ，孤立，緊張，ストレスといった，最近（あるいはもっと長い間）に出現した症状を心配するし，アルコールおよび/または不法薬物の乱用の疑いのある，恐怖する混乱した行動化のことを訴える．子どもが友達や学校での社会性の破綻，コンピュータの使いすぎ，不機嫌，コミュニケーション不良，最も優しく質問しても怒って反応か言い逃れすることにも両親は気づいている．
　当事者が，違和の源を明らかにするかもしれないししないかもしれない．よくあることは，それが間接的に明らかになるのは，コンピュータ上のウェブサイトや，衣服，物品，本，雑誌などが箪笥や屋根裏やベッドの下に隠されているのを親が見つけ，ジェンダーに関して "正しくない" か "非常に心配な" ものがあると知るときである．青年や成人は，いったん臨床家を信用するとすぐに，明かした内容を秘密にして，両親の特定の質問には答えないでおくよう要求してくる．
　出生時に割り当てられたジェンダーに結びついた身体，第二次性徴，および役割と社会的期待に対して，強い嫌悪感を表出することを通して，当事者はジェンダーとの不調和を明かすであろう．"この身体はまったく間違っている" あるいは "完全に" "安らかに" なり "間違いを正して"，"自分自身になる" には望むジェンダーにならなければならないなどと，もう一方のジェンダーに属しているという確信を表出するようになる．
　そのような人達は，すぐに上記のような変化が起こると激しく主張することもあるが，それは拒絶する出生時のジェンダーに属する身体的，社会的な特徴が，これ以上強まるのを避けようとするためである．彼らが非常に心配するのは，親の支援なしでは実現不能で「何年かかるかわからないし…そんなに待てない」といった，途方もなく困難でお金がかかる過程に見えることである．
　成人は多くの場合，自分でやってくる．ジェンダーの不調和やその期間，いきさつ，体験に伴う

困難について説明した後で，まだ行っていない性別移行の過程をどう進めるかについて助言を求める人もいる．すでに決めている一連の行動を完遂するために支援を求めるか，性別移行後の複雑な現実にどう適応し，どう対処していくかについての助力を求めるのである．支持的精神療法にも洞察的精神療法にも興味を示さず，それよりもホルモン療法を受けたり，性器や他の手術を受けたりできるように正式の診断を求める人もいる．

DSM-5に述べられているように，「ジェンダーの再指定前における性別違和の青年と成人では，自殺念慮，自殺企図，自殺遂行の危険性が高い．ジェンダーの再指定を行った後の適応はさまざまで，自殺の危険性が続く場合もある」(p.447)．

病歴聴取

サムは30歳男性で，"いくらか軽い抑うつ"を診てもらうために受診している．彼は伝統的な女性の衣服を着ており，伝統的に女性と見られるような髪型で，さらに化粧をしている．自分の名を女性名のサラだと言うが，診療録の男性名とは一致していない．彼は短くはっきりと，自分はトランスジェンダーで，法的にジェンダーを男性から女性に再指定する途中である，と説明する．さらに，きたる性別適合手術に向けた"前処置"の途中でもある，と言う．

彼は，受診の目的を抑うつのためだと話してはいるものの，気分の症状の背景とおぼしきジェンダーの問題について説明し始める．彼が体験し表出するジェンダーと指定されたジェンダーの間の不一致について，子ども時代から続いている長い病歴を語る．人生を歩んできた結果として受けてきた苦痛についても，明確に語る．これらのジェンダーに関する問題は，対人関係に意味のあるストレス因になった．ジェンダーの問題が無視されるか蔑視されるような，非常に宗教的に厳しい家庭に育った，と彼は語る．"正常になる"ようにとの圧力を受けて，高校のときに何人かの女の子とデートしてみたが，女性とのどんな性的行動でも胸の悪くなることに気づいた．

面接者は，「どうして性別適合手術を受けるつもりなのですか」と尋ねる．彼は，「生まれたときになるべきだった身体に，ちゃんとなれるようにするためです．私は女ですし，本当なんです．女のように考え，女のように感じています．そして人生をずっと男の身体で生きてきたんです．今が，私がずっとそうだったものになるときです」と答える．

面接者は性別移行について尋ねる．「どんなふうに呼ばれたいですか．あなたがおっしゃった名前は，診療録の（法的な）名前とは違います」．患者は最初，質問に対して笑っている．その後「みんな私のことを，変人か"異性装"か何かだって思っています．本当は違うんです．私は何年も女として生きてきました．これらすべてのことを"技術的に"解決する途中なんです．法的に名前をサラに変えて手術を受ければ，もう混乱はないでしょう．やれやれよかったわ」と答える．面接者は理解しながらうなずいている．患者は「サラと呼んでください．そのほうがしっくりきます」と答える．

この症例は明らかに，青年および成人の性別違和の診断における主題と適合している．鍵となる特徴は明らかである．6つの基準のうちの少なくとも2つを満たし，6カ月か，それ以上続いている．この人における社会的な機能不全や苦痛は，何年も続いている．

この症例は診断基準を満たすだけでなく，「性別移行後」の特定用語についての基準も満たす．医学的な手続きや名前の法的な変更を終えてはいないが，ジェンダー役割を男性から女性に変えて，「性別移行後」の状態で何年も生活してきていることが，病歴からわかる．

成人の場合，多くの質問をしなくても，まとまりのよい，要点の絞られた，総合的病像が提供されることが多い．トランスジェンダーの輪郭があらわになり，付随する違和が明らかにされたならば，診察医は鑑別診断に着手し，この人の体験/状況の特色や独自性への理解を深めていかなくてはならない．

青年から病歴をとるには，さらに細やかさを要

することがある．以下は役に立つ話し方の例である．「私がここにいるのは，あなたを理解し手助けするためで，あなたを判断するためではありません」「あなたがどうであっても，何を望んだとしても結構です．あなた自身や他の人を傷つけなければね」「あなたが大変苦しんでいるのはわかっています．あなたに何が起こっているかを理解し，あなたの苦しみを軽くするために一緒に取り組んでいきましょう」．重要なのは，若者が内的，外的に体験している実際の現象に関する質問である．「あなたは自分をどのように思いますか．そう思うようになってどのくらい経ちますか．望みどおりにできる自由があったとしたら，やりたいことはなんですか．どんな服を着てみたいですか．他の人にどんな人間だと見られたいですか，そしてどんなふうに理解されたいですか．自分の身体についてどんな感じをもっているか，教えてください．身体のどの部分が正しくない，と思いますか．そして，性器についてどう思いますか」．

これらの質問や類似の質問についての答えが確かめられたら，若者が期待する世界に関してさらに深めて質問することによって，診断的価値のある情報が得られる．「あなたは自分自身をどんな姿で描いていますか．ご自身に関するどのような姿が，正しくてふさわしいでしょうか．あなたは夢の中でどんなふうに描かれますか．今から5年か10年後に，どんなふうになっていたいか話してください．どんな恋愛対象がいいですか，それはどちらのジェンダーですか．どんなタイプの身体が欲しいか，説明してください．ちがう性器を持っていると想像することがありますか．どのくらいの頻度ですか．もしジェンダーを変えられるとしたら，あなたの人生はどうなると想像しますか．その変化について，家族や友達，社会全体からはどんな反応を想像しますか．こういったことすべてについては，いったいどんな思いがしますか．よい，悪い，幸せ，悲しい，怖い，欲求不満，腹が立つ，不安など．自殺を考えたことはありますか．あなたと友達の間で，今どんなことが起こっていますか．あなたの状況は，あなたの価値観や宗教的な教え，信条，あなた自身の理想とする未来像にぴったり合っていますか．こうしたことすべてについて，子ども時代からうすうす知っていましたか．あなたはどんな名前で呼んで欲しいですか．あなたにとって大事なことで，まだお尋ねしていないことはありますか」．

診断を明確にするヒント

以下のような状況にある青年および成人に対して，性別違和の診断を考慮すること．
- 彼らは，もう一方のジェンダーに属しているという一貫した根強い確信をいだいている．
- 彼らは，出生時に指定されたジェンダーを外から識別できるものに対して，嫌悪や反感をいだいていて，それは性器の解剖学的構造の変化への願望を含むことも含まないこともある．
- 彼らはもう一方のジェンダーの社会的な地位や役割，態度を切望し，望むジェンダーの一員とみなされ，理解され，および/または扱われることを求める．
- 彼らは，異性装で，公の場や特別に受け入れてくれるような場所にしばしば出かけ，望むジェンダーの一員として"通用する"という体験を積んでいる．
- 彼らのおかれた状況によって，意味のあるストレスや緊張，不安，抑うつ，または怒りが引き起こされ，さらに家族，親友，社会的な人間関係が妨げられてきた．勉学や仕事の能力が影響を受けていることもないこともある．

症例検討

オルークさんが初診したのは，60歳のときだった．彼はニューイングランドで，成功した，健全で，裕福なアイルランド-イタリア系家庭の第4子として生まれた．彼には3人の兄と1人の妹がいて，彼の母はまだ生存していた．幼少期のどこかの時点で，家にいた母が彼に，女の子だったらよかったのに，と言ったことを彼は覚えている（8年後に母が望んでいた娘が生まれた）．オルークさんは，自分が"めめしい男の子"だったのに，

後で青年期に"男としての責任を果たす"ことができるようになったのは，他の人への攻撃的で対決的な姿勢を自分に強いてきたからだ，と考えていた．「兄達が私に強くなることを教えた」のである．より優しくて感受性が強かった子ども時代の内的自己は，表向きは隠され，詩やバイオリンの演奏に表現する道を見いだしていた．オルークさんは，学生時代には自分を他の若い男性と同じだと感じ，行動し，受け入れられて，高校，大学を終えた．彼は女性に惹かれ，何人かのガールフレンドができ，性的にも"有能であった"．

オルークさんは法科大学院では成績優秀で，法廷訴追を専門とし，"粘り強くて，賢く，偏りのない弁護士"として秀でていた．彼は最初の結婚で息子を1人，2番目の結婚で娘を1人もうけた．大人になってからの彼はずっと，自分にとっての核であり本質的である何かが失われ，満たされることがないと感じており，そのことを"穴"，"悲しい虚しさ"などと説明していた．45歳で初めてカール・ユングの作品を読み，"アニマ"（男性の心の女性的側面）の概念に出会った後，オルークさんは自分の感情を理解した．「それは稲妻のように自分の心に入ってきた．すべてがうまく収まった．失われていたものは，私の中の女性だった．髪の毛や爪の手入れ，いつも色彩豊かな好みで選ぶ服の装飾，文化に根差した聖なる女性像への微妙な深い底からの同一化，ハロウィーン・パーティーでよく女装したことや，普通のパーティーでも女性のグループと一緒にいること，料理を作り，花を飾り，とてもロマンティックで表情豊かにバイオリンを弾くのが好きなこと——すべてがそこにあったのに，わかってなかった」．

間もなく，性別違和が彼を悩ませ始めた．彼が2番目の妻と離婚しなくてはならないと思ったのは，異性装をしたり，口紅や頬紅を塗ったり，大きなかつらをかぶったり，借りた部屋で「ベティ・デイビスやマリリン・モンローのように振る舞う」のでは「全然十分じゃなくて，毎日ずっと出かけなくてはならなかった」し，「昼間に男らしい仕事の役割を担い，夜に女らしい自己を生きるような緊張感がすごく不快だった」からである．

インターネットを通じたデートで彼は愛人を探し始め，個人の生活で男性の衣装を着る65歳の女性を見つけた．彼女は近くの農園の世話をしていて，「男の中でも一番うまく干し草を運んでいた」．彼女はトランスジェンダーではなくて異性愛であり，意味のある性別違和を体験したことはまったくなかった．

オルークさんの場合，ジェンダーの不一致は熟年に生じた．女性であるという彼の感覚は，速やかに以前の男性の同一性を圧倒し，彼はこの男性の同一性を，それまでほとんど認められてこなかった女性の本性に対する防衛的な構築物だとみなすようになった．この時点で，性別違和が全開となっていった．このような晩発性の性別違和はまれである．業務上や実生活上の配慮から，女性のジェンダーへの完全な性別移行が選択肢とはならなかったが，より現実的な受け入れ方としての二重生活が始まり，実現されたので，オルークさんの違和は最小限にまで縮小した．

臨床家が異性装障害を除外したのは，オルークさんには服装や担っている役割にはよらない性的興奮があり，身体の性的な部分や全体的な外観をホルモン療法で変えることを含めて，女性の生活への強い欲求があったからである．

鑑別診断

青年および成人において，性別違和と診断する前に，いくつかの鑑別診断の可能性を考慮し除外すべきである．ジェンダー役割への不調和とは，人が混乱し，苦しみ，怒り，軽蔑し，不満を感じる状況，および/またはどちらのジェンダーに対しても文化や社会が強いる役割に批判的となっている状況である．この場合，その人は生まれたジェンダーとは異なるジェンダーになるという欲求はなく，自分の身体や今の外的なジェンダーの特徴に疎外感を覚えることもない．

異性装の行動から得られる性的興奮や能力は，一般には自分のジェンダーや身体に完全に満足する異性愛男性にみられ，これは異性装障害として知られており，性別違和からは区別されるべきで

ある．

醜形恐怖症は，特定の身体の部分を改変したり除去したりすることへの集中によって特徴づけられるが，そのわけは，身体の部分を異常に形成されたと認識されるからであって，その部分が不当に指定されたジェンダーを代表しているからではない．

統合失調症および他の精神病性障害群は，強迫症と同様に鑑別診断の一部をなすと考えられる．いくつかのパーソナリティ障害はジェンダーの主題を示しうるが，性別違和とは区別可能なもののはずである．

同性愛を非常に恐れながらも同性愛的な指向をもった青年の場合，ゲイやレズビアンであることの拒絶や恥辱にまみれるよりもジェンダーを変えるという考えが，いかなる困難を伴うとしても，好ましく思えるかもしれない．ジェンダーを変えることで，今のところ"無難な"異性愛指向を支持する立場の家族や宗教や社会から，容認を引き出すこともある．しかし，そのような形でジェンダーを変えようとするやり方は，出生時に指定されたのとは異なるジェンダーに属する，という広汎な感覚あるいは確信を反映するわけではない．

一般に同性愛か両性愛である成人の中には，娯楽，余暇，または単純な戯れを目的として（例：ドラァグ・クイーンやドラァグ・キング），出生時のジェンダーを変えるという欲求なしに異性装を楽しんだり，もう一方のジェンダー役割を装うことを楽しんだりする者もいる．

鑑別診断において考慮すべき追加の疾患については，DSM-5 を見よ．また，DSM-5 のそれぞれの項目における併存症と鑑別診断の解説も参照せよ．

要約

- 青年および成人の性別違和における特徴的な主題は，「その人が体験し，または表出するジェンダーと，指定されたジェンダーの間の著しい不一致」で，それが苦痛または機能不全を起こすもの，である．

- 性別違和の青年および成人は一貫して，出生時に与えられたものとは反対のジェンダーに属しているのが確実だ，と体験している．

- この欲求には，疎外され間違っている，と感じられるような身体に対する嫌悪や反感が加わっている．もう一方のジェンダーの身体や特徴をもちたいという欲求も加わるが，それには性器の変更を含むことも含まないこともある．

- もう一方のジェンダーの一員としての生活を体験し，そのように見られ，認められ，そのジェンダーに沿う形で扱われることに関して，魅力や欲求を感じる．

- 性別違和は，大きな圧力，緊張，気分の変化，不安，不快，およびその人の対人領域における変化を引き起こす．

- 望むジェンダーとして生活するとしたらどんな生活になるだろう，と空想することに多くの時間や気力が費やされ，それがその人に達成感や満足感をもたらす．

本章の要約

性別違和

性別違和の診断は，ある人が出生時に指定されたものとは異なるジェンダーの一員であるという広範な自覚または確信をもつときに適応される．結果として，その人は少なくとも 6 カ月間，以下の症状のいくつかを体験していなければならない．すなわち，苦痛，不安，緊張，感情の混乱，家族力動の変化，個人的なことの疑いや混乱，他の人達からの疎外感，学校や仕事，あるいは社会状況全般における破綻である．

これらの人々は，生物学的発達において何かが間違い，結果的に彼らが属すると思っているジェンダーには適合しない身体に生まれついてしまったという主観的な確信をもつ．この苦境は，その人に"間違いを正そう"とする強い欲求を生み出す——つまり子どもでは，望むジェンダーの人と遊び，交わり，一緒にいようとする，青年では，自

分が出生時のジェンダーに属していると自身にも他の人々にもわかるあらゆる特徴を——特に"不釣り合いな"性器を——取り除こうとする．後に成人になって望むジェンダーの一員として生活し，働き，社会的に活動し，人と親しくなり，人生における満足感を見いだそうとする．

トランスジェンダーの意識は妄想的とはみなされないが，発達のどこかの時点で障害物には出くわすであろう．子ども時代においてこのことは，自然に選ばれる遊びや仲間づきあい，衣服に関する喜びに対する抵抗として現れる．後に青年期，成人期になると，障害物には自己概念や身体的な形状，家族や仲間の構造に関して，必要な再定義が含まれる．すなわち，社会的期待にそぐわなかったことを克服しなくてはならないこと，非難，敵意，拒絶を受ける不名誉への代償を形成すること，生き残るために効果的な仮面を作ること，経済的な困難に対処すること——このすべては，完全性の感覚を達成する代価である．結果として，トランスジェンダーの意識は，性別違和の避けがたい症候学全体にかかわる．

それは，両親，家族，友人，知り合いがトランスジェンダーと向かい合おうとする際にも，多くの難問を強いる病態である．彼らは「性別違和」の一種の派生物，つまり彼らが愛する者の矛盾した状態を見ることに対する症候性の反応に苦しむのである．それは，共感，同情，憐れみ，反対，恐れ，拒絶，混乱，暴力，無知，または予測される今後の経済的困難のいずれかによる．

診断の重要点

- 性別違和とは，身体的な性と体験されたジェンダー役割との間で分断される体験である．
- 性別違和は性機能不全やパラフィリア障害ではない．
- 性別違和の最も目立つ特徴は，その人が体験したり表出したりするジェンダーと，指定されたジェンダーの間の不一致によって引き起こされる苦痛の中心にある．
- 発達の段階によって現れる特徴が異なるため，DSM-5には子どもの性別違和と青年および成人の性別違和という2つの異なった診断基準が設けられている．
- 性別違和は6カ月以上存在しなければならないが，大半の症例でこの時間の基準は容易に満たされる．なぜなら，その体験は慢性的である傾向があるからである．
- 性別違和の診断には，身体的，医学的な問題が診断と関連するかどうかを示すいくつかの用語がある．DSM-5は，性別違和が性分化疾患（例：先天性副腎過形成や男性ホルモン不応症候群のような先天性副腎性器障害）に関連するかどうかを臨床家に明確にするよう求めている．この特定用語は，その人の全体像を定式化する点で重要なことがある．

自己評価

鍵となる概念：知識をダブルチェックしよう

以下の概念は，種々の性別違和に対してどう関連しているか．

- 出生時のジェンダーと体験するジェンダーの間の違い
- 性機能不全またはパラフィリア障害とは無関係であること
- 体験されたジェンダーの不一致によって引き起こされる苦痛
- 子どもと，青年および成人に分けられた別々の診断基準
- 最低6カ月の持続期間
- 全体像を定式化することにおける医学上の特定用語

同僚や指導者への質問

1. 性別違和が，妄想性障害の結果であるとみなされないのはなぜか．
2. 性同一性に関する社会の見方は，性別違和の現れ方とどのように関係しているか．もし社会

がジェンダー表出のあらゆる形を等しく価値づけたとしたら,性別違和の類は存在するのであろうか.
3. 生物学的な性には2通りの現れ方——つまり男性と女性——があるのに,ジェンダーの表出には多くの形があるという事実を,われわれはどう理解するのか.
4. 出生時に指定されたジェンダーに疑問をもたない人に性別違和は存在しうるだろうか.他の形の違和が,ジェンダーと関係があるか.
5. ある子どもが明らかに非定型的な性同一性があり,ジェンダー役割に関する規範に従わないならば,臨床家はその子どもを性別違和だと診断を下す前にどんな要因を考慮に入れておくべきか.
6. 性別違和と診断される人において,ジェンダーはどのように定義され,参照されるべきか.
7. 「性分化疾患」の存在は,性別違和の症例が臨床的に対応される方法に影響を与えるであろうか.もしそうであれば,なぜなのか.もしそうでなければ,なぜそうではないのか.

ケースに基づく質問

Part A

マリアは,出生時に女性のジェンダーを指定された.西海岸の中流上層階級の家庭の第3子だった.彼女の父親は技術者で,数世代にわたってリベラルな伝統を保つ中西部移民の家系の出身であった.彼女の母親の家系はもともとメキシコ出身で,4世代にわたり米国で暮らしてきた.どちらの家系にも,宗教的な偏向は認められなかった.マリアの出生時に,彼女の2人の姉は5歳と7歳で,父は45歳,母は39歳であった.産後の合併症と年齢のせいで,母はそれ以上の子どもをもうけることができなかった.

マリアは思い出せる最も早期の段階から,自分が他の子どもや姉達とは違うと考えていた.彼女は活動的で好奇心旺盛でわがままだったが,彼女の姉達は"穏やかで従順"だった.幼稚園では,彼女は男の子達と"男の子の遊び"をするのを好み,女の子の仲間やおもちゃを拒絶した.家では,彼女の好むおもちゃ,つまり車,列車,さまざまな種類のボール,おもちゃの兵士,カウボーイハットやブーツを与えられ,人形なんか「ばかばかしい」と考えていた.マリアは姉達とは違うことを望み,男らしい衣裳を好んだが,こうしたすべてのことを両親も「かわいくて目立っている」と感じて,彼女の思いどおりにさせていた.

■ ここまでの情報だけをもとにして,性別違和の診断を下すことができるか

できない.いくつかの情報は性別違和のテーマに一致するものの,与えられた情報が十分に基準を満たしているとはいえない.

Part B

子ども時代の後期に入り,マリアは近所や学校で男の子と乱暴な遊びに興じ,いっそう激しく自分が男の子だと主張し始めた.こうした主張は両親や親しい家族からの無視するような微笑みを受け,学校では馬鹿にされた.思春期と青年期早期の間に,マリアが強く主張するので家では異性装を許され,男の子の名前を使い始め(親友の中で"愛称"となり),そして学校へ行くときも男の子っぽい衣服を着始めた.彼女は自分の胸を恐れ,やがて憎むようになり,できるだけ隠した.初潮が来たことは大きな失望であった.

そのときから,彼女は男性のジェンダーに変わるという欲求を表出するようになった.彼女は男性の第二次性徴をしきりに求め,インターネットでホルモン療法を見つけ出し,そこでトランスジェンダーについて知って,同様の苦境を体験する若者と通信し始めた.彼女の両親はこの願いに対して反対しなかったが,「これがあなたの本当に望んでいることだと確信するまで」待つように求めた.彼女は性的にも愛情的にも青年期早期以降は一貫して他の女の子に惹かれ,「男の子に惹かれることはありえなかった」.

16歳のとき,彼女は皆に自分のことを,自分が選んだ男性名のマーカスで呼ぶよう要求し,両親の許しを得て男性ホルモンの治療を始めた.17歳のとき,彼女は乳房切除術(すべての胸の組織を実際

に除去する）を受け，顔や身体の毛が生えて，声はかなり低くなった．

マーカスは，大学に行くまでには完全に男性のジェンダーに移行した．そこで彼は他の若い男性とまったく同じようにチームスポーツに取り組んだ．彼はロッカールームを避けて男性用のトイレを使い，"おしっこ恐怖症"を理由に小便器を使わないことを正当化した．彼の主要な問題は，女性とデートするときだった．その女性に自分が手術前のトランスジェンダーであることをいつか開示しなくてはならない．1回（両性愛の同僚女性とのデート）のみを除くすべてで，性の相手として不適だとして彼は拒絶された．マーカスは，学問上の困難と，この進行中の葛藤のせいで大学を中退した．さまざまな仕事をしていた数年間は，両親の経済的な援助を受けた．17歳以降，彼は実行に移し，定期的に身体を鍛えて，24歳になった時点で，身長は低いが筋骨たくましくなった．彼は西海岸の大きな町の消防署に応募して採用された．マーカスは32歳の受診時までに8年間消防士として勤めてきており，職場では誰も彼が生物学的女性であることを知らなかった．

■マーカスが男性として人生に満足できるようになった後，彼は性別違和の基準を満たしていたか

満たしていない．マーカスは（苦痛や機能不全なく）幸せにトランスジェンダーとして暮らしている．

Short-Answer Questions

1. 性別違和とは何か．
2. 性別違和の別々の基準の組み合わせにはどんなものがあるか．
3. 子どもの性別違和の鍵となる特徴は何か．
4. 青年および成人の性別違和の鍵となる特徴は何か．
5. この場合において"ホルモン療法"はどんな意味をもつか．
6. 性別違和の診断において，症状の必要最小限の持続期間はどれだけか．
7. 診察医にとって重要な態度とは何か．
8. 男性のジェンダーをもつ子どもが，女性の同一性をもちながらも機能不全や苦痛を体験していない場合，性別違和の診断を下すべきであろうか．
9. 性別違和の有病率はどれくらいか．
10. 青年および成人の性別違和において鑑別診断にあげられるものは何か．

Answers

1. 性別違和とは，人が自分のジェンダーの同一性が出生時のジェンダーと対応しないと体験するときに起こる症状の複雑な組み合わせを指す．
2. 性別違和の別々の基準の組み合わせで分けられるグループとは，子どもの性別違和と，青年および成人の性別違和である．
3. 子どもの性別違和の鍵となる特徴は，出生時に指定されたのとは異なるジェンダーにおいて典型的なおもちゃ，衣装，仲間，ゲーム，ごっこ遊び，活動を好む，という一貫した様式である．反対のジェンダーに属するという自覚，間違った身体であるという感じ，指定されたジェンダーの外的な身体的特徴への恐れ，望むジェンダーにおける第一次および/または第二次性徴への願いが，性別違和の症状をもたらす．
4. 青年および成人の性別違和の鍵となる特徴は，出生時に指定されたのとは異なるもう一方のジェンダーの一員であるという広汎な確信，出生時のジェンダーにおける第一次および/または第二次性徴を取り除きたいという強い欲求，望むジェンダーの第一次および/または第二次性徴を所有したいという強い欲求，彼らの考えや感情が望むジェンダーのものと似ているという主観的な自覚，そして望むジェンダーの一員として典型的に期待されるような形に見られたい，扱われたいという願望である．
5. ホルモン療法とは，その人を女性化または男性化するために女性ホルモンまたは男性ホル

モンを投与することである．
6. 性別違和の診断にとって症状の必要最小限の持続期間は，6カ月である．
7. 診察医は，患者の年齢に対応し，温かさや理解，受容，共感，判断しないこと，寛大，支持，励ましの姿勢を見せること．
8. 下すべきでない．女性に同一性をもちながらまったく機能不全や苦痛を体験していないようなジェンダーが男性である子どもに対しては，性別違和と診断すべきではない．
9. 性別違和の有病率は1%以下である．
10. 青年および成人の性別違和に対する鑑別診断には，ジェンダー役割との不調和，異性装障害，醜形恐怖症，統合失調症および他の精神病性障害群，その他の臨床表現型がある．

18

秩序破壊的・衝動制御・素行症群
Disruptive, Impulse-Control, and Conduct Disorders

「彼は爆発するだけだ」
「彼は私が言うまさに反対ばかりしないと気がすまないらしい」

秩序破壊的・衝動制御・素行症群は，以前のDSM-IVではさまざまな診断分類にわたって記載されていたが，DSM-5においては新しく1つに統合されて，以下のものを含む．すなわち，反抗挑発症，間欠爆発症，素行症，反社会性パーソナリティ障害，放火症，窃盗症，他の特定される秩序破壊的・衝動制御・素行症，および特定不能の秩序破壊的・衝動制御・素行症である．これらの疾患の中核となる特徴は，さまざまな発達段階にわたって明らかとなる，その人の持続的反社会的様式である．この疾患群は，DSM-5で新たな位置づけを与えられたが，その診断基準は，いくつかの診断において期間と年齢の要件に比較的わずかな変更を受けただけである．

ある診断の存在を明らかにするために人を評価する際には，症状，時期，および年齢についての詳細を含む，徹底的な病歴聴取が非常に重要となる．さらに，多方面からの病歴情報も，症状の性質，症状の発現，およびその人の機能不全の水準への症状の影響を十分に把握するためには不可欠である．

DSM-IVでは，反社会性パーソナリティ障害はパーソナリティ障害群の診断分類のみに含まれていた．DSM-5では，この診断はパーソナリティ障害群と秩序破壊的・衝動制御・素行症群の両方でみられる．概して，この診断は，自己や対人機能における意味のあるほどの秩序破壊として現れるもので，それは自己にとっての一次利得への集中と他者との共感や望ましい情動的愛着の欠如の結果として生じる．パーソナリティ障害群の議論については本書の第21章を参照されたい．

本章は，反抗挑発症と間欠爆発症という2つの疾患に絞って深く掘り下げていく．

- 反抗挑発症は，攻撃性，易怒性，および怒りの持続的な様式を含み，反抗的で執念深い行為を伴う．本疾患は，典型的には青年期以前に明らかとなるが，中にはもっと後に顕在化する症例もある．この疾患の手がかりの1つは，その年齢層において標準的とされるものを超える症状の存在である．反抗挑発症という診断の可能性に近づくには，徹底的に病歴を聴取することが——多方面からの情報を収集することを含め——最も重要である．診断基準を満たすためには，症状が1つの状況で起こっているだけでもよいが，この診断を評価する臨床家は，複数の状況や環境にわたって広く認められる症状について質問するべきである．

- 間欠爆発症は，反復的な行動の爆発が特徴的で，爆発の間，その人は自身の攻撃的な衝動を制御しない．これらの反復的な行動の爆発は，刺激に対して予想される範囲を超えるものである．

診断を深める

反抗挑発症/反抗挑戦性障害
Oppositional Defiant Disorder

マニュアル → p.454
手引 → p.207

アダムは7歳の少年で，学校での破壊的行動のために，評価と治療の可能性を求めて，母親が郊外にある診療所の外来に彼を連れてきた．母親は4人の子ども（2～15歳）を持つ未婚の母で，毎日外へ働きに出ている．母親の話では，アダムの家での行動が手に負えなくなっており，学校で目立ち始めているように感じるので，助けを求めているとのことである．家ではアダムと上と下のきょうだい達との間に度を超えた口論がみられ，アダムはしばしば口答えし，家庭や学校の規則を守らない，と母親は話した．母親の記憶では，子ども達の中で彼が最もしつけにくかったが，そうなったのは彼が3～4歳ころであった．アダムの行動によって3週間で2回警備員が呼ばれたことを学校から知らされたとき，母親はすぐに助けを求める必要があると感じた．直近の出来事としては，アダムが校舎の屋上に登り，彼を安全に降ろそうとしていた教師や警備員を彼が嘲ったことがあった．彼は，そこに登った理由について，教師から隠れることは楽しいし，それに値する教師だと思ったからと述べ，自分の行為が問題になるかどうかは気にならなかったと話した．

アダムの症例は，反抗挑発症の非常に一般的な例である．すなわち，幼い子どもが長期間持続する行動上の不安をかかえており，それが複数の状況で気づかれる．最も典型的には，幼いころから家庭内で（両）親が子どもの行動を大目に見ていたが，子どもが学校に通うようになって，同級生や権威ある人物とうまくいかなかったり，規則に従うことが困難であったりしたときに，不和が生じることになる．アダムの家庭環境をよく理解することが重要であるが，それに加えて，気分障害や注意欠如・多動症（**ADHD**）といった，同様の症状を呈するかもしれない，または併存する可能性が高いと思われる他の疾患の有無を調べることもまた，重要である．

診断へのアプローチ

反抗挑発症の診断に取り組む場合，臨床家は，反抗挑発症とその他の疾患の基準を非常に慎重に検討する必要がある．短い症例によって示されたように，反抗挑発症の診断における最も重要な部分の1つは，気分障害やADHDといった他の診断を除外することである．臨床家は，子どもの年齢と現在の発達段階を理解し，両親の訴えを考慮し，可能なら両親と協力して他の介護者，教師，および学校関係者と連絡をとり，共同した取り組みを通して情報を裏づけるべきである．外部からの情報は，子どもに関する最近の環境変化や関係変化についての洞察を提供するかもしれない．

子どもの背景が明確に理解された時点で，臨床家は，確認された症状を該当する基準と照らし合わせて，それらの症状が診断を裏づけるかどうかを決定する作業を始めることが可能になる．反抗挑発症の診断が"内面化"および"外面化"と呼ばれるものをしばしば伴うことを考慮すると，反抗挑発症という単一の診断を取り出すことが困難な可能性がある．DSM-5では，基準Aの中にカテゴリーを定めて，臨床家が，怒りっぽく/易怒的な気分，口論好き/挑発的な行為の存在を評価し，もしあれば執念深さの水準を評価するよう導くことで，この問題に対処しようとしている．

DSM-5の基準は，その行動様式が持続的かつ，子どもが5歳未満か5歳以上かで異なる特定の頻度が必要である点で特異的である．子どもが5歳未満であれば，その行動は，「ほとんど毎日」，少なくとも6カ月間にわたって持続している必要がある．5歳以上であれば，その行動は，少なくとも1週間に1回，少なくとも6カ月間にわたって起こっていなければならない．行動が観察される状況の特徴やその数について徹底的に理解すれば，軽度，中等度，重度といった疾患の重症度を分類することができるだろう．

DSM-5の中で述べられているように，「反抗挑

発症は，併存する障害が治療によって制御された後でも，自殺企図の危険の増加と関連があるとされている」(p.456).

病歴聴取

　マイケルという9歳の息子を連れた母親が，正月休暇の直前に診療所を受診している．母親は，彼が行儀よくせず，いたずらしてみんなの休暇を台なしにしてしまうことを心配している．彼女は続けて，自宅でインターネットを利用して独自に調べたところ，「ちょうどマイケルと似ている」反抗挑発症の子ども達についてのウェブサイトをいくつか見つけたと話す．そこで面接者は，母親が読んだ内容で息子との体験に当てはまることをもっと共有するために，母親に質問する．母親の話によると，3歳の誕生日以降，マイケルは，「ありとあらゆる規則を破ってきました」．母親は，易怒性，いじめ（「本当にひどいもので，この子はやめようとしない！」），「何でも」姉のせいにする，いつも不機嫌である，毎晩何度促されても寝ようとしない，といった症状がある，と説明する．

　次に，面接者は症状の正確な期間を把握しようとする．「あなたは，この問題が3歳の誕生日のころに始まったように思うと言いました．あなたが話したこれらの症状は，この学年の始まる前から，もしかすると夏から起こっていたように思いますか」．母親は，「そのとおりです！」と答える．その後面接者は，頻度に関する情報について尋ねる．「規則に従わないことで，彼はどのくらいの頻度で問題を起こしますか．放課後，毎日ですか．ほとんど週末ですか．どう思いますか」．母親は，「今は彼のテレビゲームをほぼ毎日取り上げているように思います」と答える．面接者は続けて，「どのくらいの頻度で教師から意見を聞いていますか」と尋ねる．母親は，「ええと，今ではマイケルの行動について毎週私に電子メールを送ってくるようになりました．それは，彼が友達の誰かと口論したり，校長室に呼び出されたりすることがあまりに頻繁にあるからです」と答える．

　面接者は，なんらかの環境変化または社会的変化が最近マイケルに起こっていたかどうかを引き続き確認し，学歴と病歴も聞き出す．

　マイケルの症例は，反抗挑発症の非常に典型的な症状を示している．すなわち，親は子どもの反抗的態度を幼いときから観察しており，子どもの学業上の機能や社会機能が障害されたときに，助けを求めようとする．親がウェブサイトを見て，あらかじめ子どもに"診断"をつけていることはよくある．症状を明らかにし，詳細な病歴を得ることは面接者の責任である．面接者は症状を明らかにし，マイケルが基準Aの中で必要とされる数（4つ）以上の症状をもっていることを決定する．次に面接者は，時間の様式を確認する．多くの場合，両親は子どもが「いつもこのようであった」と感じており，正確な期間を特定することが困難である．一般的に，両親および/または子どもに対して，時間の枠を記憶の中の基準として与えることが，より特徴的な時間的経過を引き出すのに役立つことがある．頻度についてさらに深く理解するために，面接者は，家庭内だけではなく学校で起こったものも含めて，子どもが罰を与えられた回数について質問する．こうした一連の質問は，ただの頻度以上のものを含む際立った情報を提供する．追加して得るべき情報は，この行動が学校で他者によって観察されるかどうか，子どもに社会的な影響を与えているかどうか，そして最後に，少なくとも1週間に1回起こっているかどうかである．いつものように，子どもの背景は検討されるべきであり，子どもの症状に影響している可能性のあるいかなる医学的診断も除外されなければならない．

診断を明確にするヒント

- その子どもが，怒りっぽく/易怒的な気分，口論好き/挑発的行動，そして執念深さの3つのカテゴリー中から少なくとも4つの症状をもつことを明らかにすること．
- 子どもの年齢（すなわち，5歳未満か5歳以上か）に基づいて，持続と頻度を明確にすること．

- 障害を引き起こしている，その子どもの機能不全と秩序破壊の水準を理解すること．
- 行動がなんらかの他の疾患によって説明できるかどうか熟考し，他の疾患の経過中にのみ起こるものではないことを確認すること．

症例検討

　ティナは5歳の女児で，彼女の家庭での行動について両親が助けを求めて，診療所に連れてきた．彼女の母親，父親，および継父の報告によると，最近，彼女がよく嘘をついたり，家庭用のボードゲームでごまかしをしたり，姉と喧嘩や口論をしたりするようになったことに気がついたとのことである．教師は，学校や放課後の課外活動の中で起こっている同様の行動について，家庭に報告していた．ティナは，学校では数人の友達がいたが，ティナがやりたいと思っているゲームや，自分で規則を決めたゲームを友達がやらないときに，友達を脅したりいじめたりするのを両親は目撃していた．母親の記憶によると，この行動がひどくなっていることに気づいたのはティナが3歳になってからであり，その当時，ティナは指示に従うことが困難であった．最近，彼女は一段と怒りっぽくなった．彼女は自分が落ち着きがないということが常にわかっており，家で宿題や余暇活動を終えるまで座っていられないことも理解していた．ティナは，家庭と学校で終わらせるよう求められる課題の中で，特に宿題をすることを拒否し，自分の過失ではない状況でいつも面倒なことに巻き込まれているように感じている．

　ティナの両親は，一般的に予想されるよりも幼い年齢で彼女を治療に連れてきている．ティナは，反抗挑発症とADHDという2つの診断と関連した，複雑な症状を経験しているようである．指示に従うことが困難であったり，話を聞いていないように見えたりする子どもは，時には反抗的に見えるかもしれない．ティナの症例では，彼女は多様な状況――すなわち，家庭，学校，および学童保育――にわたって症状を示している．ティナは，聞いたことを認識し，指示を理解しているにもかかわらず反抗的であり，しばしば自分の行動を他者のせいにしている．さらに，ティナは友人関係を築くことが困難であり，自分の口論好きな行動を友達のせいにするだけでなく，特定のやり方で遊ぶことを友達に強要したり，ゲームでごまかしをしたり，友達や姉に悪い結果をもたらす計画を練ったりしている．また，ティナが落ち着きがなく，静かに座っていることが困難であり，衝動的で，時には話を聞いていないように見えるという病歴はADHDも示唆している．ADHDの併存診断を確かめる質問には，ティナがしばしば物をなくすかどうか，指示や活動を忘れるかどうか，および/または自分の順番を待つことが困難であるかどうか，が含まれる．

鑑別診断

　反抗挑発症の鑑別診断には，素行症，ADHD，抑うつ障害群および双極性障害群，重篤気分調節症，間欠爆発症，知的能力障害（知的発達症），言語症，または社交不安症（社交恐怖）といった疾患が含まれる．反抗挑発症とADHDは，しばしば同時に併存する．臨床家は，基準が満たされているかどうかを確認するために，時間や状況を含む，症状の特性評価によるべきである．症状が出現した年齢，症状がどういった状況で起こったか，および継続的な性質なのか間欠的な症状なのかについての検討を含む，時間的な関連性を明確にすることが重要である．ADHDでみられる秩序破壊的な行動は，疾患による不注意と衝動性の結果であり，したがって，反抗挑発症とADHDの両方の診断基準が満たされていることが明白でない限りは，反抗挑発症の併存診断を考えるべきではない．さらに，その人が課題を終わらせることに抵抗する場合，課題が持続的な注意や努力を要求しないものであることを明らかにすべきであり，それはADHDの診断のほうをより強く示唆することになるだろう．

　反抗挑発症は，その特徴である気分の衝動性と易怒性によって，素行症から最もうまく鑑別され

る．素行症は，人や動物に対する攻撃性，所有物の破壊，または窃盗や虚偽性の様式についての基準も含んでいるという点で，より深刻である．抑うつ障害または抑うつエピソードを背景として，攻撃性および/または易怒性の症状発現がみられることもありうる．秩序破壊的行動の期間は，正確な診断または診断群を見分けるのに役立つかもしれない．さらに，反抗挑発症で認められる易怒性は，挑発的な行動および起こりうる執念深い行動によって特徴づけられる．明白な気分エピソードまたは気分障害の存在をさらに同定するために，臨床家は，要求される期間の違いに加えて，気分エピソードで必要とされる自律神経系の基準を参考にするだろう．

鑑別診断において考慮すべき追加の疾患については，DSM-5 を見よ．また，DSM-5 のそれぞれの項目における併存症と鑑別診断の解説も参照せよ．

要約

- 反抗挑発症は，怒りっぽく/易怒的な気分，口論好き/挑発的行動，または執念深さの持続的で非挿話的な様式が，少なくとも 6 カ月間にわたって存在することを特徴とする．
- 反抗的行動の存在は，学校および/または家庭などのさまざまな状況において，意味のある秩序破壊をもたらす．
- 反抗挑発症の重症度は，状況の数によって，軽度，中等度，または重度と特定される．
- 反抗挑発症の診断は，医学的疾患や神経発達症群が除外されることに加えて，本疾患が含まれている大分類における他の診断が除外されることを必要とする．

診断を深める

間欠爆発症/間欠性爆発性障害
Intermittent Explosive Disorder

マニュアル ➡ p.457
手引 ➡ p.208

ピータースさんは 28 歳のソフトウェア技師で，最近，裁判所からの命令で怒りを制御する治療を強制的に受けさせられることになったため，受診している．彼は，2 年間連れ添った妻と喧嘩をした後，家庭内暴力の罪で告発されたと話す．彼は，中学校と高校を別々の 2 つの状況で退学処分になった過去の経歴があり，どちらももみ合いの喧嘩が理由であったことを認めている．彼は，少年時代に，両親の間で激しい家庭内暴力を目にしており，どちらもアルコール依存症であったと話す．彼は，ここ何年も怒りと逆上を制御できていたと感じているが，時々それがより困難になり，自分の所有物を軽度から中等度に破壊することがあった．さらに診察を進めると，ピータースさんは自身の爆発について極度に強い罪責感と羞恥心を示し，怒りが正当なものではないことがしばしばあることを知っていると話す．彼は，自分自身よりも妻のことをより愛していると言い，彼女に対する虐待が"犯罪"にあたるものではないと考えている．彼は今，離婚および職と社会保険を失うことを恐れている．

間欠爆発症は，反復する深刻な爆発と攻撃性によって特徴づけられ，それらは状況や知られている原因とはひどく釣り合わない．爆発は衝動的で，前もって計算されていたり計画されていたりするものではない．それらはその人自身や，直接襲われる，またはそれらを目撃した他者を非常に動揺させる．間欠爆発症は，他の疾患や状態，例えば，双極性障害でみられる誇大性や易怒性，あるいは頭部外傷後の行動調節不全によるものではない．

間欠爆発症の人が，症状の発現から長期間経過し，行動上の問題がまねいた結果が蓄積してから治療を求めて受診することは珍しくない．間欠爆

発症は，人生の中で，社会的，専門職的，および/または職業的要求がその人に生じる時期に，しばしば最も明らかになる．ピータースさんの場合，疾患は，離婚と失職の恐れが差し迫っている中で，最も明瞭にそして不快なほど，その姿を現した．ピータースさんの小児期についての報告は診断と関連している．彼は，中学校から高校にかけて2つ以上の状況で退学処分を受けたことを想起しており，このことは発症が青年期であることを示唆している．彼は，自分の症状が自身にとって慢性的な問題になっていると認識しており，それは物と人に対する物理的被害という結果になり，最終的にさまざまな領域で極度の機能障害を引き起こすものである．最も重要なことは，彼が，大したことのない挑発に対する自身の反応が他人の予想を超えていることも認識できているという点である．すべての秩序破壊的・衝動制御・素行症群と同様に，症状の時間的な関係を理解し，気分障害の診断をより強く示唆するような挿話性の特徴を除外することが重要である．間欠爆発症は，6歳以上の子どもや青年期では，成人と同様に診断可能である．

診断へのアプローチ

間欠爆発症は，その輪郭を描く厳密な基準や，間欠爆発症として出現しているように見える他の疾患の症状を考慮すると，診断を下すことが難しいこともありうる．診断に関する特定の期間の要件を満たしているかどうかは，詳細な病歴によって明らかにされる．さらに，基準が満たされているかどうかを決定するためには，爆発の質が正確に評価されなければならない．両親や家族は，しばしば，特定のかんしゃくや爆発について明確に説明してくれるだろう．爆発が，周囲の挑発に対する典型的な，または期待される反応と思われる範囲を超えているかどうかを決定することが重要である．

爆発という反応が刺激に釣り合わないことを示す1つの鍵となるものは，所有物の破壊である．もし爆発の質に所有物の破壊を含む傾向があれば，それが最近の3カ月間に起こっていたかということと，過去12カ月間に何回起こっていたかを確定しながら，爆発の頻度を調べることが適切である．爆発の質が言葉での口論や攻撃からなっており，所有物の破壊や身体的な攻撃がみられない場合，評価がより困難になることがある．このような症例であっても，動物や他者に対する虐待または身体的攻撃性といった追加の修飾因子を探ることが適切である．

発症年齢は間欠爆発症の診断に不可欠である．症状は，生涯を通じていつでも始まりうるが，小児期（少なくとも6歳）または青年期であることがしばしばで，40歳以上のことはまれである．いったん発症年齢がわかれば，症状の経過が挿話的な性質をもつ可能性があり，その後慢性かつ持続的な経過をたどることを理解することが重要である．

間欠爆発症の爆発は，非常に小さなことのように見える事柄によって引き起こされ，予期せぬ結果をもたらすことがある．挑発が何であれ，一般に爆発は頻繁にあり，発現は急激で，持続は30分未満である．爆発の特徴は，損傷または破壊にはつながらない軽度の言語面での攻撃性または身体的攻撃性が3カ月間で平均して週2回起こるか，身体的な傷害または所有物の破壊を伴う重度の身体的攻撃性が1年間で3回起こるかのどちらかの形で現れることである．

病歴聴取と診断面接の際は，気分障害，精神病エピソード，物質の直接的な生理学的作用，または一般の医学的疾患の存在を明確にし，確認するよう注意を払う必要がある．これらの疾患が背景にあれば，間欠爆発症という診断を下すべきではない．小児期の秩序破壊的行動障害（すなわち，ADHD，反抗挑発症，素行症）の既往が小児期に存在するのは珍しいことではない．

病歴聴取

フィールズさんは42歳で，臨床家の診察室を訪れ，怒りの制御について助けを必要としていると話す．臨床家は，直近の症状と，怒りを制御す

る必要があると感じる理由について尋ねながら進めていく．フィールズさんは前の週の出来事を報告する．それは，彼が会議で自分の話に割って入った同僚に激怒し，突然怒鳴りながら飛び出して行き，会議を終わらせてしまったというものである．臨床家は，このような "激怒する" 瞬間が週に何回あるか考えるようフィールズさんに求める．フィールズさんは，起こらない週もあればほとんど毎日起こる週もあり，「平均すると，週に3～4回」と答える．そこで面接者は爆発の質について調べる．「これまでに，怒りの感情が激しくなりすぎて，物を投げたり，所有物を傷つけたり，他人を負傷させてしまったことがありますか」．フィールズさんは，爆発がそこまで高まったと感じたが，何とかして誰かを傷つけたり物を壊したりしないようにしてきたと話す．

そこで，面接者は，「怒りを制御できないという感覚に最初に気づいたのはいつだったか覚えていますか」と尋ねる．フィールズさんが現在経験している機能障害の程度を明らかにすることを目的として，面接者は，「今の仕事はどれくらい続いていますか」と尋ねる．彼は，今の会社には3カ月前から勤務しており，前の会社は前年に解雇されたと話す．彼は話を続け，今の仕事が彼にとって3年間で3つ目の仕事であり，共通して，「一緒に働くのが難しい」という評価を受けていると述べる．フィールズさんは，"この怒りの衝動"を大学在学中に感じたことを思い出す．彼は飲酒をやめ，以前よりも "運動する" ようになり，教会に定期的に通うようになった．彼は，これらの努力が助けになっていると感じ，爆発を制御する手助けとしてこれらの "よい習慣" を続けていた――「でもいまだにそれは私にとって大変な問題なんです！」．臨床家は即座に，「これまでにあなたの両親のどちらか，または家族の誰かがあなたの怒りに対して不満を言うことがありましたか．例えば，あなたが中学生や高校生だったときに」と尋ねて，フィールズさんの小児期の病歴についてさらに徹底的に調べる．彼は，学校で問題を起こすことはほとんどなかったし，しばしば優等生名簿に載っていたと話す．

面接者は，まずフィールズさんから幅広い訴えを引き出して，述べられた症状の細かい部分に的を絞っている．面接者は必ず，症状が出現した時期を引き出し，症状が小児期早期に起こっていたかを調べ，そして小児期における他の疾患の存在を明確にしようと努める．面接者は，所有物の破壊の有無と爆発の頻度を明らかにすることで，さらに深くフィールズさんの爆発の質を調べる．間欠爆発症と診断する条件を満たすために，言語面での攻撃性が，少なくとも3カ月間，平均しておよそ週2回起こらなければならない．面接者はまた，主要な気分障害または精神病性障害，一般の医学的疾患，物質中毒または離脱といった他の疾患の存在についても，非常に慎重に調べていきたいだろう．

診断を明確にするヒント

- 症状がいつ始まったか質問すること．
- 症状の時間的経過を明確にすること．
- 症状の激しさを確認すること．人や所有物の損傷または破壊があるかどうかを聞き出すこと．
- 爆発が引き起こされるか，それはどんな状況において引き起こされるかを突き止めること．
- 爆発がいつ起こるかを予測することが可能かどうかを判定すること．

症例検討

ゲイリーは15歳の少年で，祖母が，彼の家と学校での行動について心配している．彼女の話では，最近彼が教師に対して言葉による脅迫を行ったため警察が学校に呼ばれ，彼は少年拘置所で一晩過ごしたとのことである．ゲイリーと祖母は，爆発は小学1年生になってから深刻さを増してきているが，彼の行いのために警察が公共の場に呼ばれたのは今回が初めてであると話す．ゲイリーは，6カ月ほど前に父親と祖父母とともに米国に移住してきた．ゲイリーが6歳になって以来何度も極度のかんしゃくを起こしており，おもちゃを

> 投げることもあるし，しばしば自分の小さな手持用電子機器を壊すと，祖母は報告する．最近，彼は，照明器具や箪笥の引き出しといった自分の部屋の中の物を壊すようになった．一度，彼は壁を殴って穴を開けたことがあった．彼女が覚えている限りでは，彼が12歳になってからは，なんらかの所有物の破壊に至る深刻なかんしゃくを起こすのを目にしない月はなかった．

　ゲイリーの症例では，症状の発現は少なくとも6歳までさかのぼるが，それは祖母から得られた病歴で裏づけられる．間欠爆発症という診断の要件を満たすためには，その人は少なくとも6歳でなければならない．ゲイリーは，かんしゃくを起こした際に所有物を破壊しており，それが数年間にわたって毎月起こっているという祖母の指摘により，症状の程度とその頻度に基づく基準を満たしている．彼の直近の爆発は学校で起こっており，教師に対する言葉による攻撃と法的処置の関与につながった．彼の症状が示す反応は，求められる社会規範から外れており，きわめて重大な結果をもたらす．ゲイリーが受診したのは新しい国に来てまだ間もない時期であり，その点を考慮すると，適応の要素が役割を演じているかもしれない．しかし，すでにゲイリーの移住から現在までに6カ月間経過しているので，間欠爆発症という診断は適切である．さらに，彼には幼少期までさかのぼって認められる症状の既往があり，そのことも診断を支持する．

鑑別診断

　間欠爆発症の有病率は低いので，臨床家は評価の際に他の精神疾患の存在を検討するべきである．実際，間欠爆発症に関係していると思われる怒りっぽくて攻撃的な行動は，他の可能性として，一般の医学的疾患，物質乱用・中毒，気分障害，パーソナリティ障害または精神病性障害の症状であることが考えられる．重要なことは，臨床家が，症状の時間的な関連性を理解し，気分障害においてより特徴的とされる症状の挿話性を除外し，さらに，その人に直接的な心理学的作用を引き起こしているかもしれない物質，医薬品，または物質離脱の存在を除外することである．この評価は徹底した臨床面接と診察によってなされるが，必要に応じて血液または尿による中毒検査も行う．一般の医学的疾患の存在は間欠爆発症の診断を除外する．他の精神疾患や一般の医学的疾患の除外は，徹底した精神医学的および神経学的検査によって，最もよく成し遂げられる．

　攻撃性の性質が，考え抜かれた，動機づけがなされた，または悪意のあるものであれば，間欠爆発症の基準を満たさない．境界性パーソナリティ障害や反社会性パーソナリティ障害などのパーソナリティ障害の存在は，間欠爆発症の存在を除外しない．疾患は，おのおのの症状と時間的経過を含めてそれぞれ慎重に検討されるべきであり，基準が満たされるのであれば，両方の診断がなされてもよい．ほとんどの場合，パーソナリティ障害は確定診断の1つであり，それに間欠的で衝動的な攻撃性の質にさらなる持続的な変化を伴う．

　鑑別診断において考慮すべき追加の疾患については，DSM-5を見よ．また，DSM-5のそれぞれの項目における併存症と鑑別診断の解説も参照せよ．

要約

- 間欠爆発症は，臨床的に意味のある攻撃性が存在する場合に考慮されることのある診断である．
- 間欠爆発症と診断する前に，臨床家が，症状を説明するかもしれない一般の医学的疾患，物質中毒や離脱，またはその他の精神疾患を除外することが重要である．
- 症状の評価の一環として，徹底した臨床検査および神経学的検査が完了されるべきである．
- 症状の重症度は，症状が引き起こしている機能障害に基づいて評価されるべきである．

本章の要約

秩序破壊的・衝動制御・素行症群

秩序破壊的・衝動制御・素行症群は，子どもおよび青年の精神保健の専門家が遭遇する最も頻度の高い疾患の中に含まれる．これらの疾患のすべてを1つの診断分類の下にまとめている基本的な症状は，生じている自己および対人関係の機能不全の特徴である．反抗挑発症は，最初は家族の中で発現し，その関係を破壊し，そしてほとんどの場合，子どもが学齢期に達して学校で同級生や教育指導者達との間に問題を起こすようになった時点で，臨床的関与に値するようになる．間欠爆発症はしばしば青年期に始まるが，機能不全が若年成人期での仲間との関係や職業上の遂行に影響した時点で，臨床的関与に値するようになることが最も多い．

行動調節不全が，この診断分類の基本的な共通点である．それにもかかわらず，おのおのの診断ははっきりと区別されており，特定の診断基準をもっている．症状の時間的な関連性を理解し，症状がその人の病歴の中で最初に出現したと思われるのはいつか，症状はどれくらい一貫して持続してきたのかを理解することが重要である．例えば，間欠爆発症の場合，爆発的行動の時間的関係として，その時間の長さと頻度が，正確な診断または診断群にたどり着くために探り出すべき必要不可欠な情報である．これらの疾患のおのおのに関して，その診断の理解を明確にするためには，その人に適切で期待される発達段階の最前線の状態を考慮することが不可欠となる．

診断の重要点

- この診断分類のすべての疾患が，社会規範と個人の権利のなんらかの側面に対する侵害を含んでいる．
- 秩序破壊的・衝動制御・素行症群は，社会的，教育的，および職業的活動において，また個人間および個人内の関係において，臨床的に意味のある混乱と障害をもたらす．
- 秩序破壊的・衝動制御・素行症群の診断分類に含まれるすべての診断（窃盗症を除く）は，怒りの頻度の増加という共通した症状を共有しているが，それが必須というわけではない．
- 攻撃性がみられる割合が高いことは，この分類の中のすべての診断（窃盗症を除く）に通じる共通点であるが，攻撃性の型は診断によって明確に異なっており，特に違いがみられるのは，二次利得のために前もって計画されていた攻撃性か，衝動的な攻撃性か，という点である．
- これらの診断を評価する際は，心理社会的な事情に注意することが必要不可欠である．なぜならば，貧困生活や戦争をかかえた地域のような環境では，その症状を呈することが普通の状態となっている可能性があるからである．

自己評価

鍵となる概念：知識をダブルチェックしよう

以下の概念は，種々の秩序破壊的・衝動制御・素行症群に対してどう関連しているか．

- 社会規範
- 行動的秩序破壊の後遺症
- 結果の重大さ
- 対人関係機能
- 期待される発達段階
- 易怒性
- 併存診断
- 攻撃性の重症度

同僚や指導者への質問

1. この診断分類を束ねている中核となる概念は何か．

2. 新たに秩序破壊的・衝動制御・素行症群の患者を評価する際，診断的アプローチを満たすために，教師，両親，雇い主，および配偶者といった情報源からの追加の情報をどれだけ信頼するか，あるいはどれだけ信頼できるか．
3. 他の疾患との併存がよくみられるとすると，この診断分類の中にある診断をどのように明確にするか．
4. この診断分類における性と文化的考察について，どのように考えるか．
5. 間欠爆発症の症状を呈している人がいるとき，臨床検査またはその他の検査で適切なものは何か．

ケースに基づく質問

Part A

ヒルさんは42歳の男性で，大学時代から"気分屋"であったという病歴を述べる．彼は，これまでにひどく不機嫌になることがたびたびあり，そのために数人の友達を失い，3回離婚したと話す．彼の職歴は不安定なものであり，彼は，1年以上仕事を続けられたらいいのに，と思っている．彼は，誰かに対して完全に爆発してしまうのではないかという心配から，35歳ころから自分を落ち着かせるために毎晩アルコールを摂取するようになったと話す．彼はその他の物質使用や物質乱用を否定しており，医学的な精密検査では異常なしである．

■ ヒルさんの病歴の中で，臨床家が第一に気にするべき最も印象的な特徴は何か

ヒルさんは著しく障害された自制力と対人機能について述べており，それは秩序破壊的・衝動制御・素行症群の特徴である．

Part B

ヒルさんは，ほぼ毎日"元気"であり，落ち着いていられるが，いつ誰かに向かって爆発してもおかしくないという恐れを常にいだきながら過ごしてきたと述べる．彼の話によると，"不機嫌"な日や"憂うつ"な日が続くことはないが，むしろ，「それは予測できないもので，本当にどうにもならないのです．ちょっと動揺したり不機嫌になればすむようなことで，すっかり平静ではいられなくなるようなのです」とのことである．

■ もしかしてヒルさんは気分障害なのだろうか

ヒルさんが，症状は予測不可能なもので，挿話的ではなく，長期間続くことはないと話していることを考慮すると，気分障害という診断は可能性が低そうである．

Part C

ヒルさんは，小児期について話す機会を与えられると，「振り返ってみると，子どものころは必ずしも気分屋というわけではなかったのですが，学校で問題を起こしたり，中学校でちょっとした喧嘩をしたりしたことが数回ありました」と話す．

■ ヒルさんの鑑別診断の中で最上位にあげられるべきなのはどの診断か

ヒルさんが述べる症状は，間欠爆発症に最も合致しており，小児期までさかのぼる破壊的な行動の病歴は些細なものである．機能不全がかなり長い間持続しており，その間に彼は3回の結婚と多くの仕事を経てきていることから，機能不全の程度は懸念をいだくほど強いものである．

Short-Answer Questions

1. 5歳未満の子どもが反抗挑発症と診断されるためには，症状はどのくらいの頻度で起こらなければならないか．
2. 5歳またはそれ以上の年齢の子どもが反抗挑発症と診断されるためには，症状はどのくらいの頻度で起こらなければならないか．
3. 反抗挑発症という診断を下すために明らかでなければならない，鍵となるカテゴリー要素は何か．
4. 反抗挑発症に関して，執念深い，または意地悪な行動はどのくらいの頻度で起こらなければならないか．
5. 間欠爆発症と診断するために必要とされてい

る，その人が攻撃的な衝動性を示す時間の基準は何か．
6. 間欠爆発症と診断することが許される最も若い年齢は何歳か．
7. 間欠爆発症の典型的な発症年齢は何歳か．

Answers

1. 一般的に，5歳未満の子どもが反抗挑発症と診断されるためには，ほとんど毎日，少なくとも6カ月間にわたって症状が起こっていなければならない．
2. 一般的に，5歳またはそれ以上の年齢の子どもが反抗挑発症と診断されるためには，少なくとも1週間に1回，少なくとも6カ月間にわたって症状が起こっていなければならない．
3. 反抗挑発症という診断を下すために明らかでなければならない，鍵となるカテゴリー要素は，怒りっぽく/易怒的な気分，口論好き/挑発的行動，および執念深さである．
4. 反抗挑発症では，執念深い，または意地悪な行動は，過去6カ月間に少なくとも2回起こっていなければならない．
5. 間欠爆発症と診断するためには，その人が，言語面での攻撃性または身体的攻撃性を過去3カ月間で平均して週2回起こしているか（所有物の損傷または破壊にはつながらず，動物または他者を負傷させることはない），または，所有物の損傷または破壊，および/または動物あるいは他者を負傷させることに関連した身体的な攻撃と関連する行動の爆発を12カ月間で3回起こしていなければならない．
6. 間欠爆発症と診断することが許される最も若い暦年齢は，6歳（またはそれに相当する発達水準）である．
7. 間欠爆発症の典型的な発症年齢は，小児期または青年期である．

19

物質関連障害および嗜癖性障害群

Substance-Related and Addictive Disorders

「また飲み始めたくはないが，そうは言っても飲んでしまって，もうやめることができない」
「自分ではいつもヘロインをやめられると思っていて，しばらくはできるんだけど…，でもまたすぐ打つようになって，どうしてそうなったかさえわからなくなる」

　物質関連障害および嗜癖性障害群には，10種類の物質――アルコール；カフェイン；大麻；幻覚薬（フェンシクリジンを含む）；吸入剤；オピオイド；鎮静薬，睡眠薬，および抗不安薬；精神刺激薬；タバコ；および他の（または不明の）物質――とギャンブルに関連した困難が含まれる．これらの疾患の診断は，その本質的な特徴である，重大な問題が起こっているにもかかわらず物質の使用または行動を継続するという病的な行動様式に基づいている．この分類の障害では，DSM-5において重要な変更がなされており，最も顕著なものに物質の乱用と依存の区別の廃止がある．この変更は，その一部は，DSM-IVにおける乱用と依存は重複しており，それぞれの障害に関する害についての明確な差異がないことを示唆する疫学的データのためになされた．

　物質使用障害群に関するDSM-5基準は，全体として4つの群にまとめられている．すなわち，制御障害，社会的障害，危険な使用，および薬理学的な基準である．以前はいかなる物質使用障害の診断にも含まれていなかった渇望が，現在では制御障害の1つの症状として含まれている．物質使用障害の診断を確定するためには，12ヵ月以内に2つの症状がみられることが要求されるが，これはDSM-IVの依存症では3つの症状が必要だったことからは大きな変更点である．乱用・依存の区別がなくなり，その代わり現在では重症度（軽度，中等度，または重度と表す）が特定用語として用いられる．

　この診断分類におけるすべての物質関連障害群に共通していることは，物質の消費に由来する脳内報酬系の活性化である．脳内報酬系は行動の強化と記憶の生成に関与している．乱用の可能性がある物質は，報酬系に直接作用し，ほとんどの場合快楽の感情を生み出すことによって，この系を短絡化させる．この短絡化の結果，適応行動よりもむしろ報酬系により強い活性化が生じ，通常の活動に対して注意の欠如や取り組みの低下が起こりうる．幻覚薬を除いて，各分類の薬物は，"ハイ"といわれる行動面での影響が生じる．幻覚薬の場合，それらの使用に対する動機要因は，多幸症の体験に対する欲求よりも，むしろ好奇心であることがしばしばである．**依存**という用語は，薬理学的な耐性と離脱との重複を避けるために，このカテゴリーから削除されているが，これらの障害群の生理学的側面を強調することは重要である．物質使用障害群に関連する行動は，しばしば意志によるもの，あるいは巧みに操作的なものと誤ってとらえられる可能性がある．しかしながらこれらの行動様式は，身体依存と障害自体の後遺症に関連した報酬系の変化の結果として理解することが重要となる．

ギャンブル行動が乱用薬物と同様に，脳内報酬系を活性化させることを示唆する証拠が示されたため，ギャンブル障害はこの診断分類に含まれている．ギャンブル障害の追加については，外因性物質というよりはむしろ**行動**であるとするいくつかの理由から，論争を引き起こしているようである．しかし最終的に得られた合意は，生物学的証拠が，それを含めることを認めるということであった．

物質関連障害および嗜癖性障害群の診断分類は，2つの下位分類に分けられる．すなわち，物質関連障害群と非物質関連障害群である．物質関連障害群はさらに，物質使用障害（例：アルコール使用障害）；中毒（例：カフェイン中毒）；離脱（例：大麻離脱）；その他（例：その他の吸入剤関連障害）；および特定不能（例：特定不能のオピオイド関連障害）である．幻覚薬関連障害群にはフェンシクリジン関連障害群も含まれる．加えて，物質関連障害群には，タバコ関連障害群（タバコ使用障害とタバコ離脱）と物質・医薬品誘発性精神疾患群が含まれる．ギャンブル障害は唯一，非物質関連障害群に記載されている障害である．

物質誘発性障害群は，物質中毒，物質離脱，およびDSM-5では他のところに含まれている物質・医薬品誘発性精神疾患群（例：物質・医薬品誘発性精神病性障害，物質・医薬品誘発性抑うつ障害）によって構成される．多くの物質あるいは医薬品は，他の診断と類似した障害を引き起こすことがあるが，典型的にはこれらの症状は一時的にしか持続しないことに注意すべきである．これらの障害群は，機能上重大な物質関連の問題があるにもかかわらず，認知的，行動的，および生理学的 5 症状が複雑に絡んだ症状が認められ，その症状自体が物質の継続使用の一因となっている物質使用症候群とは異なる．これらの物質・医薬品誘発性精神疾患群は，DSM-5 の中の関連がある箇所に記載されている（例：抑うつ障害群，神経認知障害群）．離脱と耐性の症状が処方された薬を含む薬物療法中に起こる可能性がある．耐性と離脱は通常のもので，物質の反復用量に対して予期される反応であり，これらの反応が薬物療法の経過中生じた場合には，物質使用障害の診断を下すべきではない．しかし，耐性と離脱は，物質使用障害の重症度に対する重要な薬理学的徴候になりうる．さらに，処方薬が不適切に，あるいは処方よりも多く使用され，他の症状がみられる場合には，物質関連障害の診断を下すことが可能である．

物質関連障害および嗜癖性障害の人に対する臨床的対処法で重要なことは，物質の使用とその結果に関する両価性がしばしば存在すること，およびこの両価性を動機づけの変化に用いうることを理解することである．証拠から，行動の変化は複雑であり，その変化の源は障害をもっている人の中にあることが示唆されている．この対処法は診断がなされた後に治療のために処方箋が与えられるという医療の対処法からいくらか前進したものである．異なる点は，患者には自分自身の中から変わらなければならない理由について検討するように導かれるということである．なぜなら，ほとんどの物質関連障害および嗜癖性障害の人は自分が"問題"をかかえていることは"わかっている"――にもかかわらず，変化を生じさせるほど十分にわかっていることはまれだからである．物質関連障害および嗜癖性障害に対する恥辱と偏見は，しばしば治療を受けることを妨げ，再発は治療の過程で想定されるべきことではあるものの，再発時に本人（および治療提供者）はしばしば自分達が失敗したととらえる．患者の否定的な考え方や行動は治療者にとっては通常のことだが，患者との連携を妨げてしまう恐れがある――そして，患者が治療や行動を変えようと取り組もうとする可能性を，高めるというよりは，結果的に低下させてしまうのである．

多くの人が，深刻な心理社会的ストレスや他の疾患（例：うつ病，心的外傷後ストレス障害，慢性疼痛）の症状に対処する試みとして物質を使用する可能性がある．この短期的な対処行動の機序は，実際，身体的あるいは情動的な痛みに関する苦痛に満ちた感情を和らげることについてはかなり効果的かもしれないが，長期的には，物質使用障害に関連した否定的な影響に関する後遺症や物質への生理学的欲求は，誰も制御できなくなってしまう．

診断を深める

アルコール関連障害群
Alcohol-Related Disorders

マニュアル ➔ p.483
手引 ➔ p.220

　63歳の男性のジェームズさんは，禁酒を支援してほしいと治療を求めて外来を受診している．最近，彼は飲酒運転（DUI：driving under the influence）により逮捕され，彼によると婚姻関係は"破綻"しているとのことである．飲酒は10歳代のころから始まり，アルコール使用歴は長期にわたっている．より頻回に飲酒をし始めたのは，最初の離婚後，30歳代のときだったという．2回目の結婚の時期には飲酒をやめ，5年間禁酒を続けていたと言う．しかし，息子が交通事故により亡くなった後，ジェームズさんは再び飲酒をするようになり，その使用は急速に増えていったという．現在，彼は，1日にビール約12本を飲み，しばしばアルコール度数の高いお酒をさらに数杯飲んでから眠ることもしばしばあると言う．彼は頻繁に酒を飲んで記憶を失い，主治医からは肝障害を指摘されていたという．これまでに3回飲酒運転で逮捕されたことがあり，ごく最近の罪で懲役を受ける可能性について心配している．ジェームズさんは，"継続的に"造園作業やその他の雑用仕事をしてきたものの，経済的に困っていると述べる．子ども達はもはや彼とは口をきこうとしないし，最近では，彼が酩酊状態で帰宅したときは，妻は彼を家から締め出した．アルコールが多くの問題を引き起こしていることはわかっており，現実に飲酒をする経済的余裕がないけれど，自分自身ではやめることができないと感じていると言う．禁酒をしようとすると，体が震えたり，吐き気を感じたりするという．

　この症例では，アルコール使用障害に関連して起こる，法的または対人関係的に複雑な問題を強調している．また，アルコール使用障害に頻繁に関連する耐性と離脱も浮き彫りにしているが，これらには，生理学的症状とこれらの症状を緩和させようとして起こる再飲酒も含まれている．アルコール使用障害の人は，しばしば一定期間は使用をやめることができるだろうが，ひとたび飲酒が再開されると，その使用は急速に拡大してしまう．

診断へのアプローチ

　耐性と離脱は，臨床家がしばしば特別な注意を払う，アルコール関連障害群の2つの生理学的特徴である．耐性は，物質の継続使用によって，同じ効果を得るためにより大きい用量が必要になるというように発症する．アルコール離脱は，持続的で大量のアルコール消費を減量してからおよそ4〜12時間経過後に現れる症状によって特徴づけられる．離脱症状は，しばしば非常に不快である．したがって，逆の結果となるにもかかわらず，これらの症状を回避または軽減するために飲酒をし続けるであろう．この悪循環の中で，心理学的，身体的問題（例：抑うつ，失職，愛する人との離別，肝臓病，ホームレス）があるにもかかわらず，その人は飲酒を続ける．離脱のいくつかの症状（例：睡眠障害）は，数カ月まで持続し，再発に多大な影響を及ぼすと考えられている．せん妄やけいれん大発作のような離脱の重篤な合併症は，アルコール使用障害の5％以下に起こる．

　ある人は，危険な状況でアルコールを使用するかもしれないし（例：飲酒運転），持続的な摂取が重篤な心理社会的問題をもたらすであろうという認識にもかかわらず，アルコールの使用を続けるかもしれない．禁酒しようと決めた人では，しばしば禁酒に成功した期間がある．しかしひとたび飲酒を再開すると，おそらく消費量は急速に上昇し，深刻な問題が再び出現するであろう．アルコール消費量を減らそうとする試みの失敗，離脱症状を軽減するためにアルコール飲料を午前中に飲もうとする欲求，アルコール消費についての罪悪感またはそれについて批判されていること，そして飲酒量を減らさなければという必要性を感じること，これらのことはすべてアルコール関連障害を示し，診断的面接において質問すべき重要な項目である．加えて，機能の重要な領域が影響

を受ける可能性があり，その結果，例えば，アルコール関連事故，学校や職場における問題，対人関係の問題，法的問題，健康問題が生じる．特定不能のアルコール関連障害は，重大な苦痛または機能的障害を引き起こすアルコール関連障害の症状の特徴を有しているが，その症状は，いかなる特定のアルコール関連障害の基準も完全には満たさない場合に診断可能である．

アルコール使用障害の重症度は，認められる症状の数によって決定される．2つまたは3つの症状がみられれば軽度のアルコール使用障害と診断され，6つかそれ以上の症状がみられれば重度のアルコール使用障害の診断がなされる．一般的にみられる症状の数が多ければ多いほど，アルコール使用障害の重症度は高くなる．重症のアルコール使用障害，特に反社会性パーソナリティ障害を併存する場合，しばしば犯罪行為と関連する．例えば，殺人を犯した人の半分以上が，犯行時に酩酊状態であったといわれている．また，重篤なアルコール使用は自殺行動に影響しうる，悲しみ，いらいら，および絶望感といった感情の一因となる．

アルコール使用障害は，他の物質使用障害群と頻回に併存する．これらの物質による不快な影響を緩和するため，あるいは，他の物質が簡単に手に入らない場合の代用としてアルコールを用いる可能性がある．またある人は，他の疾患（例：心的外傷後ストレス障害，抑うつ）の症状を隠すために，対処法としてアルコールを使用するかもしれない．抑うつ，不安，不眠，および素行の問題といった症状は，大量飲酒と頻回に併存したり先立って起こる可能性がある．

最初のアルコール中毒の発症は，10歳代半ばに最もよくみられる．アルコール関連障害群に進展した大多数の人は，30歳代後半までに発症する．アルコール使用障害の診断に重要となるのが，反復的で重大な苦痛と機能障害を伴うアルコールの大量使用である．多くの人が酩酊状態になるほどの量を飲酒するが，その中の少数だけがその後アルコール使用障害を発症する．この不一致は，診断的面接における評価の重要な部分となる．

DSM-5に述べられたように，「アルコール使用障害は重度の中毒または一時的なアルコール関連の抑うつまたは双極性障害の状態の間，自殺の危険性の重要な要因である．アルコール使用障害の人では，自殺行動ならびに自殺の完遂の割合が増加している」(p.485)，「アルコール中毒は自殺行動の重要な寄与因子である．アルコール中毒の人では，自殺行動ならびに自殺既遂の割合が上昇するようである」(p.490)とされる．

病歴聴取

面接者：あなたが飲酒を始めたのは，いつごろですか．

患者（53歳）：12歳のときでした．

面接者：その当時，どのくらいの頻度で飲んでいましたか．

患者：毎週末，友達と．

面接者：お酒の量が増えたのは，いつごろですか．

患者：20歳代のころ，1日でウォッカ5分の1本（150ml）を飲んでいました．

面接者：今はどれくらいの量のお酒を，どれくらいの頻度で飲んでいますか．

患者：1日に5分の2くらいでしょうか．

面接者：同じ効果を得るために，もっとお酒が必要だと気づいていますか．

患者：はい．

面接者：お酒を手に入れて，飲んで，そして回復するまでどれくらいの時間を費やしますか．

患者：基本的に私の時間すべてです．朝起きたら，気分をよくするためにすぐお酒を飲む必要があります．それから，飲むこととお酒を手に入れることに1日を費やしています．

面接者：飲んでいないとき，お酒を飲みたいという渇望が湧いてきませんか．

患者：私には，お酒のことを考えるのをやめることができません．

面接者：これまでに，身体的に危険な状況でアルコールを使用したことはありますか．

患者：はい，飲んで喧嘩をして，持ち物を盗まれて，それから公衆の前で酩酊したことを理由に逮捕されました．

> 面接者：あなたは，飲酒をやめる必要性を感じていますか．
> 患者：だからこそ，ここにいるんです．
> 面接者：今まで禁酒しようとしたことはありましたか．そして，どれくらいできましたか．
> 患者：数回．でもいつも，再開してしまいます．
> 面接者：禁酒しようとすると何が起こりますか．
> 患者：体が震えてきて，吐き気を催し，座っていられなくなります．
> 面接者：飲むことで，仕事や人間関係に支障が出ていますか．
> 患者：もちろんです．仕事を続けることができず，ホームレスですし，家族は私にうんざりしています．
> 面接者：では，あなたは，お酒はよくない結果になると感じているのに，いまだに飲んでいるということですか．
> 患者：そんな悪いことはやめてしまいたいと思う自分がいる反面，お酒をやめられない自分もいます．今になって，どうしたらこうした問題のすべてに立ち向かうことができるようになるでしょうか．

　この面接では，アルコール使用障害で重要となる診断基準について強調している．最初の質問では，発症年齢，アルコールの消費量，そして耐性（これまでと同じ効果を得るために，より多くのアルコールが必要かということを尋ねることによって判断される）に関する必要な情報を得ようとしている．離脱症状は，アルコールの消費量を減少する，あるいは禁酒をしようとしたときの身体的徴候と症状について尋ねることによって判断される．アルコールの入手，消費，そしてアルコールの効果からの回復に費やす合計時間についての情報も得る．また面接者は，アルコールに対する渇望を経験し，さらにアルコールを減量あるいは中止する試みが失敗に終わったかどうか；危険な状況（例：飲酒運転）でアルコールを使用したことがあるかどうか；そしてアルコールの消費によって悪い結果を経験したり，これらの結果に気づいているにもかかわらず，飲み続けたりしたことがあったかどうか，についても尋ねる．アルコール関連障害群の人達にとって，禁酒に関する両価性は普通に体験することである．なぜならば，アルコールはしばしばいくつかの機能を果たしており（例：否定的感情，無感覚，身体的痛みからの回避），そして，禁酒の試みが離脱に関連する強い身体的不調をもたらす可能性があるからである．治療者はしばしば，禁酒の願望が彼らにみられるという確かな評価を期待する．しかしながら，変わることについての両価性は，行動を修正するうえでしばしばみられる自然なとらえ方である．もし，この両価性が認められる場合，それを回復における自然な局面として認めることが，治療者と依頼者にとって，評価の際にきわめて重要なことである．この承認と受容が，ラポールを高め，依頼者の以前の治療ための試みの失敗を正しく見定めるのである．

診断を明確にするヒント

- 以下の質問への回答を確定すること：アルコールの使用が，その人の機能的な能力における臨床的に意味のある障害を引き起こしているか．職場や学校での活動に支障が出ているか．対人関係に悪影響が生じているか．
- その人が，飲酒量を減らそうとしてその試みが失敗に終わったことがあるかどうか質問すること．
- 同じ効果を得るために，アルコールの消費量を増やす必要があったという証拠があるかどうか調べること（耐性）．
- 飲むことを減らしたり，あるいはやめたりしたときに，離脱の身体症状が出現したかどうかを立証すること．
- その人が，飲酒中に身体的に危険な活動（例：飲酒運転）に携わったことがあったかどうかを確定すること．

症例検討

キムさんは21歳の韓国人男子大学生で，成績が悪いことで治療を求めて来院し，大学を除籍になる可能性について心配していた．飲酒を始めたのは，キムさんと両親が韓国から米国に移住した高校生のころからだという．彼は，適応するのが難しいことがわかっており，アルコールは友達を作れたり，知らない人とも話せたりするのを助けてくれたと感じていた．彼の飲酒は大学在学中にひどくなったが，その一部は授業や大学の授業料の支払いや両親を助けるために彼が働くアルバイトに関連したストレスに対処するためであった．キムさんによると，簡単に酩酊状態になり，飲酒をしていると，よく友達から顔が紅潮していると言われるとのことである．彼は，飲酒をするとたまに，急に動悸がし始めることがあると述べ，酒を飲んだ最初の数回は，体の具合が悪くなり，すぐにはまた飲めないほどだったが，こうした身体症状にもかかわらず，いつも飲酒に戻ってしまうという．

キムさんの話したことは，アジア人にしばしばみられる，アルコール脱水素酵素とアルデヒド脱水素酵素というアルコールに対する反応に影響を与える2つのアルコール代謝酵素の遺伝子多型をもつ人に一致する内容で，そのような人がアルコール使用障害になった点で，多少まれなケースである．これらの遺伝子多型をもつ人では，顔の紅潮と動悸を経験し，こうした症状はしばしばアルコールのさらなる使用を控えるのに十分なほど重篤になりうる．彼の治療は，彼のアルコール使用が生じている文化的背景によって，さらに複雑になっている．彼は，韓国人の両親のもと，韓国で生まれ，そして今や，疑いようもなく，大学生の年齢での飲酒という米国現象にどっぷり浸かっている．臨床家は，韓国文化でのアルコールの誤使用の特別な意味を含む文化的差異の重要性と，家族によるキムさんへの期待に気づくことが必要である．これらの領域については，治療者および（もし必要であれば）なされた相談によって，注意深く調査されるべきである．

鑑別診断

アルコール関連障害群の鑑別診断には，以下の考慮すべきものが含まれる．

- アルコール使用障害（Alcohol Use Disorder）：病的でないアルコールの使用；鎮静薬，睡眠薬，または抗不安薬使用障害；小児期の素行症と成人の反社会性パーソナリティ障害．
- アルコール中毒（Alcohol Intoxication）：他の医学的疾患（例：糖尿病性アシドーシス，小脳性運動失調症，多発性硬化症）；鎮静薬，睡眠薬，または抗不安薬中毒．
- アルコール離脱（Alcohol Withdrawal）：他の医学的疾患（例：低血糖，糖尿病性ケトアシドーシス，本態性振戦）；鎮静薬，睡眠薬，または抗不安薬離脱．
- 特定不能のアルコール関連障害（Unspecified Alcohol-Related Disorder）

アルコール使用障害は，大多数の反社会性パーソナリティ障害の人にみられる．反社会性パーソナリティ障害はアルコール使用障害の早期発現と予後の悪さに関連するため，両方の診断を確証することが重要である．アルコール使用障害の徴候と症状は，鎮静薬，睡眠薬，または抗不安薬使用障害群にみられるものと類似している．しかし，しばしば経過は異なり，特に身体的問題との関連性において異なる．したがって，両者を区別することが重要である．アルコール使用障害の人は，法的そして懲罰的な結果につながるような使用様式に進展することがありうる．そのような様式は，素行症に関連した教育指導者達に対する困難さと行動様式から慎重に区別すべきである．抑うつとアルコール使用障害との間で関連する部分は，中毒や離脱の急性の効果がもたらす一時的な抑うつ症状によるものかもしれない．したがって，うつ病の診断については，その人にアルコールの急性効果の影響がないという評価が可能になるまでは，最大限の注意を払うべきである．

アルコール使用障害の鍵となる要素には，反復性で意味のある苦痛または機能障害を引き起こす大量のアルコール消費がある．アルコールを飲む人のほとんどが，酩酊と感じるのに十分な量を消費する．しかし，アルコール使用障害を発症するのは，そのうちの5分の1未満である．多くの文化や年齢層では，なんらかの行事（例：大学や社交クラブでの行事，宗教行事）の際に飲酒をすることが推奨される．たとえ毎日の飲酒や酩酊があっても，それだけでアルコール使用障害の診断にはならない．アルコール使用障害は，生理学的依存の有無にかかわらず診断されることが可能である．しかし，生理学的依存があるからといって，アルコール使用障害の診断となるとは限らない．2つまたは3つの症状が承認されていることが軽度のアルコール使用障害にとって重要であり，6つかそれ以上の症状の存在は重度のアルコール使用障害を示す．一般的に，認められる症状の数が増えるほど，そして発現年齢が早いほど，より重度のアルコール使用障害である可能性が高い．

鑑別診断において考慮すべき追加の疾患については，DSM-5を見よ．また，DSM-5のそれぞれの項目における併存症と鑑別診断の解説も参照せよ．

要約

- アルコール関連障害群は，米国で最も蔓延している物質関連障害群である．
- 初めてのアルコール中毒のほとんどは，しばしば10歳代半ばに起こる．アルコール関連障害になる人の大多数は，30歳代後半までに発症する．
- アルコール代謝酵素に対する遺伝子多型は，しばしばアジア人にみられ，アルコールへの反応に影響を与える．これらの遺伝子多型がある人は，顔面紅潮と動悸を経験し，こうした症状は，将来のアルコール消費を制限したり，アルコール関連障害群を発症する危険を減らしたりするのに十分なほど重篤かもしれない．
- アルコール離脱は，長期にわたる大量アルコール消費の減少後，およそ4～12時間で現れる症状によって特徴づけられる．離脱症状は，しばしば非常に不快であり，悪影響があるにもかかわらず，これらのアルコール離脱症状を回避または軽減させるために，アルコールを飲み続ける可能性がある．

診断を深める

大麻関連障害群
Cannabis-Related Disorders

マニュアル ● p.502
手引 ● p.226

27歳の男性，クラークさんは，不安と不眠で来院している．問診票によると，彼は，過去7～8年間，毎日1～2gのマリファナを使用してきたとのことである．10歳代で断続的に使用し始めたが，大学生では毎日，使用するようになった．彼は，マリファナの成績への影響は否定したが，小さなカフェで働くことがレストラン経営をするという彼の目標を達成するための助けになるという理由で，大学2年修了時に復学しないことに決めたという．それ以来，最初は給仕人として数箇所のレストランで働き，その後地元の昼食と夕食を提供するレストランの副店長となった．彼はよくよく考えた末に，「給仕人でいるほうがいい——自分はお客さんと接するのが好きだし，自分自身の時間ももてる」と決めた．彼は，しばしば遅くまで働き，深夜2時を過ぎて帰宅することもあり，寝る前にマリファナを吸うと眠りにつけることに気づいた．大麻を使わなければ，普段はまったく眠ることができないという．彼は，目覚めるときも，"悪寒"を抑えるために大麻を吸う．費用のこともあり，この1年の間にやめようとした時期もあったが，「それは自分の不安を和らげてくれる唯一のものであり，それなしで眠ることができない」と述べる．現在，彼には，交際している人はおらず，共同住宅で3人の同僚と一緒に暮らしている．

大麻関連障害群は，青年期早期に使用を開始した成人により多い可能性がある．（いくつかの州で合法的使用となっているほかに）大麻の使用についての容認が増加しており，そして他の物質に比べて嗜癖性が低いと認識されているために，毎日使用したとしても問題があるとは認識されていないかもしれない．常習者では，学校や職場での能力が低下している可能性があり，彼らは本来，期待されるものより低い社会的，職業的機能しか達成していないのかもしれない．常習者が使用を中止することは，離脱の影響があるために非常に困難である．大麻関連障害群の人達は，使用によって不安，易刺激性，不眠のような離脱症状が緩和されることで，それらの症状に対する薬物使用の恩恵を示すものだと信じている可能性がある．

診断へのアプローチ

すべての物質使用（とりわけ大麻）に関して，臨床家は，薬物使用に対する否定的感情と肯定的感情があることを知っておく必要がある．大麻使用障害は診断するのが困難で，その理由の一部は，患者と臨床家の双方が，大麻は他の物質に比べて使用障害を引き起こす可能性が少なく，他の物質よりも明らかに中毒が少なく，そして他の物質よりも依存の発症がしばしばよりゆっくりであると信じているからである．大麻は，アルコール，オピオイド，精神刺激薬，鎮静薬，睡眠薬，ニコチンよりも危険性が少ないという意見がまだある．とはいえ，ある人達に対しては，その薬物がその人の機能と使用を制御する能力に強い悪影響を及ぼすため，臨床家はこのことにうまく対応しなければならない．特定不能の大麻関連障害は，その人が重大な苦痛や機能障害をまねく大麻関連障害の症状特徴を有しているが，それらの症状がいかなる特定の大麻関連障害の基準も完全には満たしていない場合に診断されうる．

大麻は，さまざまな様式での吸引が最も一般的である．パイプ，水パイプ（ボング），紙巻タバコ（ジョイント），そして葉巻（ブラント）がある．食べ物に混ぜて口から摂取することも時々ある．さらに最近では，植物を熱することにより放出された精神活性性のカンナビノイドを吸引することができるように，器具で大麻を気化させる．典型的には，喫煙および気化が，期待する効果の発現がより速く，より強い体験を伴う．

大麻を慢性的に使用する人では，大麻のほとんどの作用について，薬理学的および行動学的耐性が生じることが報告されている．通常，長期間大麻の使用を中止すると，耐性は消失する．毎日の大麻使用を急激に中止すると，しばしば，易刺激性，怒り，不安，抑うつ気分，そわそわ感，睡眠困難，そして食欲低下または体重減少の症状を含む，大麻離脱症候群が生じる．オピオイドやアルコールの離脱ほど深刻ではないが，大麻離脱により重大な苦痛が生じたり，再使用に至ったりすることがある．

大麻の医療適応には賛否両論があり決着はついていないが，医療目的の使用は，診断が下される前に熟考されるべきである．耐性と離脱の症状は，医学的疾患に対する処方内容の範囲内でも当然起こるので，これらの症状を診断の際の主要な基準とすべきではない．

大麻の使用が身体的または心理的問題と関連していることを知りながら，使用を続けることがある．大麻使用障害の人は，数カ月間から数年間にわたって終日大麻を使用し，そのため1日何時間も大麻の影響下で過ごすことがある．そのような人より使用頻度は低いが，大麻使用によって家族，学校，仕事，またはその他の重要な活動に繰り返し問題が生じている人もいる．大麻の常習的な使用や酩酊によって，行動面や認知面の機能が低下し，能力を十分に発揮する妨げとなりうる．自宅での大麻使用についての身内との口論は一般的である．仕事中の大麻使用，あるいは薬物検査が義務づけられている場所で働くこともまた，大麻使用障害の徴候となりうる．診断的面接の際には，これらの徴候と症状について尋ねることが重要である．

大麻を常用する人は，大麻が気分，睡眠，疼痛などに対処するのを助けてくれるとしばしば述べる．多くの人は，1日のほとんどの時間を酩酊しているにもかかわらず，多大な時間を大麻の影響下で費やしていることを報告しないだろう．診断

を支持する重要な特徴は，他の有意義な活動や関係に悪影響を及ぼす危険性が明らかであっても使用し続けることである．使用の程度をよりよく評価するためには，大麻使用によるこれらの一般的な徴候や症状を認識し，評価することが大切である．大麻の使用経験がある人では，行動的，薬理学的な耐性が生じる．急性および慢性使用の徴候として，赤い眼球，黄色く変色した指先，慢性咳嗽，および特定の食物に対する過度な渇望や衝動があげられる．

大麻使用は，目標指向的な社会活動の減少と関連があり，その結果として学業不振や職場での問題を生じさせ，これを無気力症候群と呼ぶ人もいる．

病歴聴取

面接者：あなたがマリファナを吸い始めたのは，いつごろですか．
患者（32歳）：14歳でした．
面接者：その当時，どれくらいの頻度で吸っていましたか．
患者：毎週末，友達と．
面接者：吸う量が増えたのは，いつごろでしたか．
患者：大学2年生ぐらいのあたりで，授業の前日に吸い始めるようになりました．
面接者：今は，どれくらいの量のマリファナを，どれくらいの頻度で吸っていますか．
患者：1日に3〜4本というところです．
面接者：同じような効果を得るために，もっとマリファナが必要だと気づいていますか．
患者：はい．
面接者：マリファナを手に入れて吸うことのためにどれくらいの時間を費やしますか．
患者：たくさんです．朝起きたらマリファナをあぶって，それから1日中使いますから，いつもちょっとハイな状態です．処方箋を持っている友達とつるんでいるから，手に入れるのにそんなに時間はかからないけど，間違いなく，マリファナに多くのお金を費やしています．
面接者：ハイになっていないとき，今欲しいという気持ちが湧いてきませんか．
患者：そのとおりです．両親と一緒にいる冬休みは最悪です．
面接者：これまでに，身体的に危険な状況でハイになったことはありますか．
患者：あると思いますが，マリファナでハイになっているときはゆっくり運転します．
面接者：あなたは，吸うのをやめる必要性を感じていますか．
患者：彼女はそうすべきだと言います．
面接者：今までやめようとしたことはありますか．そして，どのくらいできましたか．
患者：数回，でも，いつも再開してしまいます．
面接者：吸うのをやめようとすると，何が起こりますか．
患者：睡眠に問題が出てきて，彼女からは，機嫌が悪いと言われます．
面接者：吸うことで，仕事や人間関係に支障が出ていますか．
患者：ええ，間違いなく彼女を困らせているし，時々仕事をさぼってハイになります．上司は，何かあると疑っていると思います．一度，薬物検査にひっかかって，レンタルビデオ店での仕事を失いました．私もそこで働くのは好きで，よくマリファナを巻いてアクション映画を見ていました——今までで最高の職場です．
面接者：では，あなたは，マリファナはよくない結果になると感じているのに，いまだに吸っているということですか．
患者：やめたいという自分がいるものの，問題を本気で考えていません．

この面接では，大麻関連障害で重要となる診断基準について強調している．最初の質問では，発症年齢，マリファナの消費量，そして耐性（これまでと同じ効果を得るために，より多くのマリファナが必要かということを尋ねることによって判断される）に関する必要な情報を得ようとしている．慢性的に大量に使用している人の場合，離脱症状は，マリファナを使用していないときの身体的徴候と症状について尋ねることによって判断される．また，面接者は，マリファナに対する渇

望を経験しているかどうか，そしてマリファナを減量あるいは中止する試みが失敗に終わったかどうか，についても尋ねる．加えて，危険な状況でマリファナを使用（例：使用して運転）したことがあるかどうかについても聞く．最後に，面接者は，マリファナの消費によって悪い結果を経験したり，これらの結果に気づいているにもかかわらず，吸い続けたりしたことがあったかどうかについても調査する．

診断を明確にするヒント

- 大麻の使用の評価に際しては，離脱症状について尋ねること．
- 使用の文化的状況，特に報告されている大麻の医学的使用について留意すること．
- その人にとって，大麻の使用による社会的，職業的影響を認識することが難しいかもしれないことを認識すること．
- 使用が始まる以前，または長期中断時にあったかもしれない不安や気分の症状について，注意深く評価すること．
- 大麻の使用により，その人の機能に関する能力，職場や学校での遂行機能，または対人関係において，臨床的に意味のある障害を引き起こしているかどうかを評価すること．

症例検討

23歳の男性，ジャクソンさんは，深刻な外傷後ストレス障害の特徴を示している．イラクから帰還以来，彼は1日1～2gのマリファナを使用している．慢性疼痛の治療目的で処方箋があるので，薬局を通じて手に入れている．喫煙は，彼が症状に対処するのと，人と付き合うために十分なほどリラックスするのを手伝ってくれるのだという．彼は10歳代のころから断続的に使用し始めたが，戦争から戻ってからはそれが毎日となった．今はカジノで警備員として働いており，しばしば遅くなり，深夜2時以降に帰宅することもある．そして彼は，寝る前にマリファナを吸うと，体の"緊張がほぐれ"，眠りにつくことができることに気がついた．彼によると，もし大麻類を使用しなければ，まったく眠ることができず，過度に用心深くなり，軍隊にいたときのことで頭がいっぱいになるという．彼は，ベッドから起き上がるために目覚めのマリファナを吸う．「そうでもしなければ，体がひどく硬直したままなんです」．1年前，費用を理由にやめようと試みたことがあったが，「それは痛みを緩和してくれる唯一のもの」とのことである．彼は，警察学校に応募しようとしているが，まだ申し込み用紙に記入していない．

ある共同体では，医療目的のための大麻を文化的に許容しており，大麻がより受容され，入手しやすくなっている．このことは，臨床家にとって使用の影響の可能性のある症状を抽出することをより難しくさせている．同様に，本人は，物質使用によって生じた社会的，あるいは職業的問題を明確にすることがより難しくなる．心的外傷後ストレス障害や全般不安症，社交不安症（社会恐怖）のような不安症の症状がある場合，多くの人が大麻を使用する．精神疾患の併存の評価は，こうした人に，教育，援助，集中した治療を提供するうえで重要となる．ジャクソンさんの場合，戦争関連障害群に特異的な問題について理解し，治療環境の中で対処することが必要となる．

鑑別診断

大麻関連障害群の鑑別診断には，以下の考慮すべきものが含まれる．

- **大麻使用障害**（Cannabis Use Disorder）：問題のない大麻使用；その他の精神疾患（例：不安症，うつ病）
- **大麻中毒**（Cannabis Intoxication）：その他物質中毒（例：フェンシクリジン中毒，幻覚薬中毒）；大麻誘発性精神疾患（例：中毒の最中に発症する大麻誘発性不安症）
- **大麻離脱**（Cannabis Withdrawal）：その他の物質による離脱；抑うつ，双極性，不安，または

その他の精神疾患：その他の医学的疾患
- **特定不能の大麻関連障害**（Unspecified Cannabis-Related Disorder）

大麻関連障害群は，原発性精神疾患と類似した症状で特徴づけられるかもしれない．例えば，全般不安症は，中毒のさなかに発症する大麻誘発性不安症と鑑別する必要がある．大麻の常習使用は，慢性の抑うつ障害と類似した無気力症候群を生じる可能性がある．大麻の急性の副作用は，パニック症，うつ病，妄想性障害，双極性障害，および統合失調症の症状と鑑別する必要がある．尿検査と身体検査で，頻脈や目の充血がわかることがあり，鑑別の手助けとなりうる．物質使用について尋ね，症状が最近の使用や離脱以外の状況で出現しているかどうかについて判断することが重要である．

診断をするうえで不可欠なことは，大麻の使用に問題があり，機能低下をもたらしていることを明確にすることである．この評価がやりにくいことがあり，というのも，社会的，行動的，心理学的問題が大麻の使用に起因するとはっきり言うことが困難なことがあるからである（特に，その人が他の物質も使用している場合）．さらに，大量使用の否定や大麻が重大な問題に関連している，またはその原因となっている可能性があるという認識の欠如は，自分で希望して，または他者の要請で大麻を治療に使っている人によくあることである．

鑑別診断において考慮すべき追加の疾患については，DSM-5を見よ．また，DSM-5のそれぞれの項目における併存症と鑑別診断の解説も参照せよ．

要約

- 大麻類，特に大麻は，米国で最も広く使用されている違法な精神活性物質である．
- 大麻使用障害の有病率は，女性よりも男性に多い．
- 毎日の使用の突然の停止で，しばしば，易怒性，怒り，不安，抑うつ気分，落ち着きのなさ，睡眠障害，そして食欲減退や体重減少といった症状を含む，大麻離脱症候群が生じる．
- 大麻中毒では，通常，アルコール中毒にみられるような行動面および認知面の深刻な機能不全が起こることはない．
- 診断をするうえで不可欠なことは，大麻の使用に問題があり，機能低下をもたらしているということを明確にすることである．
- 大麻関連障害群は，原発性精神疾患と類似した症状で特徴づけられるかもしれない．

診断を深める

オピオイド関連障害群
Opioid-Related Disorders

マニュアル ➲ p.533
手引 ➲ p.241

救急医らが，36歳の男性，ジョンソンさんを病院で治療している．彼の恋人が，アパートの床に反応しない状態でいる彼を発見し，救急車を呼んだのであった．医師らは，彼にナルトレキソン〔訳注：オピオイド受容体拮抗薬〕を経静脈的に投与し，意識を回復させた．彼には，青年期早期のマリファナとアルコールに始まる，長期にわたる薬物とアルコール使用の病歴がある．10歳代後半には，家族から盗んだ処方薬オピオイドの使用を始めている．当初は経口的に，その後は経鼻的に摂取していた．その後，彼は街頭で買ったヘロインを経鼻的に使用し，数年間を過ごした．20歳代前半までには，ヘロインを経静脈的に用いていた．彼は10歳代で，近所での窃盗あるいは自動車盗のような軽い犯罪をおかした．知人と何回も喧嘩をした．そして彼は，頻繁に無断欠席し，結局卒業証書を得る前に高校を退学となっていた．彼には複数回の逮捕歴があり，刑務所に短期間入ったが，実刑判決とはならなかった．彼は，保護観察下での依存症治療が命じられ，3回の医学的に管理された離脱の後，短期間の断薬を基本とした施設療法が施行された．裁判所の指示による

メサドン〔訳注：合成オピオイド鎮痛薬〕維持治療中の1年間は，オピオイドからの断薬が首尾よく続いていたが，アルコールとベンゾジアゼピンの使用は継続し，保護観察の終了時にメサドン維持治療をやめてしまった．彼は，再びヘロインを経静脈的に使い始めたが，ブプレノルフィン〔訳注：オピオイド受容体の部分作動薬〕・ナロキソンの合剤やメサドンを街頭で購入し，何度かそれをやめようとした．恋人が床の上の彼を発見した際，彼は非合法で手に入れたメサドンを服用していた．

重度のオピオイド関連障害群はしばしば，生理学的依存と，プラスの報酬（例：多幸感）およびマイナスの報酬（例：離脱症状からの回避）の双方によって引き起こされる強力な渇望によって，特徴づけられる．薬物使用者は，しばしば再発し，メサドンやブプレノルフィン・ナロキソンの合剤のようなオピオイド置換療法以外の治療への反応性は限定的である．オピオイド関連障害群は，頻回に反社会性パーソナリティ障害あるいは反社会的行動と併存するが，このことは重度のオピオイド使用障害をもつ者では，それらの薬物を入手するために巨額の金銭を必要とし，結果的に犯罪に至ることがあるという点で理解できる．

診断へのアプローチ

オピオイド関連障害群は，従来，主に非合法のオピオイド（アヘン剤など）の使用者にみられていたが，処方箋オピオイドの医療目的外使用の増加が著しく，重大な公衆衛生上の問題である．オピオイドの経静脈的使用については多少の変化が起こってきており，これは，経鼻的使用が使用者の通常の摂取口になるほどに街頭で売られるヘロインの純度が高くなったことによる．また，オピオイド処方薬によるオピオイド関連障害群の発生率も変化しており，これは，オキシコドンやメサドンのような高力価オピオイドの処方が，非癌性，慢性，またはその他の疼痛に対して増加してきたためである．したがって，若年のオピオイド使用者と疼痛に対してオピオイドを処方されている高齢者が，経静脈的使用なしでオピオイド関連障害群に発展することがある．特定不能のオピオイド関連障害は，その人が意味のある苦痛あるいは機能障害を生じさせるオピオイド関連障害の特徴的症状を示しているが，その症状がいかなる特定のオピオイド関連障害の基準も完全には満たさない場合に診断されうる．

異なる人口集団へのアプローチでは，いつその使用が開始されたか（すなわち，青年期または成人期），使用者は他の物質関連障害があるか，精神疾患の併存があるか，および痛みを伴う医学的疾患があるか，について考慮しなければならない．これらすべてのオピオイド関連障害群の顕著な特徴は，オピオイドの日常的使用が有意に多い離脱期と刺激に条件づけられた使用を伴っており，その使用はしばしば離脱症状の軽減だけでなく薬物への渇望にも関連していることである．

薬物使用者は，その使用について隠したり，ごまかしたりするのが典型的であり，彼らが前向きでないとしても，そのことを重症度，または治療参加への意思の欠如の徴候とみなすべきではない．質問者は，中立的かつ公正な立場を維持しながら患者に対して対応するよう十分注意を払うべきである．そのようにしていても，患者が臨床家からの批判的な反応を予想するのが典型的なので，その使用について自由に話し合うことができないかもしれない．臨床家は，初回およびその後の面接においてより正確なデータを集めるために，SBIRT（Screening：スクリーニング，Brief Intervention：簡潔な介入，Referral to Treatment：治療の紹介）(物質乱用衛生管理局，2000) と動機づけ面接（Miller & Rollnick, 2013）の両方の原則を用いることが可能である．

DSM-5 に記載されているとおり，「オピオイド使用障害は自殺企図や自殺完遂の危険性上昇に関連する．特に目立つのは，偶然および故意によるオピオイドの過量使用である．自殺の危険要因の中にはオピオイド使用障害の危険要因と重複するものもある．加えて，オピオイド中毒と離脱を繰り返すことは，それが一時的なものであっても，自殺企図や自殺完遂をもたらすのに十分強烈な重度の抑うつと関連するかもしれない．入手できる

資料によると，致死的でない偶発的なオピオイド過量使用（よく起こる）と自殺企図は，混同してはならない，はっきりと異なった臨床的に意味のある問題である」(p.537).

病歴聴取

面接者：あなたがオピオイドを使い始めたのは，いつごろですか．
患者（42歳）：たぶん20歳のときでした．オキシ（オキシコドン錠）を手に入れた友達が数人いて，それを使い始めました．
面接者：その当時，どれくらいの頻度で使っていましたか．
患者：週末に，友達と．
面接者：オピオイドが，あなたが初めて使ったドラッグでしたか．
患者：いいえ，高校時代に飲酒していました，主に週末，そして大麻も吸ったものでした．
面接者：その当時，どれくらいオピオイドを使っていましたか．
患者：まあぽつぽつ．錠剤が何個か手に入ったら，やったものでした．最初は買っていなかったけど，使ったとき自分が望んでいた人になったような感じがあって，それで買い始めました．
面接者：薬物の使用が増えたのは，いつごろでしたか．
患者：大体すぐ．オキシはとても高くて，知人がヘロインを持っていて，それで自分は授業の前，昼間から吸い始めました．
面接者：最初にやめようと試みたのは，いつごろでしたか．
患者：始めてからちょうど数カ月後．でも具合が悪くなって——わかっていると思うけど，風邪引いたみたいで，けいれんして，本当に怖くなって——それですぐ使ったんです．
面接者：オピオイドを手に入れて使うために，どれくらいの時間を費やしますか．
患者：自分が使うつもりなら，ほぼ1日中のつもりです．
面接者：今まで減らそうとしたことはありますか．そして，どのくらいできましたか．
患者：時々，減量するためにメサドンやたぶんスボキソン（ブプレノルフィン・ナロキソンの合剤）を使いましたが，でもいつも再開してしまう．
面接者：完全にやめられたことはありますか．
患者：今回が間違いなく初めてです．かつてスボキソンを服用していましたが，処方をもらいに行くのをやめてしまって，でも今は使いたくはないけどメサドンを服用しています．

オピオイド関連障害群の病歴をとるにあたって，臨床家は使用に関連した症状についてだけでなく，治療経過と使用中止の試みについての病歴も得る必要がある．直接，依存症治療のために来院していない人では，医師から予測される否定的な反応を最小限に抑えるように，それらの使用について話しがちである．刺激に条件づけられた行動が，快楽によるものか，離脱においてよく起こるマイナスの影響を避けるためのものか，特に注意を払いながら，使用と使用の再開に関連した症状と行動を評価することが重要である．

精神疾患の併存は一般的であり，ともに評価されるべきである．オピオイド関連障害群の人は，しばしば他の物質関連障害群をもっており，そのような人ではこれらのことも同時に評価しなければならない．

診断を明確にするヒント

- 以下の質問への回答を確定すること：オピオイドの使用が，その人の機能的能力における臨床的に意味のある障害を引き起こしているか．職場や学校での活動に支障が出ているか．対人関係に悪影響が生じているか．
- その人が，使用を減らす試みが失敗に終わったことがあるかどうか質問すること．
- 同じ効果を得るために，オピオイドの使用を増やす必要があったという証拠があるかどうかを評価すること（耐性）．
- オピオイドの使用を減らしたり，やめたりしたときに，離脱の身体症状が出現したかどうかを

調べること．
- その人が，使用を中止後，オピオイドへの渇望が持続していたかどうか質問すること．
- 他の物質関連障害群が併存しているかどうかを確定すること．

症例検討

　46歳の女性，ラークさんは，タバコ関連障害以外の薬物使用障害または精神疾患の既往はないが，以前処方されたオピオイド鎮痛薬を切らした後に，かかりつけ医からの紹介で受診している．彼女は，脛骨と腓骨を骨折し，開放減圧と内固定を要することになる1年前までは，健康であった．術後経過は困難で，彼女は持続性の痛みを訴えた．彼女には回復期を通じてオピオイド鎮痛薬が処方された．歩行開始となり，ギプスと副木が中止となった後も，用量は増え続けた．この数カ月にわたり，ラークさんは痛みの悪化を訴え続け，製造会社の会計部門での職を長期休業することとなった．かかりつけ医は，オピオイドの用量を増やし続け，2コース目の理学療法を指示した．数カ月前，ラークさんは「痛みがひどいため」そして「それなしではやっていけない」ために，理学療法後に追加のオピオイドを服用していることを伝えた．ある月に彼女は錠剤を洗面の流しにこぼしてしまい，濡れて排水管に流れたためほとんどをなくしたと報告した．その後かかりつけ医は，彼女に処方は補充できないと告げたが，この月の処方が切れる2週間前，彼女は電話で，自宅でのディナーパーティー後，処方薬の瓶が空であると言い張った．それで紹介となったのである．

　オピオイド処方薬の流用と正当な医学的目的以外の使用のほとんどは，"ドクターショッピング"を通じてというよりは，むしろ患者またはその親戚や友人へ合法的に処方されたオピオイド鎮痛薬を通じたものである．にもかかわらず，多くの者はそもそも処方されたよりも多く，そして長期間にわたり，処方者からオピオイドの入手が可能である．そのような患者の評価および治療において

は，彼らの痛み（適切に対処されることが必要）と彼らの使用が非適応的であるという側面の双方に焦点を合わせることが重要である．この症例では，心配した彼女が治療を求めているという点を認識することが重要である．一般的に，オピオイド使用は男性に多く，オピオイド処方薬使用障害の男女比は1.5：1，そしてヘロイン使用障害は3：1であるが，青年期女性ではオピオイド使用障害を発症する可能性が高いという証拠がある．

鑑別診断

　オピオイド関連障害の鑑別診断には，以下の考慮すべきものが含まれる．
- **オピオイド使用障害**（Opioid Use Disorder）：オピオイド誘発性精神疾患〔例：持続性抑うつ障害（気分変調症）〕；他の薬物中毒（例：アルコール中毒；鎮静薬，睡眠薬，または抗不安薬中毒）；他の離脱（例：鎮静薬・睡眠薬の離脱）
- **オピオイド中毒**（Opioid Intoxication）：他の薬物中毒（例：アルコール中毒，鎮静薬・睡眠薬中毒）；他のオピオイド関連障害
- **オピオイド離脱**（Opioid Withdrawal）：他の離脱（例：鎮静薬・睡眠薬の離脱，抗不安薬離脱）；他の薬物中毒（例：幻覚薬中毒，精神刺激薬中毒）；オピオイド誘発性精神疾患（例：オピオイド誘発性抑うつ障害，離脱中の発症）
- **特定不能のオピオイド関連障害**（Unspecified Opioid-Related Disorder）

　オピオイド誘発性精神疾患は，原発性精神疾患と類似した症状（例：抑うつ気分）によって特徴づけられるかもしれない〔例：持続性抑うつ障害（気分変調症）対「オピオイド誘発性抑うつ障害，中毒中の発症」〕．オピオイドは，他のほとんどの乱用物質よりも精神疾患の症状を産出しない傾向にある．オピオイド中毒とオピオイド離脱は，オピオイド誘発性精神疾患（例：「オピオイド誘発性抑うつ障害，中毒中の発症」）と鑑別されるが，それはオピオイド誘発性精神疾患がオピオイド中毒またはオピオイド離脱に通常伴うものより多数

の症状をもつことや，特別な臨床的関与が妥当なほど重篤であることによってである．

アルコール中毒と鎮静薬，睡眠薬，または抗不安薬中毒は，オピオイド中毒と類似した臨床像を引き起こしうる．アルコール中毒，または鎮静薬，睡眠薬または抗不安薬中毒の診断は，通常，縮瞳の欠如またはナロキソン負荷に対する反応の欠如に基づき下すことができる．ある場合には，中毒はオピオイドとアルコールまたは他の鎮静薬の両者に起因するのかもしれない．これらの場合，ナロキソン負荷は鎮静効果のすべてを消失させるわけではない．

オピオイド離脱に伴う不安および落ち着きのなさは，鎮静薬・睡眠薬の離脱にみられる症状と類似する．しかし，オピオイド離脱は，鎮静型の離脱ではみられない鼻漏，流涙，瞳孔散大も伴う．瞳孔散大は，幻覚薬中毒や精神刺激薬中毒においてもみられる．しかし，悪心，嘔吐，下痢，腹部けいれん，鼻漏，または流涙などのオピオイド離脱の他の徴候または症状は存在しない．

鑑別診断において考慮すべき追加の疾患については，DSM-5を見よ．また，DSM-5のそれぞれの項目における併存症と鑑別診断の解説も参照せよ．

要約

- オピオイド関連障害は，一般に身体依存と関連する．
- オピオイド使用者，特に経静脈的使用者では，法的な問題および反社会性パーソナリティ障害が併存することがよくある．
- オピオイド使用障害は，しばしば他の物質関連障害群と関連しており，それらは特にアルコール，大麻，精神刺激薬，およびベンゾジアゼピンで，それらはしばしばオピオイドの離脱や渇望の症状を減らすため，または摂取したオピオイドの効果を強めるために服用される．
- 関連刺激に条件づけられた使用はよくみられ，それは再発および再燃につながり，しばしば使用中止後も長期間続く．

診断を深める

精神刺激薬関連障害群
Stimulant-Related Disorders

マニュアル ➔ p.554
手引 ➔ p.252

36歳の男性，ウィルソンさんがトラック運転手として業務中に巻き込まれた事故の後，外来診療所を受診した．薬物検査により，彼がメタンフェタミンを使用していることが判明し，労働組合が彼に治療を受けるべきであるとすすめた．面接の間，彼は20歳代はじめ，トラックを運転してビールの配達をしていた際に，精神刺激薬の摂取を始めたと話した．また彼は，自分は「無理をしていて」，パーティーを楽しみつつ，仕事も続けようとし，それには多くの時間が必要だったと語った．彼は，最近，時に薬を注射することもあるが，たいていは，ただ錠剤を飲むだけだとも述べた．ウィルソンさんは，トラックの巡回（とメタンフェタミン使用）の合間，薬が切れて"つらく"なり〔訳注："クラッシュ"と呼ばれる急性の離脱症状になり〕，しばしば落ち込み，いらつくと訴える．実際，自分は誰とも長期間の関係を維持できないが，薬を使いながら性行為をするのが好きで，性感染症にかかったかもしれないと心配している．彼は，いつも不安であると語り，子どものころからのパニック発作の存在を明らかにした．

この症例で強調されていることは，精神刺激薬の経口使用に関連した耐性および離脱のより長期の経過である．時が経つにつれて耐性が生じ，使用が段階的に増えていった．加えて，ウィルソンさんは，抑うつ症状，易怒性を含む離脱の典型的症状のいくつかを述べている．彼の薬物使用は，むちゃ使い〔訳注："ビンジ"〕としてトラックを運転すると同時に起こっている．予防手段なしの性行為にふけることと感染症への伝染は，しばしば薬物使用に関連しているが，特に経静脈的使用ではそうである．精神刺激薬関連障害群の人では，しばしば，パニック発作と不安症状に関連した病歴が認められる．

診断へのアプローチ

　精神刺激薬関連障害群には，コカインおよびアンフェタミン型の精神刺激薬の使用と関連する．天然由来の精神刺激物質も，合成された精神刺激薬もともに，精神刺激薬関連障害群を生じうる．またこの障害群は，メチルフェニデートや"バスソルト"（例：メフェドロンおよびメチロン）として知られる新しい合成精神刺激薬のような，アンフェタミンとは構造的に異なるが同じ作用機序をもつ，アンフェタミン型の精神刺激薬も包含する．特定不能の精神刺激薬関連障害は，精神刺激薬関連障害の特徴的症状が意味のある苦痛あるいは機能障害を生じているが，どの特定の精神刺激薬関連障害の診断基準も完全には満たさない場合に診断されうる．

　大部分において，アンフェタミン型の精神刺激薬の臨床像は，コカインのものと非常に類似している．しかし，それらはコカインの局所麻酔効果を含んでおらず，したがってコカインよりもある種の医学的疾患を誘発する危険は少ないかもしれない．アンフェタミン型物質の精神賦活作用は，コカインよりも長く続き，末梢交感神経系への影響がより強いことがある．このため，ある一定期間以上の使用ではコカインよりもその頻度は少なくなる．アンフェタミン型の精神刺激薬は，注意欠如・多動症，ナルコレプシー，およびその他の疾患の治療目的に処方されることがある．

　精神刺激薬関連障害群は，それらの強い多幸効果のために，1週間未満というごく短期間でさえ発症しうる．繰り返しの使用で耐性が生じ，離脱症状には，過眠，食欲増加，および不快気分が含まれる．それらの症状は渇望を増強し，再発の可能性を増やす．使用は，慢性または挿話性かもしれない．攻撃的あるいは暴力的な行動は，精神刺激薬関連障害に関連しており，特に高用量が吸煙，経口摂取，あるいは経静脈的に使用された場合である．その人は，パニック症あるいは全般不安症に類似した強烈な不安，また統合失調症に類似した妄想様観念や精神病エピソードを呈しうる．

　精神刺激薬は，中枢神経系へすばやく強力な効果を生み出すことがあり，即座に幸福感，自信，および多幸感が生じる．その人達は精神刺激薬を得るために，多額のお金を使ったり，犯罪行為に及んだりすることがある．突飛な行動，社会的孤立，および性機能障害は精神刺激薬関連障害群の長期の後遺症として，しばしばみられる．

　精神刺激薬の高用量使用による急性中毒により，とりとめのない会話，頭痛，一過性の関係念慮，耳鳴が現れることがある．また，その人達は妄想様観念，幻聴，幻触を示すことがあり，通常，それらは精神刺激薬の作用の一部として認識されている．その人達は，強烈な怒り，威嚇，あるいは攻撃的な態度の行動化を呈することがある．気分の変化には，抑うつ，自殺念慮，快感消失，感情の不安定さが含まれる．また，注意および集中の障害もよくみられる．これら気分および認知機能の障害は，通常，使用中止後数時間から数日で解決するが，1カ月間も持続することもある．

　離脱は，精神刺激薬の使用の中止あるいは減量後に生じ，疲労感，鮮明で不快な夢，不眠または睡眠過剰，食欲の亢進，そして精神運動興奮または制止，で特徴づけられるかもしれない．離脱の原因物質が，コカインか，アンフェタミンか，あるいは他の精神刺激薬であるか，特定されるべきである．

　精神刺激薬使用障害の人達には，しばしば薬物の関連刺激への条件反応（例：薬の瓶を見る）が発現し，これはしばしば再発の一因となり，とりわけ消去困難なものである．

　DSM-5 に記載されているように，「自殺念慮または自殺行為を伴う抑うつ症状は起こりうるし，"クラッシング"または他の精神刺激薬離脱の期間にみられる，一般的に最も深刻な問題である」(p.563).

病歴聴取

面接者：あなたが精神刺激薬を使い始めたのは，いつごろですか．
患者（38歳）：18歳のときでした．
面接者：その当時，どれくらいの量を使っていま

したか．
患者：それほどではなく，ちょっと試したくらいです．
面接者：精神刺激薬の使用が増えたのは，いつごろでしたか．
患者：大学のころです．最初はただ宿題を済ませるために使っていました．でもその後は相棒とコカインの吸煙を始めました．大学を退学し，その習慣を続けるために売買を始め，安く簡単に手に入るので，結局，注射に代えたんです．
面接者：現在，どのくらいの量と頻度で使っていますか．
患者：2日ごとくらいです．
面接者：同じ効果を感じるために，より多く使う必要があることに，気づいていましたか．
患者：はい．
面接者：薬物を手に入れて，使って，そして回復するまでどのくらいの時間を費やしますか．
患者：ほとんどいつも，使ったり，抜けたりです．2～3日おきに使って騒いで，その後の2～3日間はほとんどみじめな気持ちになります．
面接者：これまでに，身体的に危険な状況で精神刺激薬を使ったことはありますか．
患者：はい．使ったときに女性をひっかけて，よく知らない大勢の女性と予防なしで多くのセックスをしました．
面接者：あなたは，使用を減らす必要性を感じていますか．
患者：だからここにいるんです．
面接者：今まで減らそうとしたことはありましたか．そして，どのくらいできましたか．
患者：数回，でもいつも，再開してしまいます．
面接者：使用をやめようとすると，何が起こりますか．
患者：本当に落ち込みます．時には涙もろくなることさえあります．何にも集中できず，めちゃくちゃです．
面接者：使用することで，仕事や人間関係に支障が出ていますか．
患者：深刻ですよ．自分は学校をやめたし，仕事もできない，ホームレスです．（…話はさらに続く）

面接者：では，あなたは，精神刺激薬はよくない結果になると感じているのに，いまだに使っているということですか．
患者：やめられないんです．

　この面接では，精神刺激薬関連障害群の鍵となる診断基準に焦点を合わせている．最初の質問は，発症年齢，使用量，そして耐性（時間経過により，同じ効果を得るためにはより多くの精神刺激薬を必要とするかを質問することによって決定される）に関する必要な情報を聞き出している．離脱症状は，精神刺激薬の消費が減ったり，使用の中止を試みたりした際の徴候や症状について尋ねることにより決定される．また薬物を消費すること，入手すること，そして薬物の効果から回復することに費やされた時間についての情報も得る．面接者は，その人が精神刺激薬への渇望を経験したか，そしてその減量あるいは中止しようとする試みが失敗に終わったことがあるかについても質問する．加えて，面接者は，その人が危険な状況で精神刺激薬を使用したかどうかについて尋ねる．最後に，面接者は，そのような結果を知りながらも精神刺激薬を摂取し使用を続けることによって生じた悪い結果について質問する．耐性と離脱の後遺症は，吸煙または経静脈的な使用では特に早期に生じうるために，使用を中止することの両価性は，精神刺激薬関連障害群ではよくある体験であり，中止の試みにより離脱に関連した強烈な生理学的不快感が生じる可能性がある．

診断を明確にするヒント

- 以下の質問への回答を確定すること：精神刺激薬の使用が，その人が機能する能力に臨床的に意味のある障害を引き起こしているか．職場や学校での活動に支障が出ているか．対人関係に悪影響が生じているか．
- その人が，精神刺激薬を減らそうとしてその試みが失敗に終わったことがあるかどうか質問すること．
- 同じ効果を得るために，精神刺激薬の使用量を

増やす必要があったという証拠があるかどうかを調べること（耐性）．
- その人が，精神刺激薬使用中，身体的に危険な活動に携わったかどうか質問すること．
- その人が，パニック症，全般不安症に類似した強い不安，あるいは統合失調症に類似した妄想様観念や精神病エピソードを呈しているかどうかを検討すること．

症例検討

31歳の男性，ローズさんが，妄想症と幻聴の訴えで救急部門を受診した．彼は，自分の後をついてくる人達から逃げようと，数日間歩き続けていたと話す．"彼ら"がここに侵入するかもしれないと怖がっているが，病院は安全に感じると訴える．彼は，病院の警備員が誰にも治療を妨害させないと保証したので，少し落ち着いた．彼は，大麻とメタンフェタミンを含む薬物の使用を中学時代から始めたと述べ，ここ10年かそこらは誰かが自分をやっつけようと躍起になっていることを思い出した．彼は，安全でいるために１つの場所に決して長くはいられないのだと語る．彼は，なぜ自分が病院に連れてこられたか，そして自分の動きを監視する装置に関する込み入った陰謀についての関係念慮が組み合わさったまとまりのない物語を語り，接線的で，疑い深く，内界に没入している．面接の最中，時々興奮し不安定になる．彼は，思考と声がコンピュータやさまざまな器具を通じて自分の頭の中に挿入されているという確信を述べる．彼の症状は数週間の経過を経ても寛解していない．

この症例では，ローズさんの症状が原発性精神疾患によって実際に生じているかどうかを知ることは困難ではあるものの，精神刺激薬中毒の最も重症な状態である，精神刺激薬誘発性精神病性障害を示している可能性がある．精神刺激薬誘発性精神病性障害の人は，統合失調症類似の妄想と幻覚を呈しうる．この男性は妄想症を示し，誰かが身近なものを通じて頭の中に思考と声を吹入している，そして誰かが自分をやっつけようと躍起になり，自分を監視している，という揺るぎない信念を述べる．これらの症状は典型的には時を経て寛解する．寛解しない場合は，精神病性障害の診断がなされる．この時点では，ローズさんの持続する精神病症状が物質誘発性か原発性精神疾患によるものかを決定する確実な方法はない．

この症例は，とりとめのない会話，感情の不安定さ，焦燥，関係念慮を含む急性中毒の典型的症状を呈しているかもしれないが，精神病症状の持続から，ローズさんが精神病性障害である懸念もある．精神刺激薬中毒の症例では，中毒症状の重症度が精神刺激薬誘発性精神病性障害の症状を上回っており，別々の診断が考慮される．

鑑別診断

精神刺激薬関連障害群の鑑別診断には，以下の考慮すべきものが含まれる．

- **精神刺激薬使用障害**（Stimulant Use Disorder）：原発性精神疾患（例：統合失調症，抑うつ障害および双極性障害群，全般不安症，パニック症）；フェンシクリジン中毒；精神刺激薬中毒と離脱
- **精神刺激薬中毒**（Stimulant Intoxication）：精神刺激薬誘発性精神疾患（精神刺激薬誘発性抑うつ障害，精神病性障害）；他の精神疾患
- **精神刺激薬離脱**（Stimulant Withdrawal）：精神刺激薬使用障害と精神刺激薬誘発性精神疾患（例：精神刺激薬誘発性中毒せん妄，精神刺激薬誘発性抑うつ障害，精神刺激薬誘発性双極性障害，精神刺激薬誘発性不安症）
- **特定不能の精神刺激薬関連障害**（Unspecified Stimulant-Related Disorder）

精神刺激薬関連障害群では，パニック症あるいは全般不安症と類似した強烈な不安を呈する可能性があり，特に診断が紛らわしくなりうる．その理由は，精神刺激薬関連障害群が発症した人では，反復性のパニック発作，社交恐怖，そして全般不安の病歴を高頻度に有するからである．正確な時間経過を把握することが特に重要となり，二次的

情報も不可欠であろう．また急性中毒の状況での尿スクリーニングは，統合失調症に類似した妄想様観念や精神病エピソードを呈する可能性があるので，有用となりうる．

さらに，精神刺激薬使用障害では，しばしばうつ病の診断基準を満たすような一過性の抑うつ症状がみられることがある．繰り返すが，重要なことは，これらの症状が精神刺激薬の使用および回復と照らし合わせて，別に生じているかどうかを確認することである．

極端な場合，妄想，幻覚，および統合失調症の特徴に類似した症状を伴う精神刺激薬誘発性精神病性障害を呈する人がありうる．中毒で予測される時期を超えて長く症状が続く場合は，精神病性障害と診断するべきである．

鑑別診断において考慮すべき追加の疾患については，DSM-5 を見よ．また，DSM-5 のそれぞれの項目における併存症と鑑別診断の解説も参照せよ．

要約

- 体重減少や学校，仕事，または運動競技での成績を向上させるために，精神刺激薬の使用を開始する人がいるかもしれない．
- 精神刺激薬使用障害は，投与方法が経静脈的または吸煙になると速やかに生じ，数週あるいは数カ月の経過で進行する．経口的使用は典型的にはより遅い経過（数カ月から数年）となる．
- 精神刺激薬使用障害の治療に訪れる人の大多数は，注射（18％）や経鼻吸入（10％）よりも吸煙（66％）を介して服用する．
- 精神刺激薬の使用は 8〜10 年後に中止される傾向があるが，これは長期使用による精神的・身体的後遺症と関連している可能性がある．
- その人は，挿話的あるいは日常的に薬物を使用する．ビンジ（むちゃ使い）とは，高用量が数時間あるいは数日にわたり使用されるという，使用の形態である．この使用様式は，典型的には身体的依存と関連している．ビンジは，精神刺激薬の供給が途絶えるとしばしば終結する．

- 精神刺激薬関連障害群は，強い多幸効果により，たとえ 1 週間未満であっても，非常に短期間で発症しうる．耐性は反復使用に伴って生じ，離脱症状には睡眠過剰，食欲の亢進，不快気分がある．これらの症状は，渇望を惹起し，再燃の可能性を増加させる．

診断を深める

タバコ関連障害群
Tobacco-Related Disorders

マニュアル ➡ p.564
手引 ➡ p.258

46 歳の男性，タムさんは，喫煙歴 33 年で，現在は 1 日 1 箱半のタバコを吸っている．彼は 13 歳のときに喫煙を始め，15 歳までには日常的に吸うようになったという．18 歳までは 1 日 1 箱だった．彼はこれまでに 4〜5 回禁煙（少なくとも 1 日の禁煙）を試みたことがあり，最長の禁煙期間は 9 カ月である．このうちの 2 回は，ニコチン置換パッチを使ってみたが，皮膚の局所反応を示したため，それぞれ 3〜4 日ほどで中止した．一度，ブプロピオン 300 mg/日が処方されたが，2 カ月間しか服用せず，「薬は嫌いだ」と言い，彼自身の力でやめることを望んでいた．

今では起きたらすぐに（「トイレに行っていないのに」）タバコを吸い，その日に初めて吸うタバコが一番おいしいという．彼は，外でタバコを吸うために仕事中に建物の外に出るし，1〜2 時間以上吸えないと，「ちょっとしたことで爆発してしまうほど——本当にいらいら」してしまう．彼は「不安に対処する」ためにタバコを吸う必要があると感じているが，健康について心配し続けており，タバコの量を減らすことに関心がある．

ほとんどの喫煙者は 18 歳以前から喫煙を始めるが，ほんの少数の者では 21 歳以降に喫煙を始め，身体的依存に発展し，禁煙が困難となる．薬物療法を受けるか受けないかにかかわらず，多くの喫煙者が複数回禁煙を試みるが，再発が一般的

である．目覚めて 30 分以内に喫煙をするという人は，深刻な障害のある可能性がより高く，禁煙するのがより困難となる．離脱症状と原発性の不安症や気分障害を区別することが重要である．

診断へのアプローチ

タバコ離脱症状と他の物質離脱や精神症状の重複は別として，タバコ関連障害群の診断はむしろ容易である．一般的に信じられていることとは逆に，若者では長期使用歴がなくても頻繁に離脱症状が出現するので，離脱は長期タバコ使用者に限ったことではない．米国の喫煙者の 20% にあたる毎日ではない使用は，身体依存と関連することはまれで，通常，タバコ使用障害とも関連しない．特定不能のタバコ関連障害は，著しい苦痛や機能障害を生じるタバコ関連障害の特徴的な症状があるが，それらの症状が特異的なタバコ関連障害に関する基準を完全に満たさない場合に，診断される．

喫煙者における精神疾患の併存は多岐にわたり，離脱症状と類似している可能性があり，そのため，タバコ使用者の診断的評価には，過去と現在の精神疾患の評価を含めなければならない．例えば，多くの喫煙者が離脱症状を不安や抑うつと誤解するが，同時に，不安と抑うつの症状が禁煙しようとする試みを減らし，再燃する可能性を高めるかもしれない．症状と禁煙の時間的関係（たとえ数時間前のことだったとしても）と離脱の重症度を評価することは，重要である．

病歴聴取

面接者：タバコを吸い始めたのはいつごろからですか．
患者（54 歳）：14 歳のときです．
面接者：その当時，どれくらいタバコを吸っていましたか．
患者：はじめはたぶん，父親からくすねたものを吸い始めたけど，それからは学校が終わってから友達と一緒に吸うようになりました．とにかく，毎日ではありませんでしたが．
面接者：喫煙が増えたのはいつごろからでしたか．
患者：中学高校までには，中学ころには，毎日吸っていました．自分で買うことができたし，それで問題はありませんでした．
面接者：今はどれくらい吸いますか．
患者：1 日に 1 箱以下，たぶん 1 週間で 5 箱．去年は 1 日に 2 箱だったけど，減らしています．
面接者：完全にやめようとしたことはありましたか．
患者：はい，数回．1 度だけ 1 週間禁煙しましたが，それ以外は 1 日か 2 日で再び吸い始めてしまいました．
面接者：禁煙しようとすると，どのようなことが起こりますか．
患者：寝られなくなって，まったく厄介なことになります．実際，私は何かをしなければならなくて，数時間以上，タバコを吸えないときは，不安になったり，いらいらしたりして——体調が悪くなります——そして私がまずはじめにやることはタバコを吸うことなのです．
面接者：それで，あなたはタバコを吸うことがよくない結果になると感じていても，まだ吸っているということですか．
患者：やめたくなることはありますが，でも今の時点で，これまで続けてきたすべてをやめることはできません．

面接者は，使用を開始した時期，喫煙の時系列，渇望や離脱の症状の関連，禁煙の試みを含む，縦断的な使用歴についての感触を得るべきである．毎日の喫煙者は，離脱や渇望が持続するために，しばしば高い割合で禁煙に失敗する．人生早期の使用は後の使用の重症度を予想し，離脱の重症度は禁煙の失敗を予測する．タバコ関連障害群の多くの者が，すでに複数の禁煙の試みをしており，そして将来的にもそうした試みをし続けるであろう．例えば，喫煙常習者の約半数が，最終的に長期間の禁煙を達成する．

診断を明確にするヒント

- その人が初めて喫煙を始めた時期を特定すること．
- その人が禁煙を試みたことがあるかどうかを検討すること．
- その人が目覚めてから30分以内に喫煙をするかどうか質問すること．このことはしばしばやめることへの著しい困難さと関係している．
- 精神疾患の併発について評価すること．これはよく見られるものである．
- 離脱の重症度を注意深く決定すること．

症例検討

59歳女性，シュナイダーさんは，再び喫煙するようになってからこの1年で本数が増えたが，1日10本吸っているという．彼女は長年，1日に2箱吸っていて，2年前に肺の非小細胞癌と診断されたものの縦隔病変はなく，右肺下葉切除術は成功した．手術後，彼女は禁煙することができたが，やがて"1日に数本のタバコ"を吸い始めた．彼女にはバレニクリン〔訳注：ニコチン受容体の部分作動薬で，商品名：チャンピックス®〕が処方され，保険会社から今後の治療を拒否されるまでの4カ月間続けたが，その後彼女は治療費を自己負担で払わないことに決めた．2カ月後，彼女は再び喫煙を始め，数回の禁煙を試みたが，2日と続けることができないでいる．彼女は，今よりもっとタバコを吸いたいが，それが"悪い"ことだとわかっており，1日箱半分に制限しているという．このように制限を設けていても，増え続けるだろうことを心配している．

喫煙は女性よりも男性のほうにいくぶん多く影響を及ぼすが，この症例では重度の障害をもつ1人の女性が，使用による過去の健康上の影響や喫煙をやめたいという強い願望にもかかわらず，再発している．使用をやめている喫煙者が禁煙後も長い間ニコチンへの渇望が持続することはよくあることであり，再発の危険が何年も残る可能性がある．

鑑別診断

タバコ離脱の症状は，その他の物質の離脱症候群（例：アルコール離脱，カフェイン離脱），カフェイン中毒，パニック症や全般不安症のような不安症群，抑うつ障害群，双極性障害群，睡眠障害群，そして薬物誘発性アカシジアの症状と重複する．自発的な禁煙や禁煙病棟への入院によって離脱症状が誘発されうるが，こうした症状は，他の診断や向精神薬の副作用と類似していたり，それらの症状をひどくさせたり，あるいはそれら自体を隠してしまう．例えば，アルコール離脱によるいらいらした思考は，実はタバコ離脱によるものということもありうる．

鑑別診断において考慮すべき追加の疾患については，DSM-5を見よ．また，DSM-5のそれぞれの項目における併存症と鑑別診断の解説も参照せよ．

要約

- タバコ関連障害は通常，青年期に始まる．
- 禁煙の試みの頻繁な失敗が，タバコ使用障害の特徴である．
- 中毒症候群はタバコには当てはまらない．しかし，離脱は一般的で，その重症度は評価にあたって重要となる．
- 多くのタバコ使用者には，タバコ関連の身体症状や疾患があり，それでも喫煙を継続する．
- タバコ離脱は，通常，禁煙やタバコ使用を減らし始めてから24時間以内に現れ，禁煙2～3日後にピークに達し，2～3週間持続する．
- 渇望は使用を中止した後も長期間持続し，再発に影響する．

本章の要約

物質関連障害および嗜癖性障害群

　物質関連障害および嗜癖性障害群の特徴は，脳の正常な報酬系回路の破綻から生じるということである．報酬系は通常，食事や性行為のような自然の報酬によって活性化されるが，嗜癖性のある物質や行動は，正常な活動が無視されるかもしれないほど強烈な報酬系の活性化を生み出す．

　物質関連障害および嗜癖性障害群は，10の分類の薬物〔アルコール；カフェイン；大麻；幻覚薬（フェンクリジンを含む）；吸入剤；オピオイド；鎮静薬，睡眠薬，および抗不安薬；精神刺激薬；タバコ；そして他の（または不明の）物質〕およびギャンブルが関連する問題を含む．この障害のカテゴリーには，物質使用障害と物質誘発性障害群（中毒，離脱，およびDSM-5における物質誘発性精神病性障害や物質誘発性抑うつ障害のような物質・医薬品誘発性精神疾患群）の両者を含む．多くの物質は，他の診断に類似した物質誘発性精神疾患群の原因となりうるが，ただし典型的には物質誘発性の症状は一時的に続くだけである．

　アルコール関連障害群は，米国において最も有病率の高い物質関連障害および嗜癖性障害群である．治療に訪れた人は，最も重篤なアルコール関連問題をもつ者がしばしばである．大多数の人では比較的よい予後が見込まれており，治療後1年の断酒率は45～65％の範囲である．

　大麻類は，典型的にはマリファナの形で，米国で最も広範に使用されている非合法の精神作用物質である．日常的な使用の突然の中止は，易怒性や怒り，不安，抑うつ気分，落ち着きのなさ，睡眠困難，食欲低下と体重減少を呈する大麻離脱症候群をしばしば生じる．

　オピオイド関連障害群では，典型的には身体依存と関連している．刺激に関連した条件づけられた使用はほとんどに認められ，再燃や再発につながり，しばしば使用の中止後も継続する．

　精神刺激薬関連障害群は，注射や吸入による投与方法で，数週から数カ月の経過で進展する場合，急速に発症する．経口での使用は，典型的には緩徐な経過をとる（数カ月から数年）．

　タバコ関連障害群は，一般に青年期に始まり，しばしば禁煙の不成功がタバコ使用障害の特徴となる．中毒症候群はこれらの障害群ではまれだが，離脱は一般的で，その重篤度が評価の際に重要である．渇望は使用を中止した後も持続し，反復使用へとつながる．

　依存という用語は，薬理学的な耐性と離脱の重複を避けるためにこの診断分類から外されたが，これらの障害の身体的な側面に注目すること，そして物質関連障害および嗜癖性障害群に関連した行動様式が報酬系——正と負の報酬系の両方——の変化の結果として生じ，概してこれらの障害群の患者では再燃と回復を繰り返すことを理解するために重要である．

　離脱と耐性の症状は，オピオイドやベンゾジアゼピン，抗うつ薬のような処方薬を含む薬物療法中に起こる可能性がある．耐性と離脱は，物質の繰り返し服用に対する正常な身体反応であって，それ自体が脳の報酬系の障害を示すものではない．しかし耐性と離脱は，物質使用障害の重症度の重要な身体徴候となりうる．例えば，処方薬が処方された量より過量に使われたり，治療以外の理由で用いられたりするとき，および他の症状がみられるとき，物質使用障害と診断される可能性がある．

診断の重要点

- 耐性と離脱は，物質使用障害の重症度についての重要な薬理学的徴候となりうる．
- 耐性と離脱が薬物療法の経過中に生じる場合，物質関連障害および嗜癖性障害群とすべきではない．しかし，処方されている医薬品が不適切に，または処方されたものを上回って使用されている場合には，このような診断がなされる可能性がある．
- 物質関連障害および嗜癖性障害群と関連する行動は，しばしば意志的なものや操作的なものと誤ってみなされる．しかし，これらの行

動様式は報酬系の変化によってもたらされ，しばしば身体的依存や障害自体の必然的な後遺症と深く関連している．
- 物質関連障害および嗜癖性障害群と関連する症状は，他の障害の基準を満たすかもしれない．しかし，これらの症状は典型的には一時的である（例：精神刺激薬中毒に関連した幻覚，またはアルコール離脱に関連した不安）．
- 多くの人々がさまざまな状況で物質を使用する．しかし，物質使用障害の診断に役立つためには，機能的に意味のある障害と物質使用の関連性を確定することが重要である．

自己評価

鍵となる概念：知識をダブルチェックしよう

以下の概念は，種々の物質関連障害および嗜癖性障害群に対してどう関連しているか．
- 再発に影響している要因
- 問題とならない使用
- きっかけとの関連性
- 挿話的使用 対 慢性的使用
- むちゃ使い（ビンジ）
- 耐性と離脱
- 物質使用障害群 対 物質誘発性障害群
- 機能的結果

同僚や指導者への質問

1. 物質使用障害患者における個々の文化的背景は，得られた病歴にどのように影響しうるか．
2. 性別的要因と文化的要因は，嗜癖性障害の症状の認識にどのように影響するか．
3. マリファナ使用は，心理社会的機能にどのように影響しうるか．
4. 心的外傷後ストレス障害の併存は，物質関連障害および嗜癖性障害群へどのように影響しうるか．
5. 物質使用障害群の経過と関連特徴は，使用と依存の循環様式にどのように影響するか．
6. 急性中毒の状況で症状が現われるとき，典型的な経過とはどのようなものか．

ケースに基づく質問

Part A

フォーサイスさんは双極Ⅰ型障害の43歳の女性で，外来での評価と治療のために紹介された．最近彼女は，多剤併用処方の遵守を中断した状況で，躁病エピソードのため10日間入院した．入院中，いらいらと奇妙な行動が不安定なバイタルサインとともに増し始め，ついにアルコール離脱の診断がなされ，ベンゾジアゼピン系薬物による治療がなされた．彼女の躁状態は薬物療法が再開したころに軽くなった．

フォーサイスさんは，「この前は本当に恐ろしかったけど，私のグラスには毎晩シャルドネが入っています．私にとってとうてい諦められるものではないのです」と明言しながら，退院以来処方どおり服薬していると語った．彼女は，気分は"良好"で自傷や自殺の考えはないと述べる．

■ この症例における診断上の問題点は何か．評価に際して考慮すべき最も重要な原則とは何か

フォーサイスさんは，生涯にわたる気分障害を有し，躁病のために入院治療を受け，その結果アルコール離脱が見つかった．気分障害の発症の中でアルコールが果たす役割を考慮し，気分エピソードが物質に誘発されたかどうかを決定しなければならない．フォーサイスさんの躁病が一時的にアルコール使用と関連していたとしても，彼女が双極Ⅰ型障害を有し，薬物遵守不履行が彼女の再燃の直接の原因と思われる十分な情報が存在しているので，本症例ではそれはなさそうである．彼女のアルコール使用障害の範囲を正確に診断するためには——アルコール離脱がよく証明されていると思われる状況であっても——さらなる情報を集める必要がある．

Part B

　フォーサイスさんは 10 歳代からタバコを吸い始め，今では 1 日に半箱から 1 箱吸っている．過去に 3 回禁煙を試みたが，最も長い禁煙期間は 7 日間だった．彼女は子どものころに注意欠如・多動症と診断され，断続的に精神刺激薬の治療を受けた．高校時代に大麻の使用と飲酒を始めた．彼女の最初のうつ病エピソードは 12 歳で（と彼女は信じている），そのときに抗うつ薬の内服に加えて精神療法を受け始めた．家を離れた大学 1 年目に，彼女は入院を必要とする明らかな躁病エピソードを呈したが，その年の就学は修了した．その後彼女は退学し，実家に戻り，最終的には 6 年後に地元の大学で学士号を取得した．

　20 歳代のとき，彼女は週末，友人とお酒を大量に飲み，いくらかの大麻も使ったが，彼女が夕刻に常習的に飲酒を始めたのは，実家を出てからだった．彼女は 28 歳で結婚し，2 人の子どもをさずかったが，子ども達がまだ幼いときに離婚し，養育権は父親と共有している．フォーサイスさんが重度のうつ状態のときには，児童保護サービスが早期に子ども達の生活にかかわっていたが，最終的には彼女自身が親として適任であると判断された．彼女は離婚後に実家に戻るが，旅行代理店の仕事を失い，毎晩ワインを 2 瓶まで飲むようになった．毎日予定もなく子ども達は学校に行っていたので，彼女は昼近くに飲酒を始めているようだった．「震えや他の症状はありません．ただ飲みたかったのです」．彼女の家族は，彼女に数日の"ひどい不安"が生じるようになったはじめの 5 年間を含めて，何度も彼女に禁酒をさせようと試みたが，彼女は"数回"だけ AA〔訳注：Alcoholics Anonymous，問題飲酒者の匿名による自助組織〕に行っただけだった．3 カ月後，たとえ"1 日にたった数杯だけ"ではあるが，彼女は再び飲酒し始めた．彼女は，"双極性障害のために"マリファナ薬局で買ったという"週 3 本"の大麻の使用を続けている．

■現在，どの嗜癖性物質使用障害が診断されうるのか．嗜癖に関するどんな情報が，これらの診断を下すために有用であろうか

　双極性障害は，しばしば物質使用障害を併発し，タバコ使用障害が最も一般的だが，アルコール，大麻，および他の物質使用障害もある．フォーサイスさんのアルコール使用障害は，この時点で診断がなされるが，1 つの疾患として大麻使用を明らかにするためには，さらなる情報が必要となるかもしれない．多くの州や市当局が医薬品としての大麻の使用を許可するために，その使用が増加している．

　双極性障害は，しばしば注意欠如・多動症や不安症を含む他の精神疾患を併存する．これらの疾患は，それ自体が物質使用障害発症の危険要因であるため，さらなる情報が集められるべきである．

Short-Answer Questions

1. DSM-5 の物質関連障害および嗜癖性障害群で診断される 10 の分類の薬物とは何か．
2. 多くの物質は，原発性の精神疾患と類似した物質誘発性精神疾患を引き起こす可能性がある．経過に関してこれらを区別する要因は何か．
3. 最初にアルコール中毒をきたす年齢は，典型的にはいつか．
4. 多くの人は，何歳までにアルコール関連障害になるか．
5. アルコール離脱の特徴とされる症状は，大量のアルコール使用後，およそどのくらいで生じるか．
6. 米国で最も広く用いられている非合法物質は何か．
7. 大麻使用障害の男女比はどうか．
8. 大麻使用障害と関連した離脱症状はどのようなものか．
9. 典型的にはどのようにして精神刺激薬を使い始めるか．
10. 使用方法は，精神刺激薬使用障害の経過にどのような影響を与えるか．
11. 物質使用障害患者が有する典型的な精神刺激薬の使用方法とはどのようなものか．
12. 精神刺激薬の挿話的使用とは何か．
13. "ビンジ（むちゃ使い）"とはどのようなことか．

14. タバコ関連障害群が始まるのは，典型的にはいつか．
15. タバコ使用障害の特徴はどのようなことか．
16. タバコ関連障害における中毒と離脱の頻度はどうか．
17. タバコ離脱が始まるのは典型的にはいつで，どのくらい続くか．
18. タバコへの渇望はどのくらい続くか．

Answers

1. 10の分類の薬物とは，アルコール；カフェイン；大麻；幻覚薬（フェンシクリジンを含む）；吸入剤；オピオイド；鎮静薬，睡眠薬と抗不安薬；精神刺激薬；タバコ；他の（または不明の）物質である．
2. 典型的には，物質誘発性精神疾患の症状は，物質の効果の続くほんの一時期のみ持続する（例：全般不安症 対 中毒期に発症する大麻誘発性不安症）．しかし，物質使用と他の精神疾患は併存しうる．
3. 非常にしばしば，最初のアルコール中毒は10歳代半ばに生じる．
4. アルコール関連障害の多くは，30歳代後半までに発症する．
5. アルコール離脱は，大量かつ長期間にわたっていたアルコール使用の中止の後，およそ4〜12時間で発現する症状によって特徴づけられる．
6. 大麻は，米国で最も広範囲に使用されている非合法の精神刺激物質である．
7. 大麻使用障害の有病率は，成人男性（2.2％）は成人女性（0.8％）より高く，12〜17歳の男性（3.8％）は12〜17歳の女性（3.0％）より高い．
8. 日常的な使用からの急激な中止によってしばしば，易怒性，怒り，不安，抑うつ気分，落ち着きのなさ，睡眠困難，食欲減少，そして体重減少の症状を含む大麻禁断症候群が生じる．
9. ダイエット目的，あるいは学校，仕事，スポーツのパフォーマンス向上のために，精神刺激薬を使用し始めるかもしれない．
10. 精神刺激薬関連障害群は，注射や喫煙による使用を含む投与方法で，数週から数カ月の経過で進展する場合，急速に発症する．経口での使用は，典型的には緩徐な経過をとる（数カ月から数年）．
11. 精神刺激薬使用障害の治療を受けている人の大多数は，精神刺激薬を注射や鼻からの吸引よりも喫煙によって摂取する．
12. 精神刺激薬の挿話的使用は，未使用期間が2日間以上あることにより区別される．
13. "ビンジ（むちゃ使い）"とは，数時間あるいは数日の間，高用量で使い続ける使用様式をいう．
14. タバコ関連障害群は，一般的に青年期に始まる．
15. 頻回な禁煙の不成功が，タバコ使用障害の特徴の1つである．
16. 中毒症候群は，タバコには適用されない．しかし，離脱症状は一般的で，その重篤度を評価することが重要である．
17. タバコ離脱の発症は，通常タバコの中止や中断の24時間以内に生じ始め，そのピークは中止後の2〜3日で，2〜3週間持続する．
18. タバコへの渇望は，使用を中止した後も長く続き，再使用へとつながる．

20

神経認知障害群

Neurocognitive Disorders

「彼は，同じことを何度も何度も繰り返し尋ねている」
「彼女はコンロをつけっぱなしにした」

　神経認知障害群（NCDs）の診断分類には，後天的な認知欠損の障害群が含まれる．認知欠損は多くの精神保健状況で出現する可能性があるが，**原発性**で**中核的徴候**が認知欠損である障害群のみが神経認知障害群に含まれている．人々は，自分の能力の変化を自己報告するであろうし，それらに対する認識が足りない場合には，介護者がそれらを臨床家に報告するであろう．初期の臨床像や紹介は，2つのカテゴリーのどちらかに入る．1) 未知の原因による認知欠陥を呈している人々で，臨床家がこれらの変化の特質，範囲，および原因を評価しなければならないもの，または 2) 既知の神経学的損傷〔例：外傷性脳損傷（TBI）または脳卒中〕をもつ人々で，臨床家がその損傷の効果について評価しなければならないもの．本障害をもつ人の体験は，欠損やそれに関連した苦痛に関する完全な自覚から，自覚の欠如とその結果生じる安全への不安（例：運転，料理，1人暮らしに関して）まで，非常に広範囲に変化しうる．患者を診察する際には，臨床家は，生活環境の劇的変化に共感を示し，洞察を増やし，もし必要であれば適切な紹介をすることに気を配らなければならない．

　NCDs は，それらの症状がほぼ完全に認知面での表出であり，さらに基礎にある神経生物学的過程と明らかに関連している点で，DSM-5 の中でも独特なものである．神経学，精神医学，および神経心理学からの情報を含んだ詳細な評価によって，臨床家は合理的で信頼性の高い神経学的な病因を示すことが可能である．NCDs は，1) 本人，情報提供者，または臨床家からの懸念，および 2) 客観的な検査成績からもわかるように，以前の状態からの認知機能の低下に関与している．この評価は，認知機能の水準が基準線かそれ以下に障害されているような知的能力障害群における知的能力障害に関する評価とは異なる．

　NCDs には，3つの主な症候群がある．すなわち，せん妄，認知症，そして軽度認知障害である．せん妄は，その人が環境に注意を向けるための基本的な能力の低下を示すまでに中枢神経系の機能を障害する．基礎にある代謝障害の行動上の発現と考えることができる．この人達は，記憶や言語のような，少なくとももう1つの他の認知能力の障害を示すだろう．せん妄は，急速に（すなわち，数時間または数日で）発症する認知症または軽度認知障害とは異なり，医学的疾患，物質中毒または離脱，または他の原因と関連している可能性がある．またせん妄は，根底にある原因が治療された場合には完全に消失しうる点でも独特である．DSM-5 の基準では，せん妄は長時間持続しうるという事実を組み入れており，臨床家はその障害が急性の（数時間または数日持続している）ものか，あるいは持続性（数週または数カ月持続している）かを特定することができる．実際，医学的に虚弱な老年期では，せん妄を生じさせている1つの疾患は，他の疾患が表面化する間に改善され

る可能性があるので，全体としてせん妄の徴候を外面上変わらずに継続させている．

認知症（DSM-5）(major neurocognitive disorder) は，DSM の前版において dementia（認知症）と呼ばれていた．その用語は，NCDs が重度と軽度を含んだ重症度の連続性の上に成り立っているという現実をある程度組み入れ，DSM-5 では認知症に置き換えられた．認知症は，典型的には，日常の生活上の活動に随伴している障害を伴った1つあるいはそれ以上の認知領域における重度の障害を含んでいる．これらの基準は，2つあるいはそれ以上の領域における障害を必要とするDSM-IV の認知症の基準とは異なる．この違いに対する1つの特例が，2つあるいはそれ以上の領域における障害を必要とするアルツハイマー病による認知症である．また軽度認知障害（mild neurocognitive disorder; mild NCDs）は，**軽度の認知機能の障害**と呼ばれるものと同じである．認知症と軽度認知障害の違いは2つある．1）認知欠損は，軽度認知障害（典型的には3～16パーセンタイル）よりも認知症（典型的には3パーセンタイルかそれ以下）のほうが重症であること，そして2）自立を続けるのにはより"大きな努力，代償的戦略，または適応"が必要かもしれないが，軽度認知障害における欠損が自立を阻害しない一方で，認知症における欠損は自立を阻害するのに十分なほど重症でなければならない．NCDs の重要な点は，それが認知症でも軽度認知障害でも，同じ病因が障害を引き起こしていることである．

ある人が認知症または軽度認知障害であることがいったん確立されたら，臨床家の次の一歩は，最もありそうな病因を決定することである．その病因は，症状の時間的経過，関連する認知領域，および関連する医学的または神経学的疾患の組み合わせを基に決定されうる．いくつかの症例では，認知症または軽度認知障害の診断は，認知欠損を生じさせている既知の医学的疾患の存在に依存しており，次のような病因を伴っている．すなわち，血管性疾患，外傷性脳損傷，物質・医薬品使用，HIV 感染，プリオン病，パーキンソン病，およびハンチントン病である．アルツハイマー病，前頭側頭葉変性症，およびレビー小体病などのその他の神経変性性の病因に関しては，認知症または軽度認知障害は，主に認知的，行動的，および機能的な症状の存在を基に診断される．多くのNCDs では複数の原因があり，診断医はさまざまな病因を除外する過程を経なければならない．神経認知障害の最も一般的な原因はアルツハイマー病である．この疾患では，時に他の領域（例：遂行機能）の欠損が最初の症状として現れる可能性があるが，最も典型的には初期段階での記憶の機能不全を引き起こす．この診断分類における他のカテゴリーには，他の医学的疾患による認知症または軽度認知障害，複数の病因による認知症または軽度認知障害，および特定不能の神経認知障害が含まれる．

DSM-IV から DSM-5 への3つの下位分類の変更は，次のとおりである．1）病因としてのレビー小体病や前頭側頭型変性症を組み入れたこと，および病因としての外傷性脳損傷（DSM-IV での「頭部外傷」）に関してより多くの情報が追加されたこと，2）認知症や軽度認知障害（DSM-IV では，dementia のカテゴリーのみ）の間の区別，3）dementia という用語を，変性症ではなく，すでに改善すらしている可能性がある外傷性脳損傷や脳卒中のような原因によるものさえ含まれている**神経認知障害**（neurocognitive disorder）という用語に置き換えたこと．DSM-IV が出版されて以来，軽度の認知機能障害についての大量の研究が行われ，軽度認知障害が組み込まれたことでこの診断学上の実体を反映することを認めた．DSM-5 では，より特異的に「認知障害」を定義しており，そのことが臨床家に対してより多くの指針をもたらしている．認知症では，認知機能検査の成績は"典型的"には下位3％以下で，一方，軽度認知障害では，典型的には下位3～16％の間である．また認知機能領域の記載（例：複雑性注意，学習と記憶，社会的認識の複合）も追加されている．また神経認知障害の診断基準についても，視覚的知覚が機能障害の可能性がある領域として含まれる，といった変更がなされている．

診断を深める

せん妄
Delirium

マニュアル ➔ p.588
手引 ➔ p.276

　90歳のハンコックさんは，ここ2日前から"うろつき，そしてうめき"始め，さらに質問に答えたり，あるいは会話についていくことができなかったりしたために，彼の娘によって救急部門に連れてこられた．また彼は，娘がお金を持ち去ることに対して怒鳴るようになったと思えば，突然泣き叫ぶように変わった．彼は，自分の部屋で自分に"つきまとっている"誰かが見えるという幻覚を経験し始めた．これらの症状は夕方に悪化した．彼は日中に眠り，夜の大半は目覚めていた．入院時，彼は見当識を失い，日付，曜日，または自分の住所がわからなかった．彼は，急性の尿路感染症に罹患していることがわかった．臨床家らが投薬予定を見直してみると，彼が"神経質"に対してベンゾジアゼピン1種類とそのほかにも10種類の薬を服用していることがわかった．入院中にベンゾジアゼピンを漸減し，尿路感染症の治療を行う決定をした．入院中一貫して，ハンコックさんには，睡眠を助けるための夜の静かな環境と，ベッドの脇のホワイトボードに書かれた日付と場所の情報といった，頻回に日付と場所をそれとなく思い出させるものが提供された．家族は，病室の中にぐるりと家族写真を置いた．入院1週後には，彼の会話は理解できるようになり，愛する人に怒鳴るようなことはしなくなり，日付，住所，病院の名前を言うことができるようになった．尿路感染症が治癒次第，ハンコックさんは自宅に退院した．

　この症例は，せん妄のいくつかの重要な構成要素を説明している．症状は2〜3日の間で突然に，そして急速に進展しており，このことはせん妄と他のNCDsとの鑑別を助けるものである．睡眠-覚醒サイクルの変化を伴った失見当識と環境に対する認識の欠如が，せん妄であることをさらに示唆していた．ハンコックさんは夕方に悪化する傾向があり，ある感情の状態から別の状態への急速な変化を伴っており，これはせん妄においてよくみられる特徴である．幻視は一般的であり，人々がこれらの経験に恐怖を覚えることもよくみられる．ある人に幻視が初めて出現し，その人が45歳を超えている場合，それは精神病性障害による幻覚というよりむしろせん妄の過程と考えることが重要である．せん妄では一般的にみられることだが，ハンコックさんには症状に対する複数の影響因子があることがわかった．すなわち，せん妄に関連する尿路感染症と医薬品（ベンゾジアゼピン）である．多剤併用は，せん妄のもう1つの主な原因である．ベンゾジアゼピンを漸減しながら，尿路感染症の治療がなされた．（もちろん，物質の離脱はせん妄の原因の1つであり，せん妄の予防のためにベンゾジアゼピンは注意深く減量されなければならない．）医療チームは，彼の回復を助けるために頻繁に見当識を取り戻すような日付と場所の手がかりを用い，彼に静かな環境を提供することに多大な努力をした．患者の見当識を取り戻す際に，家族や近親者が手伝いをすることもまた有用である（例：この症例では，写真を用いたこと）．

診断へのアプローチ

　せん妄には複雑な病因があるので，最初に行う評価は，包括的に病歴を集め，認知機能のもともとの水準を設定することである．DSM-5によると，せん妄の鍵となる特徴は，注意および意識の障害が数時間から数日間の間に急速に発症し，その患者のいつもの認知機能のレベルからの変化を示すことである．障害された注意には，質問に答えることおよび/または単語や数を繰り返すことの困難さ；複数の課題を同時に行う困難さ；部屋の中にある音，他人，および物によって注意がそらされること；および，会話の主題を保つことの困難さ，が含まれるかもしれない．その人の注意が散漫になるために，質問をしばしば繰り返す必要がある．その人は，異なる質問に対して同じ回

答をするかもしれない（例：「何歳ですか」と「ご住所は？」の双方に対して「35」と答えること）．環境の認識の欠如によって，日付，時間，場所，および年齢，結婚の有無，住所のような個人情報についての失見当識でさえ，生じる可能性がある．これらの困難さは，夕方や夜に著しく悪化しながら，終日そして刻一刻と変化することさえあるかもしれない．面接者は，医学的事象（例：転落，事故，手術）が前述の認知機能の状態の急速な変化を引き起こした可能性を評価すべきである．身体診察では，現在の内服薬，特に最近追加されたものについての再検討；過去または現在の全身性の感染症の症状；これらの変化が根底にある医学的疾患によるものかどうかを確認するための血液検査，尿検査，および画像検査；腎臓または肝機能障害，低酸素，低血糖症，貧血，物質中毒または離脱のような代謝の問題；医薬品の使用（例：ベンゾジアゼピン，抗コリン作用薬，麻薬性鎮痛薬）；またはこれらの要因の組み合わせを含むべきである．尿路感染症や肺炎のような全身性の感染症は，せん妄の一般的な病因であるので，泌尿器症状，咳，息切れ，および発熱を含む，いかなる感染症状に関する病歴にも特に注意が払われる．

認知機能状態をより変化しやすくさせる認知症または軽度認知障害の既往のある高齢者では，せん妄がしばしば起こることを考慮して，認知機能のもともとの水準を確定しておかなければならない．その人は，注意力の低下とほとんどの個人情報に対する失見当識によって正確に質問に答えることが難しいと思われるため，認知機能のもともとの水準の確定には，付加的な情報源や他の医療機関の診療録の再検討が必要となる．またアルツハイマー病のように病因がわかっている認知症または軽度認知障害が存在しているかどうか，それによってせん妄がより起こりやすくなっているかどうかを確定するために，神経画像検査と他の生物学的マーカーからの情報が用いられる場合がある．注意と意識の障害に加えて，近時記憶；時間と場所の失見当識；言語（例：とりとめのない話，独り言をつぶやく）；あるいは幻視または誤った解釈を含む知覚障害のような，他の認知領域の変化が少なくとも1つ起こらなければならない．知覚障害を評価するため，面接者は，「あなたは，ほかの人に見えないものが見えますか」と尋ねることが可能である．もし，「はい」と答えたならば，臨床家は，「動物（人，顔，他人）を見ますか．その姿は怖く見えますか．それは何をしていますか」，というような質問を追加して，その後の経過を追うことが可能である．その人が軽度認知障害や認知症の既往があるかどうか，注意力，集中力，および時間，場所，および/または個人情報についての見当識において変動がみられるかどうか，という追加情報を聴取するべきである．また，その人が頻繁に"宙を見つめ"，夜間にはもっと"混乱した"ように見えるかどうかの追加情報も聞き出さなければならない．時間的経過の注意深い病歴は，せん妄と他のNCDsを区別するために重要である．

病歴聴取

90歳の男性で救急部門に入院したハートさんは，質問には答えられず，1日の大半は不活発に見え，看護師が部屋を歩いて出入りすることに容易に気をとられ，「自分の部屋に誰かが見える」と訴えた．面接者は最初に，病室にいる家族に一連の質問を尋ねることで，これらの症状の時期と経過を決定する．「質問に答えることが難しくなったと最初に気づいたのは，いつですか．これらの問題は，最近変更された薬物が引き金となりましたか．最近，倒れたり，尿路感染症になったりしましたか．覚醒状態は，1日を通して変化しますか」．その症状が，尿路感染症と診断されたその日のうちに現れ，変動するならば，面接者はせん妄を疑うかもしれない．また面接者は，ハートさんの環境に対する見当識について，「今日の日付を教えていただけますか．ここはどこですか．あなたの名前は？お年は何歳ですか」と質問することで評価する．もしハートさんが自分の年齢と名前は覚えているが，場所の名前と日付を誤って述べたなら，彼は環境に対する見当識を失っていると考えられる．数唱のようなモントリオール認知評価検査（Montreal Cognitive Assessment）の

下位項目の検査を施行することで、注意を評価する。数唱を評価するために、面接者は、「いくつかの数字を言います。私が言い終わったら、それを正確に私が言ったように繰り返してください」と言い、1秒につき1つの数字の割合で5つの数列を読み上げる。その人が数字を3つ未満しか繰り返さないならば、注意は障害されており、さらにせん妄を示唆している。最後に、面接者は、ハートさんに「あなたは、ほかの人が見えないものが見えますか」と尋ねることにより、知覚障害を評価する。その答えが「はい」ならば、面接者は、「何が見えますか。これらの映像は怖いものですか。それらは何をしていますか」と尋ねる。また面接者は、ハートさんに知覚障害、物質使用、およびその他の医学的な問題の既往があるかどうかを家族に尋ねる。

せん妄の有病率は85歳以上の人で最も高い（年間14％の有病率）ことを考慮すると、90歳の男性であることと注意の障害の急速な発症は、鑑別診断においてせん妄の可能性を高める重要な指標となる。その男性は、1日かけて、急速かつ突然発症した注意障害（3つ未満の数字しか繰り返さない）と失見当識（日付と場所がわからない）を経験したが、それは尿路感染症の診断が引き金になっており、したがってせん妄の基準を満たす。彼の覚醒と注意のレベルは1日を通して変化しており、そのことはさらにせん妄を示唆する。またその男性は、精神病または知覚障害の既往歴はなく、初めて幻視を経験した。そのことは通常、既存の気分障害や精神病性障害というよりむしろ、神経学的問題またはせん妄を示唆する。面接者は、幻視の性質と経過を聞き出したいと思うであろう。というのも、レビー小体病を伴う軽度認知障害や認知症がせん妄とよく似ているからである。それは幻視と同様に覚醒と注意における変動が存在する。しかし、これらの症状の急速な発症と短い持続時間は、せん妄の診断を支持する。完全な医学的精密検査と診療録の再調査が、その男性の現在の問題に影響しているかもしれない他の医学的な問題を除外するための十分な根拠を提供するだろう。

診断を明確にするヒント

- 最近の検査結果を評価すること。
- その人の医療記録と現在の医薬品、特に最近加えられたものを再調査すること。ジフェンヒドラミンのような、鎮静作用をもつどんな市販薬を服用していたかを評価すること。
- 症状の時刻と期間を評価し、その症状がどれほど急速に発症したかを明らかにすること。
- 注意と見当識の欠損が1日を通して変化しているかどうかを調べること。
- その人の認知機能のもともとの水準を正確に確定し、病歴と内服歴を確認するために、追加面接を行うこと。認知症の既往について尋ねること。
- 幻視のような感覚の誤認を評価し、その人がこれらの体験を怖れているか、質問すること。

症例検討

ネルソンさんは、25歳の男性で、はしごから10フィート（約3m）落下し、軽度外傷性脳損傷と片足の骨折のため、病院に入院した。隣人が、彼が意識不明で倒れているのを発見した。入院の際、彼は日付、時間、場所、および個人情報に関する見当識は完全に保たれていた。彼ははしごから落下したことと"救急治療室で目覚めたこと"を覚えていたが、誰が彼を発見したのかはわからなかった。外傷後健忘の持続期間は、1時間弱続いたと評価された。簡易精神機能評価において、彼は100から逆に7ずつ減じながら数えることと、新たに学習した5つの単語を思い出すことが困難であり、記憶障害を示した。彼の注意は正常で、順唱には5つの数、逆唱には3つの数まで復唱した。彼は、骨折した足を固定するための手術を受け、疼痛管理の目的で術後にモルヒネが開始された。カテーテルも留置された。術後1日目に、ネルソンさんは日付と病院の名前を言うことができず、知らない人が彼を「攻撃してくる」と訴えた。彼の注意は著しく低下していた。彼は、あら

ゆる質問に答えること，または3つの数字の順唱もできなかった．彼の頭部のコンピュータ断層撮影は正常だった．彼の兄弟は，ネルソンさんがモルヒネに対してアレルギーがあることをスタッフに知らせた．モルヒネを中止したところ，ネルソンさんの注意と見当識は3日以内に入院時の水準に戻った．彼は，5つの単語のリストや新しい看護師および/または担当医の名前のような新しい情報を思い出すことが困難な状態が続いた．

せん妄は，外傷性脳損傷，新しい医薬品の導入，あるいは手術のような新しい医学的問題によってしばしば引き起こされる．複数の危険要因が存在するとき，せん妄はより発現しやすくなる．この症例では，ネルソンさんは軽度の外傷性脳損傷を患い，その結果最近学習した情報の記憶が困難となったが，これは通常，外傷性脳損傷に関連している．しかし，彼の注意は，最初は障害されておらず，自分自身の環境を認識していた．手術，カテーテルの留置，オピオイド鎮痛薬の開始後，彼の注意と環境への認識は，夜間著しく低下した．3桁より多い数の順唱ができず，会話に追従することや質問に答えることもできなかった．このことは，注意が障害されていることを示した（彼の年齢の人は，少なくとも順唱で5桁，逆唱で3桁の数を繰り返すことができるはずである）．また恐怖を感じさせる性質の幻視も留意される．彼の注意の障害と日付と場所の失見当識は，入院時の状態と比較して認知機能が大幅に低下したことを示した．オピオイド鎮痛薬の導入後，彼はモルヒネに対するアレルギー反応を示し，それは最近の軽度の外傷性脳損傷と重なり合い，せん妄の急速な発症の引き金となった．いったん薬物が中止されると，精神錯乱は3日以内に消失したように見えた．軽度の外傷性脳損傷の場合に当然起こるであろう記憶の問題は，外傷後1週間続いた．軽度の外傷性脳損傷による記憶障害については，1〜3カ月のうちに完全に解決されることが期待されるであろう．

鑑別診断

せん妄の鑑別診断は，きわめて広範囲である．なぜなら，せん妄の特徴は，注意の障害，覚醒や環境に対する見当識の低下，さらに記憶，失見当識，言語，視覚空間に関する能力，および知覚における欠損を含むが，これに限定されるものではない．思考力の低下が急速に発症するからである．これらの問題は，ほとんどの認知症，医学的障害，物質・医薬品誘発性の副作用といった状況の中でしばしば起こり，特に術後にはその傾向が強く，後2者の分類では適切な医学的精密検査を要する．同様に，せん妄は多くの精神疾患（統合失調症に限らず，統合失調症様障害，短期精神病性障害を含む精神病性障害，精神病性の特徴を伴う双極性および抑うつ障害群，急性ストレス障害，詐病，作為症，および物質使用障害群）でみられるかもしれない．最も一般的なせん妄の鑑別診断には，その人が認知症か，せん妄か，せん妄と神経認知障害の両者か，あるいはせん妄を伴わない神経認知障害なのか，を区別することが含まれる．記憶の問題は，せん妄とアルツハイマー病による神経認知障害のような認知症の両方に共通するが，認知症のみをもつ人は，典型的には，自分の名前，年齢，そして子どもの名前のような個人情報に限られていて，環境（例：病院と自宅，市と州）については認識しており，この認識は1日を通して変化しない．また，幻視，妄想，とりとめのない話を含む知覚変化が存在するとき，精神病性障害も鑑別診断として考慮されなければならない．これらの知覚変化の急速な発症と変動は，せん妄とより一致するものであろうが，一方で，これらの症状の延長された発症，慢性化，さらに安定化は，精神病性障害の存在を示唆するだろう．最後に，思考力の急速な変化に関連する医学的疾患や医薬品の存在がない場合，詐病および/または作為症が鑑別診断において考慮されなければならない．

せん妄の診断を補助する2つの関連特徴には，睡眠–覚醒サイクルの変化と刻一刻と変動しうる情動状態の急速な変化が含まれる．睡眠–覚醒サ

イクルの変化には，増悪する過剰な日中の眠気と入眠困難を含むことがあり，それらはしばしばみられるものの，診断を下すために必須ではない．まれに，昼間に眠り，夜の時間帯はずっと目覚めているといった完全な睡眠周期の逆転が起こる．情動状態の急激な変化には，神経質と不安と恐怖感，抑うつ，いらいら，怒り，アパシー，または過度の多幸感が含まれる．いらいらと易怒性には，叫ぶこと，うめくこと，とりとめなく話すこと，そして相互に理解不能な声のような行動が含まれる．これらの変化は，急速に，予測不能に生じ，それらは刻一刻と変動する．急性ストレス障害とせん妄では，両者ともに，激しい恐怖，不安，および失見当識についての強烈な感覚と関連する可能性があるが，急性ストレス障害の症例においては，これらの症状が容易に識別可能な心的外傷的な出来事によって突然引き起こされる．行動上の問題としては，光と活動性といった環境面でのきっかけがなくなるために，夕方と夜の時間帯にせん妄が増加する．

鑑別診断において考慮すべき追加の疾患については，DSM-5 を見よ．また，DSM-5 のそれぞれの項目における併存症と鑑別診断の解説も参照せよ．

および関連症群，作為症）を含む，それぞれ異なる原因がある．

診断を深める

アルツハイマー病による認知症またはアルツハイマー病による軽度認知障害
Major or Mild NCD Due to Alzheimer's Disease

マニュアル ➡ p.602
手引 ➡ p.287

グリーンさんは 80 歳の男性で，話すときに適切な単語を見つけることに苦労しているが，これは年のせいだと言う．彼の妻は，彼が繰り返し同じ話をしたり，1 日数回も同じことを尋ねたりするのが増えてきたと訴える．このことは，引き金となる明らかな出来事がないまま，ここ 1 年の間に進行性に悪化した．また妻は，彼がこの 1 年で請求書の支払いで 2，3 の間違いをしたので，代わりに自分がお金の管理を行っていると伝えた．面接時，彼は世界のある地域の戦争についてあいまいにふれる以外，ニュースになった最近の出来事について述べることができない．神経心理学的な評価では，記憶，呼称，および実行機能の検査における彼の成績は，同年代の成人と比較して下位 1% である．評価の間，彼はいくつかの社会的に不適切な発言をしたが，友好的で協力的であった．複雑性注意と視知覚能力は年齢相応で，低下を示唆するものではなかった．彼自身も妻も，彼は 1 週間に 3〜4 本のアルコール飲料を摂取するが，大酒家になったことはないと報告した．うつ病のいかなる症状も今はない．20 年ほど前に 1 度，交通事故で約 5 分間意識を失ったことがあったが，それ以外の脳損傷はない．磁気共鳴画像（MRI）では，冠状断面で示される内側側頭葉での萎縮が目立つ大脳皮質の萎縮と年齢相応の白質の脳血管性変化を示している．急性の感染症もなく身体的には健康で，神経疾患の家族歴はない．遺伝子検査は実施されていない．

要約

- せん妄の診断は，1）注意の障害と失見当識が急速かつ突然に発症し，および 2）その人の認知機能のもともとの水準から変化がみられるとき，考慮すべきである．
- せん妄は，物質使用による中毒または離脱によるものかもしれない．
- 認知症の既往歴は，せん妄の発症に関する脆弱性を増加させる．
- せん妄には，広範囲にわたる一般身体疾患（例：代謝性疾患，低酸素，低血糖症，全身性感染症），多剤併用（例：ベンゾジアゼピン，オピオイド麻薬と抗コリン作用薬），最近の外傷（例：外傷性脳損傷，脳卒中，低酸素）と精神疾患（例：物質使用障害，急性ストレス障害，身体症状症

このエピソードはアルツハイマー病による認知症の評価のためのいくつかの重要な構成要素を浮き彫りにしている。グリーンさん自身は心配を口にはしないが、一方で見識のある情報提供者である彼の妻は、この診断に関係してよくみられる症状を報告した。また臨床家は、本人は心配を口にし、一方で介護者が心配をしていない場面に遭遇することもあるかもしれない。神経心理学的な評価では、アルツハイマー病と関連する記憶障害の典型的な所見を伴った、2つ以上の領域での能力障害を示した。それらの欠損は、彼の妻が金銭面での管理を引き継ぐ必要性によって示されているように、グリーンさんの自立性を妨げている。この1年の病状の進展の流れと現在の健康状態からは、せん妄は示唆されない。グリーンさんは脳損傷の既往歴があるが、現在の症状が示すものとは無関係のように思われる。MRIでの所見は、アルツハイマー病で典型的に影響を受ける領域の萎縮を示しているが、脳血管性の強い関与の証拠はない。さらに役立つであろう情報は、彼が幻覚やパーキンソン症状やレビー小体病の他の特徴を体験しているかどうかであろう。実行機能の欠如とわずかに社会的に不適切な行動は、前頭側頭葉変性症に対する懸念をいだかせるが、彼の優勢な記憶欠損と、彼が前頭側頭葉変性症の典型例よりも高齢であることは、その診断とは一致しがたいものである。もともと高い水準にある患者の"通常の"成績は低下を示すかもしれないが、重要な点は、複雑性注意と視知覚能力は彼の年齢としては正常で、低下が示唆されていないことに注目することである。

診断へのアプローチ

アルツハイマー病による認知症の可能性に関しての評価は、明瞭な病歴を収集することと、記憶に重点をおいて認知機能のいくつかの評価を得ることである。神経認知障害の原因としてのアルツハイマー病の診断は、可能性のある他の病因を除外する1つの過程として考えることが可能である。ほとんどとは言わないが、多くの人は、複数の疑わしい病因（例：アルツハイマー病と血管性疾患）を有しているだろう。これらの人々は、複数の病因による認知症または軽度認知障害と診断されるべきである。

アルツハイマー病は、通常、悪化させる出来事がなくとも進行性に下降線を描くが、単純にそれまでは明らかでなかった可能性がある症状が、別々の医学的な出来事（例：手術、大きな病気、入院）、または心理社会的出来事（例：大きな旅行、日課の大きな変化）が引き金となって生じたように、時々見えるかもしれない。面接において、会話を忘れたり、同じことを繰り返したり、あるいは以前は簡単に習得できた新しい技能（例：新しいテレビのリモコンや最新型の電話の使い方）を習得できなくなったり、といった記憶に関する問題の例を集めることは有用である。その人またはその介護者が報告するかもしれない他の症状には、会話の中で言葉を当てはめるのが困難なこと、迷子になること、社会的機能の欠損、複数の仕事を取り扱うのが困難なこと、またはDSM-5で記述されている他の実行機能の欠損がある。本人はそれらの欠損を過小評価したり、過大評価したりする可能性があるので、本人だけでなく介護者とも面接をすることが重要である。

神経心理学的な評価が利用可能ならば、認知能力の正確な測定結果を提供し、年齢と教育水準が類似した他の人々の結果と比較する際に有用である。また神経心理学的検査は、スクリーニング検査が見逃す軽度の欠損を検出可能である。神経画像検査と他の生物マーカーからの情報は、アルツハイマー病が検査および/または面接を通じてわかる欠損の潜在的原因かどうかを立証するのに利用できる。

臨床家がいったん原因としてアルツハイマー病を疑うならば、「確実な」か「疑いのある」かを特定しなければならない。確実なアルツハイマー病の基準は、その神経認知障害が、認知症かあるいは軽度認知障害かによって異なる。認知症に関しては、確実なアルツハイマー病と診断するには、以下の両方が必要である。1）家族歴または遺伝子検査からアルツハイマー病の原因となる遺伝子の突然変異の証拠、または2）記憶と他の1つの

認知機能領域での明らかな低下の組み合わせ；認知における進行性で緩徐な低下；そして他の疑いがある病因がないこと．これらの基準のどれも満たさないなら，疑いのあるアルツハイマー病と診断される．アルツハイマー病の他の生物マーカー（例：神経画像検査）は，現時点では含まれない．軽度認知障害に関しては，確実なアルツハイマー病は，アルツハイマー病の原因となる遺伝子変異の証拠がある場合のみ診断される．軽度認知障害に対する疑いのあるアルツハイマー病は，原因となるアルツハイマー病の遺伝子変異の証拠はないが，他の臨床的な基準を満たす場合に，診断される．

最後に，アルツハイマー病に関連した認知症と軽度認知障害を区別するのに考慮すべき2つの要因がある．認知症の一般的な基準は**1つ以上の**認知機能領域における低下であるが，アルツハイマー病による認知症の基準では**2つの**領域での機能障害が求められる．これには，神経認知障害の分類のみが該当し，重要な条件として2つの領域が障害されていることが要求される．認知症と軽度認知障害の間にある他の重要な相違点は，認知症では毎日の活動に障害をきたしていることである．

病歴聴取

ベルさんは，77歳の夫の記憶が徐々に悪化していると訴えている．彼女は，夫の長期記憶は正常だが，短期記憶が劣っていると説明する．面接者は「1つの例をあげてもらえますか」と尋ねる．彼女は，夫は1日中質問を繰り返すと答える．これらの記憶の問題が彼の日常生活に与える影響について尋ねると，ベルさんは明確に答えを用意することができなかった．それから面接者は，「例えば仮に，あなたが2～3日の間，町を離れなければならないとしましょう．2～3日の間，ご主人を家に1人きりにさせるのに抵抗を感じますか」と尋ねる．すると，ベルさんは「いいえ，そんなことできません！　彼はガスコンロをつけっぱなしにして家を焼き払ってしまうでしょう！　それに食料品店から家に車で戻る間に迷子になってしまうでしょう」と大声で言った．さらに話し合いをした後，面接者は「これらの問題が始まったと思われる何かしらの出来事はありますか」と尋ねる．ベルさんは，問題の引き金となったような出来事を思い出すことはできなかったが，1年前に購入した新しいテレビの操作方法を習得することが非常に困難だったときに，問題があることがわかったという．また彼女は，数カ月前に毎年恒例の里帰りで他の州に住む自分達の娘が帰ってきた際に，自分の父親がいかに変わってしまったかを心配していた，と口にした．

ベルさんは，夫の"短期記憶"の問題を訴えた．**記憶**，**短期記憶**，そして**長期記憶**という用語は，一般の人々にとっては人によって異なるものを意味しており，患者や介護者がこれらの用語を使う場合には，明確な説明が求められる．彼らが提供する実例が，その人が軽度認知障害や認知症にかかっているか，欠損が脳卒中や外傷性脳損傷のような他の原因によるものなのか，抑うつや不安の症状がどれほど機能的に影響を及ぼすのか，等々の疑問を臨床家にもたらすかもしれない．例えば，会社役員が従業員全員の名前を思い出すのが困難というのならば，これは軽度認知障害を反映するかもしれないが，一方でこの症例の人物のように，より深刻な記憶の問題ならば，むしろアルツハイマー病による認知症の症状を示しているかもしれない．実例を引き出すことで，日常生活上の機能欠損の影響を評価するといった，その他の目標が達成される．本人やその介護者が，日常生活上の機能についての明確な答えを準備できないことがあり，2～3日の間，町を離れる場面に言及した質問が，明確な答えを引き出す手助けとなりうる．最後に，この症例は，新しい問題に対する所見が，その人を新しい状況におくこと（例：新しい器具の操作方法を学ぶこと）やめったに来ない訪問者により観察される変化（例：家族がしばらく経った後に訪問すること）に，いかにしばしばかかわっているかを説明する，よい例となる．

診断を明確にするヒント

- その人が，1つかそれ以上の認知機能領域，特に記憶において，障害を示しているかを確定すること．
- この障害が，日頃の活動を妨げるほど重篤かどうかを決定すること．
- その障害が，特定の出来事（例：脳卒中，脳損傷）の後や時間の経過とともに徐々に進行しているかどうかを明らかにすること．
- せん妄か，あるいは慢性疾患なのかを確かめるための証拠を探し求めること．
- その人が，可逆的な記憶障害を生じうるアルコールや他の物質を乱用していないか，または，より長期に続く障害の原因になることのある慢性アルコール乱用の病歴があるかどうかを確かめること．
- アルツハイマー病とは別の病因を示唆する，パーキンソン病様の運動症状やレビー小体病に関連した幻覚の可能性を調べること．

症例検討

　サトウさんは85歳で，去年1年で3回の自動車事故を起こしたために，子ども達から運転をやめるように頼まれていると述べる．事故のうち2回は「どこからともなくやってきた」他の車に巻き込まれ，残り1回は彼女が駐車中に他の車にぶつかったのだという．また子ども達は，彼女が自分達を見たときに時々間違った名前で呼ぶことに気づいている．趣味について話し合っているときに，彼女は，よく読書を楽しんだものだが，それがより困難に感じてきていると説明した．サトウさんは息子と同居しており，息子の妻が彼女の経済状況と必要な買い物を管理している．彼らは日本人の民族性をもっていて，彼女の症状は年のせいであり，高齢者は皆いつかは車の運転をやめなければいけないと述べる．精神神経心理学的な評価では，視覚性知覚においては下位1%の成績だが，記憶，注意，言語，および実行能力は正常であることが示された．彼女は，社会的に適切で，物静かで，医療専門家に対して敬意を表している．彼女は，幻覚，レム睡眠行動障害の症状，または注意の動揺性はいずれも否定する．運動検査の結果は正常で，パーキンソン症状はない．脳卒中や外傷性脳損傷の既往もない．MRIでは，両側の後頭葉と後部頭頂葉の萎縮を示した．サトウさんとその子ども達は，重篤な物質乱用歴を否定する．悲しみの感情，過眠や食欲減退を含む抑うつの身体症状はない．

　この症例は，非定型的なアルツハイマー病による軽度認知障害のよい例であり，そして高齢の日系アメリカ人を扱う際に考慮すべき重要な構成要素を提示している．アルツハイマー病では，典型的には顕著な記憶欠損を初期から引き起こすが，時に非健忘性の症状が最初に生じる．この女性は，運転中に他の車を認識するのが困難となったり，読書することが厳しくなったり，家族の顔を認識できなくなったりする．後頭葉皮質の萎縮に由来する視空間認知の異常に関連したいくつかの症状を示している．この診断は，後頭葉と頭頂葉の萎縮というMRIの所見によって支持される．また視覚性の知覚欠損は，レビー小体型病によって起こりうるが，サトウさんはこの疾患の他の症状（例：幻視，動揺性の注意，パーキンソン症状）が欠如している．神経心理学的検査では，視覚性知覚という1つの領域における障害を認めたが，その他の領域は正常であり，したがって，認知症というより軽度認知障害と診断されるだろう．サトウさんと彼女の家族は日本人の民族性を有している．この文化背景をもつ人々は，症状を年齢のせいにしがちであり，必要なときでも援助を求めない可能性がある．認知機能の症状に影響する可能性のある抑うつ症状を評価する際に，臨床家は，日本人の民族性を有する人々は，抑うつ気分よりも身体症状（例：睡眠や食欲の障害）を訴える傾向にあるということを，心にとどめておかなければならない．また，この民族の集団の構成員を扱う際には，治療の計画を立てるときに家族の緊密さを取り入れていくことが重要になる．

鑑別診断

　大部分の血管性認知症においては，しばしば個別の脳血管性の出来事があり，そして血管性認知症の発症と関連しうる神経画像検査でみられる血管性の損傷が優勢であるが，一方でアルツハイマー病は，明らかな促進因子がなく，より緩徐に発症することから，アルツハイマー病による認知症や軽度認知障害は血管性認知症とは異なる．レビー小体病やパーキンソン病のような他の疾患の場合も徐々に進行していくが，それらはアルツハイマー病の特徴とは異なる症状（例：幻視，運動症状）を有している．実行能力の障害と社会的認知機能の低下の症状は，アルツハイマー病でも前頭側頭型の神経認知障害の行動異常でも起こりうるし，言語の問題（例：換語や言語産出の乏しさ）もアルツハイマー病や前頭側頭型の神経認知障害の両者で起こりうる．しかし，アルツハイマー病では記憶が障害される傾向がみられ，一方で前頭側頭型変性症の初期にはそのような傾向はない．大部分の前頭側頭型の神経認知障害では，しばしば65歳未満の患者に発症する一方（症例の20〜25%は65歳以上であるが），アルツハイマー病は晩年に発症する傾向がある．

　認知機能不全を引き起こす他の医学的原因（例：ビタミン B_{12} 欠乏症，甲状腺疾患）は，臨床検査での評価を通じて除外されなければならない．せん妄の症状は，急速に発症する傾向があるが（例：数時間または数日で），一方でアルツハイマー病の症状は，典型的には数カ月の期間を通じて現れる．

　高齢者におけるうつ病，全般不安症，そして心的外傷後ストレス障害（PTSD）は，しばしば認知機能を障害する可能性がある．しかしこれらの疾患では，典型的にはアルツハイマー病と関連した認知面の病像は引き起こさない．例えば，これらの疾患の人では作業記憶において新しい情報を獲得するのに苦労するかもしれないが，典型的には時間が経過しても情報を保持することが可能である．一方で，アルツハイマー病の人は，時間の経過の中で情報を忘れてしまう．同じように，言語の問題がアルツハイマー病では生じるが，うつ病，全般不安症，またはPTSDでは典型的にはみられない．

　さまざまな他の医学的問題の影響をより受けやすい高齢期に，アルツハイマー病は発症する．脳を障害する他の状態と同様に，アルツハイマー病はせん妄の危険性を増大させ，しばしばそのどちらも体験していることが認められる．血管性疾患は，高齢の成人においてよくみられるもので，アルツハイマー病の危険性を増大させ，加えて脳血管性疾患自体も直接的に神経認知障害を引き起こす．血管性疾患の併存が，処理速度の低下と実行機能不全の症状を引き起こしているかもしれない．抑うつ症状は，アルツハイマー病と強く関係している．いくつかの論文から，抑うつ症状の病歴はアルツハイマー病の危険性を増大させる可能性があり，そして新たにアルツハイマー病と診断された人がその診断に反応し，しばしば抑うつ症状を発症することがわかっている．臨床家は，新しく診断された患者，特に統計学的に自殺の危険性の高い者（例：高齢の白人男性）に対しては，自殺念慮について注意深く評価するべきである．また，併存する抑うつ症状によってアルツハイマー病の認知機能低下に拍車をかける可能性がある．高齢者のアルコール乱用は，アルツハイマー病の症状を悪化させうるし，アルコール乱用歴がある場合には，その使用を減らすか中止するべきである．

　鑑別診断において考慮すべき追加の疾患については，DSM-5を見よ．また，DSM-5のそれぞれの項目における併存症と鑑別診断の解説も参照せよ．

要約

- 神経認知障害の最も一般的な原因であるアルツハイマー病は，多くの場合，記憶と他の認知機能領域での進行性の能力低下をしばしば伴う．
- アルツハイマー病による認知症では，2つかそれ以上の領域における機能障害と日常の活動を完遂する能力の障害を伴う．

- アルツハイマー病による軽度認知障害では，1つかそれ以上の認知領域における低下を伴うが，その欠損は日常の活動に対する自立性への障害はきたさない．
- 確実なアルツハイマー病と疑いのあるアルツハイマー病の基準は，神経認知障害が認知症なのか，または軽度認知障害なのかによって分けられる．
- 診断基準に含まれる主要な生物マーカーとしては，家族歴や遺伝子検査からの原因となるアルツハイマー病遺伝子の突然変異の証拠がある．

診断を深める

レビー小体病を伴う認知症（レビー小体型認知症）またはレビー小体病を伴う軽度認知障害
Major or Mild NCD with Lewy Bodies

マニュアル ➡ p.609
手引 ➡ p.290

ファーリーさんは66歳の女性で，1年半前に始まった不安と抑うつが悪化しているという病歴で来院している．夫によれば，彼女は，家の中に他人がおり，そしてまたそこにいないはずの人達も家の中で見たという確信をもっていたという．彼女は，しばしば昼に数時間しか眠らず，虚空を見つめているような時期があるようだった．ある夜，彼女は，まるで夫のことを認識していないかのように，ベッドで何をしているかと夫に尋ねた．夫は，ファーリーさんが時々，結婚以来使用している洗濯機の使い方が理解できず，おろおろしたり，いらいらしたりするようになったために，洗濯物の雑用を引き継いでいた．彼女は短期入院し，その間に十分な精査が行われたが，彼女の症状に影響する医学的な確証は得られなかった．彼女には神経遮断薬が投与されたが，病院を退院する時点で職員が彼女の運動障害の徴候に気づき，服薬は中止された．神経学的評価では，パーキンソン病でみられる症状と一致するわずかな運動性徴候が明らかになり，それは彼女や夫が以前には気づかなかったものである．正式な神経心理学的評価では，ファーリーさんに運動障害によって説明できない実行機能と視覚空間の意味のある障害があることが示された．彼女は転倒することを怖れているが，できなくなることで最も怖れていたのは，外出した際のトイレの使用の必要性に関係したものである．彼女はトイレを使用しなければならないのにできないことを心配するあまり外出先からしばしば引き返す，と彼女の夫は言う．

正式な神経心理学的な評価で，実行機能および視覚空間機能の意味のある障害が実証され，すなわち認知症の特徴の1つを満たしている．また認知症のもう1つの特徴，手段的動作（すなわち，洗濯物の雑用）に援助を必要とするも満たす．注意深い面接によって，現在起こっている問題は抑うつ気分と不安であるが，それらは家の中に他者がいるという固定された妄想や中核症状の1つの幻覚に関係していることが判明した．ファーリーさんは，注意と覚醒度の変動を認める症例で，とりわけ，昼に数時間しか眠らず，虚空を見つめるエピソードを示している．運動性の徴候はわずかで，正式な神経学的評価のみで見つかった中核的特徴である．発症時期の特定が，徐々に進展する疾患では問題となる．しかし，正式な運動障害の診断がなく，認知機能障害が明らかであるとすれば，レビー小体病を伴う神経認知障害（NCDLB）の診断が，パーキンソン病による認知機能障害の1つとするよりも，より適切であろう．関連特徴としては，ファーリーさんは認識しているようだが，排尿困難や潜在的な転倒のしやすさがある．尿失禁または排尿困難は，アルツハイマー病の初期には明らかでなく，NCDLBに一致している．要約すると，ファーリーさんは3つ以上の機能低下の中核症状を認め，したがって「確実なレビー小体病を伴う認知症，軽度の行動障害を伴う」の診断を受けるだろう．

診断へのアプローチ

NCDLB の 3 つの中核症状は，認知の動揺性とともに著しく変動する注意および覚醒度，幻視，および認知機能障害の後に生じるパーキンソン病様の運動障害である．患者が臨床評価のために受診する共通の理由は，晩年，新たに出現する妄想や情緒障害と関係している可能性のある幻視である．NCDLB 患者に対するいくつかの神経遮断薬を用いた治療は，永続的な障害をもたらし致命的となる可能性があるために，この時点で，本症の他の中核症状を評価することは重要である．これらの薬物に対する有害反応は，神経遮断薬に対する過敏性であるといわれ，症状としては運動障害と意識障害の悪化が含まれる．神経遮断薬に対する過敏性の病歴は，NCDLB に一致するもので，示唆的な診断特徴である．認知機能と注意の変動は，スクリーニングで評価できるが（例：Ferman et al, 2004；Walker et al, 2000），家族には，機能が変わりやすいことは本症を裏づけるもので意図的に行われたものではないことを告げて，安心させることが重要である．また患者は，発症の数十年前に始まっている急速眼球運動（レム）睡眠行動障害を経験している可能性もある．レム睡眠行動障害とは，その人は睡眠に伴う一般的な麻痺を経験せずに，夢をみている間に怪我につながる可能性のある身体的な暴力を起こすかもしれない現象である．この症状は示唆的であるが，レム睡眠行動障害の人すべてが NCDLB に進展するわけではない．

「確実な」という記述と「疑いのある」という記述は，診断の確実性のレベルを反映している．確実な NCDLB は，2 つの中核的特徴，または 1 つの中核的特徴と 1 つの示唆的特徴を，一方で疑いのある NCDLB は，1 つだけの中核的特徴，または 1 つ以上の示唆的特徴を必要とする．

最後に，DSM-5 基準は，既存のコンセンサス・ガイドラインと一致している（McKeith et al, 2005）〔訳注：DLB による認知症の診断と治療のためのガイドラインで，DLB コンソーシアムによって作成〕．しかし，これらの患者を扱う臨床家が，基礎にある脳病理についてよりいっそう学習すると同時に，これらのコンセンサス・ガイドラインに関する文献にも注意を払うことが重要である．

病歴聴取

グリーン氏は，診断評価のために 68 歳の妻を連れてきた．彼女は，症状の変動，幻覚，およびパーキンソン病の特徴を示している．面接者は，グリーン氏に変動について以下の質問をする．「あなたは，あなたの妻が，時々ぼーっとしたり，混乱するようになったり，自分がどこにいるかわからなくなったり，できるはずの単純なことができなくなったりすることに気づかれていますか」．一例としては，介護者の指図なしで歯磨きのような活動を実行することが一時的にできないことである．変動に関する構造化された尺度は，NCDLB を敏感に見つけ出すことが可能であるが（例：Ferman et al, 2004；Walker et al, 2000），それらの評価尺度を使っても，NCDLB 患者について十分な臨床経験がない場合，しばしばそれらの尺度は一致しない．面接者は，「彼女は日中眠たそうですか．または彼女は 2 時間以上昼寝をしますか」と尋ねる．NCDLB をアルツハイマー病による神経認知障害から鑑別する項目には，日中の眠気，2 時間以上の昼寝，長期間虚空を見つめている，およびまとまりのない思考の流れが含まれる．面接者は，「彼女が，まとまりに欠けたり，あいまいだったり，論理的でなかったりするように見えるときがありますか」と尋ねる．

幻覚を評価するために，臨床家はグリーンさんに「あなたは，ほかの人がそこにはいないという人や物が見えたり聞こえたりしますか．それについて説明してください」と尋ねる．幻覚は，典型的には，視覚性で，形がはっきりしており，一般的には人（動物はまれ）に関するものである．しかし，幻聴または物体についての幻覚も起こるものである．面接者はグリーンさんに「あなたは，それらを見ると狼狽してしまいますか」と尋ねる．情動的な苦痛および/または妄想が関連するかどうかを評価することは重要である．例えば，カプ

グラ症候群，すなわち偽者が家族に置き換わったという妄想が起こりうる．このことについては，臨床家がグリーンさんの夫に「今まであなたの妻が，あなたを夫ではなく，まるでほかの誰かであるように扱うことがありますか」と聞くことで，探ることが可能である．介護者がどのように反応するかは臨床的対応に重要となるし，この情報は「彼女がこのように行動するとき，あなたはどうしますか」と尋ねることで明らかになるだろう．面接者は，グリーンさんに「あなたの家や居住空間の中で，このような人物に会いそうな場所はありますか」と尋ねることで，特定の物が重要な引き金になりうるかどうか，判断する．

パーキンソニズムの特徴は，「あなたは最近，何度か転んだり，歩き回ることが困難になったりしたことはありましたか」と患者に尋ねることで評価される．神経学的検査が必要であり，典型的には，患者はゆっくりで（運動緩徐），硬直しており（固縮），そして歩く際の異常（歩行障害）を示す．振戦は，NCDLB ではパーキンソン病による神経認知障害ほど多くはみられず，かつ重症でもないが，運動症状がないということがこれらの疾患を確実に鑑別することにはならない．NCDLBでは転倒の誘因がいくつかあるかもしれないので（例：自律機能障害，不安定性歩行），転倒は初期の症状であり，さらなる障害の危険要因である．面接者は，患者が繰り返し転倒するかどうか尋ねる．症状出現のタイミングと運動症状の監視が，長期にわたって重要となる．

示唆的な診断特徴としては，レム睡眠行動障害と神経遮断薬に対する顕著な過敏性が含まれる．レム睡眠行動障害は，グリーン氏に「あなたの妻は，寝ている間じっとしていますか，あるいは，話す，叫ぶ，あるいは暴力的に動くといった，まるで夢で演技しているように振る舞いますか」と尋ねることで評価できる．この症状は，正式な睡眠クリニックにおいて最もうまく評価される．本疾患は治療で改善できるので，疾患の確定が重要である．神経遮断薬に対する顕著な過敏性は，グリーン氏に「これまで与えられた薬で，どれか1つでも，彼女の運動または思考に関する能力を明らかに変えたものはありましたか．与えられた薬はどれですか」と尋ねることによって評価される．NCDLB 患者は，抗コリン薬や典型的な神経遮断薬を含む抗ドパミン性薬物に対して極端な過敏性をもっている．

この症例は，初回面接の一例である．しかし，NCDLB の評価は，多分野にわたるべきである．理想的にいえば，基本的な評価には，運動症状，自律神経症状，そして認知機能症状のそれぞれを特徴づけるための，神経学的，医学的，そして神経心理学的評価が含まれる．睡眠検査は，症状がレム睡眠行動障害と一致しているならば，推奨されるだろう．特に患者がおそらく気づいていないであろう症状（例：睡眠関連行動）に関しては，特定されない限り，質問は介護者に向けられる．明確化のために症状領域は分けられているが，パーキンソン病による神経認知障害と NCDLB とを鑑別するためには，各症状が始まったその時期を明らかにすることが重要である．

診断を明確にするヒント

- 高齢者に複雑な幻覚が初めて出現する，または覚醒度における際立った変動が徐々に進行するならば，NCDLB の他の中核症状を評価すること．
- NCDLB を示唆する神経遮断薬の過敏性の既往について調べること．
- NCDLB とせん妄は，双方ともに認知機能，注意，および覚醒度の動揺性によって特徴づけられるので，両者の鑑別の助けとなりうる，注意深い医学的評価を準備すること．
- 一般に NCDLB ではよくみられ，またさらなる障害の危険性を高める転倒について，患者に質問し，注意を促すこと．
- 運動障害の症状と関連した認知症の発症時期を明らかにすることで，パーキンソン病による神経認知障害と NCDLB とを鑑別すること．主要な認知機能の欠陥が，NCDLB では運動障害の症状の1年前より生じるが，パーキンソン病による神経認知障害ではそのような症状の出現後

少なくとも1年は経っている．
- NCDLBでは，記憶力が比較的保たれ，視空間機能と実行機能は初期より不均衡に障害されることを覚えておくこと．このことは，アルツハイマー病による神経認知障害や通常の老化による認知機能様式との区別となる．

症例検討

ロドリゲスさんは65歳．20年前にメキシコから米国へ移住し，退職した農場労働者である．彼は，脳刺激装置の移植に際しての術前評価のために運動障害クリニックを受診している．ロドリゲスさんと彼の妻は英語を話さず，通訳を介して面接を受けている．妻は，夫の歩行が改善し，過去6カ月以内に出現した転倒を止められるだろうと信じており，治療の介入を切望している．1人での面接時，ロドリゲスさんは，妻には浮気相手がいると信じており，悲しくて絶望的だと述べている．妻は，ここ1～2年で，ロドリゲスさんが1人で話していたり，じっと空間を見つめていたりするように思われることが数回あったと認めている．彼女が夫に幻覚があるかどうか尋ねると，彼はそれを否定した．彼女は，他の家族の世話をしていてしばしば家にいないために，この状態がどのくらいの頻度で生じていたかについてはわからない．固縮と転倒を除けば，彼は自分自身のことはできているように見える．彼はいつも座りがちの生活を好んできたが，この1年はより座りっぱなしになり，テレビの前で居眠りをしながら1日大半を過ごすようになっている．ロドリゲスさんは夢を見ている間激しくのたうち回るので，妻が同じベッドで寝たら怪我をさせられるだろうと心配したため，長年夫婦は別々に寝ている．神経心理学的な評価にあたり，その男性は意味のある実行機能の障害の証拠を示す．彼はスペイン語版の単語リスト学習課題を与えられると，驚くほどよく保持された記憶力を示している．

英語を話さない人の評価は，通訳者がいたとしても常に限界がある．スペイン語版の尺度の利用も可能だが，スペイン語を話す人の集団内での教育や文化の違いを考慮することが必要である．言語的または文化的な違いが成績不良に影響する可能性が考えられるのであれば，どちらかといえば，機能不全の結果よりは優秀な成績のほうを信用すべきである．この症例では，アルツハイマー病による神経認知障害の診断ではないという証拠として，神経心理学的検査で比較的記憶が保持されていることを示した．実行機能尺度における成績不良は，これらの尺度の英語版であることが理由ではないと判断されるのであれば，NCDLBの中心的特徴であるとの結論を支持するであろう．認知機能低下が機能的な障害と関係しているという証拠はないが，この結論には少々注意が必要である．

他の問題としては，限られた情報しかもっていない情報提供者に頼らざるをえないことがある．この症例における情報提供者である患者の妻は，しばしば家を空けており，そしてロドリゲスさんはほとんど座りっぱなしの生活を送っている．そのため，彼の機能障害は，彼の最低限の要求と限られた活動により過小評価されている可能性がある．加えて，患者の妻はまた，身体可動性が改善するだろうと信じている深部脳刺激の手術を患者が受けることを望んでおり，そのことが彼女の意識を運動に関連した症状に集中させ，他の認知機能症状を少なくみる動機となっている．このような状況下で，臨床家は，認知機能障害と幻覚について注意深く徹底的に調べ，治療的な介入の限界と危険性について患者に説明しなければならない．ロドリゲスさんは，睡眠にほとんどの時間を費やし，それはNCDLBの中核症状である覚醒度の変動性と一致し，そして運動症状の発現に先行しているようである．抑うつは，NCDLBの診断を支持する関連特徴である．

要約すると，限定的な情報しか利用できないが，ロドリゲスさんには意味のある認知機能低下と少なくとも2つの中核的特徴（すなわち，パーキンソニズムの特徴，変動する覚醒度）があり，幻覚を経験している可能性がある．これらの徴候と症状を明らかにする際，臨床家は，英語を話さない人に対して適切な検査方法を選び，長所と短所を明

確にし，そして民族多様性に関連した問題に照らし合わせてすべての症状様式および評価の際の背景を考慮するよう試みた．また患者に，NCDLBを示唆する特徴であるレム睡眠行動障害の証拠がある．運動症状は，どちらかといえば覚醒度の変化より最近生じた症状であり，本疾患とパーキンソン病による神経認知障害を鑑別している．また彼には，妄想，抑うつ気分，および転倒を含む他の関連症状もあり，このことも診断と一致する．したがって，診断は，「確実なレビー小体病を伴う認知症，行動障害を伴わない」である．

鑑別診断

症状の進行の様式や，認知機能と運動機能障害の発症の関連性は，NCDLBを他の神経認知障害から鑑別する際に重要である．症状の変動性が認められる場合，せん妄を除外するために注意深い医学的評価が重要となる．パーキンソン病による神経認知障害とNCDLBの認知機能低下の様式は類似しているが，NCDLBでは著しい認知機能低下が運動障害の症状の1年前に出現する．対照的に，パーキンソン病による神経認知障害では，認知症の時期はパーキンソン病の診断がなされた後少なくとも1年経ってから現れる．その患者が，示唆的特徴，レム睡眠行動障害，および神経遮断薬への有害反応の既往があるかどうかを評価することは，NCDLBの診断をさらに裏づけることになる．頻繁な転倒のような示唆的特徴と尿失禁のような自律神経障害は，臨床的な対応に関する説明と照会のために重要である（大規模なレビュー関しては，Ferman, 2013を参照）．いったん患者に運動症状と緩慢さが出現すると，実行機能制御の処理速度の尺度の得点低下が大きくなるだろう．したがって，統合的な神経心理学的評価は，レビー小体病を伴う軽度認知障害を認知症から鑑別し，認知機能障害と運動障害がそれぞれ機能低下に及ぼしている影響を切り離すのに有効であろう．

NCDLBで考慮すべきもう1つの鑑別診断は，アルツハイマー病による神経認知障害で，これが老年期に最も多くみられる障害であるのは，NCDLBとアルツハイマー病はどちらも緩徐に進行するためである．アルツハイマー病の認知機能不全は，典型的には記憶と呼称に関することが一般的であり，これらはNCDLBで比較的保たれる領域である．対照的に，NCDLBでは実行機能と視空間に関する機能不全が典型的である．NCDLBの3つの特徴（幻視，運動症状，および変動する認知と注意）は，初期のアルツハイマー病には典型的ではない．アルツハイマー病による神経認知障害とNCDLBはどちらも徐々に進行するが，これは，典型的には段階的に症状が進行して卒中や白質高信号といったMRI所見と関連する血管性認知症とは異なる．また覚醒度と認知の変動性は，アルツハイマー病とも一致しない．幻覚につながる他の障害としては，MRI所見を伴うまれな現象である脳脚性幻覚症やより早期に発症することの多い統合失調症がある．

鑑別診断において考慮すべき追加の疾患については，DSM-5を見よ．また，DSM-5のそれぞれの項目における併存症と鑑別診断の解説も参照せよ．

要約

- NCDLBの中核となる診断的特徴は，認知，注意，および覚醒度の変動性；幻視；および運動障害の症状である．
- 神経遮断薬は，機能を悪化させる可能性がある．この関連特徴は，神経遮断薬による過敏性と呼ばれている．
- また，睡眠中に正常な運動麻痺が欠如した状態であるレム睡眠行動障害も関連特徴である．
- パーキンソン病による神経認知障害からNCDLBを鑑別するために，病気の時間経過の注意深い記述がきわめて重要である．NCDLBでは，著しい認知機能低下は，運動症状の発現前に出現するが，パーキンソン病による神経認知障害では，運動障害が明らかになったずっと後になって，認知症が進展する．

診断を深める

血管性認知症または血管性軽度認知障害
Major or Mild Vascular NCD

マニュアル ➔ p.612
手引 ➔ p.291

66歳の男性であるビッカーさんと彼の妻は、彼が集中することや決断することが難しくなりつつあると訴えている。計画をやり終えるのに以前よりも長くかかる。彼らは、これらの症状が左下肢麻痺と左手のピリピリ感を経験した翌日から始まったと信じている。この時期、彼は"奇妙"に感じる全体的で漠然とした感覚以外に、他の神経学的症状を経験していないという。神経画像では主に右脳の脳室周囲に小さな梗塞巣を認める。また、年齢相応の軽度脳萎縮も画像上みられた。彼には、心房細動、糖尿病、タバコの喫煙、および高血圧の既往がある。神経心理学的評価では、処理速度、複雑性注意、および実行機能、特に速度を要する課題において、軽度の障害（15%）の証拠が見つかった。記憶検査では、新しい情報の学習については軽度の障害を示したが、学習内容の忘却は最小限であった。彼は、仕事の継続が可能で、他の機能領域における自立性の水準を維持しており、そして彼自身の弱点に気づいている。

この症例は、血管性軽度認知障害のよい例を示している。ビッカーさんは左側が麻痺してピリピリするようになったとき、軽度の虚血性発作を経験したようである。彼の欠損はこの発作と時間的に関連しうる。神経画像では、彼の脳に脳血管障害の所見を認め、それは彼が述べた出来事に関連する可能性がある。彼は、情報処理、複雑性注意、および実行機能が障害された、典型的な認知症状を示している。皮質下の血管損傷はこれらの領域において障害をもたらす可能性がある。心房細動、糖尿病、喫煙、高血圧の既往は、血管性の原因であることのさらなる証拠となりうる。意味のある萎縮の欠如と記憶検査における彼の成績は、原因としてのアルツハイマー病を除外するのに役立つ。彼は3つの認知領域における障害を示したが、障害は軽度であり、彼の自立性を明らかに妨げてはいない。したがって、本疾患は重症度において軽度である。

診断へのアプローチ

血管性神経認知障害の症状の現れ方がさまざまであることから、診断へのアプローチもまた人によってかなり多様である。その人は、潜在的な脳血管性疾患が関連しうる認知症状が徐々に進展しているのかもしれないし、または最近の脳卒中による重篤な認知症状を呈しているのかもしれない。一般外来において、精神保健臨床家は、まだよく確定されていない脳血管性疾患を潜在的にもっている人達に遭遇することのほうが多いだろう。認知機能の低下が、本人、介護者、または臨床家によって疑われるならば、徹底的な症状の記載や病歴を収集しなければならない。その症状が、別の血管性発作（例："私の右手がしびれたとき"、または脳卒中と診断されたとき）と関連しうるならば、血管性の病因が疑われるべきである。持続的な低下を伴わない症状の安定性の証拠もまた、病因として血管性疾患を示唆する。その症状が、乏しい注意、遅い処理速度、または実行機能障害により影響しているように見え、そして記憶に関連しないのであれば、血管性の病因が疑われるべきである。しかし、ある人には、アルツハイマー病でみられるものに類似した記憶欠損を生じさせるであろう、海馬に栄養を供給する脳血管への脳卒中が時折生じる。可能であれば、診断を補助するために神経画像を得ることが重要である。萎縮がより少なく、主要な血管病変がみられる場合には、血管性疾患が疑われる。また臨床家は、ほとんどではないにしても多くの神経認知障害の人達には複数の病因があること、そしてアルツハイマー病と血管性疾患が頻繁に併存し、そしてそれは神経画像上、萎縮と血管損傷の両方を結果として示すであろうことも、常に心にとめておかなければならない。

また臨床家は、脳卒中のために入院しているが、

認知機能を一度も正式に評価されたことのない人に出会うかもしれない．家族の構成員が，愛する人の脳卒中後に生じた著明な変化に気づいても，これらの欠損についての基本的な理解をもっていないことはよくある．臨床家が，ある人の欠損の発症と時間的に関連するように思われる最近の脳卒中の病歴を明らかにした場合には，その評価と診断に関して神経内科医および/または神経心理学者に紹介すべきである．患者とその介護者は，欠損についての情報が明確になり，リハビリで用いることが可能な筋力が残されたことに，しばしば非常に感謝するものである．

病歴聴取

リムさんは 69 歳で，記憶が以前よりも悪くなったようだと訴えて，外来診療所に来院している．面接者が「その例をあげてくださいますか」と尋ねると，リムさんは，ラジオがついていたり同乗者が自分に話しかけていたりすると，運転に集中することが難しい，と説明する．また彼は，人々が自分に対して何を言っているか理解できたとしても，会話についていくことが難しい，と述べる．面接者が「これらの症状はどのくらい前からありましたか」と尋ね，リムさんは，ほぼ 1 年になると答える．「これらの問題が始まったと思われる発作はありますか」と尋ねると，彼は，ほぼ 1 年前のある日，歩きにくくなり目がかすんだ，と述べる．そのとき受診したかどうか尋ねられると，彼は，主治医が"小さな脳卒中"を起こした可能性があると考え，"小便の出る薬"（利尿薬）を処方したと応じる．面接では，リムさんの妻は，夫はたいてい，以前よりもずっとゆっくりに見えるが，気の散らない環境（例：テレビを消した後）で話せば夫は物事をよく覚えられる，と説明している．面接者が，彼が決断することが難しいかどうか（例：夕食に作るもの，またはレストランで注文するもの），または彼の振る舞いが変わっているかどうか（例：彼が人々に不適切なことを言うかどうか）を尋ねると，彼女は，夫は決断するのに時間がかかるが，社会的言動は素晴らしいと答える．最後に，リムさんの諸問題が，安定して持続しているのか，それとも"小さな脳卒中"以降悪化しているのか尋ねると，彼と妻はともに，同じ状態のままだと説明する．

この面接では，病歴を集める際の 2〜3 の重要点を明らかにしている．最初に，リムさんが例をあげるよう求められたとき，彼はアルツハイマー病に典型的な記憶の問題を認めず，むしろ複雑性注意が困難で（例：競合する刺激がある中で運転することが困難），処理速度が遅かった．会話についていくことの困難さは，失語症の症状というより処理速度が遅いことによることが多いように思われる．彼は，内科医によって小さな脳卒中と説明された血管性発作と症状の発現を関連づけている．彼の妻は，実行機能障害（決断することが困難）の追加の症状を報告するが，それだけでなくアルツハイマー病に典型的な記憶の問題については否定する．最後に，その欠損の安定した進行は，変性疾患よりもむしろ血管性神経認知障害の診断へと，面接者を導いている．可能であれば，臨床家は，この診断を確かめるために，リムさんに神経画像と神経心理学的評価をすすめるべきである．

診断を明確にするヒント

- 欠損が主に注意，処理速度，または実行機能においてみられるような場合，病因として血管性疾患を疑うこと．
- 脳血管損傷の存在を確定する際に最も重要である，神経画像を用いること．
- アルツハイマー病を示唆する記憶欠損があるが，広範な脳血管病変も存在している場合には，アルツハイマー病と血管性疾患の両方が病因である可能性を考慮に入れること．
- 視床または角回のような脳の特定の部位の損傷は，損傷の大きさとは不釣り合いに見える重篤な欠損につながりうることを覚えておくこと．これらの部位の梗塞は，「戦略的部位」の梗塞として知られている．それらは，他の脳部位の

より大きな梗塞よりも，より重篤な症状が生じる可能性がある．

症例検討

66歳のプエルトリコ系アメリカ人女性のガルシアさんは，6カ月前に大きな脳卒中に見舞われた．神経画像では，左中大脳動脈の領域において大きな梗塞が認められた．他の部位は正常で，アルツハイマー病を示唆するような意味のある萎縮は認められなかった．脳卒中の前，彼女は正常に機能していて，英語とスペイン語に堪能であったが，脳卒中後，彼女には，言葉が出てこず流暢さを欠くこと，言語による命令の理解困難，そして重度の喚語困難といった失語症の症状があった．また彼女は，重度の記憶障害を示した．脳卒中後，彼女は右腕を動かすことができなかった．その後の6カ月間，言語療法によって彼女の言語能力のほとんどが回復したが，喚語の問題と軽度の記憶欠損はいつまでも残り，視覚記憶は良好だが，聴覚記憶において下位15%の得点であった．彼女の右腕は，彼女がグラフィック・デザイナーとして復職するのに十分なほど使えるようになった．彼女の子ども達は彼女の介護によくかかわっており，彼女は日常の活動において援助を必要としないと報告している．

ガルシアさんの例は，認知障害の診断が必ずしも永続的ではないことを示している．血管性疾患（特に急性脳卒中の形で）や外傷性脳損傷のような病因で，認知機能がひどく障害されるかもしれないが，時間とともに軽度認知障害にまで，または認知障害が消失するまでに改善する可能性がある．ガルシアさんは大血管の梗塞後，血管性認知症を発症した．彼女の障害は数週間持続した．しかし言語療法の補助により，言語機能の大部分を回復することができた．複数の言語に熟達する人には，それぞれの言語における言語機能を評価して治療に当たることが重要である．ガルシアさんは喚語障害と聴覚情報に対する記憶障害が残っているが，他の能力は損なわれておらず，彼女の仕事や他の日常生活の行動に戻ることが可能である．彼女とその家族は，日常活動において彼女は自立していると報告しているが，その一方で，家族は文化的習慣から彼女の日常活動を支援をしているかもしれない．グラフィック・デザイナーとしての彼女の仕事は，他の仕事よりも広範囲の言語技能を求められることが少ないようであり，そのことが，彼女が復職できる可能性を高めている．したがって，血管性軽度認知障害が診断となる．

鑑別診断

血管性疾患と他の原因による神経認知障害の間の重要な違いは，血管性疾患，特に大きな脳卒中を認める場合には，しばしば階段状に機能が低下しうることである．すなわち，突然の急激な低下が起こり，その後に安定期が続く．対照的に，アルツハイマー病，レビー小体病，および前頭側頭型変性症では，低下がより持続的で，直線的に進行する．しかし，大きな脳卒中発作を伴わない血管性疾患もまた，継続的な低下を起こしうる．このような状況において，神経画像は，認知障害を引き起こすのに十分なほど重大な脳血管損傷を示しうる．また，アルツハイマー病を示唆するような意味のある萎縮があるかどうかの評価に使用可能である．また，特に，血管性神経認知障害の危険要因（例：高血圧，糖尿病）は，アルツハイマー病の危険要因でもあり，アルツハイマー病と脳血管性疾患の所見がある患者では，複数の病因による神経認知障害の基準を満たす．一般的に，NCDLBでは，通常，血管性認知症で起こらない，変動する認知，幻視，そしてパーキンソン症状を伴う．最後に，前頭側頭型変性症もまた実行機能の障害を起こすが，血管性神経認知障害でみられるものと比べると，脳血管性疾患ではあまりない，よりゆっくりとした経過の中で起こる．

血管性神経認知障害の人では，前頭-皮質下ネットワークの損傷が関連した抑うつの症状に重なることがしばしばある．臨床家は，その人の障害が血管性疾患と抑うつの併存によるものか，あるいは単独要因によるものかどうかを評価するよう注

意しなければならない．抑うつの付随症状は臨床像をより悪くさせ，残念なことにこの症状は非血管性抑うつと同じ治療には反応しないかもしれない．

外傷性脳損傷（TBI）の人は，しばしば出血や硬膜下血腫のような脳血管性損傷を経験する．これらの疾患そのものによって，血管性疾患（すなわち，脳卒中）に関連した神経認知障害と考えることも可能な欠損が起こっている状況ではあるが，主な原因は外傷性脳損傷であり，したがって，その患者は外傷性脳損傷による神経認知障害と診断される．特定の部位（例：基底核または海馬）の脳卒中は，これらの部位と非常に関連する疾患（例：パーキンソン病，アルツハイマー病）に似た欠損を起こしうるが，適切な診断は，血管性神経認知障害である．またその人は，脳卒中の急性期にせん妄も経験する可能性がある．最後に，また脳腫瘍や多発性硬化症のような他の医学的疾患も，時々血管性神経認知障害でみられるような類似の側面をもつ認知障害をもたらしうる．これらの疾患が認知欠損の原因である場合は，血管性神経認知障害の診断はなされない．

鑑別診断において考慮すべき追加の疾患については，DSM-5を見よ．また，DSM-5のそれぞれの項目おける併存症と鑑別診断の解説も参照せよ．

の機能低下を示し，一方，アルツハイマー病，レビー小体病，および前頭側頭型変性症の患者ではより緩徐な低下を示すであろう．

診断を深める

外傷性脳損傷による認知症または外傷性脳損傷による軽度認知障害
Major or Mild NCD Due to TBI

マニュアル ● p.615
手引 ● p.292

オブライエンさんは60歳で，自動車事故に巻き込まれフロントガラスに頭を打ちつけた．彼女は推測で10〜15分の間，意識を失った．彼女は運転中に交差点に近づいていたことは思い出せるが，現場に救急隊員が到着するまでの他の細かなことは覚えてない．そのときの彼女のグラスゴー昏睡尺度〔訳注：GCS：正常は15点満点，深昏睡は3点〕は，14点だった．2週間後，彼女はかかりつけ医の診療所を訪れ，事故以来，頭痛，集中困難，倦怠感，そして光に対する感受性の増加があると述べた．けいれん発作や片側不全麻痺，あるいは視野障害はみられない．認知機能のスクリーニングでは，注意と作業記憶，速度を要する課題において欠損を認める．オブライエンさんは仕事での生産性が落ち，事故前と同じ仕事を達成するのに2倍の時間を要し，2〜3時間ごとに頻回に休憩をしなければならず，容易に疲れるようになった．彼女は，事故後の最初の週は何度か早く退社したが，すぐに通常の勤務日程に復帰した．彼女の詳細な医学的評価はその他の点では正常，同時に検査結果も正常範囲で，せん妄は除外されている．MRIでは損傷は認められない．事故後3週間で，彼女は外傷性脳損傷による軽度認知障害の診断基準を満たしている．損傷から6カ月後，神経心理学的評価をすべて終えている．努力，注意，作業記憶，処理速度，その他の領域の尺度では，彼女は正常範囲内で行えている．事故後6カ月の時点で，彼女はどんな認知的問題も経験していないと述べ，そして「正常に戻った」と感じている．

要約

- 血管性神経認知障害は，欠損の発症が時間的に脳血管性発作と関連がある，または複雑性注意（処理速度を含む）や実行機能の低下がある場合に，疑われるべきである．
- 確実な血管性神経認知障害は，脳血管性疾患の神経画像所見，欠損の発症と記録のある脳血管性発作との時間的関係性，または脳血管性疾患の臨床的および遺伝的証拠，のどちらかがある場合に診断される．
- 抑うつの症状は，特に血管性神経認知障害の患者において一般的である．
- 血管性神経認知障害の多くの患者では，階段状

この症例は，他のほとんどの神経認知障害と異なる，外傷性脳損傷による軽度認知障害の1つの重要な側面を例示している．人間はある時点で，神経認知障害を経験しても，もはやその基準を満たさないまでに十分に回復しうる（これは，血管性の神経認知障害でも起こる）．オブライエンさんは，事故後数週間，軽度認知障害の診断基準を満たしていたが，これは軽度の外傷性脳損傷を経験した人々に共通の経過である．そのような患者の多くで，典型的には事故後3カ月以内にもとの機能まで完全に回復する．オブライエンさんは，頭痛，易疲労感，光への感受性の増加（すなわち，光過敏性），さらに注意力，作業記憶，および処理速度の低下を含む事故後に生じる典型的な症状を示していた．

診断へのアプローチ

最初にすべき評価は，臨床面接とその外傷性脳損傷の特徴と重症度（DSM-5の重症度分類によれば，軽度，中等度，または重度）を決定するための診療録の再調査である．DSM-5によると，外傷性脳損傷は頭部への衝撃や頭蓋内で脳が速く動くか移動するような他の機序があり，以下のうち1つ以上の特徴を伴うかもしれない．1）意識喪失，2）外傷後健忘，3）失見当識および錯乱，4）神経学的特徴（例：損傷を示す神経画像，てんかん発作の新たな出現，既存のてんかん性障害の顕著な増悪，視野欠損，嗅覚脱失，片麻痺）．最終的に，外傷性脳損傷に関連する神経認知障害では，認知機能低下が外傷性脳損傷の発症後すぐ，または意識の回復後すぐに認められ，急性の受傷後過程が終わっても残存していなければならない．診療録の再調査には，最近の内服薬（例：ベンゾジアゼピン系薬物，抗コリン作用薬，オピオイド鎮痛薬，鎮静薬，抗てんかん薬），けいれん発作の既往，アルコール血中濃度測定の検査結果，腎・肝機能のような代謝性の問題，および物質中毒や離脱が含まれるべきである．

認知機能の欠陥は，臨床面接および注意，情報処理速度，記憶，および実行能力に焦点を合わせた神経心理学的標準評価尺度一式によって評価される．面接中，臨床家は，発症時期や認知的困難の特徴を尋ねることによって，認知的困難が損傷直後から出現したか否かを確かめる．外傷性脳損傷後の認知機能低下は多様であるが，多くは，**注意障害**（例：質問への応答と課題達成の困難，複数課題の処理，会話の筋を見失うこと，質問を繰り返す）や，**実行機能の障害**（例：問題解決や計画能力の低下，脱抑制，衝動性，よい意見を聞き入れないこと，および/または料理のような複雑な作業の順序立ての困難さ），最近の情報に関する**学習と記憶の問題**（例：面接者の名前と5つの言葉の想起），**処理速度の遅延**（課題達成時間が長くなる，質問への反応が遅くなる）を伴う．**人格変化**もまた一般的で，欲求不満耐性の低下，易怒性，衝動性，社会的状況における不適切な発言が含まれる．重症の外傷性脳損傷の場合，以下の欠陥が通常みられる：失語，視野欠損，半側空間無視/不注意，失行（歯を磨くような目的のある行動を遂行できない）．

臨床家は，最近の認知機能低下の特徴や重症度が軽度認知障害や認知症の診断基準を満たすかどうかを決定しなければならない．診断を下す際に考慮する2つのことがある．第一に，外傷性脳損傷による認知症と軽度認知障害の診断は，外傷性脳損傷そのものの重症度よりも，以前の認知機能レベルからの低下の範囲と重症度によって決定される．言い換えれば，認知機能検査によって，損傷後1週間から数カ月以内に以前の機能水準の評価からのかなりの低下を示す証拠があれば，軽度の外傷性脳損傷によって外傷性脳損傷による認知症が起こりうる．第二に，症状が完全に解消しなくても認知機能は改善へと変化する自然経過をたどるため，経過は完全な回復なくとも，認知症から軽度認知障害まで経時的に変化しうる．重度の外傷性脳損傷を除いて，回復の典型的な過程では，軽度の外傷性脳損傷から数週間から3カ月以内，そして中等度の外傷性脳損傷後1年以内に，認知機能的，神経学的，人格，および気分の変化に関しての完全あるいは部分的な改善をみる．中等度から重度の外傷性脳損傷の人では，神経認知欠損が長期間持続するかもしれないし，神経生理

学的，情動的，行動的な合併症が増悪するかもしれない．これらには，とりわけ事故後1年以内のけいれん発作，子どもでは発達の遅れ，心的外傷後ストレス障害，抑うつ，不安，光過敏，聴覚過敏，易怒性，睡眠障害，疲労感，アパシー，および仕事または学校へ復帰できないことが含まれるかもしれない．社会的，職業的機能の崩壊は，対人関係や家族・夫婦関係により負の影響を与える．したがって，気分の評価は定期的に行われるべきである．

病歴聴取

　ベイツさんは25歳で，3カ月前に外傷性脳損傷となり，大学で"集中"困難が悪化したという．面接者は，「集中困難の実例を教えてもらえますか」と尋ねる．ベイツさんは例をあげることができない．面接者は続いて，関連した質問をする．「あなたはそれらを記憶するために，同じページを読み返さなければなりませんか．会話の最中に考えていたことを忘れることがありますか．課題を始めて，それを完了することが困難に感じることがありますか」．ベイツさんはこれらのすべての質問に「はい」と答え，注意力の低下を示した．それから面接者は，「課題を完了するのにより長い時間がかかりますか」と尋ねると，その男は同意してうなずき，新しい情報を覚えるために自分自身で繰り返す傾向があるし，何度も復唱が必要であると付け加えた．面接者は，「これらの問題に初めて気づいたのはいつでしたか」と続ける．患者は，集中力の問題は受傷後1週間以内に始まり，過去3カ月でいくぶん回復したが，まだ完全に回復していないと答える．外傷後健忘と意識消失の期間は，「受傷前の最後の鮮明な記憶は何ですか．受傷後最初のはっきりした記憶は何ですか．どれくらい間，意識を失っていましたか」と尋ねることで決定される．患者は，受傷後60秒の意識消失と1日の見当識障害があり，事故直前の出来事を思い出すことは可能で，2日後に病室で目覚めたという受傷後最初の記憶について伝えた．面接者は，「この3カ月，普段と違い，憂うつで涙もろく，神経が高ぶっていると感じたことはありますか」と尋ねると，ベイツさんは情動的苦痛の徴候を否定した．最後に，面接者は，自立生活と自己管理（例：料理，運転，家計のやり繰り，そして服薬）の困難さについて尋ねる．ベイツさんは，すべての自立機能に変化はないと述べ，外傷性脳損傷による軽度認知機能障害と診断された．

　臨床家は，まずはじめに，患者が経験している認知機能低下の特徴を明確にする．いったん注意力や処理速度の低下が明らかになれば，外傷性脳損傷による軽度認知障害または認知症の診断基準，すなわち，受傷直後からの認知機能の問題の発症が必須，を満たすかどうか決定するために，認知機能低下の発症時期を明らかにする．初期の外傷性脳損傷の重症度が，外傷性脳損傷による軽度認知障害や認知症を必ずしも予測するものではないが，回復の経過についての見通しを決定する初期外傷の重症度について評価すること，そして他の要因（例：他の医学的問題，物質使用，不安，抑うつ，疼痛，医薬品の影響）による問題が残存しているかどうかを評価することは，いつも有用である．例えば，患者が軽度の外傷性脳損傷に罹患し，3カ月後に認知機能低下を経験し続けている場合，認知機能の完全な回復が軽度外傷性脳損傷後1週間から3カ月以内に起こらなければならないので，他の影響要因が探索されるべきである．現在進行中の認知機能低下をさらに悪化させ，および/またはそれに影響している可能性のある情動的苦痛の存在を取り除くために，臨床家は抑うつ，不安，または情動調節の問題の存在を除外しなければならない．最後に，軽度認知障害か認知症かを鑑別するために，臨床家は毎日の機能の変化について尋ねる．軽度認知障害に比し，外傷性脳損傷による認知症患者では日常の活動を1人で完全に行うことが困難で，援助が必要である．

診断を明確にするヒント

- 受傷時の特徴に基づき，外傷性脳損傷の重症度を決定する：意識消失，外傷後健忘，受傷時のグラスゴー昏睡尺度の得点．外傷性脳損傷の重症度は，受傷後の認知機能低下の重症度によって決定してはならない．
- 外傷性脳損傷による神経認知障害の重症度（すなわち，軽度認知障害か，認知症か）と日常生活における実行活動能力への影響を立証すること．
- 外傷の既往および外傷の重症度をより十分に記載するために，外傷後健忘の期間を明らかにすること．
    - 患者に，**受傷前，最後**に覚えていることを尋ね，詳細を聴き出すこと．
    - 患者に，**受傷後，最初**に覚えていることを尋ねること．起こったことについて患者が知らされていることと患者が覚えていることの違いを，必ず明らかにすること．
- 多くの外傷性脳損傷に関連している特徴（例：衝動性，易怒性，抑うつ，不安，物質使用，危険性の高い行動）は，ある人では外傷性脳損傷を経験する以前から存在している可能性があるので，外傷後から起こっていることに加えて，外傷前から存在する特徴を評価すること．
- 外傷性脳損傷による軽度認知障害の患者には，外傷性脳損傷の回復の過程に関して教育する．神経認知機能の低下は，外傷後の最初の3カ月以内に改善していくであろう．

症例検討

ダイムラーさんは24歳で，第二言語として英語を話す．彼は酔っぱらって歩道に倒れ込み，前頭部をコンクリートで打った．救急隊員が彼を起こすまで約2時間，彼は意識を消失していた．救急隊が到着したとき，グラスゴー昏睡尺度は15点中10点であった．病院でのアルコール血中濃度（%）は0.12〔訳注：酩酊初期（0.11〜0.15）にあたり，立てばふらつく〕であった．彼には受傷時や倒れる前の記憶がない．転倒後の最初のはっきりした記憶は，彼の姉が病院へ見舞いに来たことであった．彼は転倒の1年後に外来を受診し，頻回の頭痛，怒りっぽさ，明るい光に対する過敏性を述べた．彼は包括的な神経心理学的評価を受け，注意，複数課題，問題解決，および最近学習した情報に関する記憶課題に苦労し，これらの点数は5〜15パーセンタイルの範囲である．彼は，評価に際しては十分な努力を示している．転倒以来，整備士として仕事に復帰したが，彼は課された仕事を終えるのにより長い時間を要した（例：標準的なオイル交換に90分を要した）．彼は，日常生活機能では自立しているが，妻がいつも家計をやり繰りしている．彼は，いらいらすることが増え，妻と頻繁に口論になると述べる．転倒したときには酩酊していたようであったが，普段は1週間で3〜6杯以上のアルコールは飲まないと彼も妻も言う．10年前，彼は抑うつ症状のいくらかの病歴があり，そのときは抗うつ薬の治療を受けたと語った．現在彼は，気分が落ち込んだり，不安になったりすることはないと言う．

ダイムラーさんはグラスゴー昏睡尺度10点，30分〜24時間の意識消失，そして1〜7日の外傷後健忘という中等度の外傷性脳損傷を経験した．ダイムラーさんの年齢は，外傷性脳損傷の好発年齢の15〜24歳の範囲にある．英語は彼の第二言語であるので，神経心理学的検査における成績は彼の本来の能力よりも低く出ている可能性があり，注意深い解釈がなされるべきである．ほとんどの認知機能測定は，英語および認知機能の西洋的な概念によって構成されていた．研究では，認知機能検査でこれらの影響を受けない者はごく少ししかいない．したがって，英語が第二言語の人や，国，民族，人種，言語，または文化的背景が異なる人では，妥当性は限定されるかもしれない．ダイムラーさんの神経心理学的検査結果は少なくとも中等度の認知機能低下を示したが，彼は日常生活上自立し，仕事にも復帰できており，検査は彼の能力を低く見積もっている可能性がある．この情報に基づくと，彼は中等度の外傷性脳損傷による軽度認知障害の診断基準を満たしている．ア

ルコールが転倒に関係しており，それが外傷性脳損傷の重症度の評価を複雑にさせることがある．というのも，大量のアルコール摂取による鎮静的な特徴が，グラスゴー昏睡尺度の得点を低下させており，その低得点がアルコール摂取によるものか，あるいは脳損傷によるものかを臨床家が判断できないためである．また，外傷性脳損傷後の認知機能障害が外傷性脳損傷に関連するのか，または認知機能低下を説明可能な長年にわたるアルコール乱用の病歴が存在するのか，あるいは外傷性脳損傷とアルコール乱用の既往の双方が同時に影響するのかを，臨床家が判断することも重要となる．ダイムラーさんのアルコール使用はまれだという家族からの報告があるので，認知機能に対するアルコール使用の長期的な影響は，現時点では除外できる．彼は抑うつ症状も不安症状も否定しており，情動的苦痛が彼の最近の認知機能的な困難さを増悪させたり，あるいは説明できることはなさそうである．最後に，補償または以前からの職務の軽減が得られる可能性があることで，認知機能に障害がないにもかかわらず，被検者が認知機能評価時に十分に取り組まないこともあるので，外傷性脳損傷後の評価の際には被検者が示した努力を評価することが重要である．

鑑別診断

外傷性脳損傷による認知症や軽度認知障害は，最初の外傷性脳損傷の重症度とは必ずしも関連しないが，場合によっては，認知機能低下の重症度，および/または経過中の期待される症状の改善の欠如は，外傷の特徴や重症度と一致していないように見えるかもしれない．詳細な診察禄の再調査および神経学的な合併症（例：慢性血腫，脳卒中，てんかん発作活動）の除外の後，臨床家は，精神疾患，物質使用障害，および身体症状症および関連症群の可能性を考慮しなければならない．心的外傷後ストレス障害（PTSD）は，頻回に神経認知障害に併存する可能性があり，特に，初期の外傷性脳損傷の重症度と必ずしも一致しない認知機能低下を経験している人に対して，進行性の認知機能低下を説明する主要な診断となりうる．集中困難，易怒性，嗅覚過敏や光過敏，頭痛，抑うつあるいは不安気分，脱抑制行動は，PTSDと外傷性脳損傷によるNCDsの双方に共通してみられる．軽度から中等度の外傷性脳損傷によるNCDsの場合，外傷性脳損傷後の3～6カ月の間に症状は完全に解消しなくともその重症度は通常改善するが，PTSDや他の精神疾患によるものでは，症状の悪化はないもののしばしば持続する．若い成人が外傷性脳損傷後の神経認知障害を経験する場合，若い成人におけるアルツハイマー病の有病率は極端に低いので，このような進行性の神経変性疾患が病因ではないことを臨床家は確信できる．外傷性脳損傷の犠牲者は，しばしば出血や硬膜下血腫のような血管障害を経験する．これらの疾患そのものが血管疾患（すなわち，脳卒中）と関連した神経認知障害とみなされうる疾患を引き起こすが，最初の原因は外傷性脳損傷である．したがって，外傷性脳損傷による神経認知障害と診断されるだろう．

外傷性脳損傷による神経認知障害に関連した多くの症状は，抑うつや不安気分，頭痛，光と聴覚への過敏性，人格変化（例：脱抑制行動，易怒性，攻撃性）を含む気分関連障害と重複する．物質使用（外傷性脳損傷の前後いずれも）は，外傷性脳損傷による神経認知障害の患者に共通してみられ，著しく絡み合い，日常生活における認知機能の低下や機能的問題を顕著に悪化させうる．前述したように，外傷性脳損傷に関する多くの症状は，PTSDの症例にみられる症状と重複する可能性があり，特に軍隊集団において，この2つの疾患は併存しうる．加えて，顕著な神経運動性の特徴（例：運動失調，平衡感覚障害，協調運動障害，運動遅延）は，外傷性脳損傷による神経認知障害に存在する可能性があり，他の神経学的な原因（例：けいれん発作，腫瘍，運動障害）を除外するために，医学的，神経学的な評価検査が必要となる．

鑑別診断において考慮すべき追加の疾患については，DSM-5を見よ．また，DSM-5のそれぞれの項目における併存症と鑑別診断の解説も参照せよ．

要約

- 外傷性脳損傷による軽度認知障害または認知症は，外傷後の認知機能低下の重症度とそれがその人の日常生活活動を行う能力に与える影響によって決定される．外傷性脳損傷による軽度認知障害と認知症の特定は，外傷の重症度によって決定されるわけではない．
- 外傷の重症度は，受傷時の特徴（例：意識消失，外傷後健忘，グラスゴー昏睡尺度得点）によって決定されるもので，受傷後の認知機能低下の重症度にはよらない．
- 受傷時のアルコール血中濃度の高値は，最初のグラスゴー昏睡尺度得点を低下させ，結果として外傷の重症度の測定を不正確なものにする．
- 他の神経認知障害とは異なり，外傷性脳損傷による神経認知障害は回復の経過に関して特徴的である．その人は外傷後すぐに，軽度認知機能障害または認知症のいずれかを経験し，認知症から軽度認知機能障害へと移行し，そしてもはや神経認知障害の診断基準を満たさないまで十分に回復することがありうる．
- 軽度の外傷性脳損傷による神経認知障害において，患者の大多数は受傷後3カ月以内にもとの機能まで完全に回復する．
- 臨床家は，患者の気分症状や物質関連障害の現在症や既往を評価するべきである．神経認知機能の低下の悪化や長期間の持続がある場合は，進行性の認知機能の問題の原因となるような他の要因（例：精神疾患，物質，神経疾患，または身体症状症および関連症群）を考慮することが重要である．

本章の要約

神経認知障害群

表20-1は，この章で取り上げられている，アルツハイマー病によるNCDs，NCDLB，血管性NCDs，および外傷性脳損傷（TBI）によるNCDsに関して，診断ガイドラインをまとめたものである．認知面の機能障害は，これらのNCDsすべてに共通した特徴である．認知症と軽度認知障害は，機能の障害と同様に認知面の機能障害の重症度により区別される．認知症では，日常の機能に援助を必要とすると定義される機能障害を有していなければならない．日常の機能における自立度は，家計や内服薬の管理，食事の準備，および交通手段の調整のような，複雑な手段的日常生活動作を助けなしに遂行する能力によって特徴づけられる．頭部外傷のように明らかな出来事がない，変性疾患においても，臨床家は「確実な」と「疑いのある」を特定する必要があり，これらの基準は症候群によって変わる（表20-1）．また臨床家は，行動障害があるかどうかについても示す必要もある．外傷性脳損傷による軽度認知障害または認知症では，損傷の性質と意識消失の期間，また外傷性脳損傷直後に起こり，昏睡期と意識の回復後の時間を含んだ外傷後健忘の期間を明らかにすることが重要である．これは，受傷後に最初に何をしたかを患者に尋ねることで評価可能である．

診断の重要点

- 神経認知障害群（NCDs）は，以前の水準からの認知機能の低下を伴う．これらの疾患群は，出生時あるいはごく若い年齢から存在する，知的能力障害とは異なる．
- せん妄は，医学的疾患が脳機能を妨げる際に起こり，失見当識や認知機能障害の症状を引き起こす．
- 認知症および軽度認知障害の両者は，1つまたはそれ以上の認知領域の障害を含む（アルツハイマー病による神経認知障害では，2つまたはそれ以上の領域が必要である）．認知症では，毎日の活動において，重篤な認知欠損が自立を阻害する．軽度認知障害では，毎日の活動において，軽度の認知欠損が自立を阻害することはない．
- NCDsの主症状（すなわち，認知欠損）を確定する最もよい方法は，認知機能検査を使う

表 20-1　抜粋された神経認知障害群（NCDs）のための診断ガイドラインの要約

認知症（すべての原因）	軽度認知障害（すべての原因）
1. 毎日の活動において，認知欠損が自立を阻害する． 2. 認知は，典型的には 3% かそれ以下	1. 毎日の活動において，認知欠損が自立を阻害しない． 2. 認知は，典型的には 3〜16% の間

アルツハイマー病による認知症　／　アルツハイマー病による軽度認知障害

症状
1 つまたはそれ以上の認知領域で，障害は潜行性に発症し緩徐に進行する．
障害は他の過程によってうまく説明されない．

確実なアルツハイマー病	確実なアルツハイマー病
遺伝子変異 または以下のすべて： 1. 記憶，学習，および少なくとも 1 つの他の認知領域の低下 2. 進行性で緩徐な低下 3. 混合性の病因の証拠がない． そうでなければ，疑いのあるアルツハイマー病	遺伝子変異 疑いのあるアルツハイマー病 以下のすべて： 1. 記憶および学習の低下 2. 進行性で緩徐な低下 3. 混合性の病因の証拠がない．

レビー小体病による認知症　／　レビー小体病による軽度認知障害

症状
1 つまたはそれ以上の認知領域で，障害は潜行性に発症し緩徐に進行する．
障害は他の過程によってうまく説明されない．

確実なレビー小体病
2 つの中核的特徴，または 1 つ以上の中核的特徴と 1 つの示唆的特徴

疑いのあるレビー小体病
1 つだけの中核的特徴，または 1 つ以上の示唆的特徴

血管性認知症　／　血管性軽度認知障害

症状
どちらかによって示唆される血管性の病因の臨床的特徴
1. 複雑性注意，処理速度，および実行機能における著明な低下；または
2. 認知欠損の発症が，1 回以上の脳血管性発作と時間的に関係している．
脳血管性疾患の証拠
障害は他の過程ではうまく説明ができない．

確実な血管性神経認知障害
以下のうち 1 つの存在：
1. 脳血管性疾患による神経画像的証拠 または
2. 脳血管性発作の時間的発症と関係した認知欠損 または
3. 遺伝的および臨床的証拠

疑いのある血管性神経認知障害
臨床的基準には合致するが，神経画像が得られず，1 回以上の脳血管性発作との時間的な関連が確証できない．

外傷性脳損傷による認知症　／　外傷性脳損傷による血管性軽度認知障害

症状
外傷性脳損傷（TBI）の証拠（以下のうち少なくとも 1 つ）：
1. 意識喪失
2. 外傷後健忘
3. 失見当識および錯乱
4. 神経学的徴候
神経認知障害が外傷性脳損傷（TBI）の発症後すぐ，または意識の回復後すぐに認められ，急性の受傷後過程が終わっても残存する．
病因がより明らかに確定されるので，「確実な」または「疑いのある」は特定されない．

注：TBI ＝外傷性脳損傷

ことである．患者の自己申告による認知欠損は，診断に関しては十分ではない．さらに，いくつかのNCDsではその性質上，しばしば患者自身が疾患の存在に気づくことが不可能である．
- 他の精神疾患と異なり，その診断は，可能性のある神経学的原因（例：アルツハイマー病，外傷性脳損傷）に加えて，症候群（神経認知障害）として考えるべきである．
- アルツハイマー病は，神経認知障害の変性性の原因の最も一般的なものである．
- 外傷性脳損傷によるNCDsは，どの年齢でも起こりうるが，一方，他のNCDsの多くはしばしば高齢者で起こる．
- 認知面の機能障害の治療可能な原因を確実に考慮するために，高齢者における認知機能障害が他の原因によるものと証明できない場合，それはせん妄によるものと考えるべきである．
- レビー小体病を伴う神経認知障害（NCDLB）と同様に，せん妄における幻覚はほとんどの場合幻視である一方，統合失調症における幻覚はしばしば幻聴である．とはいえ，これらの疾患のそれぞれが他の種類の幻覚を伴うこともある．

自己評価

鍵となる概念：知識をダブルチェックしよう

以下の概念は，種々のNCDsに対してどう関連しているか．
- 外傷後健忘
- 幻覚
- 血管性疾患
- 学習および記憶
- 視空間能力
- 脳卒中/脳血管性発作
- 抗精神病薬への過敏性
- 意識消失
- 皮質下梗塞と白質脳症を伴う常染色体優性遺伝性脳動脈症（CADASIL）
- グラスゴー昏睡尺度（Glasgow Coma Scale）

同僚や指導者への質問

1. あなたが，認知機能を評価するために好んで使う方法は何か．
2. あなたが，鑑別診断を確定するのに有効と思う特定の質問はあるか．
3. あなたに対して不適切に振る舞うNCDsの患者を，どのように扱うか．
4. 実臨床において，あなたが考える最も一般的なせん妄の引き金は何か．
5. 認知機能のもともとの水準やその低下に関する情報を得るために最も役立つと思われる質問はどれか．

ケースに基づく質問

Part A
ニコラスさんは75歳の女性で，過去2年の間に徐々に記憶が落ちてきたと訴える．彼女のパートナーは，彼女は頻回に質問を繰り返し，時々どこで用事をするつもりだったのか忘れると言う．どちらもニコラスさんの性格や行動における変化はないという．

■ これらの症状を引き起こしている可能性が高い疾患は何か

彼女の症状は，アルツハイマー病による神経認知障害（NCD）のようである．

Part B
これらの症状は，ニコラスさんが突然の視野障害を主訴に救急部門へ来院した際，説明しているときに，突然始まった．彼女はそのとき症状が出現したと思っているが，彼女のパートナーは，いくつかの記憶欠損はその前から存在していたと考えている．

■どのような問題が，突然の発症，または認知機能の問題の悪化を引き起こす可能性があるか

記憶欠損の突然の発症は，脳卒中や他の急性の医学的疾患による可能性がある（例：脳炎，致死的な大きさの脳腫瘍の拡大）．臨床家は，しばしば矛盾する報告に苦労する．この症例では，記憶欠損は（アルツハイマー病に一致した）出来事の前から始まっているかもしれないし，（血管性疾患に一致した）この発作によって引き起こされたかもしれないし，または潜在的であったアルツハイマー病が脳卒中によって悪化し，出現した可能性もある．

Part C

ニコラスさんはMRIを受け，それによって海馬領域の記憶中枢と視覚処理の後頭領域における脳卒中の証拠が示された．遺伝子検査は，彼女がアポリポ蛋白E4遺伝子のキャリアであることを示しており，彼女は自分の両親が2人ともアルツハイマー病と診断されていたと話した．神経心理学的検査は，記憶と視知覚の障害を示したが，他の領域における機能は正常であった．彼女の薬物療法の再検討から，最近彼女が"神経質な"ためにベンゾジアゼピンを1剤服用し始めたことが明らかになった．

■彼女の欠損の可能性のあるすべての病因は何か，そしてそれらのうち可逆的なものは何か

診療録を見直すと，ニコラスさんの記憶欠損に関して可能性のある3つの原因が明らかになった：1）記憶欠損を引き起こすと予測されるであろう海馬の栄養を司る動脈の脳卒中のMRI所見，2）アルツハイマー病と一致した遺伝子検査，および3）最近の薬物の導入（ベンゾジアゼピン）は，しばしば認知機能を障害する．彼女に不安症の症状があれば，不安もまた認知機能を障害するために，適切な治療が始められなければならない．本症例は，高齢者における評価の複雑さと認知欠損の治療のいくつかを示したよい例である．多くの疾患は，その病因は多因子性であり，いくつかは可逆的で，いくつかは安定し，いくつかは悪化する．

Short-Answer Questions

1. アルツハイマー病の患者では，最も記憶に障害が出るのは，どの出来事か：最近の出来事か，または遠い過去の出来事か．
2. 正解か不正解か：アルツハイマー病による認知症の診断には，学習と記憶のみに関する認知機能の低下の証拠が求められる．
3. 認知機能検査の成績は別として，軽度認知障害と認知症とを鑑別するために用いられる重要な特徴とは何か．
4. せん妄の重要な特徴は何か．
5. 幻視は，NCDLBで生じうるが，他にどのような神経認知障害（NCD）で起こりうるか．
6. レビー小体病を伴う認知症または軽度認知障害に関する3つの中核的特徴とは何か．
7. 血管性認知症または軽度認知障害において，最も顕著に影響しているのは，どこの認知領域か．
8. 正解か不正解か：確実な血管性神経認知障害は，神経画像検査によって支持される神経認知欠損を生じさせる広範な脳血管性疾患の証拠が存在すれば，診断されうる．
9. 血管性認知症または軽度認知障害に関連した主要な5つの危険要因は何か．
10. 正解か不正解か：外傷性脳損傷による軽度認知障害と認知症の診断は，最初の脳損傷の重症度に基づいている．

Answers

1. アルツハイマー病の患者では，最近の出来事に関する記憶障害が最も多い．
2. 不正解：もう1つ他の認知領域が障害されなければならない．
3. 日常の機能は，軽度認知障害と認知症との鑑別のために重要な要素である．軽度認知障害の診断では，患者が自立して機能する能力は相対的に障害されていない一方で，認知症の診断では，手段的日常生活活動の援助を他者に頼っている．
4. せん妄の重要な特徴は，注意および/または覚

醒の障害が急速に現れることである.
5. 幻視は,せん妄で起こりうる.
6. レビー小体病を伴う認知症または軽度認知障害における3つの中核的診断特徴は,認知の動揺性(注意および覚醒度);繰り返し出現する幻視;そして認知機能低下の進展に続いて起こる自然発生的なパーキンソニズム,である.
7. 複雑性注意(処理速度を含む)と実行機能は,血管性認知症と血管性軽度認知障害において,最も顕著に影響される.
8. 正解:神経画像検査によって支持される神経認知欠損を生じさせる広範な脳血管性疾患の証拠は,確実な血管性神経認知障害の診断を下すためには十分である.
9. 血管性認知症または軽度認知障害に関連した主要な危険要因には,高血圧,糖尿病,喫煙,肥満,高コレステロール血症,心房細動,脳アミロイドアンギオパチー,および皮質下梗塞と白質脳症を伴う常染色体優性脳動脈症(CADASIL)のような遺伝性疾患が含まれる.
10. 不正解.軽度認知障害と認知症の指定は,認知欠損の重症度に基づいている.

文献

Ferman TJ: Dementia with Lewy bodies, in Mild Cognitive Impairment and Dementia: Definitions, Diagnosis, and Treatment (Oxford Workshop Series). Edited by GE Smith, Bondi MW. New York, Oxford University Press, 2013, pp.255–301

Ferman TJ, Smith GE, Boeve BF, et al: DLB fluctuations: Specific features that reliably differentiate DLB from AD and normal aging. Neurology 62:181–187, 2004

McKeith IG, Dickson DW, Lowe J, et al: Diagnosis and management of dementia with Lewy bodies: third report of the DLB consortium. Neurology 65:1863–1872, 2005

Walker MP, Ballard CG, Ayre GA, et al: The Clinician Assessment of Fluctuation and the One Day Fluctuation Assessment Scale. Two methods to assess fluctuating confusion in dementia. Br J Psychiatry 177:252–256, 2000

21

パーソナリティ障害群
Personality Disorders

「人々はいつも私をがっかりさせる」
「自分の台所が完璧にきれいでないと何もできない」

　パーソナリティ障害のある人は，その人の思考，行動，反応，および内部体験と関連した持続的で不適応的な様式をもち，それがいろいろな社会的状況で起こり，その人の生活に深刻な障害をもたらす．その人の"愛したり，働いたりする"能力は減弱され，しばしば非常に苦しむ．パーソナリティ障害をかかえて生きる人の秩序破壊的，否定的，または損害を与える行動は，そのまわりの人をもまた苦しめる．定義上，パーソナリティ障害は挿話的ではなく，その持続的な特徴はこの診断分類を理解する鍵である．

　パーソナリティ障害はまれではなく，より男性に多いものもあれば，より女性に多いものもある．実際の臨床では，気分障害または不安症または物質関連の疾患のような同時に起こる障害，および意味のある心理社会的な問題は，例外というよりもむしろ一般的に起こると考えられる．これらの理由によって，パーソナリティ障害のある人の臨床診療はとりわけ困難になる可能性があり，高い誠実性，思いやり，およびこの仕事を引き受ける医療従事者側の複雑さに対する忍容性を必要とする．

　パーソナリティ障害について学ぶ際に，はじめに広範な診断分類の意味を理解したうえで，10の個々のDSM-5のパーソナリティ障害の特定の基準に親しむことは効果的である．鋭い読者はDSM-IV-TRのパーソナリティ障害の基準がDSM-5の第Ⅱ部において変更なしで維持されたことに気がつくだろう．重要な意味のある科学的研究——例えば，気質やパーソナリティ構造の領域における——および国際的な比較研究では，DSMの将来の改訂版がパーソナリティ障害の新しい概念と基準をもつだろうと示唆されている．この領域に関する新しい考え方は，DSM-5の第Ⅲ部「パーソナリティ障害群の代替DSM-5モデル」の章において詳述されている．その章はパーソナリティ障害を考慮する際の新しい方法を検討し，パーソナリティにおいてしばしばみられる機能障害の分野へのより掘り下げた見方を提供する．その章はまたパーソナリティ機能の水準を測定するために提案された評価尺度を含んでいる．関心のある学習者にはDSM-5のこの資料を見直すことをすすめる．

■ パーソナリティ障害全般
General Personality Disorder

マニュアル ➡ p.636
手引 ➡ p.301

　特定のパーソナリティ障害の診断を考慮する前に，パーソナリティ障害全般の存在の基準が満たされなければならない．多くの消極的なパーソナリティ特性が，パーソナリティ障害の全般的基準を満たすことのない人や特定のパーソナリティ障害（例：境界性パーソナリティ障害，依存性パーソナリティ障害）に分類されるべきではない人

にみられるかもしれない．不適応的なパーソナリティ特性は他の特徴から孤立して生じるか，または特定の状況でしか現れない可能性があり，その場合はパーソナリティ障害の診断に該当しないだろう．

本質的には，パーソナリティ障害診断の基準を満たすためには，ある人の体験や行動の不適応的な様式が基本的にその個人のパーソナリティに固定していなければならない．特性は種々の状況を通してその個人が体験し行動する仕方の側面として，ある意味"石灰化されて"いなければならない．臨床業務に携わって間もない専門職にとっては，例えば，その特性は表面的には動的に見えるが（例：その人が情動的に変化しやすく破壊的な行動をするため），実際には時間と状況を通してまったく一貫している場合，この概念は理解しがたい可能性がある．この一貫性はこの診断分類全体に基本的なものである．パーソナリティ障害のこの持続的で広汎性の本質が，これらの病態がさまざまな状況や多様な機能の領域のいたるところで明らかで，長期にわたり続くもので，青年期または成人期早期にまでさかのぼることができる，とDSM-5が特定する理由である．患者は複数のパーソナリティ障害のDSM-5の基準を完全に満たす可能性があり，それぞれのパーソナリティ障害について完全な基準が満たされる場合，正しく診断されうる．

臨床家は，発達中のパーソナリティとは対照的に成人のパーソナリティにおける体験や行動を確認しなければならないので，パーソナリティ障害の診断はしばしば18歳になるまで保留される．症状が1年以上の間明らかに存在する場合，18歳以前でもパーソナリティ障害は正確に診断されるかもしれない．唯一の例外は反社会性パーソナリティ障害で，18歳未満の個人において診断することはできない．パーソナリティ障害は必ずしも生涯にわたる診断であるとは限らないことを心にとどめておくこともまた重要である．パーソナリティ障害の基準を満たしている患者は，成長し人生の別の段階ではもはやパーソナリティ障害の診断基準を満たさないかもしれない．

パーソナリティ特性とは「環境および自分自身について，それらを知覚し，それらと関係をもち，それらについて思考する持続的様式であって，広範囲の社会的および個人的状況において示される」(p.637) とDSM-5において定義されている．パーソナリティ特性が不適応的で柔軟性がないとき，それらはパーソナリティ障害に関係のある様式を構成する．不適応的なパーソナリティ特性の特定の一群はDSM-5において定義されるように，10のパーソナリティ障害から構成される (p.635)．

- **猜疑性パーソナリティ障害/妄想性パーソナリティ障害**とは，他人の動機を悪意あるものとして解釈するといった，不信と疑い深さを示す様式のことである．
- **シゾイドパーソナリティ障害/スキゾイドパーソナリティ障害**とは，社会的関係からの離脱と情動表出の範囲が限定される様式のことである．
- **統合失調型パーソナリティ障害**とは，親密な関係において急に不快になることや，認知または知覚的歪曲，および行動の風変りさを示す様式のことである．
- **反社会性パーソナリティ障害**とは，他人の権利を無視する，そして侵害する様式のことである．
- **境界性パーソナリティ障害**とは，対人関係，自己像，および感情の不安定と，著しい衝動性を示す様式のことである．
- **演技性パーソナリティ障害**とは，過度な情動性を示し，人の注意を引こうとする様式のことである．
- **自己愛性パーソナリティ障害**とは，誇大性や賞賛されたいという欲求，共感の欠如を示す様式のことである．
- **回避性パーソナリティ障害**とは，社会的抑制，不全感，および否定的評価に対する過敏性を示す様式のことである．
- **依存性パーソナリティ障害**とは，世話をされたいという過剰な欲求に関連する従属的でしがみつく行動をとる様式のことである．
- **強迫性パーソナリティ障害**とは，秩序，完璧主義，および統制にとらわれる様式のことである．

特定のパーソナリティ障害は，その診断間の類

似性に基づいて，しばしば3つの異なる "群" として考えられる．

- A群パーソナリティ障害は，奇妙な信念や風変わりな行動によって特徴づけられる診断である．A群には，猜疑性，シゾイド，および統合失調型パーソナリティ障害が含まれる．
- B群パーソナリティ障害は，移り気で，演技的な行動や情動的な不安定性によって特徴づけられる診断である．B群には，反社会性，境界性，演技性，および自己愛性パーソナリティ障害が含まれる．
- C群パーソナリティ障害は，恐怖に基づいた制御と不安への欲求によって特徴づけられる診断である．C群には，回避性，依存性，および強迫性パーソナリティ障害が含まれている．

1つの群の中でパーソナリティ特性が重複することはまれではない．例えば，境界性パーソナリティ障害と一致した徴候をすべてもっている人はまた演技性パーソナリティ障害でみられる特性のいくつかをもっているかもしれない．これらの群は，臨床家がパーソナリティ障害の類似した臨床像を分類することに役立つかもしれない．

「他のパーソナリティ障害群」と呼ばれる最後の下位分類には，医学的疾患によると判断された持続的なパーソナリティの障害である，他の医学的疾患によるパーソナリティの変化が含まれる．「他のパーソナリティ障害群」の下位分類にはまた，他の特定されるパーソナリティ障害と特定不能のパーソナリティ障害が含まれ，それらはパーソナリティ障害の定義は満たすが，特定のパーソナリティ障害の診断基準を完全には満たさない状態を説明するために使用される．

パーソナリティ障害を他の精神保健の診断，物質の生理学的作用，または医学的疾患と区別することは困難かもしれないが，それはいかなるパーソナリティ障害の診断に達する以前にもやっておくべき重要なことである．他の要因または一連の要因が "パーソナリティ障害" に見える体験や行動を形成しているかどうかを識別することは，考慮しなければならない多数の状況や状態を患者が示すことを考慮すれば，きわめて困難である可能性がある．

パーソナリティ障害の人は，彼らの周囲の人から——医療従事者もこの様式に例外ではない——強い情動的反応を引き起こすため，しばしば特に手強い患者人口を構成すると考えられている．これらの障害をもつ人は，たとえそれらの特性のために明らかに人生の重要な領域における彼らの幸福や実効性を危険にさらすことになっても，それが病的であるとは理解していないかもしれない．逆説的にいえば，パーソナリティ障害の人は社会のある活動で成功しているかもしれず，これらの場合，診断を決定することがより難しくなるかもしれない．正確にパーソナリティ障害の診断の存在を同定すること——その後これらの病態をもつ患者に "反応する" というよりはむしろ治療的に対応することを学ぶこと——が成熟した健全な臨床家としての指標である．

この章はDSM-5でみられる10の特定のパーソナリティ障害のうち，以下の4つ，境界性，強迫性，統合失調型，自己愛性に焦点を合わせる．これらの障害のおのおのは，パーソナリティ障害全般のDSM-5の基準という，より大きな文脈において考慮されるべきである．

診断を深める

境界性パーソナリティ障害
Borderline Personality Disorder

マニュアル ➡ p.654
手引 ➡ p.305

エルナンデスさんは26歳の独身の白人女性で，抗うつ薬を20錠飲んだ後に救急部門にやってきている．彼女は恋人との激しい喧嘩と "今度こそきっぱり破局" した後に，いきなり錠剤を飲んだという．エルナンデスさんは錠剤を飲んだ後すぐに恋人に電話をし，彼と一緒に救急部門に来た．

エルナンデスさんは自分と恋人は "断続的に" 関係をもってきており，彼女はいつも彼を "必要である" と感じているが，"喧嘩ばかり" して2週間以上 "関係を安定させる" ことはできないと話す．彼女の家族関係のほとんどはぎくしゃくして

いるが，妹とは"互いに話をする仲にまたなった"ので，今では"親友"であるという．エルナンデスさんは"独りでいることに耐えられない"ために過剰摂取をしたと話す．彼女は恋人と問題が起こっているときは"何人もの他の男と会って"危険な性行動をする関係をもつと自発的に述べる．彼女は毎月何度も（"自分が本当に気が狂っているときだけ"）むちゃ飲みにふける．エルナンデスさんは10歳代のころから"怒りの問題"があり"いつも自殺の衝動に駆られている"と述べる．彼女は自分を"理解する"人を見つけられないために，多数のいろいろな治療者に何度も治療を受けていた．

面接の間ずっと，エルナンデスさんは激しい怒りから涙もろさに至るまで，非常に情動的で情緒的に不安定である．面接者の感覚としては，彼女は話し合われた話題に対する適切な範囲から反応が離れている，というものである．診療録の見直しによると，ここ1年以内に"過量服薬"または"自殺念慮"のために5回も救急部門を訪れていることがわかった．彼女の過量服薬はいつも，集中治療室への入院はせずに観察が必要とされるだけで十分な，程度の少ない薬物量であった．

エルナンデスさんの思考，反応，行動は「対人関係，自己像，感情などの不安定および著しい衝動性の広範な様式で，成人期早期までに始まり，種々の状況で明らかになる」(p.654)とするDSM-5の境界性パーソナリティ障害の記述とよく合致している．彼女の身の上話は診断の9つの基準のうち少なくとも5つを満たす．エルナンデスさんは見捨てられることを避けようとする努力，激しい対人関係，衝動性，自殺のそぶり，感情の不安定性，そして不適切な怒りといった境界性パーソナリティ障害のDSM-5の基準を満たす．この様式は複数の社会面にわたって広がっており，エルナンデスさんの完全で幸せで，そして健康的な人生を送る能力に明らかに否定的な影響を及ぼしている．

エルナンデスさんは自己を傷つける衝動と繰り返す自殺行動の様式について述べる．彼女は致死的な過量服薬をまだしていないが，彼女には早死の危険がある．彼女が結果として重篤な健康障害または臓器の損傷に至る自傷のそぶりをまだみせていないという事実によって，完遂自殺のような重大な結果に対する臨床家の懸念を決して減らすべきではない．衝動性と危険性は，境界性パーソナリティ障害の人を評価する際に十分に判断されなければならない．彼女は持続的で広範な様式でこれらの症状を示していたが，それでもなお，臨床家は，その場合にみられる様式をうまく説明できる他の精神保健の病態や物質乱用の問題がないかどうかを確かめなければならない．

診断へのアプローチ

境界性パーソナリティ障害はしばしば劇的な感情の爆発で現れる．激しい人間関係，繰り返される自傷行為，そして激しく不適切な怒りはともに出現して，嵐のような臨床像を形成しうる．矛盾した，情動的に変わりやすい人間関係は，境界性の症状でしばしば印象的である．その診断をもつ人の激しい情動性は，時々初期の評価において臨床家にとって驚くべきものに見え──圧倒的でさえある可能性がある．しかし，より微細な症状もまたありうる．さらに，境界性パーソナリティ障害の診断には，その基準が存在し，時間とともに機能障害が引き起こされることを確定してから到達するものでなければならない．また，境界性パーソナリティ障害というこの特異的な診断が得られる前に，患者がパーソナリティ障害全般（この章のはじめとDSM-5の「パーソナリティ障害全般」の節を参照せよ）の基準を満たすことが明らかになっていなければならない．

他のパーソナリティ障害の診断と同様に，臨床家はその症状群が他の精神疾患や物質の使用ではうまく説明されないことを明らかにしなければならない．境界性パーソナリティ障害の併存症の可能性があるので，この手順は難しいかもしれない．患者の治療を求める理由がその障害の診断基準と直結しないことがあるので，診断を識別することもまた困難かもしれない．境界性パーソナリティ障害の患者は"抑うつ"または"浮き沈みする

気分"と述べる心配を示すことがあり，それらは気分障害を示唆するが，そのときは実際には根本的な病理は境界性パーソナリティ障害でみられる不安定な気分状態である可能性がある．さらに，境界性パーソナリティ障害とともに生きる人は本物の気分障害，不安症，または心的外傷関連障害になるかもしれない．例えば，持続性抑うつ障害（気分変調症）または反復性のうつ病でみられる慢性の沈んだ気分の状態を境界性パーソナリティ障害でみられる慢性的な空虚感と鑑別することは，全体の臨床像への配慮を要する課題である．

事例を複雑にするかもしれないもう1つの混乱をまねく可能性がある問題は，過去に受けた誤診，または異なった精神保健診断へ患者を同一視してしまうことである．誤診は患者の考える最も重要な問題になっているかもしれない．以前に「双極性障害」または「心的外傷後ストレス障害」と診断されたが，その人の状態がよりパーソナリティ障害と一致している患者は，以前からの暫定診断に臨床的な注意が向いてしまっていることがある．臨床家がこれらの考慮を承知して，患者の体験と行動をより大きな文脈におくことは重要である．

特定の状況下で境界性の特性が一過性に存在することはもう1つの混乱させる臨床症状であるかもしれない．特定のストレス下または特別な人生上の困難におかれている場合にのみ，境界性パーソナリティ障害の診断に一致する対処方法を使用する人がいる．状況に応じて対処するというこの様式は，境界性パーソナリティ障害診断の基準を満たさない．境界性パーソナリティ障害の広範な特性は，多数の秩序破壊的で矛盾した人間関係，雇用問題，および/または法律問題のような，心理社会的に複雑な事態を伴う長い病歴があることでしばしば証明される．機能におけるこのような障害は，境界性パーソナリティ障害の特性の行動的発現と直接的に関連する可能性がある．

物質乱用は境界性パーソナリティ障害において一般的に同時に起こる現象であり，境界性パーソナリティ障害の患者は物質関連の問題について注意深く評価されるべきである．

長期的な病歴を得ようとすることや，患者の人生にかかわる他の人（例：友人，家族）から追加

的情報を得ることは非常に役に立つ．その病理の持続的な性質を明らかにするために多数の場面で患者をみることがしばしば必要である．友人や家族からの情報は多数の状況における様式を明らかにし，その病理を青年期までさかのぼることに役立つ可能性がある．

病歴聴取

レーンさんは33歳で，対人関係の不安定さと成人期早期から始まり，さまざまな状況で存在する著しい衝動性の広範な様式の病歴を述べる．しかし彼女は，自分と家族は"浮き沈み"があるために"躁うつ"であると思うという．彼女は「インターネットでbipolarism（双極特性）を調べ，それは私を完全に説明するものでした．いつも浮き沈みがあります．10歳代のころからそうでした」という．

感情の不安定さと挿話的な躁病を区別するために，面接者は「"浮き沈み"についてもう少し話すことはできますか」と尋ねる．レーンさんは「私は1分間は普通で，次の1分間はとても怒っています．怒っているときは時々かなり躁的になります．私は言い争いをするでしょう，そして躁病が取って代わり，私はわめき始めます」．面接者は「それはどれくらい続きますか」と尋ねる．患者は「20～30分続きます．時々もう少し長く．私はまったく自分の情動を制御できないように感じます．時々物を放り投げさえします．それから落ち込んだ状態に戻ってきます」と答える．

面接者は「それはいつ起こりますか」と尋ねる．レーンさんは「恋人と喧嘩をするときですが，私がすべてのストレスについて考え始めたら思いがけなく起こることもあります」．

いつこのことに気がつき始めたのか尋ねると，レーンさんは「私が小さいころからそのようでした．母と口論するときもそうでした．しかし高校で男の子とデートをし始めたときにより悪くなりました」と答える．面接者が「そうでない期間があったか思いあたりますか」と尋ねる．彼女は「普通，男性と付き合い始めるときは，すべてが素

晴らしく，うまくいっています．彼らが間抜けに変わってくると私の躁うつは悪くなります」．面接者は「恋人と以外の状況でもそのように怒りますか」と尋ねる．彼女は「はい，私の上司が馬鹿だったので，それで私は2～3回最悪の躁病になり，その後彼はそれを理由に私を解雇しようとしました」．

　この症例で典型的に示される情動の調節障害と気分の爆発は，境界性パーソナリティ障害でみられる感情の不安定性と一致している．この病歴において引き出された情緒不安定は，はっきりと区別される躁病または軽躁病エピソードというよりも，長年にわたる様式である．例えば，臨床家はうつ病や双極性障害にみられる様式とは異なる——**反応性**の気分の様式を確認する．臨床家はまた，これらの気分の状態は一時的であり，情動の制御が広範な問題であることを明確にする．レーンさんは彼女の青年期と成人期早期を通して，母親や上司，また多くの恋人に対しても怒りの爆発があった．

　レーンさんが**躁病性**または**躁病**のような専門用語を使用し，彼女がbipolarism（双極特性）という誤った用語を使用することは混乱をまねく．臨床家はDSM-5の診断と患者が人生の体験について述べようとしていることを区別しなければならない．

診断を明確にするヒント

- 臨床像がパーソナリティ障害全般の定義と一致しているかを確認すること．
- 境界性パーソナリティ障害のDSM-5の症状が複数の社会的状況で長期間にわたって生じていることを確認すること．
- 観察された症状をよりうまく説明するかもしれない他の診断を検討すること．
- DSM-5において記述されている期間によって定義されている気分障害の診断のエピソード（例：抑うつエピソード，躁病・軽躁病エピソード）と安定した気分の状態を考慮すること．境界性パーソナリティ障害において気分の状態は不安定で急速に変動する傾向にある．
- 他の精神保健上の診断がその診断と関係していることが多いことを覚えておくこと．

症例検討

　ブッシュさんは，29歳の独身の白人男性であるが，精神科医のもとを訪れて，ガールフレンドが自分に対して「怒りの制御のために何かして」欲しいと思っていると述べる．彼は，激しい怒りと"気分の"問題のために，結果的に彼女や兄弟，そして隣人と口論になり，時々身体的な喧嘩になることを報告する．

　面接を進めると，ブッシュさんは，彼の怒りを「いつも制御できていない」と述べる．彼には長年にわたり，多くの異なる社会的状況において家族との身体的な喧嘩や以前の恋人達との破局に至った怒りっぽい行動がある．彼は自殺念慮と自分自身の顔面を殴るような自己破壊的な行動のために3回入院している．おのおのの入院は恋人と破局した後に起こった．彼は非常に衝動的で，むちゃ飲みばかりでなく，制御できない乱費や無謀な運転もすると報告する．彼の不安定な気分とそれに付随する行動は，暴行，公共の場での酩酊，危険運転に対する罪を含めて，犯罪歴を残すことになった．彼の闘争的な対人関係の様式は，彼を職場の上司との口論および失職に至らしめた．

　気分について話し合うとき，ブッシュさんは「10歳代のころから落ち込んで」いると報告する．彼は慢性的な空虚感があることを承認する．さらに，彼は"始まると2～3時間"続く反応性の"気分の変化"を報告する．

　精神状態に関する検査では，彼は面接のほとんどの間，敵対し怒っている．彼は恋人について話し合うとき猛烈に涙もろくなる．彼には耳と鼻に複数のピアスと首に入れ墨がある．前腕には"苦悩をなくそう"として剃刀で自分自身を切ったという，治癒の段階が異なる浅い皮膚創傷がある．

　ブッシュさんの事例は境界性パーソナリティ障

害の多くの特徴を示す．ブッシュさんは彼の激しい怒りは助けを求めるためであると述べるが，それこそが彼の人生の複数の領域で彼に問題を引き起こしている，破壊的，否定的，自己損傷的な感情の持続的で広範な様式である．彼はパーソナリティ障害全般の基準を満たし，広範囲にわたる体験を通じて，および持続的な様式において，境界性パーソナリティ障害の診断の9つの基準のうち少なくとも5つを示す．

鑑別診断

境界性パーソナリティ障害は数えきれないほどの異なる行動や症状で現れる可能性がある．これらはまた類似しているように見える可能性のある他の精神保健の問題と区別されなければならない．例えば，境界性の症状の激しい情動的な内容は気分障害のエピソードと間違えられる可能性がある．それらの感情の不安定性，激しい怒り，または衝動性を説明しようとするとき，境界性パーソナリティ障害の人達は抑うつエピソードまたは躁病・軽躁病エピソードと一致しているようにとられる症状を認めるかもしれない．境界性パーソナリティ障害の人は，実際にはその情動状態はしばしば不安定で気分不安定性を変数とする関数であるといえるが，頻繁に激しい"浮き沈み"を訴えたとき，双極性障害の診断が誤って考慮されるかもしれない．症状の持続期間は，抑うつや双極性障害においてみられるような挿話的で病的な気分の状態を決定することにおいて鍵となる要素である．境界性パーソナリティ障害は慢性的な気分の不安定性によって特徴づけられる傾向にあるが，一方で抑うつや双極性障害は気分の病的状態が持続した（しばしばエピソードとエピソードの間には症状の寛解を伴う）エピソードによって特徴づけられる．鑑別診断は，気分障害に加えて，他のパーソナリティ障害，他の医学的疾患によるパーソナリティ変化，物質使用障害，そして同一性の問題を含む．

境界性パーソナリティ障害は他の精神疾患または物質使用障害とともに起こるかもしれない．気分障害群，不安症，および摂食障害は認識されなければならない一般的な併存症であるが，境界性パーソナリティ障害が症状をよりうまく説明するとき，おのおのはまた誤診である可能性もある．臨床家はまずパーソナリティ障害全般の定義が満たされることを確認し，その後摂食障害の行動や物質乱用のような他の病的な現象がある可能性を認識しながら，境界性パーソナリティ障害の特定の基準を系統的に検討すべきである．このようにして，患者がDSM-5の診断を満たす追加の疾患をもつかどうかを決定することが可能となるだろう．これらの追加診断が存在するときは注意が必要である．

患者はまた特定のストレスの多い状況においてのみ境界性パーソナリティ障害のように見える不適応的な対処方法と行動を示すことがあり，その場合には行動は持続的でないので，境界性パーソナリティ障害の診断は妥当ではない．

鑑別診断において考慮すべき追加の疾患については，DSM-5を見よ．また，DSM-5のそれぞれの項目における併存症と鑑別診断の解説も参照せよ．

要約

境界性パーソナリティ障害は情動の不安定性の持続的な様式によって特徴づけられる．障害の特徴は次のいずれかを含むかもしれない．
- こき下ろしと理想化の両極端を揺れ動くことによって特徴づけられる闘争的で不安定な人間関係
- 過度で不適切な激しい怒り
- "本当の自己意識"を維持する困難さ，同一性の混乱
- 衝動的で自己を傷つける行動
- ともに起こる精神疾患と物質関連の障害は一般的である．

診断を深める

強迫性パーソナリティ障害
Obsessive-Compulsive Personality Disorder

マニュアル ➡ p.670
手引 ➡ p.308

アプトンさんは37歳の男性で，仕事上の困難がある状況のために妻とともに精神科医を受診した．彼は，彼自身は「何でもない」と思うが，彼の上司は——それに妻も，としぶしぶ付け加えるが——彼の"清潔さ"に関して問題だと思っているかもしれないと述べる．アプトンさんは，"職場では一番の良心的な労働者"であるにもかかわらず，仕事の任務を完遂させることができなかったために職場での昇進を逃した．妻は，彼のことを"管理狂"だと言う．

彼は上司の自分への態度に困惑している．アプトンさんは「自分は真の完璧主義者である，あなただって上司はそうであるべきと思うでしょう」と言う．アプトンさんは道徳と倫理的事柄に関しては融通が利かない．彼が言うには，同僚達は"善悪"の基本に関して"いい加減"だからという理由で，いつも同僚に対して口を挟む．

夫婦の面接により，彼は，余暇活動と家族を犠牲にするほどまでも仕事に献身的であることが判明する．彼は，妻が清潔さについての彼の基準を守れないことに大変批判的である．仕事から帰宅して，妻がその日にすでにし終わった室内掃除を再度行う．彼は家計費を綿密に点検し，妻の出費を制限しようとする．彼は，"将来の緊急事態"に備えていくらかのお金を貯めておきたいのだと言う．

彼は，"子どものころからずっと規則にうるさい人"であったと言う．小さいころ，晩御飯のときにいつも座る席に誰かが座るとかんしゃくを起こしたことを思い出した．高校のときはよく友達を"のろい"と告げ口するので，友達の間で人気がなかった．規則へのこだわりすぎのために，うんと小さいころから社会的な種々の場面で問題を起こしていた．

強迫性パーソナリティ障害の人は，しばしば自らのパーソナリティ傾向を不適応的とみなしていない．この症例にみられるように，症状が引き起こす不適応的な性質，軋轢，機能障害などがあるにもかかわらず，彼らはその症状を長所だととらえている．臨床家は，患者の行動の様式を診断基準に当てはめるときには注意深く患者の経験と行動を評価する必要がある．アプトンさんは彼の行動を，「良心的」「完璧主義的」「清潔好き」などと言うが，その行動の問題となる本質も露呈しており，それらによって生じる能力低下や評判を落とすこととなった機能分野についても述べている．アプトンさんはパーソナリティ障害全般の診断基準を満たし，また強迫性パーソナリティ障害の基準の8項目中少なくとも4項目を満たす．

診断へのアプローチ

DSM-5によれば，強迫性パーソナリティ障害は，「秩序，完璧主義，精神および対人関係の統制にとらわれ，柔軟性，開放性，効率性が犠牲にされる広範な様式で，成人期早期までに始まり，種々の状況で明らかになる」(p.670) と定義されている．患者を診察するときにはこの"全体像"を念頭においておくことが重要である．診断を確実なものとするためには，特定のパーソナリティ障害の診断を検討する以前に，多くの要因を明確化する必要がある——その第一は，患者がパーソナリティ障害全般の基準を満たすことである（本章のはじめの部分にある「パーソナリティ障害全般」の節やDSM-5を見よ）．典型的な強迫性パーソナリティ障害の臨床像は上記の要点をとらえており，DSM-5で特定された基準8項目のうち4項目を満たさなければならない．

この障害をもつ人達は，強い対人関係の葛藤や機能障害を生じるほどの，規則や統制感に関する不安を伴うとらわれを示す．彼らの完璧主義は，長所ではなく麻痺状態をもたらす．彼らは，主要な目的を見失うほどに些細な細部にこだわる．

患者は自分のパーソナリティ傾向が病的だとは気づいていないことがある．実際彼らは，規則や

完璧主義へのとらわれに非常に取り込まれているが，これらの行動が適応的と信じていることがある．これを明らかにすることは臨床家にとってなかなかの難題である．また，患者は対人関係の葛藤や不安症状など，他の愁訴で受診するかもしれない．臨床家は患者の病識欠如に基づく臨床像を明らかにするよう取り組まなければならない．

特定の状況下での，一過性の強迫性パーソナリティ障害傾向の出現は，紛らわしい臨床像を作り出す．ある者はこれらの症状を特定のストレス下でのみ，あるいは特別の生活上の変化があるときのみ，あるいは，全体の社会機能のごく狭い部分の中でのみ出現させるかもしれない．そのような様式は強迫性パーソナリティ障害の診断を構成するものではない．さらにいえば，融通が利かないこと，規則重視の傾向，細部への過度の注意などは，適応的であることも少なくないが，しかしこれらは通常，細部への注意を大いに要求される職業などに関して起こり，しかも広範囲なものではない．

診断確定のためには，長期間の病歴をとり患者の生活に関係する他の人々（例：友人，家族など）からの追加情報を得ることが非常に有用である．強迫性パーソナリティ障害では，家族としての視点から，家族のほうが患者自身よりも臨床像を明確に伝えられることがまれではない．病理の持続的性質を明らかにするためには，患者を複数の場で観察することがしばしば必要となる．友人や家族からの情報は，複数の状況でこの様式を明らかにし，病理を青年期までさかのぼっていくことに役立つ．

病歴聴取

フォックスさんは 38 歳で，結婚上の困難があって精神科医の診察を求めてきた．彼によれば，自分では問題がないように思うが，妻が自分を"管理狂パーソナリティ"だと言う．彼の心配事を，彼自身の言葉で語るように促すことは，診断を確定するのに必要な病歴聴取で重要な部分である．例えば，彼の秩序へのこだわり傾向について述べる場合，彼は，妻が自分の CD を「もとの場所にきちんと戻さない」から彼女が CD をかけるのが好きでないと言う．自分の CD はアルファベット順に並べて，棚には決まったやり方で置いて欲しい，と言う．面接者：「どんな順序にするのがいいか教えてください」．フォックスさん：「まず，ジャンル別に，次に演奏家の名字のアルファベット順に並べたい．それなのに妻はアルファベット順に並べることはおろか，マイルス・デービスがジャズミュージシャンであることすら知らないんです．彼女はたいてい適当に置くんだ．頭にくるよ」．面接者：「彼女が置きっぱなしのときはどうするのですか」．フォックスさん：「えーと，注意するよ，それから，しかるべきところに置くよ．実際妻が CD をかけたときはすぐわかる．あちこちに置くんだ．そしてでたらめに」．面接者：「もしあなたが戻さなかったらどうなるんですか」．フォックスさん：「知りません．何も起こらない．時々は戻せないこともある．なぜかといえば，彼女がほかに散らかしたものを整理するのに忙しいので」．面接者：「CD が順番になっているかいつも調べるのですか」．フォックスさん：「いつもじゃないけど．でも彼女が散らかしていないか確かめるために定期的にチェックすることは悪い考えではないと思いますが」．面接者：「自分自身に関して，CD の順番について考えたり心配していたりしていると思いますか」．フォックスさん：「彼女が散らかしたと思うときだけです」．面接者：「CD と同様にほかのものでも特別な順番にしておくためにたくさんの時間を使うのですか」．フォックスさん：「彼女が部屋中に散らかしたときだけです．でもどうしてそんなこと聞くのですか．男のレコード収集が尊重されるべきと思わないのですか」．

面接者は，フォックスさんは DSM-5 基準の強迫性パーソナリティ障害に合致する不適応的なパーソナリティ障害傾向の持続的で広範な様式をもっていると考え，フォックスさんの CD を巡る秩序へのとらわれが，強迫症の存在を示唆する強迫観念や強迫行為と異なるのかの鑑別を試みている．この症例の場合，患者は秩序へのとらわれの

一例を述べているように見える．彼は，CDに関して特別の規則体系をもっていて，それがおかされることにいらだちを示す．しかし，CD収集については過度の反復的な思考も心配もない．彼は自ら進んでCDのチェックはしていない．さらに，彼はCDが乱雑になっていても不安を感じてはいない．収集CDの整理に固着をしているが，それは妻との口論を繰り返したくなる程度にすぎない．

診断を明確にするヒント

- 臨床像がパーソナリティ障害全般の定義に一致することを確定すること．
- 強迫性パーソナリティ障害のDSM-5の症状が長期間，複数の社会的状況において生じていることを確認すること．
- 観察された症状をうまく説明できるような他の診断はないか，を検討すること．
- 規則と些細な細目を重視する結果としての機能障害を探すこと．
- 他の精神疾患が本疾患に一般的に関連していることを忘れないこと．

症例検討

ガネーシさんは33歳のインド系アメリカ人のコンピュータ・プログラマーで，不眠症の症状がある．問診では，精神科医は秩序と完璧主義へのこだわりが持続する様式を明らかにした．さらなる問診で，夜遅くまで仕事に取り組んでいて，眠りにつこうとするときもそれを考えることをやめられず，ガネーシさんを悩ませる不安に基づいた不眠症であることが明らかにされる．

ガネーシさんは，仕事に一区切りつける前に，"すべては完璧だ"と確認するためにいきすぎた取り組み方をして，自分の仕事をやり遂げることが難しいという長い病歴を話し続ける．このため，同僚が正規の勤務時間内で終えることができる仕事でも，彼は夜遅くまでそれに取り組んでいる．

彼の仕事は"細部までよく気の配られたもの"であるにもかかわらず，彼は賞賛されず，同僚がしばしば賞賛されるので，彼は欲求不満を訴える．彼は「何かが正しくされることを望むのならば，それを自身でやらなければならない」と言い，他の人に仕事を任せようとしない．彼は，仕事と仕事関連の企画にのめり込むため，いろいろな社会的活動にかかわらない．実際，彼は"勤務時間を無駄にすること"を望まないので，仕事関係の社会的活動にも出席しない．

結婚するようにという家族からの圧力にもかかわらず，ガネーシさんは1人暮らしで，めったにデートをしない．彼の家族は彼に，「正しくない」と言うが――彼のほうは「彼らが間違っているのだ」と感じている．彼は，彼が会う女性は「決して私にふさわしくない」ので，女友達と一緒に過ごすことはできない，と報告する．

彼には不安の一般的な症状やパニック発作はない．

仕事で苦しんでいるというフィードバックがあるにもかかわらず，自分の行動が彼をよりよいプログラマーにする，と彼は信じている．彼は，秩序への関与は文化的に適切な現象であり，そしてそれが「まさにインド人的である」と言い続ける．会社の他のインド系アメリカ人は，「より"アメリカ的な"労働倫理をもっている」ことを彼は認めている．

この症例はDSM-5の強迫性パーソナリティ障害の記述に合致する．この障害をもつ人にしばしば起こるように，ガネーシさんはこれらの行動が問題であるとはみていないし，これらの振る舞いを変えようとしない．それは違うというフィードバックがあるにもかかわらず，彼はこれらの行動を職場で適応的なものと考えている．

強迫性パーソナリティ障害をもつ人を評価する際に考慮される，文化的変異がありうる．ガネーシさんの症例では，行動様式は持続的で幅広い範囲に広がっており，多領域で機能障害を引き起こしている．そして，症状は意味のある障害を引き起こしている．ガネーシさんは，彼の主張にもかかわらず，文化的まはた社会的基準に合わせた考

え，反応，または行動を示さない．患者は，病理的なものを，実際それがどちらかというと非文化的で不適応的な特性があるときにも，文化の差として正当化することが可能である．

鑑別診断において考慮すべき追加の疾患については，DSM-5を見よ．また，DSM-5のそれぞれの項目における併存症と鑑別診断の解説も参照せよ．

鑑別診断

強迫性パーソナリティ障害は，他の精神障害（例：強迫症，ためこみ症，物質使用障害群），他のパーソナリティ障害とパーソナリティ特性，および他の医学的疾患によるパーソナリティ変化と鑑別されなければならない．

強迫症は通常，強迫症における真の強迫観念と強迫行為の存在によって，強迫性パーソナリティ障害と容易に区別される．記述的には，強迫症はしばしば本人にとって情動のレベルではまったく不快なものである（「自我違和的」）一方，強迫性パーソナリティ障害は必ずしもその人にとっては明らかに問題があるわけではない（「自我親和的」）．強迫性パーソナリティ障害の人は，自分の堅苦しさには気がつかずに，それから生じる葛藤をより感じる傾向がある．両方の基準が満たされるときには，両方の診断を記録しておくべきである．

他の不安状態の中には，堅苦しくて，規則にこだわる傾向を示すものがあるかもしれないが，強迫性パーソナリティ障害と混同してはならない．

他のパーソナリティ障害が，強迫性パーソナリティ障害と共通の特性をもつために混同されるかもしれない．したがって，臨床家はこれらの障害をそれぞれの特徴の違いに基づいて区別する必要がある．例えば，自己愛性パーソナリティ障害をもつ人もまた，完璧主義だと公言し，他の人達はこのようにやれないと信じている．しかし自己愛は通常，規則への堅苦しい執着よりも，むしろ膨らんだうぬぼれによって特徴づけられる．

強迫性パーソナリティ特性は，ある種の専門職という文脈で，または非常に細部にこだわった仕事振りが高く評価されるような他の状況では適応的だろう．さらに，個人にとってその特性が適応的な状況でのみ存在する状況では，この診断を下してはならない．

要約

強迫性パーソナリティ障害をもつ人は，規則正しさ，順序，秩序にとらわれた持続的様式を示す．この障害の特徴は以下のすべてを含むかもしれない．

- 強迫性パーソナリティ障害には完璧主義の持続的様式が含まれる．
- 強迫性パーソナリティ障害をもつ人は，自分だけが正しくそのような仕事をすることができると信じているために，人に仕事を任せることができないという持続的様式をもつ．
- 強迫性パーソナリティ障害には，堅苦しさと頑固さの持続的様式が含まれる．
- これらの様式は，社会生活の複数の分野にまたがって幅広く広がっており，機能障害を引き起こしている．
- 強迫性パーソナリティ障害には，強迫観念も強迫行為も存在しないし，このことがこの疾患を強迫症から区別している．

診断を深める

統合失調型パーソナリティ障害
Schizotypal Personality Disorder

マニュアル ➡ p.646
手引 ➡ p.303

カッツさんは44歳の独身女性で「怖いのです」という主訴で受診した．彼女は，2012年のマヤ暦の最後の日とともに世界が終わるという重大な心配から生じた不安を報告する．彼女は，その日は実際には計算間違いで，"本当の"終末は2018年だと信じている．彼女は古代マヤやノストラダムスの予言のような古代の神話といった古い資料

の"終末"の予言について興味をもってきた．彼女は，マヤの予言と世界の終わりについてのありうるシナリオが記述されたウェブサイトを精神科医に見せる．彼女はその"データを三角測量"し，2018年に世界が終わることを"示した"．「何が起こるのかはわかりません．しかし悪いことが起こるでしょう」と彼女は言う．

カッツさんは，これらの恐怖は「本当に深刻」だと言う——また彼女は眠れないほどのひどい不安の症状と，世界の終わりについての心配事があると言う．彼女は，自衛手段の講座を聴講したり，棚には水や缶詰を蓄えておくといったことで破滅の可能性に対して備えてきたという．彼女はこれらの予言を深刻に受け止めているグループに所属している．このグループのメンバーは彼女の唯一の主要な社会的接触である．彼女はこのグループのほかに，第一度親族以外には社会的なかかわりをほとんどもっていない．

カッツさんは，他の話題，例えば"ミステリー・サークル"や"UFO"など珍しい話題についての興味や「宇宙人がきっと地球にやってくる」ことを信じていると話すことにためらいがない．

彼女は，子どものころから奇妙な信念・空想や科学的虚構に熱中する様式がある．社会的には不器用で，青年期から社交グループにはほんのわずかしか加わらなかった．結婚したことはなく，真剣な恋愛をしたこともないと言う．奇妙な服装をし，"終わりが近い"と書いたピンバッジをつけている．

カッツさんには幻聴はない．彼女ははっきりとした妄想はないという．彼女の行動にはまとまりがある．彼女は躁病・軽躁病またはうつ病などの気分エピソードもなかった．

カッツさんはパーソナリティ障害全般の基準に該当すると同時に統合失調型パーソナリティ障害の特定の診断基準にも合致する．彼女は社会的なかかわりをほとんどもたない．彼女は非常に奇妙な信念をもっており，それが行動に影響している．これらの信念は奇妙で風変わりだが，統合失調症のような思考障害でみられる妄想的性質は明らかではない．さらに，これらの様式は青年期から成人期にわたり長時間持続して存在したと述べている．彼女の空想に関する興味や奇異な信念は，統合失調型パーソナリティ障害にみられる風変わりな信念に一致する．他方で，彼女は統合失調症の症状として目立った特徴は示さない（例：幻覚，はっきりとした妄想，まとまりのない会話や行動，または平板化した感情はない）．

診断へのアプローチ

DSM-5は統合失調型パーソナリティ障害の要点を以下のように記述している．「親密な関係では急に気楽でいられなくなること，そうした関係を形成する能力が足りないこと，および認知的または知覚的歪曲と風変わりな行動があることが特徴の，社会的および対人関係的な欠陥の広範な様式である．この様式は成人期早期までに始まり，種々の状況で明らかになる」（p.646）．臨床家は，その人物は，まずパーソナリティ障害全般の定義に該当し（本章のはじめの部分の「パーソナリティ障害全般」の章またはDSM-5を参照せよ），次にその人が，特定の診断基準の9項目のうち5つ以上を満たすことを確定しなければならない．統合失調型パーソナリティ障害をもつ人は典型的には奇妙で風変わりであり，そして社会的関係の乏しさがある．

パーソナリティ障害の診断に達する場合には他の病態も検討しなければならない．例えば統合失調症の前駆症状は，統合失調型パーソナリティ障害に非常に類似している．しかし前者は経時的な変化，および主要な精神病性障害への進展によって区別できる．

人々は，自己の症状を病的であると気がついていないかもしれない．実際に，その人達が精神保健の治療を求めたとしても，ほとんどの場合，抑うつ，不安，またはパーソナリティ障害の特性よりもほかの何かをもってやってくる．それゆえに臨床家はこのような様式を明らかにするような面接のやり方で，最も目立った症状に手が届くようにしなければならない．

縦断的な生活歴の収集と，患者の生活に関与している人々（例：友人，家族）から追加情報を得る

ことは非常に役立つ．その人の症状に対する病識欠如を考えるならば，その背景となる生活歴を家族から得ることは役立つ．病理の持続的な性質を示すためには，その人物を複数の状況でみることがしばしば必要である．友人や家族からの追加情報は，複数の状況での様式を明らかにし，その病理の存在を思春期までさかのぼることに役立つ．

病歴聴取

ウィリスさんは36歳の男性で，物理科学を専攻していたが，論文指導者と対立したために博士課程を脱落したという．ウィリスさんは，指導者は"タイムトラベラー"ではないために，彼を理解していなかったと言う．ウィリスさんはこれはよくあることだと言う．「タイムトラベルを信じない人は自分とはまったく違う」と彼は言う．信念に関する彼の言葉はあいまいで，迂遠であり，そのために面接者は"奇異な信念かまたは魔術的思考"を精神病的妄想と鑑別するために大変苦労した．

臨床家は「タイムトラベルについてもう少し詳しく話してくれませんか」と質問する．ウィリスさんは「それにはたくさんの話があります，しかし誰も本当にそれが機能するかについては知らない，そうでしょう？ アインシュタインの相対性理論について，私達は空間と時間が曲がることを知っている」と答える．臨床家は「それではなくあなたのタイムトラベルについて話してくれませんか」と聞く．ウィリスさんは「異なる物体は，それぞれ固有の周波数で振動する．もしあなたが特定の時代からいくつか対象物体を得るとすれば，それらはすべてその時代の周波数で振動する．だから，もし人が自分のまわりに正しい物質を同時に得ることができるのなら，タイムトラベルはできると思うのです」と答える．臨床家は「タイムトラベルをしたことがあるのですか」と聞く．ウィリスさんは「実のところ私はまだ正しい状態を得るために研究している状態です．しかし私はタイムトラベルをしたことのある人の本を読んだことがある．それは真実だ！」と答える．臨床家は「あなたは小説を読んだのですか，それとも本当に経験したのですか」と聞く．ウィリスさんは「それはいつでもSF小説の中に出てくる．しかし，実際に起こることに基づいていると思う．オンラインでこの現象について本当の説明を読んだことがある．科学界はそれを無視しているのだ」と答える．

面接者は，ウィリスさんはDSM-5の統合失調型パーソナリティ障害の基準に一致するパーソナリティ障害の特性である，持続的で広範な様式の不適応をもつと信じており，患者が述べた信念の中からさらに奇異な観念があるかどうかを見いだしたいと思っている．面接者は，非日常的な信念が精神病的妄想と考えられるかどうかを明らかにしようとしている．臨床家はその信念がどの程度強固かどうか何度も質問する．この症例では信念が非日常的であるが，ウィリスさんは，この信念を絶対的に固定したものとしてはもっていないし，もしそれが精神病的妄想であれば固定的であるはずである．さらに，彼はタイムトラベルをしたとは主張しているわけではないし，精神病症状をもった人にみられる入念さを主張しているわけではない．彼は単純にタイムトラベルは可能なことだと信じているにすぎない．精神病的妄想というよりは，統合失調型パーソナリティ障害にみられる奇異な信念に近い．

診断を明確にするヒント

- 臨床像がパーソナリティ障害全般の定義に合致することを確定すること．
- DSM-5の統合失調型パーソナリティ障害の症状が長期間続いており，複数の社会的状況において生じていることを確認すること．
- 観察された症状をよりうまく説明できる他の診断はないか，検討すること．
- いくつか類似点もあるが，統合失調型パーソナリティ障害の人々は主要な精神病性障害をもった人々と区別されなければならないことを覚えておくこと．

症例検討

ハフマンさんは42歳の男性で，職場の定期健診をしている内科医から，うつ病の"疑い"という評価のために紹介された．産業医は，ハフマンさんが"とても奇妙"で"妄想的"に見えるので，"精神病性障害を除外するため"に精神科医へ紹介している．

精神科医を受診した際，ハフマンさんは頭の先からつま先まで全身紫色の奇妙な服装をしていた．彼は，誰とも話す必要がないために，情報技術（IT）技術者として働くことが好きだと言う．彼は「私はコンピュータを直すだけです」と言う．抑うつ症状について質問されると，「大丈夫だと思います．時々やる気がなくなります」と言う．

彼はデートも結婚もしたことがない．"誰も信用できない"という理由で，社会的接触がほとんどない．毎週末には母を訪ね，"食料品を買い家をきれいに"して母を助けている．彼の主な社会的つながりは，オンラインビデオゲームを通した人々との交流のみである．夜中にインターネットを通じて他のファン達と対戦する，空想的なオンラインビデオゲームに夢中になっている．紫色の洋服は彼の"魔法の色"でビデオゲームからのものだと言う．幸運をもたらし，"邪悪なもの"から守るために，彼は毎日それらを着る．この行動の様式は若いころからあったという．

ハフマンさんは幻聴を経験したことはないし，明らかな妄想もない．彼は薬物乱用歴はない．自閉スペクトラム症の証拠もない．彼は抑うつ症状があることは肯定しない．

ハフマンさんの症例は統合失調型パーソナリティ障害と一致するように思われる．社会的関係のほとんどない孤独な生活という状況の中で，奇妙で風変わりな行動の広範な様式を示している．彼はDSM-5の統合失調型パーソナリティ障害の9つの基準のうち少なくとも5つを満たす．彼は風変わりな行動と，奇妙な信念と，社会的関係がほとんどないこと，他者に対して全般的に防衛的で，疑い深い態度をもつ．紫色が自分を守るというこの男性の信念に関してこの症例でみられる現象は，異常な信念であるが，それは精神病性の妄想というよりも，"魔術的思考"の例とみなすべきである．変異の大きい文化的な基準は，"魔術的思考"を分類するには難しい問題があるが，この症例では，その信念は，いかなる文化的または宗教的説明にも一致しない．統合失調型パーソナリティ障害の特性であることを確定する際には，文化的多様性とその信念は考慮されなければならない．例えば，信念の広範囲さは，ある文化ではきわめて正常とみなされるかもしれないが，他の文化では"魔術的思考"とみなされるかもしれない．

鑑別診断

統合失調型パーソナリティ障害は，精神病症状を伴う他の疾患，神経発達症群，他の医学的疾患によるパーソナリティ変化，物質使用障害，および他のパーソナリティ障害とパーソナリティ特性などと鑑別されなければならない．

統合失調型パーソナリティ障害は，妄想性障害，統合失調症，および「双極性障害または抑うつ障害，精神病性の特徴を伴う」とは，これらの障害がすべて一定期間持続する明らかな精神病症状を特徴とすることから区別できる．統合失調型パーソナリティは，関係念慮や魔術的思考を含み奇異で風変わりな考えや行動で特徴づけられるが，明らかな精神病性の現象で特徴づけられることはない．関係念慮と妄想の間の，および魔術的思考と精神病性の妄想との間の区別は難題で，特に異なる文化的背景をもった人を評価するという文脈においては難しい．ごくまれな症例において，特定の状況で，一過性の統合失調型特性の存在が，混乱した臨床像を呈するかもしれない．症状の一過性の出現は統合失調型パーソナリティ障害の診断には妥当なものではない．

統合失調型パーソナリティ障害をもつ子どもと自閉スペクトラム症をもつ子どもとを区別するために，特別な注意が払われるべきである．

物質使用障害は統合失調型パーソナリティ障害と類似した症状を示しうるため，区別されなけれ

ばならない．いくつかの向精神薬でもこの障害の症状のように見えるようになるかもしれない．

他のパーソナリティ障害と統合失調型パーソナリティ障害は互いに共通した特性をもつために，混同されることがある．他のA群のパーソナリティ障害（すなわち，猜疑性およびシゾイドパーソナリティ障害）もまた疑い深さ，親密な対人関係の欠如，および奇妙な対人的力動をもつ．とはいえ，統合失調型パーソナリティ障害と定義される一群の特性が広範に示されることによって，それらを区別することができる．境界性パーソナリティ障害をもつ人も，一過性に精神病様症状を示すことがあるが，これらの状態は激しい情動や解離性に関係している傾向がある．

鑑別診断において考慮すべき追加の疾患については，DSM-5を見よ．また，DSM-5のそれぞれの項目における併存症と鑑別診断の解説も参照せよ．

要約

統合失調型パーソナリティ障害をもつ人は，対人関係の減少と疑い深い考え方の持続的な様式を示す．この障害の特徴は，以下のすべてを含むかもしれない．

- 統合失調型パーソナリティ障害には持続的な，「魔術的思考」を含む，認知的または知覚的歪曲の持続的な様式が含まれている．
- 統合失調型パーソナリティ障害には，奇妙な行動と風変わりさの持続的な様式が含まれている．
- 様式は広範囲に及び，種々の社会的状況で明らかになり，機能の障害を引き起こしている．
- 統合失調型パーソナリティ障害は，幻聴または妄想を伴わない．

診断を深める

自己愛性パーソナリティ障害
Narcissistic Personality Disorder

マニュアル ➡ p.661
手引 ➡ p.306

クラインさんは68歳の引退した実業家で，対人関係の悩みで受診している．彼が精神保健の専門家に相談したいことは，彼の家族の病理について知りたいということと，なぜ家族が彼自身がやってほしいと思うように応対してくれないのかを明らかにしたいということである．彼は，不当に彼の家族から疎外されていると感じている．彼は2度離婚をしているが，過去の妻達は「自分から得たものを理解できないくらい単純な女であった」と言う．「家族と会う際に，自分にふさわしい敬意が払われない」との理由で，だんだん娘や孫達と疎遠になってきた．

生活史のさらなる検討により，誇大と，賞賛されたいという過大な要求の様式があることが判明する．クラインさんは，ドナルド・トランプやビル・ゲイツなどの有名な実業家の名前を仲間だと引き合いに出しながら事業の計画について大げさな話をする．彼は仕事と社会的関係における成功にずっと焦点を合わせている．彼は自分より"低い人"には共感を示さず，上流の実業家の人々に同一化している．面接からは彼が職業上どのくらい成功したかは明らかではない．彼の能力に合った昇進をさせなかった上司と対立状況となったことは明らかである．彼は，彼の上司が彼の才能に「いつも嫉妬していたので」，決して"前に"行かせなかったと主張している．

クラインさんは，彼と家族との間の目下の問題が，彼をいらいらさせる対立の根源であると述べる．自分が"受けるべき敬意"を娘や孫達が払わないために，彼らとともに過ごす時間を拒否してきた．彼は特に，娘の家に行かなければならなかったことで悩まされた．「彼女らが代わりに自分の家に来るべきだ」．これからは誰の家にも行かないと，娘達に宣言した．3年間にわたり彼は娘や孫達と会っていない．彼は休日や子ども達の

> 誕生日に招かれるが彼女達が先に自分の家に来ない限り拒否する.
>
> クラインさんは,「もし彼女達が私に会いたいのなら何をすべきかわかっているはずだ」と言う.

クラインさんはDSM-5のパーソナリティ障害全般の基準に該当すると同時に,自己愛性パーソナリティ障害の特定診断基準に合致する.自信は実業の世界では有用かもしれないが,この症例にみられるような誇大性は仕事でも家庭でも成功はもたらさない.彼がどのように扱われ,また尊敬されるべきかについての彼の硬直的なやり方は,彼の望んでいる目的の達成にはあまり適合していなかった.そればかりか,この男性に関連する人々はこの男性の話に関してまったく異なる見方をしていただろうという感じがある.

診断へのアプローチ

自己愛性パーソナリティ障害はDSM-5によれば,「誇大性(空想または行動における),賞賛されたい欲求,共感の欠如の広範な様式で,成人期早期までに始まり,種々の状況で明らかになる」(p.661)と定義される.診断確定のためには,その人物はパーソナリティ障害全般の定義に該当し,(本章のはじめの部分の「パーソナリティ障害全般」およびDSM-5を参照),さらにこの特定の障害の基準の9項目のうち5項目以上に該当しなければならない.

自己愛性パーソナリティ障害の典型像は,過度の賞賛を求める誇大的人物である.この障害をもっている人は,自分が他人よりも優れている,そのことを他人がわかるべきだと信じている.自己愛性パーソナリティ障害の人は他者への共感を欠きがちである.

他の病理がいつも検討されなければならない.自己愛性パーソナリティ障害をもつ人々はしばしば,本格的な精神疾患の症状の評価や治療のために,または対人関係の問題のために受診する.また気分障害を考慮して鑑別しなければならない.躁病または軽躁病エピソードにみられる誇大性は,双極性障害の誇大性の特徴はエピソード的であるので,自己愛性パーソナリティ障害と誤られることはないだろう.

物質乱用が検討されるべきである.例えば,コカイン中毒では明らかな誇大性がありうる.

自己愛性パーソナリティ障害の人達は自己の症状について気がついていないかもしれない.そのパーソナリティ障害の特性の治療評価でやってくることはあまりない.その人の病識欠如のために,当初は,診断にたどり着くのは困難かもしれない.

特性の適応的変異型にも考慮しなければならない.限られた例ではあるが,誇大性と自信過剰は適応的特性であって成功を前進させる.通常これらの特徴が広範囲で永続的な場合,機能障害を生じる.自己愛性パーソナリティ障害の診断をするには,機能障害を生じさせている広範な様式を臨床家は見つけなければならない.

縦断的な生活歴の収集を試みたり,患者の生活に関係している他の人々(例:友人,家族など)からの追加的な情報を得ることは非常に有用である.その病理が持続的な特質をもつことを明らかにするためには,その人物を多数の状況で見ることがしばしば必要である.友人,家族からの情報は,多数の状況での様式を明確にし,さらに病理の存在を青年期までさかのぼることに役立つ.

病歴聴取

> 臨床家は,37歳のピアスさんはDSM-5診断基準の自己愛性パーソナリティ障害に合致すると考えているが,この人の示すものをDSM-5の特定の基準に合致させることは難しいと感じている.その男は紙供給店の部長をやっているが,自分の仕事を「才能の無駄遣い」だと言う.臨床家はこの発言をDSM-5の基準の例として,さらにそれについて質問をして調べようとする.
>
> 臨床家が「才能の無駄遣いとはどんな意味ですか」と尋ねる.ピアスさんは「あそこではほかの誰よりもずっと賢いんです.私は馬鹿どもの部長です.私の上司も馬鹿です.私だけが本当の頭脳

を持った唯一の人間なのです」と答える．臨床家が「そうするとあなたはそこでは有能すぎるということですか」と尋ねる．ピアスさんは「いや，私はほかの人よりずっと才能があると言っているだけです」と答える．臨床家：「ほかの人々はあなたが才能ある人だとみていますか」．ピアスさん：「いや，そのことが頭にくるんだよ」．臨床家：「どんなふうに？」．ピアスさん：「だって，誰も私の頭脳を評価しないんだよ．彼らは私がずっと頭がいいということをわからないんだよ．私は簡単にもっといい仕事につけるよ．でもそこでもきっと同じことが起こるんだよ」．

　自己愛性パーソナリティ障害は落とし穴のある診断であることがある．なぜならば，その人はDSM-5 基準そのものに基づいた質問に肯定的に答えることがありえないからである．この障害の人が，「はい，私は過剰に賞賛されたいです．特権意識があります．搾取的な人間関係をもちやすいです」などというような病識を有することは通常ありそうもない．それゆえ，しばしば面接から得た内容を基盤にした推察から診断がなされなければならない．

診断を明確にするヒント

- 臨床症状がパーソナリティ障害全般の定義に合致することを確定すること．
- DMS-5 の自己愛性パーソナリティ障害の症状が長期間，複数の状況において生じていることを確認すること．
- 観察された症状をより適切に説明できる他の診断はないかを検討すること．
- 他の精神疾患の診断が本診断に関連している可能性を忘れないこと．

症例検討

　マッコイさんは 22 歳の大学 2 年生でフットボールの選手であるが，クォーターバックを降ろされた後のいらいらのために学生用の精神保健センターを受診した．彼は素晴らしい運動選手としての能力にもかかわらず，コーチから「態度が悪い」と言われてベンチに下げられた．マッコイさんは，「自分がほかの誰よりも，4 年生よりも優秀なことが理解できないならコーチは盲目だ」と言う．彼は，降格されるべきでないとの主張のために，パスとラッシュ〔訳注：ボールを持って突進〕の統計データを誇らしげにもち出して話す．

　マッコイさんは，「彼らは自分のことをプリマドンナ（自己中心の人）と呼んでいるが，彼らは自分を必要としている，本当にそうだよ」と言う．彼は他の選手に対して非常に批判的で，試合中にも彼らを叱る．

　ガールフレンドと最近別れたが，彼女は「あなたが自分を愛するようには私はあなたを愛することができないわ」と言っていた．彼はこのことを「彼女は別れたことを後悔するよ，ほかの誰かとはうまくやっていけないよ」と笑いながら述べる．

　マッコイさんはこの"自信"によって"試合の中で中心的な役割"をいつも果たしてきたのだという．彼は，試合を作り，前進ヤードをとる自分の能力を信じている，と述べる．彼は，勝つためには最高の状態でなければならない，彼の成功の一部は──「よし行け，今だ！」というようなリスクをとることに関係している．コーチはこれをやめさせようとした，と言う．「コーチに言いたい──危険なくして獲物なし，リスクをとらなきゃ勝負に勝てない」．彼は高校時代から大学の低学年までは試合で素晴らしいし結果を残してきた．彼のコーチや同僚達からの反対にもかかわらず，この特性を適応的で生産的だと思っている．

　この様式はマッコイさんの青年期と成人期早期を通してずっと存在した．このことが家族内や親しい友人の間で問題を生じさせていた．

　自信は特にスポーツでは適応的でありうるし，自己愛性パーソナリティ障害に関連するいくつかの特性は，非常に特殊な状況では有用で積極的でありうる．しかしこのような特性が，融通性のなさがいろいろな場面でも発揮されたり，長年にわたって変化しない場合は不適応になりがちであ

る．マッコイさんは極端な自信とリスクをとることを試合で優位に立つために適用し，この戦略は成功を収めるまでうまくいったので，クォーターバックのポジションを獲得した．しかし彼の対人関係は阻害されて，チームで彼の立場を失うことになった．さらに，彼の融通性のない様式の結果として，彼は他の機能分野でも失敗をしている．

鑑別診断

自己愛性パーソナリティ障害は躁病または軽躁病，物質使用障害，他のパーソナリティ障害，パーソナリティ特性などと鑑別しなければならない．誇大性はしばしば躁病や軽躁病エピソードの一部として出現することがある．双極性障害に関係する自己の肥大感は気分エピソードの状況時にのみ存在するのに対して，パーソナリティ障害の場合は持続的な傾向がある．躁病または軽躁病状態は必ずしも自己愛性パーソナリティ障害の他の特性に似ているとは限らないだろう．

自己愛性パーソナリティ障害はまた，持続的または間欠的な物質使用に関連して発展することのある症状からも区別されなければならない．

他のパーソナリティ障害が自己愛性パーソナリティ障害と混同されるかもしれず，それは互いに共通の特徴をもっているからである．他のB群パーソナリティ障害（すなわち，反社会性，境界性，および演技性パーソナリティ障害）も，それらの特性は自己愛性パーソナリティ障害の特性と非常に多く共通する．反社会性パーソナリティ障害は特徴的な共感欠如と他者の操作という点を共有する．この2つの障害は，DMS-5の記述では他の症状によって通常は容易に区別される．反社会性パーソナリティ障害は通常，攻撃性，偽り，自責感の欠如などで示されるような，他者の権利への配慮の欠如や侵害などを特徴とする一方，自己愛性パーソナリティ障害にみられる共感性欠如は通常，肥大化した自我の結果である．

非常に大きな成功をなした人々の多くは自己愛的とみなされてもよいパーソナリティ特性を示す．これらの特性が，硬直的で，不適応的で，持続

的で，意味のある機能障害を引き起こすか，主観的苦痛を伴う場合のみ，自己愛性パーソナリティ障害の診断がまさに妥当である．

鑑別診断において考慮すべき追加の疾患については，DSM-5を見よ．また，DSM-5のそれぞれの項目における併存症と鑑別診断の解説も参照せよ．

要約

自己愛性パーソナリティ障害をもつ人達は，自尊心の肥大した感覚の持続的な様式を示す．この障害の特徴は以下のすべてを含む．
- 自己愛性パーソナリティ障害の人は共感性欠如の持続的な様式を示す．
- 自己愛性パーソナリティ障害の人は賞賛されたいという過度の欲求の持続的な様式を示す．
- これらの様式は内的体験の多くの場面で広範に存在し，機能の障害を引き起こす．

本章の要約

パーソナリティ障害群

いかなるパーソナリティ障害でも，診断にはその人がまずパーソナリティ障害全般の存在を定義する基準閾値を満たさねばならない．パーソナリティ障害群は，さまざまな社会的状況にわたり広範囲にみられる内的体験と行動の持続的な様式で，生活上の重要な諸場面で深刻な機能障害をもたらす，と定義されている．現象が持続的であるという特質は診断の概念を理解するための鍵となる点である．なぜならこれらの現象は成人期を通して概して一貫しており挿話的ではない，というパーソナリティ特性に関係しているからである．

もし臨床的症例がパーソナリティ障害全般の記述に合致するならば，特定のパーソナリティ障害の診断が考慮されてよい．多くの不適応的なパーソナリティ特性が，パーソナリティ障害の全般

的基準に合致しない，それゆえ特定のパーソナリティ障害と分類されるべきでない人々にもしばしばみられることがある．不適応的なパーソナリティ特性が孤立して，あるいは特定の状況においてのみみられることがあるが，その場合はパーソナリティ障害の診断とは関連しないであろう．

パーソナリティ障害全般の概念は，内的体験と行動に関する不適応的な様式がその個人のパーソナリティに固定されていることを示唆する．このことが，DSM-5が，パーソナリティ障害は長期にわたるもので，青年期や成人期早期までさかのぼらねばならないと規定している理由である．18歳以下の者にパーソナリティ障害の診断を下すことは可能であるが，診断はその者が18歳以降になるまでしばしば延期される．それは，これらの内的体験と行動は，発達途上のパーソナリティにおいてではなく，パーソナリティがすでにしっかりと確立されてから臨床家が確認するべきとの理由からである．

パーソナリティ障害を他の精神疾患，物質の生理学的作用，または医学的疾患から区別することは，どのパーソナリティ障害の診断においても困難ではあるが必要なことである．しかし，人々が考慮しなければならない複数の疾患や状態を示すことがしばしばあるので，このことは困難な一歩となりうる．

診断の重要点
- パーソナリティ障害は不適応的なパーソナリティ特性に関連している．
- パーソナリティ障害では，不適応的特性は長期間にわたり持続し（すなわち，パーソナリティの中に固定している），多くの社会状況において広く出現しなければならない．それらは挿話的ではない．
- パーソナリティ障害と診断するには，持続的で広範囲な不適応的な内的体験と行動の様式が，機能障害を起こしていなければならない．
- パーソナリティ障害の特性は成人パーソナリティへの発達の時期（青年期または成人期早期）まで遡及できる．
- 特定のパーソナリティ障害の診断は，パーソナリティ障害全般の診断基準が満たされた場合にのみなされる．
- パーソナリティ障害は他の精神疾患，物質使用障害，医学的疾患と混同されることがある．長期にわたる行動様式を理解することが正しい診断のためには必須である．この理解には通常，その人を長期間にわたり知ることおよび/または非常に広範かつ完全な病歴をとることが含まれる．

自己評価

鍵となる概念：知識をダブルチェックしよう

種々のパーソナリティ障害に対する以下の概念の関連性はどのようなものか．
- パーソナリティ障害全般
- 広範囲かつ硬直的な様式
- 青年期または成人期早期における発症
- 長期間にわたる様式の安定性
- 特定のパーソナリティ障害の10の診断
- A群：奇妙あるいは風変わりな人物像
- B群：演劇的，情動的，または予見不能な人物像
- C群：不安または恐怖症的人物像

同僚や指導者への質問

1. ある患者が特別なストレス因があるという場合のみに，DSM-5の境界性パーソナリティ障害の診断基準の9項目中6項目を示した場合，境界性パーソナリティ障害の診断は適切か．
2. ある人が40歳代で医学的疾患を発症した後にパーソナリティ障害特性を示した．彼の症状の型は妄想性パーソナリティ障害の7項目中6項目を満たした．この症例にDSM-5診断を適用するのに最も適切な方法は何か．

3. 2つの異なる群の複数のパーソナリティ障害についてすべての診断基準を満たす場合，1人の患者に2つの診断を下されうるか．
4. パーソナリティ障害は挿話的気分障害とどう異なるか．
5. パーソナリティ障害の特性は，特定の状況ではその者にとって有利に作用することがありうる．パーソナリティ障害の診断を下すために広範囲にわたる様式を検証することが重要なのはなぜか．
6. 他の特定のパーソナリティ障害または特定不能のパーソナリティ障害の診断は，臨床上どのように有用か．

ケースに基づく質問

Part A

ベイリーさんは 26 歳の独身白人女性であるが，成人期早期に始まり，種々の状況で生じる，対人関係，自己像，感情などにおける広範囲にわたる不安定性の様式や，著明な衝動性のために外来を受診している．彼女は以前に特定不能の双極性障害の診断を受けている．彼女は躁病・軽躁病エピソードに合致する病歴は述べていないが，抑うつエピソードがあったことに合致する過去の病歴を述べている．また彼女は非常に珍しい風変わりな信念をもっているが，明白な妄想や幻聴はないという．

ベイリーさんの話で，怒りの発作と持続的な易怒性が明らかになる．自己同一性障害も深刻な問題のように見える．少数のファンタジーゲームをやるクラブの友達の小さなグループと密接に同一化している．彼女の少ない恋愛体験はこのグループの何人かとのものであったが，不安定で激しいものであった．彼女の同一性はゲームの中の彼女の役と強く関係している（そして，概してそのファンタジークラブとも関係している）と言う．

ベイリーさんは，飲酒はしないが，幻覚誘発性物質をかなり定期的に（2〜3週おきに1回）使用する．彼女はこの薬物をファンタジークラブの者と一緒に使うという．服装は奇妙である．

■どんな診断が可能か

これまでの情報からパーソナリティ障害全般の基準を満たすことは明らかなようである．ベイリーさんは DSM-5 診断基準の境界性パーソナリティ障害特性をもっているように見えるが，奇妙な信念や風変わりな服装などにより臨床像は複雑になっている．双極性障害の症状基準には合致しないように見える．

Part B

ベイリーさんの空想的な興味についてもっと詳細に検討すると，臨床家の頭に思い浮かぶのは統合失調型パーソナリティ障害の概念である．この女性はそのファンタジークラブをきわめてあいまいな言葉で語り，ゲームの中の人物とクラブの実際のメンバーとの区別をしない．実際，彼女は会話の半分は，自分のことをその人物の名前で呼ぶ．彼女の普通でない服装について尋ねたとき，これは"妖精"の典型的な服だと言う．さらにそれについて質問をすると，彼女自身は妖精であるとは考えていないが，クラブの中のキャラクターだと言う．彼女はまた，ゲームのキャラクターのように，"人の心を読める特殊な才能"をもっているという．さらに詳しく尋ねると，彼女のキャラクターは千里眼者で，「自分自身もある程度はそうだ」と言う．

ファンタジークラブ以外の人間は，信用できないと確信しているとも言う．

幻覚誘発物質を使うときは「（ファンタジーゲームの中の）本当の王国へ入る」と言う．しかし，それは，「トリップしているときだけ起こる」とも言う．

■1人の人物が1つ以上のパーソナリティ障害と診断を受けることは可能か

可能である．この症例の後半部分で臨床家は，境界性パーソナリティ障害特性に加えて統合失調型パーソナリティ障害特性に合致する症状が存在することを明らかにする．ある人が両方の基準を満たす場合は，2つの特定のパーソナリティ障害の診断が下されうる．この症例は幻覚薬の使用によりさらに複雑になっている．なぜならば，それらは奇妙な考えおよび/または魔術的思考を引き起こすかもしれないからである．

Short-Answer Questions

1. 境界性パーソナリティ障害の基準の9項目中7項目を満たすが，軽躁病エピソードの状況のみである場合，境界性パーソナリティ障害の診断は適切か．
2. ある女性上院議員が"過剰に膨張した自我"状態で他者からの賞賛を楽しんでいる．彼女の結婚生活は上々で，生活上の苦痛はなんら感じておらず，その社会的役割をきわめてうまくこなしている．自己愛性パーソナリティ障害の診断を考慮すべきか．
3. 自傷行為と最も関連のあるパーソナリティ障害は何か．
4. 強迫性パーソナリティ障害にはないが強迫性障害にみられる2つの症状は何か．
5. 臨床家から「魔術的思考」とみなされかねない症状が患者の属する文化圏の中で生じ，かつ広く受け入れられている信念である場合，この類似性は，診断の見地からみたこの現象についての臨床家の考え方をどう変えるだろうか．
6. 17歳の者にパーソナリティ障害の診断をするのは正しいか．
7. パーソナリティ障害は常に一生のあるいは永久的な診断であるか．
8. パーソナリティ障害は文化横断的に診断可能か．
9. 境界性パーソナリティ障害は男女どちらの性別で有病率が高いか．
10. 統合失調型パーソナリティ障害の鑑別診断にはどんなものがあるか．

Answers

1. 適切ではない．境界性パーソナリティ障害の診断は，軽躁病エピソードという状況においてのみ基準が満たされる場合はなされない．
2. 考慮しない．パーソナリティ障害の特徴は，苦痛または機能障害を引き起こさなければならない．
3. 境界性パーソナリティ障害は自傷行為に最も関連のあるパーソナリティ障害である．
4. 強迫観念と強迫行為は強迫性障害でみられるが，強迫性パーソナリティ障害ではみられない．
5. 「魔術的思考」などの専門用語を使用する前に文化的基準を考慮すべきである．もし，その現象がその者の文化圏で広く受容されている信念と合致するならば，それは病的とみなされるべきではない．
6. 正しい．17歳の者では，症状が1年以上持続しているならばパーソナリティ障害の診断は可能である——反社会性パーソナリティ障害は例外で，その場合はこの診断を受けるには18歳以上でなければならない．
7. そうではない．パーソナリティ障害が存在するときは人生早期に出現はしているが，それは必ずしも一生または永久的な状態ではない．
8. 可能である．パーソナリティ障害は文化横断的に診断可能である．
9. 女性のほうが境界性パーソナリティ障害でより高い有病率を示す．
10. 統合失調型パーソナリティ障害の鑑別においては，精神病症状を伴う他の精神疾患群，神経発達障害群，他の医学的疾患によるパーソナリティ変化，物質使用障害群，および他のパーソナリティ障害群やパーソナリティ特性がある．

22

パラフィリア障害群

Paraphilic Disorders

「私には自分の性器を見せようとする衝動がある」
「私はパートナーに殴られている性的空想を繰り返し思い浮かべる」

　パラフィリア障害群の診断分類には，規範的な（"正常愛好的な"）性的関心および/または行動とみなされるものをはるかに超え，意味のある苦痛または障害を引き起こす，強烈かつ持続的な空想，関心，あるいは行動によって特徴づけられる性的関心や行動の障害が含まれる．**パラフィリア**という用語は，文字どおり，通常を超えた (*para*) 愛 (*philia*)，を意味する．パラフィリア行動の関心は，性的活動または空想の対象（例：ヒト以外の対象，子どもまたは同意していない成人，動物），あるいは性的活動（例：自分自身または性的パートナーに苦痛を与えたり，辱めたりするための尻叩きや鞭打ちのようなさまざまな活動）のどちらかであろう．このような行動のいくつかの要素は，正常な性的活動とみなされているものの最中に生じる可能性があるため，このような関心および/または行動は，同意している性的パートナーとのいつもの性交や性的関係とみなされるものに対する関心を超えていなければならないことに注意することが重要である．

　DSM-IV とは異なり，DSM-5 では，パラフィリア障害とパラフィリアとの間に重要な区別がなされた．**パラフィリア**とは，特定の性的興奮や行動の記述であるが（各パラフィリア障害の基準 A，少なくとも 6 カ月の持続期間を要する），**パラフィリア障害**は，パラフィリアとそれによって生じる結果も加えたものである（例：同意していない人に対して性的衝動または空想を実行に移すこと，このパラフィリアが社会的，職業的，または他の重要な機能領域における臨床的に意味のある苦痛または障害を引き起こしていること――すなわち，各パラフィリア障害の基準 B）．DSM-5 で提案されたこの区別によって，すべての非規範的な性的行動に精神病理学的であるというレッテルが貼られることが回避され，また臨床的介入のためのより特異的な指針も提供されている．この区別が重要である例としては，フェティシズムまたは服装倒錯が含まれる．性的活動中にフェティッシュ（フェティシズムの対象）を使用したり服装倒錯を行ったりする人に苦痛や機能障害がない場合，フェティシズム障害または異性装障害の診断は考慮されるべきでない．障害がない場合，臨床的介入は必要ではない．

　パラフィリア的な関心および/または行動は，規範的な性交行動の最中に時折なされる苦痛を伴わない行動（例：性的パートナーの尻を軽く叩く）から，依然苦痛がなく，いかなる障害も引き起こさない強烈な衝動，空想，および行動，苦痛および/またはさまざまな領域における機能障害を引き起こす強烈および/または持続的な衝動，空想，および行動，同意していない人に対して実行に移す，または苦痛および/またはさまざまな領域における機能障害を引き起こす強烈および/または持続的な衝動，空想，および行動，までの連続体に沿って起こる．基準 A および B の両方（および，特定用語，重症度評価，患者の自己評価尺度）を

注意深く用いることで，時折起こる非必然的な行動，パラフィリア，およびパラフィリア障害をより明確に区別，描写することが可能となる．

1人の患者に，1つ以上のパラフィリア障害（例：小児性愛障害と窃視障害），および/またはパラフィリアとパラフィリア障害の共存（例：フェティシズムと性的サディズム障害）の診断が下されることがある．またパラフィリア障害群は，他の精神疾患（例：パーソナリティ障害，物質使用障害）を併存する場合もある．

パラフィリア障害（群）または複数のパラフィリアが疑われるか，または診断された人を面接することは，困難な作業となるかもしれない．これらの疾患は，広範囲に及ぶ法医学的影響とそれによって生じる結果を有する場合がある．例えば，患者は，パラフィリアの症状として自らの最も深い部分にある空想，衝動，そして行動に関して，自ら話そうとしない，あるいは話したがらない可能性がある．したがって，面接は敬意と信頼感のある雰囲気の中で実施しなければならない．面接者は，自らの逆転移の感情に気づかなければならないが，それはこの分野，特に子どもまたは暴力が関係するパラフィリア障害群の場合にかなり強いものになるだろう．法的問題が関連する場合，守秘義務の限界を説明しなければならない．面接者は，パラフィリア障害患者の感情や起こりうる苦痛に対する洞察を得ようと試みるべきである．患者の一部は，それらの問題，非受容性，さらに他者（犠牲者，家族）や自身に対する衝動，空想，および行動がもたらす結果について認識しているだけでなく，またそれらに抵抗することができずに苦しんでいる．

DSM-5では，8つのパラフィリア障害群について詳細に記述している．

- **窃視障害**：警戒していない人が裸になっている，衣服を脱いでいる，または性行為を行っているのを見ることで性的に興奮すること．
- **露出障害**：警戒していない人に自分の性器を露出することで性的に興奮すること．
- **窃触障害**：同意していない人に触ったり，身体をこすり付けたりすることで性的に興奮すること．
- **性的マゾヒズム障害**：性行為中に辱められる，打たれる，縛られる，またはそれ以外の苦痛を受けることで性的に興奮すること．
- **性的サディズム障害**：他者への身体的または心理的苦痛によって性的に興奮すること．
- **小児性愛障害**：思春期前の子ども（通常13歳以下）との性行為を含む空想，衝動，または行動によって性的に興奮すること．
- **フェティシズム障害**：生命のない対象物の使用，または性的パートナーの生殖器以外の身体部位への著しい関心によって性的に興奮すること．
- **異性装障害**：異性のメンバーとして異性の服装をすることによって性的に興奮すること．

これら8つのパラフィリア障害群が，可能性のあるパラフィリアまたはパラフィリア行動をすべて包含しているわけではない．先端切断性愛（acrotomophilia）（性愛の関心：パートナーの切断），死体性愛（性愛の関心：死体），わいせつ電話（性愛の関心：わいせつ電話），そして動物性愛（性愛の関心：動物）のような多くのパラフィリアが記述されている．はっきりと他と区別できるパラフィリア行動が，8つの定義された疾患群には含まれず，かつ少なくとも6カ月間にわたって認められ，さらに苦痛または障害の原因になっている場合，**他の特定される**パラフィリア障害の診断を用いて，特定の理由やパラフィリアを特定すべきである．パラフィリア行動が，社会的，機能的，職業的，または他の領域で著しい苦痛または障害の原因となるが，本診断分類のいずれの疾患の基準も完全には満たさない（またはより特定の診断を下すために不十分な情報しか利用できない）場合，臨床家は**特定不能のパラフィリア障害**の診断を用いるべきである．

診断を深める

露出障害
Exhibitionistic Disorder

マニュアル ▶ p.681
手引 ▶ p.313

　ワードさんは 25 歳の男性で，裁判所による評価のために紹介された．彼はファーストフード店の女性従業員に露出した後，警察によって逮捕された．その女性がドライブ・スルーの窓口から彼の車の中に注文品を手渡している最中に，彼は性器を露出した．女性が悲鳴を上げたので，彼は車で走り去った．女性はナンバープレートの番号を見ることができたので，ただちに警察に連絡した．彼は 1 マイル程離れた地点で逮捕されたとき，車の中でまだ自慰行為をしていた．取り調べ中に，彼は数年間，警戒していない女性に性器を露出してきたことを打ち明けている．ワードさんは，「できれば，巨乳」の女性に露出することを好む．彼は，ドライブ・スルーの店の女性や駐車場で自分の車の横を通り過ぎる女性に対して数回露出していた．彼にはガールフレンドが 1 人いて性的活動が活発だったが，警戒していない女性に露出し，その後自慰行為をすることが彼の好む性行為になっている．時折ワードさんは，女性映画スターに露出することを想像しながら自慰行為を行う．時々は，露出する衝動を抑えることができずに，「そうすることができる場所を探して」車を乗り回す．「私は数回すんでのところで警察に捕まりそうになったが，それでもやめられない．絶望的」なために，最近彼は非常に神経質になっている．他のいかなる異常な性的行動もないという．彼はアルバイトをして，1 人暮らしである．時々両親と連絡をとっているが，同僚とはめったに付き合わない．

　この異性愛の男性は，刑事制度による精神鑑定のために紹介された．露出障害のある人が自ら助けを求めることは，通常ない．ワードさんが，自分の性器を警戒していない女性に露出することで性的興奮を得る男性であるという点で，露出症の典型的な症例を示している．20 歳前後に始まったこの行為は，数年間続いている．さらに，彼は自ら治療を求めはしなかったが，彼の行動とこの衝動をやめられないことでもたらされる結果により苦痛が生じている．

診断へのアプローチ

　自身を露出する，あるいはその強い衝動をもつ人の多くは，医師に紹介されたり露出障害と診断されたりすることは決してないだろう．これらの人々に自らの空想や衝動による苦痛が生じておらず，この性的関心によって他の重要な領域における機能が障害されておらず，そして自ら述べた精神医学的または法医学的経歴からは，その関心を実行に移したことがないことが示される場合には，DSM-5 では，その人達はパラフィリア（すなわち，露出症）をもっていることが確実となるであろうが，露出障害とは診断されない．その行動によって苦痛が引き起こされている，あるいはいくつかの領域（例：対人関係，法的問題による職業）における機能が障害されている人々が，露出障害と診断されるべきである．この疾患の診断基準を満たすためには，性的衝動，興味，空想，そして行動が強烈で，少なくとも 6 カ月間にわたって持続していなければならない．

　パラフィリア行動または苦痛・障害は重要な特徴の 1 つであるが，診断を下すためには持続期間や強烈な性的興奮が必要である．これらの特徴は，その疾患の全般的基準が満たされているかどうかを判断するために役立つ．

　その疾患の強度や重症度は，経過中に変わるかもしれない．DSM-5 では，その人が自身を露出したいと思う対象者の好み（すなわち，思春期前の子ども，身体的に成熟した人，またはその両方）やどんな環境がよいかに関する特定用語が提供される．管理された環境下（例：服役中または兵役中でそのような露出ができない可能性がある）にあるため，自身を露出する機会が制限されている人においては，露出症のような行動を評価することが難しいであろうという認識から，「管理された

環境下にある」という特定用語が加えられた．また露出障害は，「完全寛解」の状態も特定されうるが，それは管理されていない環境下で少なくとも5年間，苦痛や機能の障害がなく，露出症的衝動を実行に移していないことを意味する．DSM-5は，その人が実行に移す衝動をもっているかどうかについては特定しない．

DSM-5では，この疾患は女性ではまれであり，青年期または成人期早期の男性に現れる傾向があると述べている．経年的な持続性についてはほとんど知られていない．この診断を下すために有用な特定の検査はない．したがって，この診断への取り組みは，臨床的かつ記述的となる．

病歴聴取

35歳の男性は，"ある特別な状況" でない限り，性的に興奮しないという問題をかかえていると言う．面接者は，たとえその人が自身の性器を警戒していない見知らぬ人に露出することを（診療情報提供書から）知っている，あるいは疑っているとしても，性的興奮が生じる状況のより詳しい説明を求めるべきであり，そしてそれがどんなに言い逃れの，または最小限のものだとしても，出発点としてのその人の説明を受け入れなければならない．

一度露出症の存在が明らかになれば，面接者は，その人に対して露出中，その直後，そしてその後に，どのように感じるか尋ね，同時に彼が露出中または露出後に自慰行為をするかどうか調べなければならない．「あなたは，自分の性器を見知らぬ女性に見せた際，本当に性的興奮を得ますか．彼女が驚いたり，ショックを受けたりしているときに，自慰行為をしますか」．次の質問は，その行動がどのくらい長く，どのくらい頻回に，そしてどんな状況で起こるかに絞るべきである．「あなたが最初に自分自身を露出したのはいつですか．どのくらいの頻度で，いつも露出するのはどこですか」．最後に，面接者は，その人がその行動によって困惑しているかどうか尋ねるべきである．「露出することで，あなた自身が悩んでいませんか．あなたはそれについて困惑していませんか．露出することに関係した法的なあるいは他の問題をかかえていますか」．

面接では，露出症のすべての症状を引き出すために，その行動やその法的な結果についてその人に突きつけることなく，信頼感や良好な関係性のある雰囲気を作り上げなければならない．

行動の記述——警戒していない見知らぬ人への性器の露出——とその行動がその人を性的に興奮させる事実は，**露出障害**を認識するうえで重要である．苦痛またはいくつかの領域における機能の障害についての質問は，診断を下すうえで有用である．その人は，自らの性的興奮や行動，その頻度，そして関連する問題（例：法的トラブル）についてごまかすかもしれない．臨床面接は，診断を下すうえでの礎石となる．また過去の露出症的行動の記録（例：警察の報告書，被害者の供述，以前の評価）や傍証を固める面接（例：少年犯罪者の事例での両親，またはその人のパートナーとの）も役立つ可能性がある．法医学的目的で実施される評価には，異なった守秘義務条件があり，面接を受ける人とともにそれを確認しなければならない．

診断を明確にするヒント

- 性器の露出が警戒していない見知らぬ人の存在下で起こるかどうかを確定すること．
- その人が自身を露出したいという衝動を制御不能かどうかを調べること．
- 露出が自慰行為を伴うか，または露出後に自慰行為が行われるかどうかを明確にすること．
- その人が自身の行動を危惧している，または行動により苦痛を引き起こしているかどうかを評価すること．
- その人が，外出して露出する機会があるかどうかを調べること．

症例検討

　カーソンさんは，50歳の男性で，"性的偏向"に関して助けを求めている．「私がペニスに触れながら，テレフォン・セックス用の番号へ電話をかけ，セックスについて話しているのを妻に見つけられた」．面接中，カーソンさんは，彼が"テレフォン・セックス"と呼んでいるものは，彼が本当に好きなことに対するまさに代理（行為）であることを認めている．「どこか近所の知らないところで車を降り，寝室にいる人達を盗み見て，その後，興奮してきたときには，自分のペニスを見せるために見知らぬ女性を見つけるんだ．彼女が悲鳴をあげ，私がオルガズムに達したとき，本当に楽しませてくれるよ．でも，ご存知のとおり，今年は非常に厳しい冬で，外は本当に寒くて出られない．それで電話番号を試したんだ」．彼は，露出をするようになって15年以上経つが一度も捕まったことがないと言う．しかし，露出好きの老年男性を警察が探しているという新聞記事を読んで以来，彼は少し神経質になっている．彼が「定期的だが退屈な性生活」を送っているという彼の妻は，最近まで彼の行動について知らなかった．「彼女は，援助を求めるように強要はしなかったが，私は気が狂っていて，逸脱していて，セックスをしたくない相手だと言った．それで考えたんだよ」．

　カーソンさんの露出症的行動が始まったのが人生の比較的遅い時期であったことは，一般的には珍しいが，ありうることである．彼は援助と治療を求めてやってきたが，彼自らの情報提供は完全に自発的なものではない．彼は，露出した人を警察が探していることを伝える記事を読んだことや妻の批判のようないくつかの状況によって強要されている．彼は異性愛者であり，既婚者であり，妻との定期的な性行為がある．しかし，彼は，寝室にいる人々を見る（窃視症），露出する，そして電話でセックスについて話をする（わいせつ電話）といったパラフィリア的行動によって，より十分な性的興奮や性的満足感を引き出している．

彼が好むパラフィリア的興奮の源となるものは，警戒していない女性に露出することである．パラフィリア障害群が重複，あるいは共存しうることを認識することが重要である．また露出症は，パートナーと定期的な性行為がある人でも起こりうる．パラフィリアまたはパラフィリア障害群がまったく新たに発症した高齢者では，器質的な脳変化が考慮されるかもしれない．しかしながら，カーソンさんには認知機能の障害の徴候はみられず，脳損傷の病歴もない．診断を固めるためには，さらに神経学的な精密検査が必要かもしれない．

鑑別診断

　パラフィリア的行動の描写は特異的──警戒していない見知らぬ人に自分の性器を露出すること──であるため，露出障害の鑑別診断は比較的限られる．この行動は，露出症的行動の範囲内に限って，または複数の併存しているパラフィリア障害群（例：窃視障害，フェティシズム障害）の枠の中だけで起こる可能性がある．性器の露出は，精神病（その場合，露出はおそらくより無差別となるだろう），素行症，反社会性パーソナリティ障害，そして物質使用障害（特に中毒の間）でも起こる場合がある．また露出障害は，裸体主義とも区別されるべきである──露出障害のある人は，通常裸体主義者のいる場所で露出することはない．

　疾患の経過はおそらく年齢に応じて変化するが，青年期または成人早期にそれが現れたときからの経年的な持続性についてはほとんど知られていない．加齢は，露出症的な性嗜好性や行動の減少と関連する可能性がある．抑うつや物質使用は，露出障害の結果として発症し，その後臨床症状に影響を与える可能性がある．行動の否認または最小化は，鑑別診断を妨げうるだろう．

　鑑別診断において考慮すべき追加の疾患については，DSM-5を見よ．また，DSM-5のそれぞれの項目における併存症と鑑別診断の解説も参照せよ．

要約

- 露出障害では，同意していない，警戒していない見知らぬ人へ自身の性器を露出するという空想，衝動，または行動から得られる反復性の強烈な性的興奮を伴う．
- 強烈な露出症的性的関心を背景として，その人が自身の性器を同意していない人に露出した場合，または露出症的衝動または空想によって，その人に苦痛または多くの領域における機能障害がある場合，露出障害の診断を下すことができる．
- 注意深い病歴は，他の精神疾患（例：精神病性障害，物質使用障害，パーソナリティ障害）や他のパラフィリア障害群を除外するのに役立つであろう．

診断を深める

小児性愛障害
Pedophilic Disorder

マニュアル ➡ p.690
手引 ➡ p.316

フリンさんは50歳の営業マンで，「ほとんど胸がなく，体毛がない幼い女の子」に惹かれ，「彼女達の体は，とてつもなく性的に興奮させる」と言う．彼は常に女の子に性的に惹かれると言う．彼の最初の性的体験は16歳ごろ，"隣人の女の子"だった．「彼女は9歳ほどだった．クラスメートとは違って，彼女は私を興奮させた」．彼は彼女に触れ始め，その後2人ともに服を脱いで，「彼女は私を押しのけようとした」が性器を愛撫した．そして彼は，その子の前で自慰行為をした．両方の両親に見つかり，彼は両親に叱られたが，「何も公にされずに済んだ．誰もが，子どもは好奇心旺盛で遊ぶことが好きなものだと言った」と彼は付け加えている．彼は大人の女性と性交をし，そして結婚したが，彼は常に「そのような幼い女の子」のほうがはるかに興奮すると述べている．彼は児童ポルノを見ながら，定期的に自慰行為をする．彼は各地で女の子と性行為をしてきた．「何しろ，一部の都市では，簡単に女の子を手に入れられるから」．また彼は，女の子と性行為をするために他の国々にも旅行をしてきた．なぜなら，「一部の国では女の子を手に入れるのが非常に簡単で，家族もほとんどただで女の子を提供する」．彼は「女の子を手に入れる」ための旅行と児童ポルノにすべてのお金を費やしてきた．彼の妻は，彼が児童ポルノで自慰行為をしているのを見つけ，離婚した．「誰も私を理解しようとしない」ため，彼には友達がいない．彼は仕事中に"写真"を見たい衝動をもっているが，衝動に従えば見つかり解雇されることになると心配している．

フリンさんは，常に思春期前の女の子に性的興奮を覚えてきた．彼の両親達は彼の女の子との最初の性的体験を子どもの遊びや好奇心による行為とみなした．子どもや若い青年の多くは，他の子どもの裸を見ることに強い好奇心を示すため，青年期にしっかりとした性的関心を確立することは困難である．しかし，思春期の間にそうした好奇心はなくなってしまう．この男性は，成人になっても相変わらず思春期前の女の子によって性的に興奮し，成人女性よりも思春期前の女の子との性行為を明らかに好む．彼は，児童ポルノを見ながら自慰行為をする，あるいは思春期前の女の子と性行為をするという，自分の空想や衝動を実行に移している．彼は，この魅惑について悩んではいないように思われる（小児性愛障害の一部の人は，小児を性的"嗜好"とみなすものについて，苦痛を生じず，罪悪感をもたない）．フリンさんの小児性愛（思春期前の女の子への性的関心，彼の空想や嗜好を実行に移すこと）は，彼の社会的機能（離婚，友人がいないこと），職場環境，そしておそらく個人経済（児童ポルノや性行為目的の旅行に相当なお金を消費している）における重大な障害の原因となっている．性的興奮は年齢とともに減衰するので，彼の小児愛的活動とそれらの頻度は減少する可能性がある．

診断へのアプローチ

小児性愛障害の人のほとんどは，（思春期前または思春期の）子どもとの性行為，子どもを性行為に誘うこと，および児童ポルノの取引などで捕まったり通報されたり，あるいは児童ポルノを鑑賞しているところを見つかったために逮捕されたりして，評価されることになる．小児性愛または小児性愛障害の人は，彼らの性的魅惑に関する法律上面倒な問題に気づいているために，子どもへの性的魅惑を，しばしば否定する．小児性愛が子どもに対する性犯罪と同義ではないことに注意することが重要である．一部の人は，子ども（思春期前の男の子または女の子）に性的魅惑があると述べるかもしれないが，それにもかかわらず，彼らはそれについて罪悪感，恥辱，あるいは苦痛を感じることはなく，同時に彼らの空想や衝動を実行に移すことも決してない．したがって，おそらく面接者は，これらの人達には小児性愛があるが，小児性愛障害はないと確かめるだろう．

小児性愛障害は女性でも生じるが，大部分が男性である．小児性愛または小児性愛障害は，思春期のころに発症し，通常，一生を通じて永続的である．その行動から子どもへの性的関心または性的嗜好が示唆される成人の場合，小児性愛障害を疑うべきである．

性的魅惑や行動について苦痛を引き起こさず，罪悪感や恥辱を感じない小児性愛障害の人もいる．しかし，思春期前の子どもへの空想または衝動を実行に移す場合，あるいは性的嗜好のために，社会的，経済的，またはその他の点で障害されている場合（例：離婚，失業）は，小児性愛障害と診断されるべきである．

小児性愛の衝動や空想を実行に移す人と対象となる子どもの間に5歳の年齢差があるかどうかは重要な問題であり，医学と法律で意見が異なる可能性のある領域である．性的に完全に発達した14～15歳の女の子と性行為をした18歳の男性は，医学用語でいうところの小児性愛や小児性愛障害とはみなされない．しかし，多くの法域で彼は性犯罪者としてレッテルを貼られ，生涯続く重大な影響がもたらされる可能性がある．

小児性愛障害の診断では，それが**専従型**（子どもにのみ魅惑される）か，**非専従型**（子どもだけでなく，性的に成熟した成人にも魅惑される）かに加え，その人が男性，女性，または両性ともに性的に魅惑されるかどうかも特定すべきである（特定用語）．最後に，小児性愛障害が近親姦に限定されているかどうかを特定しなければならない．

特別な環境において小児性愛障害の診断に役立つ可能性がある評価用の道具としては，陰茎容積変動記録（plethysmography）（診断の感度と特異度は施設により異なることがある），視覚時間（裸の子どもの写真を使用することは，そのような写真を所有していることが児童ポルノの所持に関する米国法に違反する可能性があるため，困難かもしれない），そして自己記入式評価票がある．

病歴聴取

通常，小児性愛障害の疑いがあると評価された人は，明らかに"捕まって"いなくても，小児性愛的行動に関係しているという疑いをかけられている．多くの人が小児性愛的衝動，空想，そして行動を否定するため，面接者は可能な限り信頼できる雰囲気を築き上げるべきである．まず面接者は，その評価の理由に関する個々の理解度について尋ね，そして起こったことを明確にしなければならない．次に面接者は，性的魅惑を決定するような，より特異的な質問に移るべきである．「あなたは，成人，若い成人，子どもとの性行為について空想することで，性的に興奮しますか．若い人との性行為について考えながら自慰行為をしたことがありますか．彼らは何歳でしたか．ポルノを見ることで性的に興奮しますか．どんな種類のポルノですか．どのくらいの頻度でこれをしますか」．その後面接者は，彼らが自らの衝動を実行に移したかどうかを決定すべきであるが，この情報を得るのは困難なことがある．面接者は，子どもに触れること，彼らと費やした時間，子どもと一緒に行った行為について，尋ね始めるかもしれない．

一度小児性愛障害の存在とその特徴が明らかになれば，その人に苦痛および/または可能性のある結果について尋ねるべきである．「あなたは，子どもによってより性的に興奮することについてどう思いますか．あなたは今までに，児童ポルノ視聴のためになんらかの問題をかかえたことがありますか．他者との対人関係についてのことで——あなたの性的関心について何か言われますか．あなたの性的衝動やそれを実行に移したことで，なんらかの法的問題になったことがありますか」．回答の際の躊躇，間が空くこと，猛烈な否認および回答拒否のような質問への反応をみること，そしてこれらの反応に応じて後の質問を修正することが有用かもしれない．

診断を明確にするヒント

- その人が，子どもと性行為をすることについて空想することで，性的に興奮するかどうかを調べること．
- その人が，これらの空想や衝動を実行に移しているかどうかを調べること．
- その人が，16歳以上であることの証拠を得ること．
- その人は，性的関心の対象となる子どもよりも少なくとも5歳以上年長であることを確認すること．
- その人が，子ども達だけに魅かれているかどうかを明らかにすること．
- 性別に関して，性的嗜好を評価すること（男性，女性，両性）．
- その人の衝動，空想，および/または性的行動が，彼らの核家族における子ども（すなわち，生物学上のまたは継子）に限定されるかどうか，決定すること．

症例検討

25歳の子守であるディクソンさんと12歳の少年が，突然帰宅した彼の両親に全裸でいるところを見つけられた．彼女は「数カ月にわたり彼と一緒に遊んで」きたことを認めた．彼女は，1年前，彼の家族のところで働き始めて以来，彼を見ると性的に興奮すると述べている．彼とその妹を入浴させるのが日課であったが，彼を乾かすときに彼の性器を弄んだ．彼女は，彼とオーラルセックスをすることを空想した．彼女が彼の性器を弄び，彼が勃起し始めると，ついに彼女は彼にフェラチオをした．それ以来彼らは，彼の両親が家にいないときはいつでも，定期的に性行為を行ってきた．通常ディクソンさんは，彼にオーラルセックスを行い，その間自慰行為をした．彼女は罪悪感と不安を認め，いつも捕まることを心配した．彼女は，「それが違法だとわかっているが，やめることができなかった．彼を愛しているし，その若い体が愛おしい」と言う．18歳のとき，彼女には年上のボーイフレンドがいたが，彼との性行為は好きではなかった．「彼は，体毛があまりに多すぎて，少し粗野だった」彼との関係が終わって以来，彼女にはボーイフレンドがおらず，成人男性に性的に魅かれたことはない．しかし，彼女は若い男の子との性行為について，"子ども達が幼くなくなるような"空想をしていた．彼女は以前にも子守としての仕事を解雇されていたが，それは雇い主が，風呂から上がった自分の息子を彼女が長い間拭いているので，疑いをもつようになったからである．

小児性愛障害はほとんど男性に生じるが，女性の小児性愛や小児性愛障害のまれな症例も報告されている．ディクソンさんは，自分が大人の男性には性的に魅かれないことに気づき，年上の男性との大人の性的関係が終わってすぐに，思春期の男の子と性行為をすることについての空想が始まった．彼女は徐々に空想を実行に移し始め，彼の性器を愛撫し，最終的にオーラルセックスを行い，性行為をしながら自慰行為をした．彼女は，明らかに思春期の男の子との性行為を好み，思春期の男の子に対して強烈な性的興奮を生じ，そして彼女の空想と衝動を実行に移している．25歳の時点で，彼女は思春期の男の子よりも5歳以上年上である．彼女は，罪悪感を覚え，それが違法

であることを知っており，そして自分の行動について思い悩んでいる．彼女は1つの仕事を解雇されている．彼女が，小児性愛的な空想と衝動をもち，それらを実行に移し，同時にこの行動に苦痛を感じ，そのために職を失っている点で，彼女は明らかに小児性愛障害の基準を満たす．

鑑別診断

小児性愛障害の鑑別診断には，その他のパラフィリア障害群（例：性的サディズム障害，窃視障害），反社会性パーソナリティ障害，物質使用障害，神経認知障害群，強迫症，知的能力障害（知的発達障害），および脳損傷が含まれる．小児性愛障害とその他のパラフィリア障害群の区別では，性的興奮の対象（子ども）と性行為の特徴（性交，自慰行為）に焦点を合わせるべきである．また小児性愛障害の人は，反社会性パーソナリティ障害と診断される可能性もある．しかし，パーソナリティ障害では小児性愛障害を説明できないし，その代替ではない診断にすべきである．物質使用障害の人は，中毒時に子どもとの性行為にかかわることもあるが，彼らの小児性愛的な活動は通常中毒時のみに起こり，慢性的な性質はもたない．神経認知障害の人では，子どもを愛撫する可能性があるが，この行動は高齢者に特有のものではなく，神経認知機能低下を背景として発症する．強迫症には，子どもとの性行為に関連した強迫観念が含まれるかもしれないが，強迫症の人はそれらの衝動を実行に移すことはしない．知的能力障害の人は，子どもと性的関係をもつ可能性があり，適応機能の評価やIQ測定がそのような症例の鑑別診断に役立つであろう．脳損傷後に発症した小児性愛的な行動は，その時間的関係を考慮すべきである．

小児性愛障害の人は，不安，抑うつ，物質使用障害，またはパーソナリティ障害を併存している場合がある．これらの障害は，小児性愛障害の症状に影響を及ぼす可能性がある——例えば，抑うつは，必ずしも小児性愛障害についてではない深い罪悪感と関連するかもしれない．物質使用障害の人では，特に中毒時に，小児性愛的な行動がより脱抑制的となる可能性がある．また併存する反社会性パーソナリティ障害の精神病理も，さまざまな機能の領域における苦痛または障害の欠如という点で，小児性愛障害の症状に影響を与えるかもしれない．

鑑別診断において考慮すべき追加の疾患については，DSM-5を見よ．また，DSM-5のそれぞれの項目における併存症と鑑別診断の解説も参照せよ．

要約

- 小児性愛障害を定義する特徴は，思春期前の子どもとの性的行動に関する空想，衝動，および行動から得られる強烈な性的興奮である．
- 小児性愛障害の基準を満たすためには，その人は，これらの性的衝動を実行に移さなければならない．または，その衝動や空想が著しい苦痛または対人関係上の困難を引き起こしている．
- 小児性愛障害の人は，少なくとも16歳で，性的興奮を感じる子どもより少なくとも5歳は年長でなければならない．
- 小児性愛障害は，圧倒的に男性で生じるが，女性でも報告されている．
- 小児性愛的な嗜好，その人と子どもの年齢差，そして嗜好を実行に移すこと——あるいは，性的衝動や空想から生じる苦痛や対人関係上の困難を経験すること——このすべてが，小児性愛障害の診断を下すためには，存在しなければならない．
- 注意深い病歴は，その他の精神疾患やその他のパラフィリア障害群と小児性愛障害を鑑別するために役立つはずである．

診断を深める

フェティシズム障害
Fetishistic Disorder

マニュアル ●p.693
手引 ●p.316

　グリフィスさんは 30 歳の男性で，"自身の性行為"について恥ずかしく感じて，ストレスでいらいらするという．10 年以上前，彼が性的に活発になって以来，彼は性行為や自慰行為をしている最中に，パートナーが使っていた下着を抱きしめたり嗅いだりすることで，強烈に性的興奮をするようになった．また彼は，パートナーにかなりの量の髪の毛を切るように頼み，それを自慰行為のときに使ったり，性行為中に相手の顔に掛けたりもする．グリフィスさんは，それらの対象物なしで性行為も自慰行為もしたことがあるが，「それはまったく違ったもので，時々，それなしでは達することもできない」と言う．彼は，その代わりに，すべての物を"一緒に"すると「その性行為は，驚くほど素敵だろうし，とても興奮する」と言い添えた．はじめ彼は，フェティシズム対象（フェティッシュ）を使っていることに苦痛はなかった．しかし，何人ものガールフレンドが彼の行為にうんざりし，彼を"変態"呼ばわりしたので，"正常なのか"どうか悩み始めた．彼は「自分がガールフレンドの下着と髪を使い，彼女を悩ませずに性行為ができない」ことに，罪の意識をより感じ始めた．現在のガールフレンドは，性行為中に彼に自分の髪を切らせることや下着を使うことをきっぱり拒絶している．彼女は，この行為を彼がやめなければ別れる，と迫っている．

　グリフィスさんの性行為や自慰行為中のフェティッシュの使用は，10 歳代後半で始まり，はじめは苦痛とは無関係であり，当初彼はまさにフェティシズムであった．しかし，年を重ねると，彼の性的なパートナーは彼のフェティッシュの使用に不満をいだくようになり，彼は徐々に苦痛になってきた．彼は自分自身に疑惑をいだき始めており，非常に恥ずかしく思っている．彼と何人かのガールフレンド達との関係は，性行為中の彼の頑固なフェティッシュに関する要求のために悪化している．したがって，現在彼は，フェティシズム障害の診断基準を満たしている．彼は，1 つ以上のフェティッシュを使用しており，その行動は性行為中に下着を抱きしめたり，嗅いだり，パートナーの髪の毛の束を彼女の顔に掛けたりすることを要求したりすることである．興味深いことに，フェティッシュを用いない性交では，彼は性的興奮がより少ないという——お気に入りのフェティッシュが性交時や自慰行為中に使えない場合，性機能障害が生じている可能性がある．

診断へのアプローチ

　フェティシズム（性交や自慰行為の最中にフェティッシュを使用する，あるいはそれらを使用することを空想する）をもつ多くの人は，助けを求めたり診断を得ようとしたりはしない．性的パートナーは彼らの行動に耐えているかもしれない．フェティシズム障害の診断は，フェティシズムのために，意味のある苦痛または重要な領域における機能の障害がある場合にのみ下される．フェティッシュの使用のために苦痛または障害のある人——したがって，フェティシズム障害の診断基準を満たす——は，その苦痛や障害のために臨床家を受診する可能性があるので，より診断しやすい．フェティシズム障害は，特定のフェティッシュ（とても貴重なまたは高価なもののこともある）を手に入れるために盗んだり，収集したりするような犯罪行為に至らない限りは，通常，無害と考えられている．フェティッシュには，生命のない対象物だけでなく，脚やつま先，髪の毛といった非常に特異的な生殖器以外の身体部位も含まれるかもしれない．

　フェティシズム障害をもつ人（ほとんどは男性）は，1 つまたはそれ以上の特定のフェティッシュ，あるいはそれらの特別な組み合わせを用いる可能性がある．フェティッシュに関する行動は，すべてがパートナーとの性交や自慰行為，あるいは強い性的空想の間になされ，フェティッシュを抱き

しめること，こすること，嗅ぐこと，触ること，挿入すること，性的パートナーに身に着けるよう頼むこと，あるはキスをしたり吸ったりすること（例：生殖器以外の身体部位）が含まれるかもしれない．フェティシズム障害の行動は，異性装に用いられる衣料品やバイブレーターのように性的刺激を増大させる目的で作られた器具の使用に限られるべきではない．フェティシズム障害の診断で重要なことは，性交中のフェティッシュ使用は必要ではないことに留意することである．本疾患では，自慰行為や空想中だけフェティッシュを使うこともありうるだろう．

性機能障害は，お気に入りのフェティッシュが性交時や自慰行為中に使えない場合に生じている可能性がある．このフェティッシュなしで起こる性機能不全は，身体疾患，抑うつ（フェティシズム障害によるものでさえ），あるいは薬物使用のような他の理由による性機能不全とは区別されなければならない．

診断は，生命のない対象物か特定の身体部位が，空想，衝動，行動の中心かどうかを特定しておくべきである．また診断は，その行動が「完全寛解」にあるかどうか，そして「管理された環境下」で生じているかどうかを明らかにしなければならない．

フェティッシュは，青年期以前あるいは，より一般的には，思春期に発生しうる．フェティシズム障害は，衝動や行動の強度と頻度が変動しながら慢性の障害になる傾向がある．臨床例では，もっぱら男性のみが報告されている．この診断を下すために有効な特異的な検査はない．それゆえ，この診断へのアプローチは，臨床的で記述的なものであり，臨床家の判断に依存している．

病歴聴取

通常，フェティシズム障害の人は，自分の性的空想，衝動，および行動（例：性交や自慰行為）に関して，フェティッシュに焦点を合わせて臨床家に説明するだろう．面接者は，「あなたは，何かの対象物——例えば，パンティやブラジャー，あるいはあなたのガールフレンドの靴——を使って，性的興奮を得ますか．性行為中に，ガールフレンドの脚またはつま先にキスしたり，吸ったりすることで，興奮しますか．乳房や陰部のほかにも，彼女の身体の他の部分で，性的に興奮しますか」とフェティシズム障害の人に尋ねることで，その人がフェティッシュを用いることで強烈な性的興奮を得るかどうか，そしてどんなフェティッシュなのかをさらに詳しく調べるべきである．その人が1つまたはそれ以上のフェティッシュを用いることにより性的興奮に至ることを，一度面接者が確認すれば，次にすべきことは，継続期間と強度に焦点を合わせることである．「性交・自慰行為・空想の最中に興奮を得るために，これらの物（例：パンティ，ブラジャー，靴下，つま先）を，どのくらい以前から使っていますか．それらを用いないで，性行為（または自慰行為）を行うことができますか」．また面接者は，例えば「あなたは性行為中に女性の衣服を着用しますか．それで興奮しますか．性行為中にパートナーを叩いたり，殴ったりするためにフェティッシュを用いますか」と尋ねることで，他のパラフィリア障害群を除外するべきである．

最後に，「パートナーは，性行為中のあなたのフェティッシュの使用についてどう思っていますか．あなたは，フェティッシュを用いることをどう感じていますか．それを使わなければならないことを罪だと感じたり恥ずかしいと思ったりしますか．あなたのものではないフェティッシュを手に入れようとして厳しく非難されたり逮捕されたりするような，フェティッシュ使用に関連する問題が何かありましたか」と尋ねることで，面接者はフェティッシュの使用が苦痛や障害を引き起こしているかどうかを明確にするべきである．

行動——下着またはパートナーの脚やつま先のようなさまざまなフェティッシュを用いること——の記述とその行動がその人を興奮させるという事実は，**フェティシズム的行動**か**フェティシズム**かを見分けるためにきわめて重要である．苦痛やいくつかの領域の機能障害についての質問は，**フェティシズム障害**の診断を下すためにき

わめて重要である．対象物，それに関連する行動（例：触れる，嗅ぐ），そしてそれらの頻度の詳細を聞き出すことは簡単にできるかもしれない．しかし，パートナーの許容，フェティッシュを使用しないときに生じる性機能不全，あるいは関連する犯罪活動といったいくつかの関連する問題については，はっきり答えないかもしれない．フェティシズムのすべての症状を聞き出すために大切なことは，信頼的な雰囲気を確立することである．臨床面接は，診断を下すための基本である．

診断を明確にするヒント

- その人は，生命のない対象物の使用または生殖器以外の身体部位への関心によって，性的興奮を得るようになったかどうかを詳しく調べること．
- その人は，性交や自慰行為の最中にフェティッシュを使うかどうか，または性的活動の間に，それらを用いることについて空想をするかどうか尋ねること．
- この行動が継続しているのか，または時々試しにやったものであるのかを決定すること．
- この行動はバイブレーターの使用に限られていないかを検討すること．
- その人が異性装により性的興奮を得ているかどうかを調べること．
- その人が自らの行動によって心配したり，悩んだりしているかどうかを評価すること．

症例検討

オーウェンさんは45歳の男性で，ファッション衣料店の窓ガラスを壊し，服を着ていない女性用のマネキン人形2体を盗み，逮捕された．今回は同様の犯罪で3回目の逮捕だった．警察の取り調べの間，「私には性行為のためにそれらが必要でした．仕方ありません」，と認めた．彼は裁判所からの診断依頼で紹介された．彼は「これらのやせたマネキンは，自慰行為中に抱いたり，妻と性行為をしている間に見たりすると，本当に私を興奮させます」と言う．彼はまったく服を着ていないマネキンを好む．なぜそれらを使うことを好むのかわからないが，「本当にそれらが好きなのです」と話す．彼はマネキンと性行為をしようと試みたことはない．ただ性交や自慰行為の間にそれらを触ったり見たりするだけである．彼がマネキンに魅惑されるようになったのはこの5年間で，彼と妻が小さな町から大都市へ引っ越し，ウィンドウにマネキンが飾ってある店のあるショッピングモールによく行くようになってからだったと述べる．オーウェン氏は，妻は自分が家にマネキンを持っていることを許容しているが，妻は以前あったマネキンは投げ捨てた．「どうして寝室にそれらがあるのかと子ども達が尋ねるようになったので」．「私が最初のマネキンを手に入れてから性行為がよりよくなったので，妻はそれらを私が持っていても我慢していたし，私は他の女性を追い回すこともない」と言う．

オーウェンさんには，40歳代と比較的遅く，フェティッシュ——やせた女性のマネキン人形——の魅惑と使用が出現した．ほとんどのパラフィリア障害は，フェティシズム障害を含め，思春期または青年期の間に発生する．彼は性交や自慰行為の最中にフェティッシュ（マネキン人形）を触ったり，見たりしている．マネキンの存在は彼の性的興奮を強める．フェティッシュの使用は，性的パートナーにしばしば甘受または許容されている．この男性の妻は，それらを使い出してから彼らの性生活が改善されたために，彼がマネキンに夢中になることを許容している．彼は性的代理としてマネキンを使用したことはない．彼はマネキンへの魅惑を説明できなかったが，フェティシズム的行動をもつほとんどの人はフェティッシュへの魅惑を説明できない．彼は何度も押入強盗と所有物の破壊のために逮捕されているので，重大な機能障害を示している．彼は，その違法な行動を抑制できないでいる．

鑑別診断

フェティシズム障害の鑑別診断は比較的限られている．フェティシズム障害は他のパラフィリア障害と区別されなければならない．それらは，すなわち，異性装障害（フェティッシュの使用により得る性的興奮と，異性装により得る性的興奮，どちらの場合も女性の下着が使われることがある），性的マゾヒズム障害（触ったり，嗅いだり，抱きしめたりするためにフェティッシュを自分自身で使うことで得る性的興奮と，その人を辱めたり，打ったり，縛ったりするためにさまざまな道具を使う性的パートナーから得る性的興奮）である．フェティシズム障害は，他のパラフィリア障害と併存する可能性がある．フェティシズム障害と異性装障害との間の鑑別は，それらの現象が類似しているために時に困難であろう．しかし，この鑑別診断はきわめて容易である——異性装障害では，着用する物はもっぱら異性装時のみに着用される．使用される対象物が生殖器の触覚刺激をする物（例：バイブレーター）の場合，それがその目的で作られたものであるため，フェティシズム障害とは診断されない．

人によっては，前戯の間や性的活動の間にフェティッシュを用い（例：皮のブーツを履いているパートナーのつま先を舌で舐める），それについて苦痛を感じない者がいるかもしれないが——この行動はフェティシズム障害ではないフェティシズム的行動に分類されるべきである．またフェティシズム障害は，パーソナリティ障害群や気分障害群，衝動制御障害群のような他の精神疾患をもつ人に併発するかもしれない．

フェティシズム障害はほとんど男性にみられ，その障害の経過は慢性である．抑うつや薬物使用は，フェティシズム障害の結果として発症する可能性があり，臨床症状に影響する．性機能不全は，フェティッシュが使えない時期に発症するかもしれない．行動の否認や最小化は鑑別診断の妨げになりうる．フェティッシュを挿入するときや，舐めるようなフェティシズム的行動が極端だったり，噛みつくようなより有害な行動へと変わったりした場合は，身体上の傷害が生じるかもしれない．

鑑別診断において考慮すべき追加の疾患については，DSM-5 を見よ．また，DSM-5 のそれぞれの項目における併存症と鑑別診断の解説も参照せよ．

要約

- フェティシズム障害の顕著な特徴は，性的興奮を得るための生命のない対象物の使用（例：下着）や生殖器以外の身体部位（例：パートナーの脚，つま先，髪の毛）の使用である．
- 性的興奮のためのフェティッシュの使用を証明することは，フェティシズムの存在は確定できるが，フェティシズム障害ではない．
- 空想，衝動，行動についての苦痛——またはさまざまな領域における機能障害は，フェティシズム障害の診断を確定するために必要である．
- 詳細な病歴は，他の精神疾患（例：精神病性障害，物質使用障害，パーソナリティ障害，衝動制御障害）や異性装障害や性的マゾヒズム障害のような他のパラフィリア障害を除外するのに役立つだろう．

本章の要約

パラフィリア障害群

パラフィリア障害群は，日常臨床ではまれである．その診断分類には，正常な嗜好性の性的関心や行動と考えられるものを超える，強烈で持続的な空想，関心，または行動によって特徴づけられる性的関心や行動を伴う障害が含まれる．パラフィリア行動の例としては，次のいずれかによって性的興奮を得ることがあげられる．すなわち，同意していない人が裸になっている，衣服を脱いでいる，または性行為を行っているのを見ること，同意しない他人に性器を露出すること，同意な

い人に体をこすりつけたり触ったりすること，辱められる，打たれる，またはそれ以外の苦痛を受ける行為，他者の身体的または心理的苦痛を引き起こすこと，思春期前の子どもまたは複数の子どもとの性行為をもつこと，性行為や自慰している間に生命のない対象物，または生殖器以外の身体部位を使用すること，そして異性の服装をすることである．ある性的関心と行動は，比較的罪のないものかもしれないし（例：フェティシズム，異性装），時に彼らは悩んでいない．それらの場合，パラフィリアのみが確認され，パラフィリア障害とは診断されない．パラフィリア的行動やパラフィリア障害の原因や基礎はわかっていない．

　パラフィリア障害群は，ほぼ例外なく男性のみに生じ（性的マゾヒズム障害を除いて），その原因は不明である．パラフィリア障害群は，多くは小児期後期あるいは思春期・青年期に発症し，慢性で，生涯にわたる経過をもつ．

診断の重要点

- パラフィリア障害群の診断分類は，正常な性的関心または行動としては伝統的ではないと考えられる，強烈な，あるいは持続的な性的関心または行動を含んでいる．
- パラフィリア障害の診断は，正常でない性的行動をする人（例：フェティシズム，異性装）が，その行動によって苦痛を感じたり，あるいはその行動のためにさまざまな領域において機能の障害が生じたりしていることを示した場合になされる．
- パラフィリアに関する苦痛や機能障害が欠如している場合，その人が子ども（小児性愛障害）あるいは同意していない人（露出障害，窃触障害，性的サディズム障害）に対して性的興奮を生じる場合に，パラフィリア障害の診断を適用する．
- 「強烈な」かつ「持続的」なパラフィリア的衝動，空想，そして行動の記述は，いくつかの事例では難しいかもしれない．そのときには正常な性的関心や行動より大きいまたは同程度の場合に限り，パラフィリア的であると定義されるべきである．
- 衝動，空想，および/または行動は，少なくとも6カ月の期間にわたり生じていなければならない．
- ほとんどのパラフィリア障害群は，性的マゾヒズム障害を除いて，ほぼ例外なく男性のみに生じる．
- パラフィリア的嗜好は，その人の生涯を通じて持続するかもしれないが，パラフィリア的表現やパラフィリア的行動の実行は，年齢とともに減少すると信じられている．
- パラフィリア障害群は，この診断分類の中での他の障害と重複しているかもしれないし（例：フェティシズム障害や性的マゾヒズム障害），あるいは他の精神疾患と併存しているかもしれない（例：抑うつ障害，薬物使用障害，パーソナリティ障害）．

自己評価

鍵となる概念：知識をダブルチェックしよう

　以下の概念は，種々のパラフィリア障害群に対してどう関連しているか．

- 正常な性行動
- 性的空想，衝動，行動
- 行動の対象に対する性的嗜好（フェティッシュ，同意していない他人）
- 性的嗜好や行動についての著しい苦痛
- 空想，衝動，行動の反復
- 性器の露出
- フェティッシュ——生命のない対象物，生殖器以外の身体部位
- 小児性愛障害における加害者と子どもの年齢差
- 管理された環境の役割

同僚や指導者への質問

1. あなたは，日常的に性的な機能，嗜好，および行動について患者と話すか．
2. パラフィリア的行動や好みを疑った場合，どのような特定の質問をするか．
3. あなたは，患者に彼らの性行為について尋ねることが苦手であるか．彼らの嗜好や行為について特定の質問を避けるか．それはなぜか．

ケースに基づく質問

Part A

フォスターさんは，20歳の男性で，自分が，性的パートナー（男女ともに）に対して特別にきつい革のガーターベルトを着けるように求めてしまうことに少し心配があると訴えた．「そうでないと，私は本当に興奮しません．しかし私のこれまでのパートナー達の何人かは，本当に私に腹を立てて，それを着けるのを拒絶しました」．

■この時点でフォスターさんの行動に関して，どんな診断が考えられるか

彼は，パートナーが特定の衣類を着けているときにのみ，本当に性的興奮を得るので，フェティシズムをもっているように思われる．彼は，男性，女性どちらにもそれを着けることを要求するが，自分ではそれを着けないので，異性装とは関連しない．彼には，自分の要求についての心配があるようである．フェティシズム障害の診断を確定するためには，苦痛の存在と6カ月間の持続を調べることが必要となる．

Part B

さらなる質問で，フォスターさんは，少年や少女に性的魅力を感じており，成人と性交をすることを考えても興奮しないとも述べている．彼は，「陰毛はいくらかあるが，体毛がない，肌は柔らかくて，少女なら胸はまさに膨らみ始めたばかりの，私より数年若い」少年少女の両方との性交のほうをむしろ好むという．彼は，そのように見える何人かの少年少女と性交をもってきた．「彼らは，本当に私を興奮させます」．

■この追加の情報が，あなたの診断的な判断を変えるか．フォスターさんの診断を変えるか，あるいは他の診断を加えるか

フェティシズムに加えて，フォスターさんには小児性愛障害があり，男性と女性の両方に性的魅力を感じている．彼の性的パートナーが何歳であるか，そして彼との年齢差がどのくらいかを確定することが重要であるが，彼は明らかに思春期前の男女を好み，何人かの少年少女と性交することなど，この興味に従った行動をとっている．したがって，小児性愛障害の診断基準を満たす．さまざまなパラフィリア障害は併存する可能性がある．

Short-Answer Questions

1. パラフィリア障害の診断基準を満たすためには，パラフィリア的空想，衝動，または行動がどのくらいの期間持続しなければならないか．
2. パラフィリアとパラフィリア障害との違いはどのようなことか．
3. 通常，パラフィリア障害の発症年齢および時期はいつか．
4. よくあるフェティッシュ（フェティシズム対象）はどのようなものか．
5. パラフィリアは，ほぼ例外なくどちらの性において生じるか．
6. パラフィリア，他の特定されるパラフィリア障害の例は，どのようなものか．
7. 小児性愛障害の鑑別診断として，どんなパーソナリティ障害が考慮されるべきか．
8. 小児性愛障害の人とその被害者との最小の年齢差はいくつか．
9. ほとんどのパラフィリア障害の診断基準に「管理された環境下にある」という特定用語が含まれるのはなぜか．
10. 物質使用は，パラフィリア的行動を修飾しうるか．パラフィリア的行動は物質使用中や中毒中に出現しうるか．

Answers

1. パラフィリア障害の診断基準を満たすためには，どんなパラフィリア的空想，衝動，または行動でも6カ月間持続しなければならない．
2. パラフィリア障害の診断には，パラフィリアとそれによって引き起こされる苦痛または機能障害が含まれる．パラフィリアに関する苦痛や機能障害がない場合，その人が子ども（小児性愛障害）や同意していない人（露出障害，窃触障害，性的サディズム障害）に性的興奮が生じる場合は，パラフィリア障害の診断を適用する．
3. 小児期から思春期または青年期にかけてが，通常のパラフィリア障害の発症年齢または時期である．
4. よくあるフェティッシュ（フェティシズム対象）は，生命のない対象物（例：下着）や生殖器以外の身体部位（例：脚）である．
5. パラフィリアは，ほぼ例外なく男性に生じる．
6. パラフィリア，他の特定されるパラフィリア障害の例には，先端切断性愛/先端切断性愛障害，死体性愛/死体性愛障害，わいせつ電話/わいせつ電話障害，動物性愛/動物性愛障害が含まれる．
7. 反社会性パーソナリティ障害は，小児愛性障害の鑑別診断で考慮されなければならない．
8. 小児性愛障害の人とその被害者との最小の年齢差は，5歳である．
9. 衝動が生じる機会がない場合（例：刑務所のような管理された環境下にいるために），パラフィリア的衝動を起こす傾向を客観的に評価することがより困難となることがある．
10. 出現しうる．物質使用はパラフィリア的行動を修飾しうるし，パラフィリア行動は物質使用中および中毒中に出現しうる．

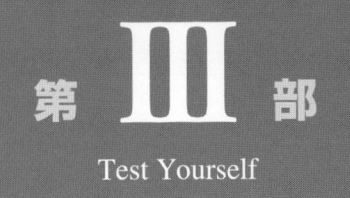

第 III 部
Test Yourself

自主テスト

　この節では，学習者が本書「DSM-5 スタディガイド」で述べた概念の知識を応用し，統合するのに役立つ一連の質問を提供する．多くの質問は，DSM-5 の "標準的な" 診断を例示する，あるいは診断的に鍵となる特徴と関連する現象を強調する，一連の架空の症例の中に組み込まれている．他の質問は，DSM-5 の診断の正確な理解と情報のやりとりのために重要な用語についてのものである．

23

質問と回答

Questions and Answers

質問

1 重度の発達の遅れがある 10 歳の男の子が，周囲の音や他の人の発声に即時かつ不随意の反復を示している．この現象に対する用語は何か．

A. 構音障害
B. 反響言語
C. 反響動作
D. 言葉のサラダ

2 19 歳の大学 1 年生は，魔法使いの帽子を毎日構内でかぶっている．なぜかと尋ねると，彼は「その帽子が僕の思考をよりよくしてくれる」からだと言う．彼には友人がほとんどいないが，中世のロール・プレイング・ゲームに参加することを楽しんでいる．彼は授業で優秀な成績をとり，毎日きちんと身なりを整える．会話は流暢である．オンラインで学んださまざまな魔法の呪文を執拗に繰り返すが，彼の思考過程は直線的である．彼の感情は制限されている．彼はいかなる幻覚，あるいは睡眠，気分，食欲，または活力におけるいかなる変化も否定する．彼の独特な"様式"は彼の就職を妨げており，そのために彼は学校に残らざるをえない．ふさわしい診断は何か．

A. 双極 I 型障害
B. 統合失調感情障害
C. 統合失調症
D. 統合失調型パーソナリティ障害

3 寺院で生活するテーラワーダ仏教〔訳注：小乗仏教で，ラオスでは一般的な仏教〕の僧侶が，27 歳のラオス人の男性を病院に連れてきた．どうやらその男性は 17 日間断食しているらしい．ひどい脱水状態になり，衰弱していた．その患者は，内科病棟に入院した．当初，彼はせん妄状態だったが，改善するとその"奇妙な振る舞い"のために精神科医の対診が呼ばれた．患者は髪がぼさぼさで髭を剃っておらず，彼の教団の他の 2 人のメンバーとは際立って対照的であった．患者は英語を話さず，僧侶の 1 人が精神科医の診察を助けるために通訳した．患者は引きこもっており，他の僧侶に対して非常に短く返事をし，時折不適切に笑った．

僧侶達は，その男の家族は最近ラオスから移住してきたのだが，1 年近く前，教団に彼を連れてきたのだと言う．僧侶達が彼と知り合ってからずっと彼は引きこもっていて，彼がそのような断食に取り組んでいるのはこれが初めてであった．彼は，"神霊達"によってそうするように命じられ，それらは彼の日々の活動を見て彼が適切に戒律を守っているかどうか批評してくるのだと言う．教団のメンバーは，ラオス民族の伝説由来の神霊の名前をよく知っているが，この独特の断食のしきたりについてはよく知らない．彼らは，その男はラオスの辺境の出身で，そこのしきたりについてはよく知らないことを認めている．ふさわしい診断は何か．

A. 文化的に適切な行動
B. うつ病

C. 他の医学的疾患による精神病性障害
D. 統合失調症

4 それぞれの記述に一致する最も特徴的なパーソナリティ障害はどれか（それぞれの障害は，1回または1回以上使われるかもしれないし，あるいはまったく使われないかもしれない）．

A. 反社会性パーソナリティ障害
B. 境界性パーソナリティ障害
C. 演技性パーソナリティ障害
D. 自己愛性パーソナリティ障害

＿＿自分への関心を引くために，身体的外見を一貫して用いる．
＿＿社会的規範に適合しないことと良心の呵責の欠如．
＿＿現実に，または想像の中で，見捨てられることを避けようとするなりふりかまわない努力
＿＿自分が重要であるという誇大な感覚
＿＿自己演劇化，芝居がかった態度，そして誇張した情動表現

5 有病率の性差に関して，それぞれの精神疾患に一致する最も正しい記述はどれか（それぞれの項目は，1回または1回以上使われるかもしれないし，あるいはまったく使われないかもしれない）．

A. 男性でより高い有病率
B. 女性でより高い有病率
C. 男女間で同等の有病率

＿＿レストレスレッグス症候群
＿＿うつ病
＿＿全般不安症

6 45歳の男性がかかりつけ医を受診し，ここ1年間の慢性的な胸痛について訴えている．彼は複数の専門医の診察を受け，その痛みは単純な胃酸の逆流からだと言われている．しかし，彼は重篤な心臓病にかかっているに違いないと思っている．彼は複数の心臓専門医からの保証にもかかわらず，自分の心臓について心配し続けている．彼は心臓専門医が正しいかもしれないと認めている．彼は幻覚を否定し，妄想的内容の証拠はない．心臓についての心配のために，彼は家族と休暇を過ごすことができない．彼は，抑うつ気分や不安感，あるいは睡眠または食欲のいかなる問題も否定し，自宅で趣味を楽しんでいる．ふさわしい診断は何か．

A. 全般不安症
B. 病気不安症
C. うつ病
D. パニック症

7 22歳の大学生が，精神科クリニックを初めて受診している．彼女は悪い成績をとることを心配するあまり，今学期，期限どおりにどのレポートも提出しておらず，この心配は彼女の集中力に影響を及ぼしている．また彼女は，就職相談員と何回も面接したにもかかわらず，卒業後の就職についても非常に心配している．地元の体育館の衛生設備を心配しており，怪我をするかもしれないという理由で気晴らしのスポーツをすることを好まないという．彼女は"いらいらした"気分があると言い，また"絶えず緊張"を感じるとも言う．食欲に変化はなく，映画鑑賞を楽しむことは続けている．彼女は，活力低下は否定し，自傷の考えはまったくない．昨年，コカインを試したが，最近は違法薬物やアルコールをまったく使用していない．ふさわしい診断は何か．

A. 適応障害
B. 全般不安症
C. うつ病
D. 強迫症

8 月経前不快気分障害の診断基準を満たすためには，症状はどれくらいの期間存在していなければならないか．

A. 1週間

B. 1カ月
C. 6カ月
D. 1年

9 16歳の少年が，プログラムの授業中にコードの説明を求められたことがきっかけで，授業時間中に教室を出てしまった後，高校のカウンセラーのところへ来た．彼は，答えることに苦労しており，これまでにこのような困難さを感じていたが，今日はずっとひどかった．彼はカウンセラーに起こったことをはっきりと説明することができない．というのも，そのとき彼は，授業中にあった話し言葉の同じ問題をまだかかえていたからである．彼は途切れ途切れの単語で話し，「アッ」や「オッ」のような音に引っかかり続けている．彼は単語を吐き出すように見える．彼は，会話の困難さのために学校を中退することについていつも考えていると紙切れに書いた．彼の兄は同様の問題で中退していた．後になってカウンセラーは，彼がコンピュータ室で勉強しているのを観察し，異常な行動が何もないことに気づいた．ふさわしい診断は何か．

A. 自閉スペクトラム症
B. 小児期発症流暢症（吃音）
C. 社交不安症（社会恐怖）
D. トゥレット症

10 30歳のホームレスの男性が，人々が"電磁波"を使って彼の心を操作すると考え，救急車を呼んだ後に，警察官が彼を精神科救急部門へ連れてきた．彼は，精神科的にも医学的にも既往歴はなく，また尿中薬物検査では違法な物質に対して陰性であった．面接では，非常に用心深く，そのうえあまり協力が得られないようである．というのも，彼は自分が精神科病棟にいることが場違いであると感じているからである．「私は問題ない」と彼は言う．「あなたがこれらの電磁波を感じることができなくても，それは私達のまわり中にある」．彼は，いかなる気分症状も否定する．数年前までは，彼は常勤で働いていたが，「誰も信用していないので」職業を明かすことを拒否してい

る．診察では，彼の会話は流暢で，音量や速度も正常であるが，彼の思考過程は時折まとまりがない．彼の感情は平板化しており，留意するような精神運動の異常はなかった．彼はいかなる幻覚も否定するが，面接の間にどんな質問にも応答せず，時折非常に熱心に面接者の後方を見つめる．どの用語がその男性の"電磁波"の体験を最もよく説明するか．

A. 妄想
B. 幻覚
C. 関係念慮
D. 錯覚

11 22歳の女性が，校庭を徘徊しているところを発見された後，病院に連れてこられている．彼女は，簡単な書類を読む，または記入することができない．診察で，彼女は小児の待合室で絵本を熟読し，子どものようなしぐさで笑っていることに気づかれた．Tシャツ，スウェットパンツ，そしてファスナーつきの靴を身につけ，本人確認と母親の連絡先のついたリストバンドを着けている．その女性は，自分の名前や住所を言え，簡単な"はい・いいえ"の質問には答えることができるが，複合したまたは複雑な質問は無理である．多くの質問に答えることができないと，泣き始める．彼女の診察記録からは，彼女には精神科的な病歴はなかったが，今もなお母親に付き添われて小児科医にかかっていることが示されている．最近の検査は彼女をIQ50と評価している．基本的な血液検査で異常なく，尿中薬物検査は陰性である．ふさわしい診断は何か．

A. 素行症
B. 解離性同一症
C. 知的能力障害（知的発達症）
D. 選択性緘黙

12 40歳の女性が，初めて精神科医にかかっている．彼女は，この1年間の活力低下と疲労感を訴え，そしてさらに抑うつ気分，睡眠不良，集中力低下の症状も認められる．診察では，著しい

精神運動遅延を示す．彼女は，いかなる自殺念慮や幻覚も否定する．彼女は，甲状腺機能低下症のために薬を飲んでいるが，10年以上プライマリ・ケア医の診察を受けていない．彼女の甲状腺刺激ホルモンの値は7.6で，尿中薬物検査は陰性である．ふさわしい診断は何か．

A. 双極Ⅱ型障害
B. 他の医学的疾患による抑うつ障害
C. 不眠障害
D. うつ病

13 41歳の男性が，歯医者が怖いと精神科医に訴えている．彼には，歯科医院に入る際に耐えがたい恐怖の病歴があり，それはめまいと吐き気を伴うほどであった．彼は，待合室で過剰に心配するようになり，診察を終えるのにとても苦労している．診療室で"不安発作"を起こすために，自分の子ども達を歯科医院に連れていけないと報告するほど，歯医者を恐れている．むしろ，妻に子ども達を連れていくよう強要する．彼は歯科医に対する嫌悪感により6年以上定期診察を逃している．彼にはひどい歯痛があり，歯根管の治療が必要かもしれないと思っており，すぐに行くつもりである．彼は他の状況での不安はない．ふさわしい診断は何か．

A. 適応障害，不安を伴う
B. 全般不安症
C. 心的外傷後ストレス障害
D. 限局性恐怖症

14 それぞれの診断基準に記述されている発症年齢に一致する精神疾患はどれか．

A. 5歳以前の発症年齢
B. 18歳以前の発症年齢
C. 発症年齢は特定されていない

＿＿＿トゥレット症
＿＿＿分離不安症
＿＿＿全般的発育遅延

15 25歳の男性は，貧血以外に医学的または精神科的な既往はなく，仕事で頻繁に旅行している．彼は，長距離飛行に際して問題をかかえている．というのも，彼は自分の足をあちこちと動かし，またそうするためにシートベルトを緩めなければならないと感じているからである．立ち上がることが許されないとき，特に"夜行便"の際，足に左右対称にヒリヒリそしてチクチクした痛みを感じる．また彼は，とても疲れており，安眠できないと述べる．毎日の総合ビタミン剤以外，薬を飲んでいない．ふさわしい診断は何か．

A. 適応障害
B. アカシジア
C. パーキンソン病
D. レストレスレッグス症候群

16 救急部門を受診した26歳の男性は，彼がアパートから退去させられた約2日前までの持続的な物質使用を認めている．どの症状群が，精神刺激薬離脱に典型的か．

A. 抑うつ，疲労，不眠
B. 下痢，悪心，不安
C. 高血圧，頻脈，けいれん
D. 鮮明な夢，悪夢，混乱

17 33歳の男性が，過剰な手洗いを心配して精神科医のもとを訪れている．彼には，少なくとも20分はかかる儀式的な手洗いの習慣があり，感染症汚染への恐怖のために1日何回もそれを行うという．さらに面接すると，彼には手洗いと汚染の危険について繰り返される思考が持続しており，それを抑え込もうとするがうまくいかないと述べる．手を洗わない，あるいはその"儀式"を完了しない場合のどうしようもない不安感を訴える．その行為は"制御不能"であるという．これらの思考が彼自身の心の働きであることはわかっている．他の症状はない．ふさわしい診断は何か．

A. 強迫症
B. 強迫性パーソナリティ障害

C. 統合失調症
D. 限局性恐怖症

18 28歳の女性が，精神科での相談を求めている．彼女は10年前，高校の科学博覧会で自分の研究課題を発表しているときにパニック発作を起こしたと説明した．それ以来，彼女は公の場でまごついたり，または恥ずかしい思いをしたりすることへのきわめて強い不安をもつようになった．他の人が自分をじろじろ見ることを絶えず心配している．彼女は，とても自意識が強く，心悸亢進，震え，または吃音が出るのではないか，または自分の頭が真っ白になるのではないかと恐れている．デートに出かけるのを嫌がり，面接を辞退するので新しい仕事につくことは考えられない．彼女はそのような孤立した人生を送ることにうんざりしている．ふさわしい診断は何か．

A. 回避性パーソナリティ障害
B. 強迫症
C. パニック症
D. 社交不安症（社交恐怖）

19 ある女性が，32歳の夫を"異常な行動"のために精神科医のもとへ連れてきている．この5日間，彼は，しばしば夜遅くまで家の中を大掃除しているという．翌朝，普段より2時間早く起床するが，疲れているようには見えない．彼は「とても幸せで実り多い——今までで最高！」と感じると語る．妻は，彼が家ではいかなる危険行為もなく，今の仕事に継続して取り組むことができ，以前より生産的であると語った．彼女は，6カ月前，彼が1カ月ほどとても落ち込んでおり，興味を失い，眠れず，活力が低下し，集中力が不足していたことを思い出した．患者は過去に入院したことはない．面接では，彼は感じがよく協力的である．彼の会話は切迫しているが，その方向を修正することは可能である．思考過程は直線的で，そしていかなる幻覚も否定する．彼の尿中薬物検査は陰性である．ふさわしい診断は何か．

A. 双極Ⅰ型障害

B. 双極Ⅱ型障害
C. 統合失調症
D. 物質・医薬品誘発性双極性障害および関連障害

20 アメリカ先住民であることが確認された35歳のホームレスで英語を話す男性を評価するために，救急部門から，精神科医に要請があった．警察が，公園で独り言を言いながら奇妙な姿勢をとっていたその男性を運び込んだ．その男性は，動物と特別な関係にあると述べた．テレパシーを通じて動物と話をすることができると信じている．この自然とのやりとりは彼の文化では共通の認識であり，自分はこの特別な"才能"をもっていると述べた．鳥達から"特別な合図"を受けると，彼の行動はそれに影響され，そして"鳥達が自分に話すことを聞く"ことができると言う．さらに調べると，彼は動物や自然に影響を及ぼす精神力をもっていると語った．彼は「狂ってない」と主張している．彼の衛生状態は悪く，悪臭を放っている．彼には，幻聴に基づいて食事することを中心にした奇妙な習慣があり，その結果栄養不足と体重減少をきたして，衰弱しているようである．彼は，住居に関してのまともな考えもなく，野外で寝ている．服は汚れ，面接中ずっと，不適切に笑うことを含めて奇妙なわざとらしい癖があった．尿中薬物中毒検査では物質乱用は陰性である．彼には，22歳ころに始まっている重大な障害のために複数回の入院と強制的な収容の履歴がある．ふさわしい診断は何か．

A. アルコール使用障害
B. 文化的に適切な行動
C. うつ病
D. 統合失調症

21 29歳の女性と彼女の新しい恋人には，昨年，妊娠第1期に流産で終わった計画外の妊娠があった．彼女は，自分を心配性だといつも考えているが，その流産の後，よりいっそう不安を感じるようになった．彼女は2度目の妊娠をし，それは再び計画外であったが，緊急帝王切開の後，健康な男の赤ちゃんを産んだ．その息子は今4カ月

である．恋人とは気持ちが通じ合わなくなり，出産の2〜3週間後，彼は「今の生活の準備ができていない」と言い，アパートを出て行った．彼女は，この数週間，徐々にひどくなっている落ち込み，怒りっぽさ，涙もろさ，睡眠不足，そして持続する疲労を経験している．患者は自分が考えていることに恐怖を感じると述べる．彼女は「息子の世話なんかどうでもいいとか，さらに悪いことには，まさに生理的に息子を突き放してしまいたいと，時々思うの．それは本当に怖いこと．そもそもどうしたら私はよい母親でいられるの．とてもみじめ．私はもはや，息子の世話ができるかどうかわからない」と語る．彼女が初めて精神科を受診したのは22歳で，そのとき彼女は，大学を卒業してから初めての仕事を解雇されたことによって引き起こされた抑うつエピソードに対して，シタロプラムによる治療を受けた．彼女は「それ以来，自分が再び幸せかどうかはっきりしない．人生はずっときついまま」と言う．ふさわしい診断は何か．

A. 双極II型障害，現在のエピソードが抑うつ，周産期発症
B. 短期精神病性障害，周産期発症
C. うつ病，周産期発症
D. 持続性抑うつ障害

22 臨床家評価による精神病症状の重症度ディメンションの中で，DSM-5が評価する領域に関して，どの記述が正しいか．

A. その尺度は，幻覚，妄想，そしてまとまりのない発語の3つの最も重要な領域のみ評価する．
B. その尺度は，この7日間で患者が経験した症状に基づいている．
C. 臨床家よりも，むしろ患者が回答を提供する場合，その尺度は最も正確である．
D. その尺度は，その症状の重症度を臨床家が確信している場合にのみ，完成されるべきである．

23 どのDSM-5の診断が，男性より女性で高い有病率を示すか．

A. アルコール使用障害
B. 双極I型障害
C. うつ病
D. 統合失調症

24 12歳の少女が，自宅で執拗に不作法に振る舞っている．最近，彼女は救急車を呼び，両親が自分を無理やり学校に行かせると訴え，家出してやると脅した．また彼女は，年下のきょうだい達を寒空の中，家から締め出した．両親はいろんな制限を加えようとしたが，彼女は長時間のかんしゃく——泣き叫び，腕を振り回し，そして家の物を壊す——で頻繁に応じるのであった．いったん"やりたいようにやれば"，彼女はすぐに落ち着く．あるひどいかんしゃくの後，両親が彼女を救急部門に連れていき，少女は精神科病棟へ入院した．患者は，数人のスタッフからはなかなか可愛らしいとみられた一方で，他の人からは"とっても，とっても扱いにくい患者"と思われていた．ふさわしい診断は何か．

A. 注意欠如・多動症
B. 素行症
C. 間欠爆発症
D. 反抗挑発症

25 47歳の警察官が，"奇妙な体験"の評価のために外来患者向けの診療所にやってきている．彼は，ここ丸2週間，"気が狂って，明らかに被害妄想的"だったが，その後完全に回復したという．彼の症状は，同僚の1人が日常的な交通違反の取り締まりの最中に不可解にも銃で撃たれた後，ほどなくして始まった．部署のみんながその事件に動揺していたが，患者は，その悲劇の前後に"謎めいた兆しや状況"と彼が呼ぶものに次第に気をとられるようになり，彼が感じたことは"そのことすべてを隠そうとする"警察署長の要求であった．事件の2日後，車のラジオから警察署の"腐敗した"職員によって彼が監視されていること，そして彼らは"KGBの洗脳技術"で自分達側に"彼を引き入れようとしている"ことを警告する声が聞こえ始めた．それからまもなく，パトカー

無線のイヤホンから"ヒューという音"が聞こえ始め，彼はそれを洗脳であることがわかった．これ以上耐えることができなくなり，彼はイヤホンを壊した．彼は，このことを当時の偶然の出来事として誤魔化すことができたが，彼はまた"自制心を失う"かもしれないと恐れたままでいる．その後，彼は通常の状態に戻り，さらなる精神病症状を経験してはいなかった．ふさわしい診断は何か．

A. 短期精神病性障害
B. 妄想性障害，被害型
C. 統合失調症
D. 統合失調症様障害

26 21歳の大学生が，"食べ物との好ましくない関係"が生じていると訴えている．彼の現在の症状は，なんらかの摂食障害に矛盾しないように見える．次のうち，どの情報が神経性やせ症と神経性過食症を鑑別するのに役立つであろうか．

A. 彼は，かなり体重が減っており，やせ衰えて見える．
B. 彼は，自分の身体に関して非常に批判的である．
C. 彼は，高カロリー，高脂肪の食事を定期的に過食する．
D. 彼は，毎日大量の下剤を使用する．

27 32歳の女性が，背痛のために救急要請し，救急部門を受診している．彼女はスキーでの小事故の後，2年間この痛みと闘っており，どんな薬物や治療介入も役に立たなかったという．彼女が訴える痛みの程度を説明する身体的証拠はない．その痛みが原因で彼女はバレリーナとして働くことができない．彼女は仕事を愛していたが，ここ数年，予算削減がそのバレエ団全体を圧迫しているという．彼女は，睡眠，不安，あるいは気分に対するいかなる問題も否定している．彼女の体重は期待されるそれの90%だが，彼女は体重や食習慣に関するいかなる問題も否定する．協力的で，思考過程は直線的である．ふさわしい診断は何か．

A. 適応障害
B. 神経性やせ症
C. うつ病
D. 身体症状症，疼痛が主症状のもの

28 公園にいる3歳の少女が，ホームレスの膝の上に座ろうとしているところを最近まで留守にしていた母親によって引き離された．母親がいない間，少女は祖母に預けられていたが，祖母は少女とほとんど一緒に時間を過ごしていなかった．少女は母または祖母によって彼女に示される愛情には反応しない．彼女は見知らぬ人に対して無差別に人懐こい．運動機能に異常所見はなく，すべての発達の里程標を適切に満たしている．ふさわしい診断は何か．

A. 自閉スペクトラム症
B. 精神遅滞
C. 反応性アタッチメント障害
D. レット症候群

29 精神科の既往歴がない30歳の化粧品の小売店経営者が，1日に2～3回，強烈な不安を感じる他とは区別される期間を体験していることに気づいている．彼女は，これまでこのようなことを体験したことがなかったので心配している．そのエピソードの間，彼女は，動悸と抑制力を失う恐怖とともに，身震い，熱感，そして気が遠くなるのを感じる．彼女は，いかなる薬物の使用も最近のストレス要因も否定する．この問題はここ数カ月でさらに悪化しており，仕事で機能する能力に影響を及ぼしている．また，体重が減ってきており，より多く食べている．彼女は，自分の皮膚が違って見え，髪の毛が薄くなっていることで，健康状態が外見に影響を及ぼしていることを心配しており，そして彼女には首に腫脹がある．ふさわしい診断は何か．

A. 広場恐怖症
B. 他の医学的疾患による不安症

C. 全般不安症
D. 社交不安症（社会恐怖）

30 20歳の大学新入生が，食堂で食事をとっていないために，寮の管理人が気にしている．その学生は，混み合った台所や食堂にいることに不安を感じるという．同様に，彼女は"圧倒的すぎて"本屋にいることを避け，教科書すべてをインターネットで注文している．彼女は混雑した講義のいくつかにも出席していない．その学生は，寮の管理人と寮のホールで楽しく話をすることが可能である．他の人からじろじろ見られるのを恐れることはない．彼女は，ショッピングモールや他の混雑した場所では，とても心配になり，気が遠くなり，汗ばんで，そしてめまいを感じるのがわかったので，いくつかの場所を避けていることを明らかにした．逃げることができない状況の中で，抑制力を失うこととそこにいることを恐れている．ふさわしい診断は何か．

A. 急性ストレス障害
B. 広場恐怖症
C. 心的外傷後ストレス障害
D. 社交不安症（社会恐怖）

31 24歳の女性が，重篤な不快気分と快感消失を経験し，それらは仕事をうまく行う能力に影響を及ぼしている．月経前不快気分障害よりもうつ病の診断とより一致しているのは，次のうち，どの追加情報であろうか．

A. 患者は，認知的にぼんやりして，混乱し，そして忘れっぽさを感じている．
B. 患者は，ここ3週間毎日自殺念慮があり，昨日インターネットで"自殺する方法"を調べた．
C. 患者は，先週の4日間，とてもいらいらして拒絶に敏感だったが，その後急速に改善した．
D. 患者の症状は，恋人との関係における緊張状態で引き起こされる．

32 それぞれの記述に最も特徴的な性機能不全の診断はどれか（それぞれの障害は，1回または1回以上使われるかもしれないし，あるいはまったく使われないかもしれない）．

A. 勃起障害
B. 女性オルガズム障害
C. 性器-骨盤痛・挿入障害
D. 早漏

____性的興奮に達して維持することができない．
____腟性交または腟挿入ができない．
____無オルガズム症または遅延したオルガズム
____その人が望む以前のオルガズム

33 ある男性が，34歳の恋人を抑うつの悪化と自殺念慮のために救急部門に連れてきている．彼女は，この1カ月，より抑うつ的で，友人や家族から孤立しているように感じると述べる．隣人に見張られていることを心配し，それゆえ外出を避けている．夜間に入眠困難があり，日中は気力に乏しく，5日間シャワーを浴びていない．彼女は，自分に軽蔑的な発言をする声が聞こえることを認めている．彼女には，以前に数回の抑うつエピソードと同様の症状の出現に対して2回の精神科入院があった．この女性において，どの情報が統合失調感情障害と診断するのに役立つであろうか．

A. 彼女には，気分の症状がある状況下でのみ存在する幻聴がある．
B. 彼女には，1回の躁病エピソードがあった．
C. 彼女には，抑うつ気分や高揚気分を伴わずに，数週間声が聞こえている．
D. 彼女には，抑うつ的になる前に，同様の声が聞こえている．

34 56歳の生物学者は，老化現象についての広範な研究を発表して，非常に出世している．今や彼は，永遠の命の手がかりを発見したと信じている．ここ数カ月の間，彼はかなり秘密主義的になり，次回の研究課題に関する作業グループ会議に来るのを拒んでいる．自宅の仕事部屋には錠を設置しており，さらに研究室を守るために追加の警

備担当者を雇うべきだと主張している．彼は，資料を提供すること，または同僚や家族とそれを議論することを拒否し，その情報は強力すぎて公表できないと言い張る．彼にはいかなる幻視や幻聴もなく，自分の発言を論理的な議論で裏づけることができる．彼はうつ病の既往がある．ふさわしい診断は何か．

A. コカイン中毒，知覚障害を伴わない
B. 妄想性障害，誇大型
C. うつ病，精神病性の特徴を伴う
D. 統合失調症

35 33歳の男性が，恋人が口論の間に警察を呼び，その後，救急車で病院に到着した．恋人と言い争っている間，患者は浴室で鍵をかけ，薬箱から取り出した錠剤を12個飲み込んだ．診察では，患者はうとうとしているが声に反応する．左手首の伸側面には，細く，直線状で，平行な傷跡がある．彼は，恋人がどれほど自分を傷つけていたのか気づかせたかったと述べ，それから「彼女は私のもとを去るだろう，ほかのみんながしたと同じように」と語った．ふさわしい診断は何か．

A. 適応障害
B. 境界性パーソナリティ障害
C. 依存性パーソナリティ障害
D. 演技性パーソナリティ障害

36 どのようにしてDSM-5がパーソナリティ障害を診断し，記録するかに関して，どの記述が正しいか．

A. DSM-5は，パーソナリティ障害の診断を除外した．
B. DSM-5は，新たなパーソナリティ障害の下位分類を導入した．
C. DSM-5は，パーソナリティ障害の記録のためにⅡ軸の使用を継続した．
D. DSM-5は，パーソナリティ障害に対するDSM-IV-TRと同じ診断基準を維持した．

37 足首の捻挫の治療を受けている50歳のイラン人の女性が，亡くなった親類と会話をしたこともなげに述べている．救急部門の医師は，彼女が幻聴と幻視の両方あることを心配して，精神科医に精神病性障害の鑑別を依頼した．面接時，女性は何度も，彼女の亡くなった母の訪問があったことを認め，そこで彼女は母親と会話をし，心理社会的な問題に関する助言をもらった．彼女にはその出来事が苦痛ではなく，実際，これらの体験は霊的な神の恵みであると思っている．他のいかなる精神病性障害の症状も示さない．彼女の精神状態の評価では，感じがよく，協力的な態度で，気分も正常，そして幅広い感情表現があるといったことが特筆すべき点である．思考過程は直線的である．面接中，彼女の夫は，これらが本当の霊的な体験であるという彼女の考え方を裏づけし，どうして精神科医が自分の妻と面接するために呼ばれたのか疑問に思っている．ペルシャ語の通訳は，女性の話はイラン人の移民の間では一般的であると述べた．ふさわしい診断は何か．

A. 短期精神病性障害
B. 文化的に適切な行動
C. 統合失調症
D. 共有精神病性障害（フォリ・ア・ドゥ：*folie à deux*）

38 35歳の男性が，彼の性的興奮の対象が妻の下着であるために，夫婦間の問題があると精神療法家に語った．彼は，妻とは限られたやり方での性交はあるが，彼が望むよりもうんと少ないと述べる．彼は女性の衣類を着ないが，妻の下着や彼が購入した他の女性用の下着を握りながら自慰行為をすることによって，性的欲求を満たしている．この行動は，彼の長年にわたる性行動の様式であり，早くから妻との関係において問題となっていた．彼は，自分が女性用の下着で自慰行為をするのを，妻は何度も"目撃して"おり，彼女は自分のことを"変わっている"と思っていると述べる．ふさわしい診断は何か．

A. 勃起障害

B. フェティシズム障害
C. 青年および成人の性別違和
D. 異性装障害

39 27歳の男性が，不安の評価のために精神科医のもとを訪れている．彼は，最近仕事で昇進し，そのため頻繁に旅をしなくてはならないと説明する．彼は新しい任務に張り切っているが，航空機に乗る可能性について恐れている．最後に航空機に乗った5年前，頻脈，呼吸促進，悪心，そして手のピリピリ感とともに，極度に不安を感じたという．彼は航空機が墜落し，死ぬことを恐れていた．彼はそれ以来航空機に乗ることを避けていたが，それでも航空機に乗るという議題が取り上げられるだけで，過換気を起こすほど極度に不安を感じうるのであった．彼にはこれから3週間の出張旅行があり，彼は"打ちのめされて"いる．降格を求めるべきかどうか考えている．彼は，他の状況において不安を感じることはないという．ふさわしい診断は何か．

A. 全般不安症
B. パニック症
C. 限局性恐怖症
D. 社交不安症

40 1人の母親が，"あまり話さない"という理由で3歳の娘を小児科医のもとに連れてきている．彼女の語彙はたったの10個で，1度に1つの単語しか話さない．彼女の過去の病歴では，発達の里程標において遅れが目立つ．彼女は2歳で1人歩きをし，15カ月で指先でつまめるようになり，人見知りが続いている．診療所で終えた聴力検査は正常である．ふさわしい診断は何か．

A. 自閉スペクトラム症
B. 全般的発達遅延
C. 選択性緘黙
D. チック症

41 それぞれの用語に正しい定義はどれか（それぞれの項目は，1回または1回以上使われるかもしれないし，あるいはまったく使われないかもしれない）．

A. 強迫行為
B. 強迫観念
C. 恐怖症
D. 身体化

____行わざるをえないと感じる反復的な行動
____身体症状，心配，または不満を通して繰り返される心理的な問題の表出
____反復的で，不合理な，そして持続的な，対象や状況への恐怖
____不安を惹起する，反復的な思考または表象

42 かかりつけ医が，広範囲にわたる医学的検査で身体的な問題の証拠がないことが明らかになった後に，多くの身体愁訴のある46歳の女性を心理学的評価のために紹介した．心理士は，その患者が医学的根拠のない広範囲にわたる身体症状の既往歴があることを知った．彼女の身体症状は，多臓器にわたり，特定の医学的疾患に関連した一連の症状とは類似していない．また紹介する医師は，過去にその患者が多くのプライマリ・ケア医をいらいらさせ，次から次へと医師を変えていると報告している．患者は心理士に自分の苦悩について表明した．彼女は「これのどれもが想像ではありません．本当のことです．私はとても多くの医者に話してきたが，医者どもはそれをまったく理解できていない．私には解決策がないし，ますます悪化しているように感じます」と言う．ふさわしい診断は何か．

A. 醜形恐怖症
B. 変換症（機能性神経症状症）
C. 作為症
D. 身体症状症

43 40歳の女性が，"大勢の人の前で話すことがとても不安"で，それは彼女が少人数の親しい同僚の前で話すといったときでさえもパニック発作と類似したエピソードがあるほどだという．彼

女の部長は，彼が促す前に社員が会議に出席することを要求している．彼女は，大勢の聴衆に対し口頭発表を行えないだけではなく，彼女の仕事に関連したほとんどの社交行事を避けている．彼女は同僚，特に地位が上の人と一緒にいるときは，まるで自分が"馬鹿のようなふりをして"いるかのように感じている．上司との会議の予定は，彼女を心配させ，数日の間眠れなくさせることがある．他の状況では不安はない．ふさわしい診断は何か．

A. 全般不安症
B. うつ病
C. 強迫性パーソナリティ障害
D. 社交不安症

44 DSM の以前の版と比較して，DSM-5 の双極性障害群の診断分類に関して正しいのは，どの記述か．

A. 不安性の苦痛は，双極性障害の特徴から除外された．
B. 双極性障害群は，抑うつ障害群の診断分類のもとに統合された．
C. 気分循環症は，除外された．
D. 活動または活力の増加は，新たな中核的な高揚気分の症状として加えられた．

45 ある女性が，退役陸軍軍人である26歳の恋人を，かかりつけ医から"ストレス"の評価で紹介されたため，精神科診療所に連れてきている．彼女は，恋人がイラクから帰還し，その後より彼らは一緒に住み始めたが，彼女が寝ている間に彼が彼女を殴った2回のエピソードがあってから，もはや別々のベッドで寝なければならなくなったと言う．両方の出来事とも早朝に起こり，とても暴力的で，彼女が首と腕にあざができるほどあった．その男性は，とても取り乱した様子で，中東で白兵戦に戻る夢を頻繁に見て，これらの夢のせいで恋人が彼のもとを去るのではないかと心配していると述べた．彼女の友人は前々から，彼は「最後には彼女を殺すことになる」であろう「狂った退役軍人」だと言っている．この考えは彼にとってひどく苦痛であり，というのも，彼らは互いに支え合い，愛情深い関係があり，結婚して家族になることについて話していたからである．不眠（入眠潜時の遅延）が増している以外は，各器官系は検査上所見なしである．詳細な病歴や追加の情報は，彼が心的外傷後ストレス障害の基準を満たさないことを示している．彼は地元の野球場で売り子として働いており，その仕事を楽しんでいると言うが，睡眠不足が彼の仕事能力に影響を及ぼし始めていることを心配している．ふさわしい診断は何か．

A. 双極 I 型障害，現在のエピソードが躁病
B. 全般不安症
C. レム睡眠行動障害
D. 統合失調症

46 産婦人科医が，32歳の病院職員をテストステロンの皮下注射を要求し外科医への紹介も求めたとして，精神科診療所に紹介した．精神科医は，過去の診療録から，その患者には正常な女性としての発達があり，解剖学的な異常はないことがわかった．患者は，爽やかな色のぶかぶかの服を着て，とても短い髪で，"ジョー"という名前で通っている．彼女は，はじめのうちは手短に答えていたが，しばらくすると，自分は男性であると"思われる"ことには前向きで，ずっと女性であることが居心地悪いと釈明し，涙ぐんだ．仕事では仲間はずれにされ，そして社会的に孤立していると感じている．彼女は自尊心が低く，いくらか抑うつ気分がある．ふさわしい診断は何か．

A. 適応障害
B. 神経性やせ症
C. 離人感・現実感消失症
D. 青年および成人の性別違和

47 55歳の女性が，精神医学的相談のために紹介されてきている．彼女はHIVの既往があり，かつての性的パートナーから感染した．彼女は高活性抗レトロウイルス療法を受けているが，長年

間欠的にしか服薬遵守していない．現在，彼女のCD4陽性細胞数〔訳注：ヘルパーT細胞が1μL中にいくつあるかを示す値で，正常範囲は700〜1,300とされ，350以下で抗HIV治療を開始することが多い〕は200で，HIVウイルス量は増加している．ここ数カ月にわたり，彼女は以前より精神的に活気が乏しくなっていると訴えている．毎朝，新聞を読むのにかなり長い時間がかかるという．娘と連絡をとりたいとき，携帯電話のメールを書くことに集中するのが困難であり，それどころか「文字を打ち込もうとしても指が私に協力してくれない」ことに彼女は気がついている．彼女の素晴らしい運動技能は，悪化しているように見える．発熱または頭痛のような他のいかなる身体症状も否定されている．神経学的検査における局所所見はない．頭部CT，MRI，脳波検査，腰椎穿刺，非HIVポリメラーゼ連鎖反応検査，抗体検査，肝・腎機能を含む代謝指標，そして尿中薬物検査は，すべて陰性である．神経心理学的検査では，情報処理速度，運動技能，および注意における機能障害を示している．ふさわしい診断は何か．

A. クリプトコッカス髄膜炎
B. うつ病
C. HIV感染による軽度神経認知障害
D. ビタミンB_{12}欠乏症

48 5歳の子どもが，自分の思考，言葉，および行為が，自然界で特別な結果を引き起こすと信じており，これらの結果は一般的に理解されている因果や効果律を覆すものである．この現象は，何と呼ばれているか．

A. 誇大
B. 幻覚
C. 錯覚
D. 魔術的思考

49 ある男性が，36歳の妻を新しいかかりつけ医のもとへ連れてきたが，それは最近彼女の頭髪のところどころがなくなっているからである．彼は，この前診た医師が彼女を皮膚科医へ送り，その皮膚科医は皮膚疾患が根底にあるようには思えないと感じたと述べた．個室の診察室で，夫がいないとき，彼女は緊張をほぐすためにひそかに自分の髪をまとめて抜くと述べた．彼女は，気分，睡眠，集中力，または活力の水準における変化を否定する．ふさわしい診断は何か．

A. 全般不安症
B. うつ病
C. チック症
D. 抜毛症

50 50歳の女性が，"薬物の問題"を訴え，地元の病院を受診している．ここ3年間，コカインの使用を抑えられず，住居や仕事を失うほどであるという．彼女は"同じハイに達する"ために，昨年よりコカイン量を増やして使用していると述べた．コカインの使用をやめると，彼女は不安，抑うつ，疲労感，悪心の強烈な症状を体験する．何度もコカインの使用を完全にやめようとしたが，彼女の努力は失敗に終わった．彼女はコカイン乱用中に一度，一過性の発作を起こした．物質を使用する以前，彼女にはいかなる気分の問題や幻覚もなかった．ふさわしい診断は何か．

A. 双極I型障害
B. コカイン中毒，知覚障害を伴わない
C. コカイン離脱
D. 中等度のコカイン使用障害

51 それぞれの記述に適切な語句はどれか（それぞれの項目は，1回または1回以上使われるかもしれないし，あるいはまったく使われないかもしれない）．

A. 偽陰性診断
B. 偽陽性診断
C. 真の陰性診断
D. 真の陽性診断

____ある女性の臨床症状が，実際にはアンフェタミン中毒によるものであった際に，双極性障

害の躁病期の診断を受ける．
___初老の男性は，妻の死後2カ月で精神医学的診断を受けていない．彼は時々涙ぐみ，悲しんでおり，そして週に1度彼女のことを考えるとなかなか眠れない．

52 53歳の女性が，長年にわたるうつ状態の精神医学的評価のめに来院した．彼女には何回かの抑うつエピソードがあり，重大な自殺未遂の後に一度入院した．10歳代のころには，父による性的虐待と母によるネグレクトがあったという．面接の間，彼女の子ども時代について話している最中に，彼女は突然，子どもっぽく，甲高い声の話し方に変わり，さらに彼女が座っている椅子の下に足を入れて，前後に揺れ始めた．揺れている間，「私を傷つけないで，私を傷つけないで」と，彼女は言った．面接の終わりになり，彼女が本来の様子で話したり，振る舞ったりしているときに，彼女はこの1年の間，1日のうちに数時間，自分の行動について詳しく話せないことが頻繁にあることを認めた．ふさわしい診断は何か．

A．うつ病と解離性同一症
B．うつ病と統合失調感情障害
C．うつ病と統合失調症
D．うつ病と身体症状症

53 それぞれの用語に正しい定義はどれか（それぞれの用語は，1回または1回以上使われるかもしれないし，あるいはまったく使われないかもしれない）．

A．快感消失
B．やせ症
C．カタプレシー
D．緊張病

___食欲減退
___興味または喜びの喪失
___脱力による筋緊張消失
___外的刺激に対する無反応と筋強剛

54 55歳の女性が，1カ月前に診断された急性骨髄性白血病の治療のために病院を訪れている．彼女の夫は，3年間闘った癌によって1年前に亡くなった．夫の病気や死に対処している間の"この2年"，精神療法家に診てもらっているという．かかりつけの医療チームは，彼女が病院でたびたび涙ぐんでおり，精神医学的評価が提案された際，ほっとしているように見えたことを指摘した．面接において彼女は，1日の大半は悲しく感じるが，自分の治療に関して楽観的でいるよう努めていると述べた．また彼女は，絶望感を訴える．食欲や睡眠は不十分であり，夫の死から50ポンド（約22.7Kg）も体重が減っている．彼女は，「私は結局のところもっと夫の世話をしてあげたらよかったのに」と，罪の意識を感じている．そのうえ，友人や家族から孤立していると感じるという．漠然とした訴えの不安があり，不安は1日中"強くなったり弱くなったりする"ので，昼夜を問わずベンゾジアゼピンを服用することで対応している．彼女は「自分も癌で死んでもかまわない」と言う．ふさわしい診断は何か．

A．適応障害
B．全般不安症
C．うつ病
D．単純な死別

55 12歳の少女が，両親や教師とあまりうまくいっていない．彼女は，家では非常に理屈っぽく，反抗的である．他の生徒の前で教師に恥をかかせようとして，彼女は下品な言葉を使う．彼女には，社会的交流の多くで敵意があるようにみえるがそれについて決して責任をとろうとはしないようである．彼女の一貫した教師に対する"否定"のために，他の生徒は彼女と距離をとり始めている．この5年で，少女の両親は離婚した．その後母親は再婚したが，その結婚もすぐに離婚で終わった．少女は精神科の面接の間，質問に答えることに協力的である．ふさわしい診断は何か．

A．反社会性パーソナリティ障害
B．素行症

C. うつ病
D. 反抗挑発症

56 以下のうち，DSM の以前の版と比較して，DSM-5 の統合失調症の診断基準から除外されたものはどれか．

A. 期間の基準
B. 陰性症状の基準
C. 妄想型の下位分類
D. 妄想，幻覚，またはまとまりのない発語に関する必要条件

57 かかりつけ医が，60 歳のカンボジア人を，精神病性障害を除外するために精神科医に紹介した．その男性は，"声が聞こえる" ために，以前に統合失調症の診断を受けた．彼は，多量の抗精神病薬を処方され，それを毎日飲んでいるが，ほとんど症状は軽減していない．薬は眠るのに役立つという．精神科医は，その男性がクメールルージュ政権のもと拷問を耐え抜いた 1970 年代のカンボジアの大量虐殺の生存者で，処刑を目撃し，共産主義のカンボジアで強制労働に耐えたことを知る．その男性は，彼が受けた極度の心的外傷体験の後から，パニック発作を伴う慢性的な不安の症状があると訴える．また彼は，"考えすぎ" についての懸念も訴える．彼の意味することを明確にするように求められると，反芻し，悩ましい過去の心的外傷についての考えであると説明した．夜には，深刻な不眠とカンボジアについての恐ろしい夢があると訴える．彼は，他の人には聞こえない声を聞くと述べている．さらなる質問によって，彼が聞く声はクメールルージュの将校のものであることが明らかとなり，それらは彼が暴力体験を思い出しているときに "聞こえる" のである．精神科医が彼にこのことを明確にするよう求めると，彼はその "声" は幻覚というよりむしろ記憶のようだと述べた．ふさわしい診断は何か．

A. 双極 I 型障害，現在のエピソードが躁病
B. パニック症
C. 心的外傷後ストレス障害

D. 統合失調症

58 DSM-5 と ICD 分類体系の基になる診断学上の構造は，以下のうちどれか．

A. 二元論的
B. カテゴリー的
C. ファジー理論
D. 確率論的

59 62 歳の退役軍人が，6 カ月前，特発性肺線維症のために肺移植を受けた．彼の術後経過は，集中治療室での長期入院，透析に依存した腎不全，心房細動，肺炎，そして重度の体調不良により複雑になっている．彼は，息切れを自覚したことで不安と心配を感じて，理学療法による強化に取り組むことが困難である．この治療予定を頻繁に回避するか延期したいと頼み込み，治療には非協力的とみなされている．この行動は，結局彼の回復を妨げている．精神科による評価では，患者は抑うつ気分を否定し，家族の見舞いを楽しみ，ニュースを見て，さらに自らの回復を期待している．ふさわしい診断は何か．

A. 適応障害
B. 全般不安症
C. 心的外傷後ストレス障害
D. 他の医学的疾患に影響する心理的要因

60 67 歳の男性が，何十年もアパートで 1 人暮らしをしているが，娘はその生活での父親の安全について心配している．彼の部屋は本と記念品のような品物が天井まで積み重なっていて，品物を移動させないと移動できないほどである．彼女は，父親がアパートでつまずき，倒れ込むかもしれないと心配し，品物を捨てるのを手伝うと申し出た．しかし彼は，すべての物がいつか自分の役に立つだろうと考えているため，どんな物でも片づけるのは苦痛だと思っている．彼は，現在の生活環境で不安はまったくないと言い，この状態のままにすることを望んでいる．ふさわしい診断は何か．

A. 妄想性障害
B. 全般不安症
C. ためこみ症
D. 強迫性パーソナリティ障害

61 妻と死別し，退職した76歳の歴史学の教授は，約3年前に始まり徐々に進行している記憶障害について助けを求めて，彼の娘と外来診療所に来ている．彼は6ヵ月前，自動車事故に巻き込まれた後，運転するのをやめた．最近，彼は娘と引っ越しをし，娘が父親を約束した場所に連れていったり，彼の資産の管理をしたりと，父親の世話に専念している．最近の脳のCTスキャンは，大脳皮質の萎縮と脳室拡大を示している．彼の甲状腺刺激ホルモンとビタミンB_{12}の水準は正常範囲内である．娘は，父親が自分と何度も口論をするようになったと述べている最中に泣き始めた．最近彼は，娘が自分を支配していると非難し，とても興奮したようになる．ふさわしい診断は何か．

A. せん妄
B. 間欠爆発症
C. アルツハイマー病による認知症
D. レビー小体病を伴う認知症

62 素行症，小児期発症型の診断が先行するのは，以下のどの障害か．

A. 反社会性パーソナリティ障害
B. 注意欠如・多動症
C. 自己愛性パーソナリティ障害
D. 反抗挑発症

63 ある医師が，24時間前に心不全の精密検査のために内科病棟に入院した中年のホームレスの男性を診察した．その男性は，心臓に対して適切な薬物療法を受けているが，悪心と嘔吐，筋肉痛，夜通しの不眠を伴う非常に不快な感覚のような，彼の心臓の病気とは関係のない不可解な症状を訴えている．身体診察では，男性はひどく汗をかき，瞳孔は散大している．彼は，看護師に"痛みのためのモルヒネ"を要求し続けている．入院時，オピオイドの検査結果は陽性であった．ふさわしい診断は何か．

A. アルコール離脱
B. 作為症
C. オピオイド中毒
D. オピオイド離脱

64 35歳の自分の妻が，ここ数年にわたり多くの宝石を買っていると思い，夫が彼女を精神科医のもとへ連れてきた．非公式に，彼女はすべての宝石をデパートから盗んだことを認めた．彼女は，盗みへの期待によって興奮し，そしておのおのの窃盗の後，満足するという．幻覚あるいは気分の障害，または宝石を得ることに対する他のいかなる動機についても否定する．盗みたいという願望，あるいは盗みの行為に関連したいかなる苦痛もないという．診察では，彼女の思考過程は直線的で，会話も流暢で正常，また精神運動性の焦燥の証拠もない．睡眠に関するいかなる問題も否定する．ふさわしい診断は何か．

A. 双極I型障害
B. 妄想性障害
C. 窃盗症
D. 強迫症

65 ある男性が，過去に精神科入院歴のある35歳の妻を，彼女の異常行動のために救急部門に連れてきて，妻が買いあさりのため3,000ドルを使ったばかりだと述べた．彼女は生き生きと大声で話した．「買いたかったこれらすべての物を私はちゃんと覚えていた」と．彼女は自分の手に視線を落とし，「幸運のために私の指にはめているこの指輪が必要なんです」と言う．夜は5時間眠っており，彼女の日常は「朝から晩まで予約された行事で詰まって」いる．彼女は気分は「ストレスを受けている」と述べ，感情は不安定である．精神状態の診察では，細部まで行き届いた化粧とよく視線の合う，すらっとした，身なりの整った女性，といった点が目立っている．面接には協力的

であるが，話をさえぎるのは困難である．彼女の思考過程は，時折脱線し，そして会話は速くて流暢である．彼女は，いかなる幻覚も否定する．精神運動性の異常や神経学的欠陥の証拠はない．尿中薬物検査は違法物質に対して陰性である．ふさわしい診断は何か．

A. 双極I型障害
B. 境界性パーソナリティ障害
C. 強迫症
D. 統合失調症

66 ある統合失調症の男性は，感情を呼び起こすと予想されるような話題を話しているときさえも，言語的または非言語的に感情表出できないことが明らかである．表出される身振りは非常に制限され，彼の表情表出や声の抑揚には生気がほとんどない．この男性の感情を最もうまく説明するのは，どの用語か．

A. 鈍麻した
B. 抑うつ的な
C. 不適切な
D. 不安定な

67 ある母親が，学校での困難さのために6歳の息子を小児科医のもとに連れてきた．彼の数学的な能力は学年水準より低いが，その他の点では，すべての科目で平均的な生徒である．母親は，多動性あるいは衝動性に関するいかなる問題も否定し，同級生にも付き合いはよい．学校では行動上の問題はなく，彼を知る教師達は，彼は感じがよく，思いやりのある生徒であるという．彼はすべての発達の里程標を適切に満たしている．ふさわしい診断は何か．

A. 注意欠如・多動症
B. 自閉スペクトラム症
C. 全般的発達遅延
D. 限局性学習症

68 男性における小児性愛障害の好発時期を示しているのは，どの発達段階か．

A. 小児期
B. 高齢期
C. 中年期
D. 思春期

69 最近新しい地域に引っ越してきたある母親が，小児科医による評価のために6歳の息子を連れてきた．彼の下着に便の汚れを見つけたため，下痢をしていることを心配している．母親は長年，2, 3の仕事をして，彼を託児所に預けなければならなかったので，彼がどれくらいトイレに行くのか，または便の性状についてよく知らない．診察では，彼は内気で，社交的交流に回避的ではあるが，認知や言語に関して発達上の遅れはないようである．小児科医は，深部触診で左腹部に固いゴルフボール大の構造物に気づいた．ふさわしい診断は何か．

A. 素行症
B. 遺糞症
C. 遺尿症
D. 精神遅滞

70 ある女性が，45歳の夫を"記憶と行動"の問題のために神経科医のもとに連れてきている．彼女は，この数年間，彼が自分に対して交互に依存的あるいは敵対的となり，まるで2人の別人のようだと述べる．彼が依存的なときは，子どものように，どこでも彼女の後について歩く．敵対的なときには，彼女を無視し，もし彼女が彼に家事をするよう頼むならば，彼女をののしる．また，彼女に自分を違う名前で呼ぶように言う．それぞれの時期は数カ月ずっと続く．彼は，両親の名前や育った町のような，小児期の重要な詳細については覚えていない．妻は，彼がアルコールあるいは他の物質を使用していることを否定し，またてんかん発作あるいは睡眠障害の既往もないという．いかなる衝動的あるいは危険な行動も認めない．診察でその男性は，話をせず，壁をぼんやりと見つめ，明らかな精神運動異常はみられない．

彼は，非常に短く質問に答えるが，いかなる幻覚，気分の変化，あるいは高い不安も否定している．CTや脳波検査を含む徹底的な精密検査でも，明らかな神経学的異常はない．ふさわしい診断は何か．

A. 双極Ⅰ型障害
B. 解離性同一症
C. うつ病，精神病性の特徴を伴う
D. 統合失調症

71 ある母親が，15歳の娘を精神科医の診療室に連れてきている．母親は，娘がここ1年，教師達に対して一言も話さないという．しかし，彼女の家族あるいは友人に対しては，彼女はとてもおしゃべりで愛嬌があり，発語障害や言語異常はみられない．母親は，娘はすべての発達の里程標を適切に満たしており，14歳で思春期を迎えたと認めている．授業では話さないため，今年の彼女の成績の評点は低迷しているが，留年するようなことは決してなかった．その他の点では，彼女は思いやりがあり，宿題もよくやっている．母親はいかなる衝動的な行動も否定する．患者は，話しかけられても精神科医に対しては話さないが，これまでに幻覚，気分の障害，あるいは心的外傷的なエピソードを経験したことがあるかと尋ねられると，いいえと頭を振る．彼女は，微笑みながら根気よく椅子に座り，そわそわすることも異常な動作もない．ふさわしい診断は何か．

A. 注意欠如・多動症
B. 自閉スペクトラム症
C. 統合失調症
D. 選択性緘黙

72 形成外科医が，精神疾患の既往のない22歳の美容師を精神科医へ紹介している．彼女は，自分の店の火事で醜くなるような傷を負った後，顔面の再建と他の手術を受けた．1年後の再診予約の診察で来院した際，診察室の鏡が彼女を怖がらせた．彼女は，自分の体"から離れているように感じ"て，大変苦痛だと言う．彼女は，それが

しばしば職場で起こるため，何もできなくなるほどの感覚であると述べた．しかし，彼女は自分自身の"外部にいる"感覚を除いて，自分の症状を明確に特徴づけることができない．彼女の症状からの情動的苦痛を除き，彼女には完全な現実検討能力がある．ふさわしい診断は何か．

A. 急性ストレス障害
B. 変換症
C. 離人感・現実感消失症
D. 解離性とん走を伴う解離性健忘

73 ある若い男性が，外来診療所に来ている．彼は以前に中東での戦闘に参加していた26歳の退役軍人で，そこで数回の爆発にさらされた．約4カ月前に帰還してから，彼には睡眠困難があり，さらに頻繁な悪夢を経験している．彼は外出を避けているが，それはいかなる騒々しい音であっても彼を驚かせ，著しく動揺させ，そして爆発の記憶を呼び起こさせてしまうからである．彼は自分自身を落第者とみなし，戦闘に耐えられるほど自分は強くなかったのだと信じている．友人が彼に近づくと，彼らの意見や冗談は時に彼をいらだたせ，さらに彼を孤立させてしまう．彼は，うまく集中することができず，大学の単位をとるために受けていたオンライン講座に合格することができなかった．彼の母親は次第に心配するようになり，外来診療所に行くように彼にすすめた．ふさわしい診断は何か．

A. 急性ストレス障害
B. 適応障害
C. 心的外傷後ストレス障害
D. 社交不安症

74 かかりつけ医が，45歳の既婚男性を不安の評価のために精神科医へ紹介している．その患者は，腹の中に何かひどく悪いものがあるのではないかと心配しているが，かかりつけ医はそれを確認できなかったと説明する．彼は，腹部に間欠的な痛みがあると伝える．身体検査，血液検査，内視鏡検査，画像検査，そして専門家の診察では異

常が明らかにされなかったが，この痛みが見逃されている癌の徴候ではないかと心配している．彼は自分の健康に関して尽きることのない不安を伝えている．彼の妻も，彼はいつも病気のどんな徴候についても過度に用心深いことを認め，夫が絶えずさまざまな心配でメールを送ったり，電話をしたりするので，自分達のかかりつけ医は「とても忍耐強い人でなければならない」と，ばつが悪そうに含み笑いしている．彼女は自分の夫はまったく健康な男であると述べる．その患者は抑うつ気分を否定するが，再び，何か深刻なものが見逃されてはいないかどれほど不安かについて話している．ふさわしい診断は何か．

A. 醜形恐怖症
B. 全般不安症
C. 病気不安症
D. 身体症状症

75 ある夫人が，彼女の夫で，糖尿病，肥満，高コレステロール血症による慢性的な状態にある55歳の男性を，かかりつけ医のもとへ連れてきている．彼女は，夫が自分と遠出する活力がなく，いつも疲れていることで憤慨している．たとえ彼が家族と一緒に何かをしたいと思っていても，いつもそうするのを断るという．彼女は夫に自分の睡眠薬を与えた（「私はそうしてはならないことを知っています．私はただ，それが私達を助けることを期待していたのです」）が，その後彼女が気づいたのは，彼が"いつもより"いびきをかいていたということだけである．彼女は，夫の変わり様を考えると，自分達の結婚生活がうまくいくのか心配である．その男性は，人生，自分達の結婚生活，夕食のために外出することなどに興味はあるというが，彼には自分がどうしてそんなに疲れ切っていると感じるのかがわからない．ふさわしい診断は何か．

A. 適応障害
B. やせ症
C. うつ病
D. 閉塞性睡眠時無呼吸低呼吸

76 ある女性が，その日の出来事の記憶がほとんどない73歳の父親をとても心配して，病院に連れてきている．彼は自分がどこにいたか，あるいは何をしたかを思い出すことができない．神経認知障害群よりも解離性健忘の診断により一致している追加情報はどれか．

A. 彼は，現在の大統領の名前が言えない．
B. 彼は，手の震えと急速交互運動試験の遅延がある．
C. 彼は，慢性的なアルコール使用の広範な既往がある．
D. 彼は，その朝にあった強盗の被害者であった．

77 外的刺激に敏感であるが覚醒を維持することができないとき，その人の精神状態を最もよく表す用語はどれか．

A. 焦燥感の強い
B. 昏睡状態の
C. せん妄状態の
D. 嗜眠性の

78 ある女性が，突然発症した両眼の失明と経験した片頭痛の既往がある32歳の同居人を病院へ連れてきている．最後の片頭痛は1カ月前であり，診察時にいかなる頭痛の症状も感じていなかった．事前の視覚検査では，どちらの目でも視覚的に危険な徴候は明らかにならなかった．その女性は色を識別することができず，あるいは彼女のベッドの近くに立っている人を見分けることができなかった．CTやMRIは正常で，脳血管障害は除外された．眼科的検査では異常所見はみられなかった．失明は3日間続き，その間彼女は入院した．医療提供者とのさらなる話し合いにより，入院の前夜に彼女は恋人と別れたことが明らかとなった．ふさわしい診断は何か．

A. 変換症（機能性神経症状症）
B. 解離性同一症
C. うつ病
D. 身体症状症

79 18歳の未婚の母親が，6週間の気分の落ち込みと睡眠障害の後に，外来診療所を訪れている．当初彼女は，睡眠不足は彼女の生後8週の娘に栄養を与えるために2時間おきに起きるためだと考えていたが，ごく最近は，彼女の母親が夜に赤ちゃんの世話をしている．にもかかわらず，その患者は活力低下と集中力不足を伴い，持続的な睡眠不足を訴える．彼女は外出をすることや他の人と会うことに興味がなくなり，また彼女の娘と遊ぶこともあまり楽しめない．彼女は食べることにそれほど関心がないが，「赤ちゃんのためによい母乳を出したいので」，無理に食べている．彼女は，自分自身または他人を傷つけたいという考えを否定し，母親の助けがあれば，うまく赤ちゃんの世話をすることができると思っている．ふさわしい診断は何か．

A. 双極I型障害，現在のエピソードが抑うつ，周産期発症
B. うつ病，特定不能
C. うつ病，周産期発症
D. 持続性抑うつ障害

80 警察が21歳の男性を放火の罪で逮捕し，刑務所で精神科医が彼を診察している．面接で，その男は，10歳代のころから火に対して強烈な魅力を感じていると語った．マッチに火をつけ，炎が彼の目の前で"踊る"のを見て楽しむときはいつでも，彼は興奮する．過去に，不安定な人間関係，喧嘩をすること，あるいは他人をだますことはなかったという．いかなる自殺または殺人の念慮，企図，あるいはそぶりを否定する．彼の履歴には，放火以外の刑罰はない．幻覚あるいは不安定な気分を否定し，彼の思考過程は直線的である．ふさわしい診断は何か．

A. 境界性パーソナリティ障害
B. 素行症
C. 妄想性障害
D. 放火症

81 以下のDSM-5診断のうち，女性よりも男性においてはるかに高い有病率であるのはどれか．

A. 離人感・現実感消失症
B. 露出障害
C. うつ病
D. ナルコレプシー

82 21歳の若い女性は，名門大学の優秀な2年生で，寮に住んでいる．彼女は，自分自身を社交的状況において"内気"で"その場に慣れるまで時間がかかる"と述べる．以前はよく社交の場で，1～2本の缶ビールを飲んでいた．彼女は，アルコールを飲むことが自分の不安を減らすとわかったので，ほとんどの社交行事の前に，"社会的潤滑油"を飲み始めた．約15ヵ月前の恋人とのつらい別れの後，彼女は"彼を忘れる"ためにより多量のアルコールを飲み始めた．彼女は怒りっぽく，友人に対していらいらするようになり，多くの友人を失った．母親は，訪問中に，彼女の部屋から強い酒の空き瓶を見つけ，彼女を問い正した．娘は，激怒し，母親に怒鳴ったが，最終的には，アルコールが彼女の常軌を逸した行動の一因であることを認め，減らすことを約束した．彼女の努力にもかかわらず，彼女は飲酒を減らすことが難しいと感じた．毎晩，彼女はビール1本しか飲まないと決めても，より多くを渇望し，結局，そのうえ2～3杯の強い酒を飲んでしまうことになり，学校の勉強もできない．彼女は，気分が悪くなるのと，震え，発汗，そして不安を防ぐために飲酒をしなければならないので，朝の授業をさぼっている．また彼女は，ハイキングの最中に震え出すかもしれないと心配するために，週末の友人とのハイキングをやめてしまった．一度，彼女は酔っているときに自転車から落ちて，手首を負傷した．彼女の成績は低下し始めている．大学の講師が彼女の飲酒行動に気づいて，医者に行くように求めた．ふさわしい診断は何か．

A. 適応障害
B. アルコール中毒

C. アルコール使用障害
D. アルコール離脱

83 ある母親が，12歳の息子を外来診療所に連れてきた．彼は感じのよい生徒で，ここ6カ月間，授業中に起きたままでいることが困難になっている．彼は，自分がどれほど努力しても，お気に入りの授業中でさえも，突然とても眠たくなり，その後居眠りをしてしまうことを，とても気にしている．居眠りの後，彼は気分爽快に感じるが，他の生徒が彼を笑うときや，少なくとも週に3回は起こるこれらの出来事に教師が気づくときには，気まずい思いをする．両親は，彼が決まった時間に寝つき，少なくとも8時間は眠ることは確かだというが，この規則性が日中に彼が眠りに落ちるのを防ぐことはできなかった．最近，彼は，突然筋緊張を失って倒れるが意識はあるという出来事を経験し始めた．これらの転倒は，通常，彼が興奮する，あるいは笑うときに起こる．彼はこの1カ月間にわたって2～3回，そのような転倒を経験している．前回は，彼の学校のバスケットボールチームが州の選手権で優勝したためにとても興奮したときに起こり，彼は同級生の前でとても気まずい思いをした．彼はこのような転倒をもう一度起こすかもしれないと心配するため，学校の社交行事を避け始めている．大がかりな神経学的および心臓の精密検査では何も明らかにされなかった．夜間睡眠ポリソムノグラフィでは，15分未満の急速眼球運動（レム）睡眠潜時を示している．ふさわしい診断は何か．

A. 概日リズム睡眠-覚醒障害
B. ナルコレプシー
C. ノンレムからの睡眠覚醒障害
D. レム睡眠行動障害

84 心配した両親が，精神科医のもとに33歳の男性を連れてきている．彼は年相応に見え，紅斑様の顔で，赤く荒れた手を自分の体に触れないように離している．彼は，席に慣れるのに数分かかり，自分の病歴を伝えながら診察される間，とても決まり悪そうである．彼は，周囲に存在している細菌から病気にかかることを非常に心配していると述べる．この心配は，結果として頻繁な手洗いやシャワーの使用につながっている．彼には，これらの身だしなみの手順に関して特定の儀式があり，もし彼が失敗したと感じたならば，最初からすべての手順を繰り返さなければならないと説明する．彼は，自分の身だしなみの儀式に1日5時間ほどかけている．また彼は，自分の部屋にある物が特定の順序になっていなければならないと伝える．さもなければ，彼は非常に不快に感じ，これらの品物を整え直すことにかなりの時間をかける．さらに，彼は運転中，誰かを轢いたのではないかと頻繁に心配し，誰も地面に横たわっていないことを確認するために戻らなければならない．この心配のために，彼は運転を避けるようになった．自分の心配は不合理であると理解しているが，この厄介な考えに付随する著しい不安に対しては有効なために，彼は儀式をやめることができない．この儀式と心配が，仕事上の遅れと能率の悪さの原因となったために，彼はここ5年間働いていない．現在，彼は両親と一緒に暮らし，扶養してもらっている．ようやく彼は，両親にせき立てられて，診察を受けることに同意した．ふさわしい診断は何か．

A. 全般不安症
B. 強迫症
C. 強迫性パーソナリティ障害
D. パニック症

85 以下の障害のうち，女性が診断の90%以上を占めるのはどれか．

A. 神経性過食症
B. うつ病
C. 強迫症
D. 統合失調症

86 ある母親が，評価のために彼女の11歳の娘を連れてきている．娘の教師は，次の学年レベルへ進ませるべきか確信がもてないでいる．彼女は，算数の問題を解くことを楽しみ，理科室で実

験をしているときはいつも熱心である．しかし，英語と歴史の授業では，かなり変わった生徒のように見える．教室の後ろに座り，気が散っているように見え，求められても大きな声で読むことを避ける．声を大きく出して読むとき，彼女の朗読は滑らかさに欠け，しばしば間違いだらけである．彼女の読解力の試験結果は，学年レベルで期待されるものよりはるかに下回っている．宿題の課題では，綴りの間違いはない．ふさわしい診断は何か．

A. 限局性学習症
B. 限局性学習症，算数の障害を伴う
C. 限局性学習症，読字の障害を伴う
D. 限局性学習症，書字表出の障害を伴う

87 DSM-IVでは，通常，幼児期，小児期，または青年期に初めて診断される障害に含まれていたいくつかの診断を，DSM-5は新しい診断分類に割り当てた．以下の記述のうち，これらの変化に対して正しいのはどれか．

A. 選択性緘黙は，不安症群に追加された．
B. 選択性緘黙は，抑うつ障害群に追加された．
C. 分離不安症は，解離症群に追加された．
D. 分離不安症は，統合失調症スペクトラム障害および他の精神病性障害群に追加された．

88 52歳の女性は，彼女の祖母から教えてもらったレシピと手法で，毎週パンを焼く．彼女はこの行動を，彼女の人生における大切な"儀式"であると述べる．この行動が診断的な評価の一部として考慮するのが適切な症状になるのはいつか．

A. 常にこの行動は，症状とみなされるべきである．
B. 決してこの行動は，症状とみなされるべきではない．
C. この行動に従事することが，もはや興味がない，あるいは彼女を苦しめているとき
D. この行動に従事することで，彼女がとても時間を費やしているとき

89 21歳の大学生が，自分の鼻の外見を始終気にしている．彼女には，何年も前の自転車事故でできた小さな，0.2 cmの軟部組織の結節があるが，その部位は十分に治癒されている．しかし，彼女はそれが自分の顔の重大な欠陥であると感じ，その欠陥を直すために形成手術を考えている．彼女は，友人と一緒に楽しく過ごすことは続けているが，鼻にこの結節がある限り，誰かと交際することについて心配している．彼女は，疼痛や不快は何もなく，体重に関する心配はなく，体重そのものも身長に対して平均的である．彼女は，毎日自転車に乗って，同じ道を通学し続けている．ふさわしい診断は何か．

A. やせ症
B. 醜形恐怖症
C. 心的外傷後ストレス障害
D. 身体症状症

90 DSM-5に含まれる世界保健機関能力低下評価尺度第2版（WHODAS 2.0）に関して，どの記述が正しいか．

A. その尺度は，幻覚，妄想，そしてまとまりのない発語の3つの最も重要な領域のみを評価する．
B. その尺度は，この30日間で患者が経験した症状に基づいている．
C. 臨床家よりも，むしろ患者が回答を提供するならば，その尺度は最も正確である．
D. その尺度は，その症状の重症度を臨床家が確信している場合にのみ，完成されるべきである．

91 ある母親が，現在小学1年生である息子が，幼稚園のとき以来同級生とうまくやっているように見えなかったと訴えている．彼は，彼らとの会話に十分にかかわることが困難である．代わりに彼は，彼らに対して"一方的に"話すように見える．例えば，彼は抑揚のない声で，他の子ども達がまったく無関心であっても，彼の得意分野であるクラシックカーについての複雑で詳細な情報をずっと話している．この子どもはすべての運

動の里程標を適切に満たしているが，しばしば彼は1列に彼の車を並べる反復行動を示している．彼には聴覚的な問題はない．ふさわしい診断は何か．

A. 自閉スペクトラム症
B. 全般的発達遅延
C. 言語症
D. 社交不安症（社交恐怖）

92 8歳の少年には週2回ほどのおねしょがある．彼は，1週間にわたる夏の泊りがけのキャンプに誘われたが，おねしょのために行くのが怖いと感じている．昨年にはこの問題がなかったので，彼はとりわけ動揺している．彼の父親が少年のころに同様の問題があったことがわかると，少し恥ずかしさが和らぐ．父親は，昨年，別居した後に家から出ていった．その少年は，いかなる薬物も服用しておらず，既知の医学的問題はない．ふさわしい診断は何か．

A. 遺糞症
B. 遺尿症，昼間のみ
C. 遺尿症，夜間および昼間
D. 遺尿症，夜間のみ

93 警察は，仕事での口論の後，同僚の車の窓を叩き割った罪で26歳の男性を逮捕した．その男性の妻は，彼には怒ると所有物や価値のある品物を壊した経歴があり，それは刺激となるきっかけまたは出来事の大きさと比較して"極端"なやり方であったという．彼は，頭部外傷，注意の困難，抑うつまたは不安定な気分，落ち着きのなさ，あるいは睡眠や食欲のいかなる問題も否定する．怒っていないときは，彼は穏やかで感じがいい．彼は，いかなるアルコールや物質の使用も否定し，妻もこの情報を裏づけている．診察では，そわそわすることや精神運動興奮の所見はない．ふさわしい診断は何か．

A. 注意欠如・多動症
B. 双極Ⅰ型障害
C. 間欠爆発症
D. パニック症

94 66歳の中等度肥満の男性には，高血圧の長い病歴がある．彼は，約2カ月前に起こった2回目の脳卒中の後の再診予約で，かかりつけ医の診察を受けている．彼は，右足の脱力が理学療法で改善しつつあるが，彼の家からほんの数区画しか離れていないリハビリ施設から戻る道を見つけるのに苦労していると訴える．彼の妻は，約2年前に起こった夫の最初の脳卒中の後，記憶障害が起こり始めたと述べる．男性はよく孫達とチェスをして楽しんだものだったが，2回目の脳卒中の後，彼の記憶力はあまりに著しく悪化したため，遊ぶことができなくなり，孫達の名前さえ頻繁に忘れてしまう．男性は，感じがよく，言葉をうまく発音するが，言葉を見つけるのに重大な困難さを示す．時間に対する見当識はなく，計算能力が低く，そしてペンや時計のような見慣れた物の名前をあげることができない．臨床家がその男性の処方薬を見直している間ずっと，その男性は医薬品の名前や投薬指示を思い出すことに深刻な困難さを示している．彼はいらいらしているように見え，指示を書きとめるためにペンを求める．ふさわしい診断は何か．

A. せん妄
B. アルツハイマー病による認知症
C. 他の医学的疾患による認知症
D. 血管性認知症

95 それぞれの記述に最も適切な特徴であるパラフィリア障害はどれか（それぞれの障害は，1回または1回以上使われるかもしれないし，あるいはまったく使われないかもしれない）．

A. 露出障害
B. フェティシズム障害
C. 小児性愛障害
D. 性的サディズム障害
E. 窃視障害

＿＿警戒していない人に自分の性器を露出することに関するもの．
＿＿警戒していない人が衣服を脱いでいる，または裸になっているのを見ることから得られる強烈な性的興奮に関するもの．
＿＿思春期前の子どもから得られる強烈な性的興奮に関するもの．
＿＿他者への著しい身体的または心理的苦痛から得られる強烈な性的興奮に関するもの．

96 34ヵ月の男の子が，めったに彼の母親と視線を合わせようとせず，また託児所の同年齢の他の子ども達と一緒に遊びに夢中になるように見えない．時々，彼は他の子ども達に対して攻撃的に振る舞う．彼は，言葉での伝達が最小限しかないが，話す時には繰り返し1つの単語しか使わない傾向がある．例えば，母親が他のどんな衣類よりも前に，まず彼の右の靴下を履かせるといった，彼がいつも要求する，朝の決まった服の着方を母親が変えると，彼はひどく混乱する．ふさわしい診断は何か．

A. 自閉スペクトラム症
B. 全般性発達遅延
C. 知的能力障害（知的発達症）
D. うつ病

97 マスコミの報道に基づいて有名人を"診断する"ためにDSM-5の基準を使用することは，多くの理由のために専門職において倫理的に容認できないが，特にどの理由に対してか．

A. 有名人が，診断されることを望まない．
B. DSM-5の診断基準が，有名人には適応されない．
C. DSM-5の診断基準は，広範な評価を通して集められた情報に依存する．
D. マスコミは，有名人を正確に表現しない．

98 ある母親は，彼女の6歳の息子の教師との話し合いで，他の生徒が挙手を求められているときに，息子が答えを思わず口走る傾向があることがわかった．また彼は，遊び時間には，しばしば他の子ども達の活動に割り込み，それが原因で同級生と口喧嘩になったこともある．母親は，彼が家に宿題を持って帰るのをしばしば忘れることに気がついている．さらに，彼は自分の部屋の掃除のような，家のまわりの仕事をしばしば喜んで始めるが，よく他の活動に切り替えて，最初の課題を終わらせることができない．ふさわしい診断は何か．

A. 注意欠如・多動症
B. 強迫症
C. 反抗挑発症
D. トゥレット症

99 それぞれの記述に最も適切な特徴であるパーソナリティ障害はどれか（それぞれの障害は，1回または1回以上使われるかもしれないし，あるいはまったく使われないかもしれない）．

A. 回避性パーソナリティ障害
B. 猜疑性パーソナリティ障害
C. シゾイドパーソナリティ障害
D. 統合失調型パーソナリティ障害

＿＿行動に影響し，文化的規範に合わない奇異な信念，または魔術的思考を伴う奇妙な，風変わりな，または特異な行動
＿＿他人に対する情動的冷淡さ，離脱，または平板な情緒的反応を伴って，親密な関係をもちたいと思わない，またはそれを楽しいと感じない．
＿＿他人が自分を利用する，またはだますという疑いをもち，また侮辱，または軽蔑を感じ取って，他人に恨みをいだき続ける．

100 それぞれの用語に正しい定義は，どれか（それぞれの用語は，1回または1回以上使われるかもしれないし，あるいはまったく使われないかもしれない）．

A. 失認

B. 快感消失
C. 失語
D. 失行

____ 完全な感覚機能にもかかわらず，言葉を理解することの問題

____ 完全な運動機能にもかかわらず，意図した運動活動を遂行することの問題

____ 完全な運動機能にもかかわらず，言語を発することの問題

____ 完全な感覚機能にもかかわらず，対象を認識することの問題

101 29歳の大学院生は，精神科医の初診予約のために，両親を同伴してきている．その学生は，2カ月前に恋人と別れ，ずっと打ちのめされたように感じていると訴える．彼女はすぐに支えを求めて実家に帰ってきた．「これはいつものこと」だから，両親はこのことに慣れている，と彼女は言う．彼女の両親は，毎朝彼女の服を選んだり，彼女の洗濯物を洗ったり，彼女の食事のすべてを作ったりすることを含めて，あらゆることについて彼女を支援する．彼らは，「娘の恋人は，いつも娘の勘定を払い，娘のために友達を選ぶことまでしたものだった．娘は決して自分自身で何とかしようとしない」ことを思い出す．こういった両親の懸念にもかかわらず，彼女はいつも愛想がよく，礼儀正しいため，いくらでも彼女を家においておくことを両親は望んでいる．彼女は，自分から進んでトイレ全体を上から下まで磨くことさえする．彼女は，「私がどんなことをそんな風にやっても，両親は私に新しい恋人ができるまで家にいさせたいのです」と言う．ふさわしい診断は何か．

A. 回避性パーソナリティ障害
B. 境界性パーソナリティ障害
C. 依存性パーソナリティ障害
D. 全般不安症

102 少女は小学2年生．昨年彼女の父方の祖父が癌で亡くなった．以来，彼女の両親は次第に彼女を心配するようになった．先週，ベビーシッターは，両親が夜のデートから戻るのを待つために，娘がほぼひと晩中玄関の扉を見つめて座っていたと言った．娘は，学校を休んで家にいたいと頼み続けている．彼女は母親に，「車で仕事に行って欲しくない．もし事故に遭ったらどうするの．とにかく私と一緒に家にいて」と主張し，彼女と家にいるように求める．夜寝る前に，彼女は頭痛を訴えるが，それは彼女が両親の部屋で寝ればただ治るように思える．彼らは，彼女が自分達の部屋で寝るのを許可しなくなったが，ある朝，寝室の扉のすぐ外側の廊下で彼女が寝ているのを見つけた．彼女は，友達とのお泊まり会に参加することを拒むが，それは，そこにいる間中彼女はいつも「気分が悪い」からである．ふさわしい診断は何か．

A. うつ病
B. パニック症と広場恐怖症
C. 分離不安症
D. 社交不安症

103 長期にわたる愛情のこもった親密な関係のある夫婦が，最近，特に柔らかい布の衣装を着て，彼らの性行為中にロールプレイをする"実験"を始めた．彼らはこの行為を楽しんでいて，それは彼らの性生活をともに豊かにすることがわかっている．この様式は，フェティシズム障害の基準を満たすか．

A. 満たさない，なぜならどちらの配偶者も苦痛を感じていないため．
B. 満たさない，なぜなら柔らかい布はフェティシズムの対象に相当しないため．
C. 満たす，なぜならロールプレーはフェティシズムに相当するため．
D. 満たす，なぜならこの"実験"は新しいため．

104 双極I型障害の診断のために，たとえその出来事が正式に記録されていなかった，あるいは診断されていなかった，さらに臨床的介入のエピソードにまで至らなかったとしても，その人が過去に経験していなければならない出来事は，以下

のうちどれか．

A. 抑うつエピソード
B. 頭部外傷
C. 躁病エピソード
D. 心理的外傷

105 警察が，ある女性をレストランの裏通りで発見し，病院に連れてきている．彼女は20歳代後半のように見える．彼女は，自分が誰なのか，あるいはどこに住んでいるのか，言うことができない．ここに来る前に何をしていたのかを尋ねると，彼女はレストランで夕食をとり，それから少しばかり飲んだという筋の通った話を詳しく語る．しかし，彼女は疲れ切った様子で，まるで彼女が路上生活をしていて，数時間または数日，風雨にさらされたようである．臨床検査において，アルコールと薬物は陰性である．軽度の脱水症を除いて，医学的には安定している．身体診察では，神経学的異常を示さない．ついに，職員が，彼女の持ち物の中から，2日前に銃撃が起こったショッピングモールの社員証を発見した．その出来事について尋ねると，彼女はその記憶がなく，関心をもってないように見える．会話は明快かつ流暢であり，いかなる知覚的な変化も否定する．警察によって，彼女は彼女の母親が前日に届け出た行方不明者と一致した．ふさわしい診断は何か．

A. 双極Ⅰ型障害
B. 離人感・現実感消失症
C. 解離性とん走を伴う解離性健忘
D. 統合失調症

106 警察は，他の客の財布を盗む行為を見つけられ，酒場で喧嘩をした26歳の男性を逮捕している．彼は，警察に対して自分の行動を正当化し，相手の男性が宵の口に，彼を下卑た名前で呼んで挑発したのだと主張する．彼の犯罪歴の再調査によって，軽犯罪として，クレジットカード詐欺とコカイン販売の罪がいくつか明らかとなる．彼は1人暮らしで，現在無職である．精神科の既往歴はない．彼は，いかなる幻覚，あるいは気分または睡眠における変化も訴えない．ふさわしい診断は何か．

A. 反社会性パーソナリティ障害
B. 素行症
C. 中等度コカイン使用障害
D. 自己愛性パーソナリティ障害

107 37歳の母子家庭の母親は，8カ月前に夫と離婚し，2人の娘の親権をもっている．彼女は"暮らしを楽にする"ために常勤で仕事に復帰した．約2カ月前，仕事中に，彼女は極端に不安を感じ始めた．数分以内に，彼女は心臓の動悸と呼吸困難があり，気が遠くなりそうになった．同僚は，彼女を急いで病院に連れていった．徹底的な医学的精密検査が行われ，基礎となる医学的原因は特定されなかった．1週間以内に，近所の食料品店で別の発作があり，彼女は症状が治まるまで，心配する店の客に囲まれて約10分の間床の上に横たわらなければならなかったために，恥ずかしく思った．彼女には，違った状況下でほかに2度の"異常な精神状態"があった．彼女は，その問題が"再び起こる"だろうと，絶えず心配している．再び"気が変になった"ときに同僚の前で恥ずかしい思いをするのを避けるために，彼女は仕事の会議を休んでいる．ふさわしい診断は何か．

A. 全般不安症
B. パニック症
C. 社交不安症（社交恐怖）
D. 限局性恐怖症

108 ある子どもが小学校2年生で苦しんでいる．彼女の担任教師が，彼女が授業中忘れっぽくなり，しばしば空想にふけっているように見え，多段階の指示に従うことが非常に困難であることを心配して，両親に相談の電話をかけた．母親は，「2年生では実際に宿題があり，彼女は座ってそれをすることに集中できない．朝，家にいるときでさえ半分はそれを忘れてしまっている」ことに気づいていた．教師は，単純な算数の課題における不注意による間違いを思い出す．父親は，「彼女

は何年もこんな風だった．例えばベッドメイキングや歯磨きについてでさえ，集中させることはできない」ことを，彼女らに思い出させる．ふさわしい診断は何か．

A. 注意欠如・多動症，多動・衝動優勢に存在
B. 注意欠如・多動症，不注意優勢に存在
C. 素行症
D. うつ病

109 以下のうち，DSM の以前の版と比較した場合，DSM-5 の抑うつ障害群の診断基準に関して正しい記述はどれか．

A. 短期抑うつ障害が，新しい診断として追加された．
B. 重篤気分調節症が，診断として除外された．
C. 持続性抑うつ障害が，診断として除外された．
D. 月経前不快気分障害が，新しい診断として追加された．

110 血液内科部門が，全身の打撲傷がある 45 歳の女性に対して精神科医の診察を求めている．血液内科チームは，彼女の身体所見の原因を見つけることができず，ここ 5 カ月で 3 回の入院に至っている．その患者は病院の看護師である．面接では，彼女はとても涙ぐんでいる．打撲傷は主に彼女の腕や足の周辺にあり，彼女の顔または胴体にはまったく何もない．しかし彼女には，なんと腹部にいくつかの静脈穿刺の跡があり，他の病院のリストバンドもある．彼女は診察をありがたく思うが，彼女の元夫が彼らの娘のビデオを見せるために毎日見舞いに来るときには，精神科医に席を外すよう頼んだ．彼女は，娘を 8 歳のときに慢性疾患で失ったと説明した．ふさわしい診断は何か．

A. 変換症（機能性神経症状症）
B. 作為症
C. 詐病
D. 身体症状症

111 39 歳の女性がここ 2 カ月間，意識消失を伴わない四肢の強直間代発作を経験しているため，神経内科部門が彼女を精神科へ紹介している．詳細な神経学的精密検査が行われ，異常は何も明らかにされない．その患者は，診察中はずっと協力的だが，感情の範囲は制限されている．彼女の夫は，彼女が長年不妊治療を受けており，約 3 カ月前に切望していた妊娠の途中で流産してしまったと語った．彼女は，夫からのこの情報に対しても，意味のある感情の変化を示さなかった．ふさわしい診断は何か．

A. 変換症（機能性神経症状症）
B. 他の医学的疾患による抑うつ障害
C. 作為症
D. 身体症状症

112 それぞれの記述に最も適切な診断はどれか（それぞれの障害は，1 回または 1 回以上使われるかもしれないし，あるいはまったく使われないかもしれない）．

A. 双極 I 型障害
B. 双極 II 型障害
C. 気分循環症

＿＿躁病の基準を満たす．
＿＿軽躁病の基準を満たすが，躁病の基準は満たさない．
＿＿軽躁病または躁病の基準を満たさない．

113 12 歳の少年が，学校で "とても目立つこと" にうんざりしている．1 日につき何回か，彼は喉に不快な感覚を覚え，その後，咳または低くうなることを「しなければならない」と感じ，そうすると一時的にその不快感は治まる．また彼は，1 日を通して特に時間は決まってはいないようだが，繰り返し肩をすくめたり，足を踏み鳴らしたりする．他の生徒は幼いときにしていたようにはもはや彼をからかわないが，彼はただみんなとうまくやっていきたいので，いまだにとまどっている．ふさわしい診断は何か．

A. 強迫症
B. 強迫性パーソナリティ障害
C. 持続性（慢性）運動または音声チック症
D. トゥレット症

114 それぞれの診断に最も適切な期間の基準はどれか（それぞれの期間の基準は，1回または1回以上使われるかもしれないし，あるいはまったく使われないかもしれない）．

A. 症状は1カ月未満持続する．
B. 症状は1カ月以上持続する．

＿＿＿急性ストレス障害
＿＿＿妄想性障害
＿＿＿心的外傷後ストレス障害
＿＿＿短期精神病性障害

115 19歳の大学生は，4日間眠らず，大声で話し，「元気に満ちて」，「最高の気分」と感じ，"素手"で車を持ち上げようとしていたために，彼の友人達によって精神科救急部門に連れてこられた．彼は熱心な重量挙げの選手で，最近"筋肉もりもり"にするために（"路上で"購入した）ステロイドをとり始めていた．最も適切な診断は何か．

A. 双極Ⅰ型障害
B. 双極Ⅱ型障害
C. 物質・医薬品誘発性双極性障害および関連障害
D. 物質・医薬品誘発性精神病性障害

回答

1 B. 反響言語

2 D. 統合失調型パーソナリティ障害

3 D. 統合失調症

4
C. 演技性パーソナリティ障害——自分への関心を引くために，身体的外見を一貫して用いる．
A. 反社会性パーソナリティ障害——社会的規範に適合しないことと良心の呵責の欠如
B. 境界性パーソナリティ障害——現実に，または想像の中で，見捨てられることを避けようとするなりふりかまわない努力
D. 自己愛性パーソナリティ障害——自分が重要であるという誇大な感覚
C. 演技性パーソナリティ障害——自己演劇化，芝居がかった態度，そして誇張した情動表現

5
B. 女性でより高い有病率——レストレスレッグス症候群
B. 女性でより高い有病率——うつ病
B. 女性でより高い有病率——全般不安症

6 B. 病気不安症

7 B. 全般不安症

8 D. 1年

9 B. 小児期発症流暢症（吃音）

10 A. 妄想

11 C. 知的能力障害（知的発達症）

12 B. 他の医学的疾患による抑うつ障害

⑬ D. 限局性恐怖症

⑭
B. 18歳以前の発症年齢——トゥレット症
C. 発症年齢は特定されていない——分離不安症
A. 5歳以前の発症年齢——全般的発育遅延

⑮ D. レストレスレッグス症候群

⑯ A. 抑うつ，疲労，不眠

⑰ A. 強迫症

⑱ D. 社交不安症（社交恐怖）

⑲ B. 双極II型障害

⑳ D. 統合失調症

㉑ C. うつ病，周産期発症

㉒ B. その尺度は，この7日間で患者が経験した症状に基づいている．

㉓ C. うつ病

㉔ D. 反抗挑発症

㉕ A. 短期精神病性障害

㉖ A. 彼は，かなり体重が減っており，やせ衰えて見える．

㉗ D. 身体症状症，疼痛が主症状のもの

㉘ C. 反応性アタッチメント障害

㉙ B. 他の医学的疾患による不安症

㉚ B. 広場恐怖症

㉛ B. 患者は，ここ3週間毎日自殺念慮があり，昨日インターネットで"自殺する方法"を調べた．

㉜
A. 勃起障害——性的興奮に達して維持することができない．
C. 性器-骨盤痛・挿入障害——腟性交または腟挿入ができない．
B. 女性オルガズム障害——無オルガズム症または遅延したオルガズム
D. 早漏——その人が望む以前のオルガズム

㉝ C. 彼女には，抑うつ気分や高揚気分を伴わずに，数週間声が聞こえている．

㉞ B. 妄想性障害，誇大型

㉟ B. 境界性パーソナリティ障害

㊱ D. DSM-5は，パーソナリティ障害に対するDSM-IV-TRと同じ診断基準を維持した．

㊲ B. 文化的に適切な行動

㊳ B. フェティシズム障害

㊴ C. 限局性恐怖症

㊵ B. 全般的発達遅延

㊶
A. 強迫行為——行わざるをえないと感じる反復的な行動
D. 身体化——身体症状，心配，または不満を通して繰り返される心理的な問題の表出
C. 恐怖症——反復的で，不合理な，そして持続的な，対象や状況への恐怖
B. 強迫観念——不安を惹起する，反復的な思考または表象

㊷ D. 身体症状症

43 D. 社交不安症

44 D. 活動または活力の増加は，新たな中核的な高揚気分の症状として加えられた．

45 C. レム睡眠行動障害

46 D. 青年および成人の性別違和

47 C. HIV 感染による軽度神経認知障害

48 D. 魔術的思考

49 D. 抜毛症

50 D. 中等度のコカイン使用障害

51
B. 偽陽性診断——ある女性の臨床症状が，実際にはアンフェタミン中毒によるものであった際に，双極性障害の躁病期の診断を受ける．
C. 真の陰性診断——初老の男性は，妻の死後 2 カ月で精神医学的診断を受けていない．彼は時々涙ぐみ，悲しんでおり，そして週に 1 度彼女のことを考えるとなかなか眠れない．

52 A. うつ病と解離性同一症

53
B. やせ症——食欲減退
A. 快感消失——興味または喜びの喪失
C. カタプレシー——脱力による筋緊張消失
D. 緊張病——外的刺激に対する無反応と筋強剛

54 C. うつ病

55 D. 反抗挑発症

56 C. 妄想型の下位分類

57 C. 心的外傷後ストレス障害

58 B. カテゴリー的

59 D. 他の医学的疾患に影響する心理的要因

60 C. ためこみ症

61 C. アルツハイマー病による認知症

62 A. 反社会性パーソナリティ障害

63 D. オピオイド離脱

64 C. 窃盗症

65 A. 双極 I 型障害

66 A. 鈍麻した

67 D. 限局性学習症

68 D. 思春期

69 B. 遺糞症

70 B. 解離性同一症

71 D. 選択性緘黙

72 C. 離人感・現実感消失症

73 C. 心的外傷後ストレス障害

74 C. 病気不安症

75 D. 閉塞性睡眠時無呼吸低呼吸

76 D. 彼は，その朝にあった強盗の被害者であった．

77 D. 嗜眠性の

78 A. 変換症（機能性神経症状症）

(79) C. うつ病，周産期発症

(80) D. 放火症

(81) B. 露出障害

(82) C. アルコール使用障害

(83) B. ナルコレプシー

(84) B. 強迫症

(85) A. 神経性過食症

(86) C. 限局性学習症，読字の障害を伴う

(87) A. 選択性緘黙は，不安症群に追加された．

(88) C. この行動に従事することが，もはや興味がない，あるいは彼女を苦しめているとき

(89) B. 醜形恐怖症

(90) B. その尺度は，この30日間で患者が経験した症状に基づいている．

(91) A. 自閉スペクトラム症

(92) D. 遺尿症，夜間のみ

(93) C. 間欠爆発症

(94) D. 血管性認知症

(95)
A. 露出障害――警戒していない人に自分の性器を露出することに関するもの．
E. 窃視障害――警戒していない人が衣服を脱いでいる，または裸になっているのを見ることから得られる強烈な性的興奮に関するもの．
C. 小児性愛障害――思春期前の子どもから得られる強烈な性的興奮に関するもの．
D. 性的サディズム障害――他者への著しい身体的または心理的苦痛から得られる強烈な性的興奮に関するもの．

(96) A. 自閉スペクトラム症

(97) C. DSM-5の診断基準は，広範な評価を通して集められた情報に依存する．

(98) A. 注意欠如・多動症

(99)
D. 統合失調型パーソナリティ障害――行動に影響し，文化的規範に合わない奇異な信念，または魔術的思考を伴う奇妙な，風変わりな，または特異な行動
C. シゾイドパーソナリティ障害――他人に対する情動的冷淡さ，離脱，または平板な情緒的反応を伴って，親密な関係をもちたいと思わない，またはそれを楽しいと感じない．
B. 猜疑性パーソナリティ障害――他人が自分を利用する，またはだますという疑いをもち，また侮辱，または軽蔑を感じ取って，他人に恨みをいだき続ける．

(100)
C. 失語――完全な感覚機能にもかかわらず，言葉を理解することの問題
D. 失行――完全な運動機能にもかかわらず，意図した運動活動を遂行することの問題
C. 失語――完全な運動機能にもかかわらず，言語を発することの問題
A. 失認――完全な感覚機能にもかかわらず，対象を認識することの問題

(101) C. 依存性パーソナリティ障害

(102) C. 分離不安症

(103) A. 満たさない，なぜならどちらの配偶者も苦痛を感じていないため．

(104) C. 躁病エピソード

(105) C. 解離性とん走を伴う解離性健忘

(106) A. 反社会性パーソナリティ障害

(107) B. パニック症

(108) B. 注意欠如・多動症,不注意優勢に存在

(109) D. 月経前不快気分障害が,新しい診断として追加された.

(110) B. 作為症

(111) A. 変換症（機能性神経症状症）

(112)
A. 双極Ⅰ型障害——躁病の基準を満たす.
B. 双極Ⅱ型障害——軽躁病の基準を満たすが,躁病の基準は満たさない.
C. 気分循環症——軽躁病または躁病の基準を満たさない.

(113) D. トゥレット症

(114)
A. 症状は1カ月未満持続する.——急性ストレス障害
B. 症状は1カ月以上持続する.——妄想性障害
B. 症状は1カ月以上持続する.——心的外傷後ストレス障害
A. 症状は1カ月未満持続する.——短期精神病性障害

(115) C. 物質・医薬品誘発性双極性障害および関連障害

索引

①主要な説明のある頁については太字で示した.
②表で示されているものについては［表］と付した.

和文

あ

アルコール関連障害, 特定不能の
　　　　　　　　　　　　283
アルコール関連障害群　280
　――の鑑別診断　283
アルコール使用障害　283
　――の症例　41, 280, 283
　――の病歴聴取　281
アルコール中毒　283
アルコール離脱　283
アルツハイマー病による認知症/軽度
　認知障害　309
　――の鑑別診断　313
　――の症例　309, 311, 312
悪夢障害（悪夢症）　210

い

依存　278
依存性パーソナリティ障害　333
異食症　182, 184
　――の症例　184, 185
　――の症例, 妊婦　186
異性装障害　354
異文化グループに対する面接　21
遺尿症　202
　――の鑑別診断　206
　――の症例　201, 202, 204, 205
遺糞症　198
　――の症例　198, 200, 201

う

うつ病/大うつ病性障害　89, 90
　――の鑑別診断　93
　――の症例　90, 91, 92
うつ病と持続性抑うつ障害（気分変調
　症）の症状［表］　101

え

疫学　28

演技性パーソナリティ障害　333

お

オピオイド関連障害, 特定不能の
　　　　　　　　　　　　291
オピオイド関連障害群　288
　――の鑑別診断　291
　――の症例　288, 291
　――の病歴聴取　290
オピオイド使用障害　291
オピオイド中毒　291
オピオイド離脱　291
横断的症状尺度　22

か

仮説としての診断　5
過食性障害　183
過眠症, 原発性　210
回避・制限性食物摂取症/回避・制限
　性食物摂取障害　182
回避性パーソナリティ障害　333
解離症群/解離性障害群　154
　――, DSM-5 での変更点　154
　――, 他の特定される　155
　――の自己評価　164
　――の評価　161
　――の要約　163
解離症状を伴う, PTSD の特定用語
　　　　　　　　　　　142, 154
解離性健忘　155
解離性同一症/解離性同一性障害
　　　　　　　　　　　154, 160
　――の鑑別診断　162
　――の症例　160, 162
　――の病歴聴取　161
解離性とん走　155
外傷性脳損傷後の認知機能低下　323
外傷性脳損傷による認知症/軽度認知
　障害　322
　――の鑑別診断　326
　――の症例　322, 324, 325
概日リズム睡眠－覚醒障害群　210

き

確率論モデル, 疫学　30
間欠爆発症/間欠性爆発性障害
　　　　　　　　　　　267, 271
　――の鑑別診断　274
　――の症例　271, 272, 273

ギャンブル障害　279
気分循環性障害　80
気分障害　79
　――, DSM-5 での変更点　90
気分変調症　⇒ 持続性抑うつ障害
　（気分変調症）をみよ
機能性神経症状症　⇒ 変換症/転換性
　障害（機能性神経症状症）をみよ
偽陰性の診断　10
偽陽性の診断　10
急性ストレス障害　141
　――, DSM-5 での変更点　140
　――の鑑別診断　145
　――の症例　141, 143
共有精神病性障害　57
　――の症例　69
強迫観念の主題, 強迫症および関連症
　群における［表］　125
強迫行為の主題, 強迫症および関連症
　群における［表］　125
強迫症および関連症群/強迫性障害お
　よび関連障害群　122
　――, DSM-5 での変更点　122
　――の自己評価　136
　――の要約　135
強迫症/強迫性障害　123
　――の鑑別診断　127
　――の症例　123, 125, 126
強迫性パーソナリティ障害　333, 339
　――の鑑別診断　342
　――の症例　340, 341
境界性パーソナリティ障害　333, 334
　――の鑑別診断　338
　――の症例　334, 336, 337

筋肉に関する（筋肉醜形恐怖），特定
　　用語　123
緊張病　56

け

軽度認知障害　304
血管性認知症/軽度認知障害　319
　──の鑑別診断　321
　──の症例　320, 321
月経前不快気分障害　89, 101
　──の鑑別診断　103
　──の症例　101, 102, 103
限局性恐怖症　109
減弱精神病症候群　56

こ

子どもに対する面接　20
子どもの性別違和　253
高齢成人患者に対する面接　21
混合性の特徴を伴う，双極性障害の特
　　定用語　80

さ

猜疑性パーソナリティ障害/妄想性
　　パーソナリティ障害　333
催眠法，解離症の評価　161

し

シゾイドパーソナリティ障害/スキゾ
　　イドパーソナリティ障害　333
死体性愛　354
自己愛性パーソナリティ障害
　　　　　　　　　　　333, 346
　──の鑑別診断　349
　──の症例　346, 347, 348
自己基準モデル，疫学　30
自閉スペクトラム症/自閉症スペクト
　　ラム障害　42
　──の鑑別診断　46
　──の症例　42, 44, 45, 184
持続性抑うつ障害（気分変調症）
　　　　　　　　　　　89, 98
　──の鑑別診断　100
　──の症例　98, 99, 100
社交不安症/社交不安障害（社交恐怖）
　　　　　　　　　　　108, 113
　──の鑑別診断　116
　──の症例　113, 114, 115
射精遅延　230, 236
　──の鑑別診断　239
　──の症例　236, 238, 239

醜形恐怖症/身体醜形障害　122, 128
　──の鑑別診断　130
　──の症例　128, 129, 130
重篤気分調節症　89, 93
　──の鑑別診断　97
　──の症例　93, 95, 96
女性オルガズム障害　230, 231
　──の鑑別診断　235
　──の症例　231, 233, 234
女性の性的関心・興奮障害　230, 240
　──の鑑別診断　246
　──の症例　240, 242, 244
小児性愛障害　354, 358
　──の鑑別診断　361
　──の症例　358, 360
　──の病歴聴取　359
症状　28
症状限定性発作　110
障害　28
情動脱力発作　210
情動脱力発作重積　216
食行動障害および摂食障害群　182
　──の自己評価　194
　──の要約　194
食行動障害または摂食障害
　──，他の特定される　183
　──，特定不能の　183
心的外傷およびストレス因関連障害
　　群　139
　──，他の特定される　140
　──，特定不能の　141
　──の自己評価　151
　──の要約　150
心的外傷後ストレス障害　141
　──，DSM-5 での変更点　140
　──の鑑別診断　145
　──の症例　144, 162, 213, 287
身体症状症　167
　──の症例　167, 169, 170
身体症状症および関連症群　166
　──の自己評価　179
　──の要約　178
身体表現性障害　166
神経質　117
神経性過食症/神経性大食症
　　　　　　　　　　　183, 190
　──の鑑別診断　193
　──の症例　190, 191, 192
神経性やせ症/神経性無食欲症
　　　　　　　　　　　183, 187
　──の鑑別診断　189

　──の症例　187, 188, 189
神経認知障害群　303
　──，DSM-5 での変更点　304
　──の自己評価　329
　──のための診断ガイドラインの
　　要約［表］　328
　──の要約　327
神経発達症群/神経発達障害群　37
　──，DSM-5 での変更点　38
　──の自己評価　52
　──の要約　51
真陰性の診断　11
真陽性の診断　9
診断　3
　──，仮説としての　5
　──，偽陰性の　10
　──，偽陽性の　10
　──，真陰性の　11
　──，真陽性の　9
診断基準　28

す

睡眠–覚醒障害群　210
　──，DSM-5 での変更点　210
　──の自己評価　227
　──の要約　226
睡眠時驚愕症　210
睡眠時遊行症　210
睡眠障害，物質・医薬品誘発性　210
睡眠発作　210

せ

せん妄　303, 305
　──の鑑別診断　308
　──の症例　305, 306, 307
世界保健機関能力低下評価尺度第 2
　　版（WHODAS2.0）　22
生物心理社会的モデル，背景に応じた
　　診断　17
性器–骨盤痛・挿入障害　230
性機能不全群　230
　──，DSM-5 での変更点　230
　──，他の特定される　230
　──，特定不能の　230
　──，物質・医薬品誘発性　230
　──の自己評価　249
　──の要約　248
性嫌悪障害　231
性的サディズム障害　354
性的マゾヒズム障害　354
性同一性障害　251

和文索引　405

性別違和　251
　——, DSM-5 での変更点　251
　——, 子どもの　253
　——, 子どもの鑑別診断　256
　——, 子どもの症例　253, 255
　——, 子どもの面接　254
　——, 青年および成人の　257
　——, 青年および成人の鑑別診断　261
　——, 青年および成人の症例　257, 259, 260
　——, 他の特定される　252
　——, 特定不能の　252
　——の自己評価　263
　——の要約　262
精神科面接　19
精神刺激薬関連障害群　292
　——, 特定不能の　295
　——の鑑別診断　295
　——の症例　292
　——の病歴聴取　293
精神刺激薬使用障害　295
精神刺激薬中毒　295
精神刺激薬誘発性精神病性障害の症例　295
精神刺激薬離脱　295
精神症状検査　21
精神遅滞　⇒ 知的能力障害をみよ
精神病　55
精神病性障害, 精神刺激薬誘発性の症例　295
脆弱 X 症候群　39
窃視障害　354
　——の症例　357
窃触障害　354
摂食障害　182
先端切断性愛　354
全般不安症/全般性不安障害　109, 116
　——の鑑別診断　118
　——の症例　116, 117

そ

双極 I 型障害　79, 81
　——の症例　81
双極 II 型障害　79, 81
　——の症例　83, 84
双極性障害および関連障害群　79
　——, 他の特定される　80
　——, 特定不能の　80
　——の鑑別診断　84

　——の自己評価　86
　——の要約　85
早漏　230
躁病エピソード　79

た

タバコ関連障害群　296
　——の鑑別診断　298
　——の症例　296, 298
　——の病歴聴取　297
他の医学的疾患に影響する心理的要因　167
他の医学的疾患による双極性障害および関連障害　80
他の特定される解離症/他の特定される解離性障害　155
他の特定される食行動障害または摂食障害　183
他の特定される心的外傷およびストレス因関連障害　140
他の特定される性機能不全　230
他の特定される性別違和　252
他の特定される双極性障害および関連障害　80
他の特定されるパラフィリア障害　354
他の特定される抑うつ障害　90
大麻関連障害群　284
　——, 特定不能の　288
　——の鑑別診断　287
　——の症例　284, 287
　——の病歴聴取　286
大麻使用障害　287
大麻中毒　287
大麻離脱　287
脱抑制型対人交流障害　139
短期精神病性障害　56, 63
　——の鑑別診断　66
　——の症例　63, 64, 65
男性の性欲低下障害　230, 240
　——の鑑別診断　246
　——の症例　241, 243, 245

ち

チック関連, 特定用語　123
知的能力障害（知的発達症/知的発達障害）　38
　——の鑑別診断　41
　——の症例　38, 40, 41
秩序破壊的・衝動制御・素行症群　267

　——, DSM-5 での変更点　267
　——の自己評価　275
　——の要約　275
注意欠如・多動症/注意欠如・多動性障害　47
　——の鑑別診断　50
　——の症例　47, 48, 49, 205, 270

て

適応障害　146
　——, DSM-5 での変更点　140
　——の鑑別診断　149
　——の症例　146, 148

と

統合失調型パーソナリティ障害　56, 333, 342
　——の鑑別診断　345
　——の症例　342, 344, 345
統合失調感情障害　56, 71
　——の鑑別診断　74
　——の症例　71, 72, 73
統合失調症　55, 57
　——の鑑別診断　62
　——の症例　57, 59, 61
統合失調症スペクトラム障害および他の精神病性障害群　55
　——, DSM-5 での変更点　55
　——の自己評価　76
　——の要約　75
動物性愛　354
特定不能のアルコール関連障害　283
特定不能のオピオイド関連障害　291
特定不能の食行動障害または摂食障害　183
特定不能の心的外傷およびストレス因関連障害　141
特定不能の性機能不全　230
特定不能の精神刺激薬関連障害　295
特定不能の性別違和　252
特定不能の双極性障害および関連障害　80
特定不能の大麻関連障害　288
特定不能のパラフィリア障害　354
特定不能の抑うつ障害　90

な

ナルコレプシー　215
　——の鑑別診断　218
　——の症例　215, 216, 217

に・の

二次性不眠症　210
認知症（dementia）　304
認知症（DSM-5）　304
　——，DSM-5 での変更点　304
ノンレム睡眠からの覚醒障害　210

は

パーソナリティ障害群　332
　——，A 群　334
　——，B 群　334
　——，C 群　334
　—— の自己評価　350
　—— の要約　349
パニック発作とパニック症/パニック障害　108
　—— の鑑別診断　112
　—— の症例　109, 111, 112, 174, 292
パラフィリア　353
パラフィリア障害群　353
　——，他の特定される　354
　——，特定不能の　354
　—— の自己評価　366
　—— の要約　365
排泄症群　197
　——，DSM-5 での変更点　197
　—— の自己評価　207
　—— の要約　206
抜毛症　131
　—— の鑑別診断　134
　—— の症例　131, 133, 134
反抗挑発症/反抗挑戦性障害　267, 268
　—— の鑑別診断　270
　—— の症例　201, 268, 269, 270
反社会性パーソナリティ障害　267, 333
反芻症/反芻性障害　182
反応性アタッチメント障害/反応性愛着障害　139

ひ

ヒルシュスプルング病　199
被愛，妄想性障害の　67
評価，臨床面接の　22
病気不安症　166, 172
　—— の鑑別診断　174
　—— の症例　172, 173, 174
広場恐怖症　108

ふ

ファジー理論モデル，疫学　30
フェティシズム障害　354, 362
　—— の鑑別診断　365
　—— の症例　362, 364
　—— の病歴聴取　363
不安症群/不安障害群　108
　——，DSM-5 での変更点　109
　—— の自己評価　119
　—— の要約　118
不眠症，原発性　210
不眠障害　211
　—— の鑑別診断　214
　—— の症例　211, 212, 213
物質・医薬品誘発性睡眠障害　210
物質・医薬品誘発性性機能不全　230
物質・医薬品誘発性双極性障害および関連障害　80
物質・医薬品誘発性抑うつ障害　90
物質関連障害および嗜癖性障害群　278
　——，DSM-5 での変更点　278
　—— の自己評価　300
　—— の人に対する臨床的対処法　279
　—— の要約　299
分離不安症/分離不安障害　108

へ

平均能力低下調整生命年　7
閉塞性睡眠時無呼吸低呼吸　219
　—— の鑑別診断　222
　—— の症例　219, 220, 221
変換症/転換性障害（機能性神経症状症）　167, 175
　—— の鑑別診断　178
　—— の症例　175, 176, 177

ほ

哺育障害　182
勃起機能不全の症例　245
勃起障害　230
　—— の症例　239

む

むずむず脚症候群　⇒レストレスレッグス症候群をみよ
むちゃ食い障害　182

め

面接　19
　——，異文化グループに対する　21
　——，高齢成人患者に対する　21
　——，子どもに対する　20
面接技法　20

も

妄想性障害　56, 67
　—— の鑑別診断　70
　—— の症例　67, 68, 69

よ

抑うつエピソード　79
抑うつ障害群　89
　——，他の特定される　90
　——，特定不能の　90
　——，物質・医薬品誘発性　90
　—— の自己評価　105
　—— の要約　104

ら・り

乱用　278
離人感・現実感消失症/離人感・現実感消失障害　155
　—— の鑑別診断　159
　—— の症例　155, 158
　—— の臨床面接に役立つ台詞や質問［表］　158
臨床面接　16

れ

レストレスレッグス症候群（むずむず脚症候群）　210, 223
　—— の鑑別診断　225
　—— の症例　223, 224, 225
レビー小体病を伴う認知症（レビー小体型認知症）またはレビー小体病を伴う軽度認知障害　314
　—— の鑑別診断　318
　—— の症例　314, 315, 317
レム睡眠行動障害　210

ろ

露出障害　354, 355
　—— の症例　355, 356, 357

わ

わいせつ電話　354
　—— の症例　357

欧文

A

A 群パーソナリティ障害　334
acrotomophilia　354
Acute Stress Disorder and Posttraumatic Stress Disorder　141
Adjustment Disorders　146
Alcohol Intoxication　283
Alcohol-Related Disorders　280
Alcohol Use Disorder　283
Alcohol Withdrawal　283
Anorexia Nervosa　183, 187
Anxiety Disorders　108
Attention-Deficit/Hyperactivity Disorder　47
Autism Spectrum Disorder　42

B

B 群パーソナリティ障害　334
Bipolar I Disorder　79, 81
Bipolar II Disorder　79, 81
Bipolar and Related Disorders　79
Body Dysmorphic Disorder　122, 128
Borderline Personality Disorder　333, 334
Brief Psychotic Disorder　56, 63
Bulimia Nervosa　183, 190

C

C 群パーソナリティ障害　334
Cannabis Intoxication　287
Cannabis-Related Disorders　284
Cannabis Use Disorder　287
Cannabis Withdrawal　287
Conversion Disorder（Functional Neurological Symptom Disorder）　175

D

Delayed Ejaculation　230, 236
Delirium　303, 305
Delusional Disorder　56, 67
dementia（認知症）　304
Depersonalization/Derealization Disorder　155
Depressive Disorders　89, 90
disability-adjusted life years lost（DALY）　7
Disruptive, Impulse-Control, and Conduct Disorders　267
Disruptive Mood Dysregulation Disorder　89, 93
Dissociative Disorders　154
Dissociative Identity Disorder　154, 160
DSM 方式　31
DSM-5 で新しく導入された障害［表］　32
DSM-5 気分障害のエピソードの型［表］　80
DSM-5 に新しく組み込まれた特定の診断［表］　32
Dysthymia　98

E

Elimination Disorders　197
Encopresis　198
Enuresis　202
Exhibitionistic Disorder　354, 355

F

Feeding and Eating Disorders　182
Female Orgasmic Disorder　230, 231
Female Sexual Interest/Arousal Disorder　230, 240
Fetishistic Disorder　354, 362
folie à deux　70

G

Gender Dysphoria　251
　――　in Adolescents and Adults　257
　――　in Children　253
Generalized Anxiety Disorder　109, 116
General Personality Disorder　332

H・I

Hair-Pulling Disorder　131
Illness Anxiety Disorder　172
Insomnia Disorder　211
Intellectual Disability（Intellectual Developmental Disorder）　38
Intermittent Explosive Disorder　271

M

Major Depressive Disorder　90
Major or Mild NCD Due to Alzheimer's Disease　309
Major or Mild NCD Due to TBI　322
Major or Mild NCD with Lewy Bodies　314
Major or Mild Vascular NCD　319
Male Hypoactive Sexual Desire Disorder　230, 240
Mental Status Examination（MSE）　21

N

Narcissistic Personality Disorder　333, 346
Narcolepsy　215
Neurocognitive Disorders　303

O

Obsessive-Compulsive Disorder　123
Obsessive-Compulsive Personality Disorder　333, 339
Obstructive Sleep Apnea Hypopnea　219
Opioid Intoxication　291
Opioid-Related Disorders　288
Opioid Use Disorder　291
Opioid Withdrawal　291
Oppositional Defiant Disorder　267, 268

P

Panic Attack and Panic Disorder　109
Paraphilic Disorders　353
Pedophilic Disorder　354, 358
Persistent Depressive Disorder　89, 98
Personality Disorders　332
Pica　182, 184
Premenstrual Dysphoric Disorder　89, 101

R・S

Restless Legs Syndrome　210, 223
Schizoaffective Disorder　56, 71
Schizophrenia　55, 57
Schizophrenia Spectrum and Other Psychotic Disorders　55
Schizotypal Personality Disorder　56, 333, 342
Sexual Dysfunctions　230
Sleep-Wake Disorders　210
Social Anxiety Disorder（Social Phobia）　108, 113
Somatic Symptom and Related Disorders　166
Somatic Symptom Disorder　167

Stimulant Intoxication 295
Stimulant-Related Disorders 292
Stimulant Use Disorder 295
Stimulant Withdrawal 295
Substance-Related and Addictive Disorders 278

T

Tobacco-Related Disorders 296

Trauma- and Stressor-Related Disorders 139
Trichotillomania 131

U

Unspecified Alcohol-Related Disorder 283
Unspecified Cannabis-Related Disorder 288

Unspecified Opioid-Related Disorder 291
Unspecified Stimulant-Related Disorder 295

W・Y

WHODAS2.0 22
years of life lost due to disability（YLD） 7